Lexikon der Selbstdiagnose

Dr. med. Hans-Peter Legal
Alfred P. Zeller

Lexikon der Selbstdiagnose

Warnsignale des menschlichen Körpers
Symptome von A–Z
Medizinisches Lexikon

Delphin Verlag

Mitarbeit: Dr. med. Gert Legal, München

Zeichnungen von Adrian Cornford, Reinheim-Zeilhard

Umschlaggestaltung: Manfred Waller, Hamburg
Satz aus der Sabon Antiqua durch
LibroSatz, Kriftel
Druck und Bindung: Claussen & Bosse, Leck
Printed in Germany
ISBN 3.7735.5343.9

Inhalt

Vorwort

Liebe Leserin, lieber Leser,

das leib-seelische Gleichgewicht, das wir als Wohlergehen empfinden und als Gesundheit bezeichnen, ist ein Zustand, der uns in unserer streßgehetzten, von Schadeinwirkungen jeglicher Art überfluteten Zeit nicht ohne eigenes Zutun geschenkt wird. Als gesundheitsbewußter Mensch und mündiger Patient wissen Sie sehr wohl: Wer gesund sein und gesund bleiben oder wieder werden will, muß selbst zu seiner inneren Ausgewogenheit beisteuern, muß einen aktiven Beitrag zu seiner Gesunderhaltung oder Gesundwerdung leisten.

Dank der modernen medizinischen Aufklärungsarbeit wächst die Einsicht, daß jeder für seine Gesundheit eine Mitverantwortung trägt und durch eine vernünftige Lebensweise viel tun kann, um seinem Körper die Belastungen zu ersparen, die eine schwere Erkrankung mit sich bringt. Schließlich wissen wir heute, daß eine ernsthafte Krankheit nicht nur vorübergehend unser Wohlbefinden beeinträchtigt, sondern insofern auch eine einschneidende Langzeitwirkung hat, als sie die einem jeden Menschen beschiedene Lebensspanne mehr oder weniger verkürzt.

Deshalb gilt es, sich solche Belastungen nach Möglichkeit zu ersparen. Von grundlegender Bedeutung ist dabei eine gesunde Lebensführung, doch kaum minder wichtig ist es, die Warnsignale zu kennen und zu beachten, mit denen unser Körper Gefährdungen und Störungen seines inneren Gleichgewichts, also Erkrankungen, meldet und deutlich macht. Nur dann ist es uns möglich, dem Körper in seinem steten Bemühen um Aufrechterhaltung der Gesundheit und des inneren Gleichgewichts rechtzeitig zu Hilfe zu kommen.

Gegliedert ist unser »Lexikon der Selbstdiagnose« in drei Hauptteile. Im ersten Teil erfahren Sie, was es mit den Warnsignalen des menschlichen Körpers auf sich hat, wie dieses hochkomplizierte und ungemein effektive Meldesystem funktioniert und wie Krankheitssymptome zu bewerten sind. Wichtig ist dabei die richtige Einstellung zum eigenen Körper: Weder sollen Sie ihn ständig mißtrauisch belauern und sich in eine ebenso törichte wie verhängnisvolle Krankheitsfurcht hineinsteigern, noch dürfen Sie allzu großzügig über Krankheitssymptome hinwegsehen und erst dann ärztliche Hilfe holen, wenn bereits nachhaltige Schädigungen eingetreten sind. Beide Einstellungen wären für Ihre Gesundheit gleichermaßen nachteilig. Dieses Buch ist keine Anleitung zur Selbsttherapie, versetzt Sie also nicht in den Stand, sich auf eigene Faust selbst zu kurieren, denn ein solches Unterfangen wäre bei allen ernsthaften Erkrankungen verantwortungslos und gefährlich. Ein »Atlas der Symptome« hilft Ihnen bei der Lokalisierung Ihrer Beschwerden, sei es zur

Selbstdiagnose oder zur Unterstützung der ärztlichen Diagnostik, denn je genauer Sie Ihre Symptome schildern, desto hilfreicher sind Ihre Aussagen für den behandelnden Arzt. Ein kleines Lexikon der im zweiten Hauptteil verwendeten diagnostischen und therapeutischen Fachbegriffe schließt diesen Buchteil ab.

Der zweite Teil ist alphabetisch nach Leitsymptomen gegliedert, die jeweils einleitend erläutert werden. Es handelt sich hier um subjektive Symptome, die auch der medizinische Laie ohne Schwierigkeiten erkennen kann. Da der Körper jede Erkrankung durch mehrere Anzeichen meldet, finden Sie in den linken Spalten Symptomgruppen, die Ihnen helfen, die Ursache Ihrer Störungen und Beschwerden einzugrenzen. Da Ihnen weder die fachliche Erfahrung noch die diagnostischen Hilfsmittel des Arztes zur Verfügung stehen, sind Ihnen bei der Selbstdiagnose natürlich Grenzen gesetzt; zuverlässig sichere Aussagen können Sie in vielen Fällen nicht machen. Deshalb stehen in der rechten Spalte die Angaben über mögliche Ursachen unter der Überschrift »Verdacht auf . . .«. Bei leichteren Störungen geben wir Ihnen kurz gefaßte Ratschläge, was Sie selbst tun können, doch in vielen Fällen wird Ihnen nur ein Arzt helfen können. Darum informieren wir Sie auch über das mutmaßliche diagnostische und therapeutische Vorgehen des Arztes, damit Sie in großen Zügen wissen, was Ihnen bevorsteht.

Auch der dritte Teil des Buches ist lexikalisch aufgebaut. Hier finden Sie alle Befindlichkeitsstörungen und Krankheiten, die im zweiten Teil genannt sind, damit Sie mehr über mögliche Ursachen und mutmaßliche Krankheitsverläufe wissen. Darüber hinaus informieren wir Sie allgemein über den menschlichen Körper und seine wichtigsten Organe. Zahlreiche Abbildungen veranschaulichen den Text und tragen zu einer Vertiefung Ihres Verständnisses bei.

Vollen Nutzen können Sie aus diesem Buch ziehen, wenn Sie sich des abschließenden Gesamtregisters bedienen, denn viele Krankheiten sind an verschiedenen Stellen und unter unterschiedlichen Leitsymptomen angeführt.

Dieses Buch soll als ein Leitfaden für den schwierigen Weg im dichten Netzwerk des Medizinbetriebes verstanden werden. Es kann dem Patienten ein Wegweiser für ein besseres Verständnis sein, es kann durch wertvolle Tips zur ersten Selbsthilfe bei Befindlichkeitsstörungen beitragen, und es soll den Patienten zum rechtzeitigen Besuch des Arztes anhalten.

Dr. med. Hans-Peter Legal
Alfred P. Zeller

Teil I

Der menschliche Körper und seine Warnsignale Atlas der Symptome

Der menschliche Körper und seine Warnsignale

Als große Errungenschaft modernster Technik gelten Vorrichtungen, die Funktionsstörungen und Schäden an Maschinen und Anlagen selbsttätig »melden«. Sie werden beispielsweise bei Automobilen und erst recht bei computergesteuerten Großanlagen durch das Aufleuchten von Warnsignalen auf Anzeigetafeln dem Menschen zur Kenntnis gebracht. Genau besehen sind solche Rückmeldesysteme jedoch nichts Neues, denn in der ganzen belebten Natur funktionieren sie schon seit vielen Jahrmillionen. Ein hochkompliziertes Gebilde, das seit jeher mit einem solchen System ausgestattet ist, ist der menschliche Körper. Er besitzt ein Gefahrenmeldesystem, das bei Funktionsstörungen und bei bedrohlichen Entwicklungen im oder bei gefährlichen Einwirkungen auf den Gesamtorganismus, auf einzelne Organsysteme oder Organe selbsttätig in Funktion tritt und gleichzeitig Warn- und Steuerungssignale gibt. Viele dieser Signale nehmen wir gar nicht wahr, denn sie sind innerhalb des Körpers an bestimmte Schalt- und Befehlszentralen gerichtet, mobilisieren beispielsweise beim Eindringen von Bakterien oder Viren (wir sprechen dann von einem Infekt) die körpereigene Immunabwehr.

Andere Signale, die von diesem Warnsystem ausgehen, sind doppelter Natur: Einerseits melden sie uns, daß mit unserem Körper etwas nicht in Ordnung ist, aber gleichzeitig sind sie auch das Zeichen einer inneren Abwehrarbeit unseres Organismus. Ein Beispiel dafür ist das Fieber, das sich sowohl in einer objektiv meßbaren Erhöhung der Körpertemperatur als auch in subjektiven Befindlichkeitsstörungen (Hitzegefühl, Kopfschmerzen, Schwindel, Abgeschlagenheit usw.) äußert: Durch die vom Wärmezentrum im Gehirn gesteuerte Temperaturerhöhung bemüht sich der Organismus, eingedrungene Viren abzutöten, die oberhalb einer bestimmten Temperatur nicht mehr lebensfähig sind, und gleichzeitig wird dem Betroffenen durch die Fiebersymptome die Bedrohung angezeigt, so daß er den Körper in seinem Abwehrkampf (z. B. durch Kräfteschonung) unterstützen kann. Fieber ist also keine Krankheit, sondern ein Warnsignal, Zeichen einer Störung, gleichzeitig aber auch eine zielgerichtete Abwehrreaktion des Körpers. Aus diesem Grund ist es falsch, bei erhöhter Temperatur unverzüglich fiebersenkende Maßnahmen (Wadenwickel, Zäpfchen, Tabletten usw.) zu ergreifen, weil dadurch die Selbstheilungskräfte des Organismus beeinträchtigt würden. Erst wenn durch hohes oder sehr langes Fieber organische Schädigungen drohen, der Körper also mit den Krankheitserregern nicht aus eigener Kraft fertig wird, sind solche Maßnahmen angezeigt.

Die wahrnehmbaren Signale, die das Gefahrenmeldesystem unseres Körpers aussendet, nennen wir Krankheitszeichen oder Symptome. Dabei unterscheiden wir zwischen *subjektiven* (nur vom Betroffenen selbst wahrnehmbare) und *objektiven* (von anderen erkennbare) Symptomen. Subjektive Symptome sind in erster Linie Schmerzen aller Art, aber auch Empfindungen wie Brennen, Kribbeln, Jucken, Stechen, Ziehen, Übelkeit, Brechreiz, Schwindel- und Taubheitsgefühl. All das spürt man nur selbst, kann es zwar anderen durch Worte, Gesten usw. mitteilen, aber niemals so, daß andere die Schmerzen und Beschwerden tatsächlich selbst fühlen, und erst recht ist es unmöglich, sie objektiv zu erfassen und etwa mit Hilfe irgendwelcher Instrumente quantitativ oder qualitativ zu messen. Sowohl subjektiv als auch objektiv sind Symptome wie Hautausschläge, Hautverfärbungen (z. B. Gelbsucht), Geschwürbildungen auf Haut oder Schleimhaut und sonstige sichtbare Veränderungen, aber auch Erscheinungen wie Atemnot, Erbrechen oder Durchfälle.

Schließlich gibt es noch objektive Krankheitszeichen, die nur vom Mediziner wahrgenommen und bewertet werden können. Dazu gehören Veränderungen im Blutbild und Urinstatus, die nur im Labor erkannt werden, ebenso wie die Auswertung von Aufzeichnungen der Aktionsströme des Herzens (EKG) oder der von der Hirnrinde erzeugten elektrischen Impulse (EEG). Auf Funktionsstörungen, organische Schädigungen und krankhafte Veränderungen im Inneren seines Körpers wird der Betroffene zwar meist durch eine Vielzahl von Symptomen aufmerksam gemacht, aber nur der Arzt kann sich mit Hilfe von Endoskopie, Röntgen, Sonographie, Szintigraphie, Computer-Tomographie usw. (siehe hierzu unser »Kleines Lexikon der Fachbegriffe« auf Seite 29) ein objektives Bild von den tatsächlichen Gegebenheiten machen und auf dieser Grundlage eine exakte Diagnose stellen und entsprechende therapeutische Maßnahmen ergreifen.

Die Zuordnung der Krankheitszeichen – Atlas der Symptome

Der menschliche Körper mit seiner Vielzahl von Organen und Organsystemen ist ein ungemein kompliziertes Gebilde. Deshalb ist es für den medizinischen Laien oft nicht einfach, die von ihm festgestellten Symptome richtig zuzuordnen. Genauigkeit ist aber wichtig, nicht nur für die Selbstdiagnose, sondern auch dann, wenn Sie Ihrem Arzt durch eine möglichst präzise Schilderung der Krankheitszeichen bei der Diagnosestellung helfen wollen.

Um Ihnen diese Aufgabe zu erleichtern, bringen wir auf den folgenden Seiten eine Reihe von Abbildungen, die mit ihrer klaren und leichtverständlichen Systematik mehr aussagen als langatmige Erklärungen. Die Abbildungen **1** und **2** zeigen den menschlichen Körper in Vorder- und Rückansicht. Beide Tafeln zusammen bilden einen »Atlas der Symptome«, dem Sie entnehmen können, unter welchen Suchwörtern im zweiten Teil dieses Buches Sie nachschlagen können, wenn Sie an den durch Ziffern gekennzeichneten Stellen und Regionen des Körpers Beschwerden und Schmerzen haben. Deutlich werden zum Beispiel die Unterschiede zwischen Schulter- und Achselschmerzen, Rücken- und Kreuzschmerzen oder Bauch- und Leistenschmerzen. Ausführlich erläutert werden die Abgrenzungen auch im zweiten Buchteil bei den jeweiligen Suchwörtern.

Zu unserem »Atlas der Symptome« gehört ebenso die Abbildung **5**, auf der der Kopf- und Halsbereich dargestellt ist. Auch hier sind alle wichtigen Zonen durch

Ziffern bezeichnet, und in der Bilderläuterung ist aufgeführt, unter welchen Suchwörtern Sie im »Lexikon der Symptome« nachlesen können, wenn sich die entsprechenden Regionen durch Schmerzen oder andere Krankheitszeichen bemerkbar machen. Nicht angeführt sind natürlich Symptome, die entweder offenkundig sind oder sich nicht genau lokalisieren lassen und zu deren Bestimmung kein Symptome-Atlas erforderlich ist: Bei Angstzuständen, Bewußtlosigkeit, Blähungen, Blässe, Erbrechen, Fieber, Geschwürbildung, Hautausschlag und ähnlichen Störungen und Krankheitszeichen wissen Sie auch ohne bildliche Anleitung, wo Sie im zweiten Buchteil nachzuschlagen haben.

Die möglichen Ursachen Ihrer Beschwerden und Schmerzen können Sie sehr viel genauer eingrenzen, wenn Sie wissen, wo im Körper sich die verschiedenen Organe befinden. Das zeigen wir Ihnen auf den Abbildungen **3** und **4** in Vorder- und Rückansicht. Ein Vergleich dieser Darstellungen mit den Bildern **1** und **2** gibt Ihnen zahlreiche Anhaltspunkte, von welchen Organen die in bestimmten Körperregionen auftretenden Befindlichkeitsstörungen und Schmerzen ausgehen können. So erkennen Sie beispielsweise, daß an Schmerzen im Unterbauch die Nieren nicht schuld sein können, denn diese liegen auf der Rückseite des Körpers über Hüfthöhe, und auch die Leber hat damit nichts zu schaffen, befindet sie sich doch im rechten Oberbauch. Zahlreiche weitere anatomische Darstellungen enthält der dritte Teil des Buches (z. B. Darm, Drüsen des endokrinen Systems, Gelenke, Lymphsystem, Herz, Nieren, Rückgrat, Skelett u. a.), so daß Sie sich dort ausführlicher informieren können.

Als Ergänzung zu Abbildung **5** (Kopf- und Halsbereich) haben wir eine anatomische Darstellung von Kopf und Hals, Abbildung **6**, gestellt. Auch hier können Sie durch einen Vergleich beider Bilder einige Aufschlüsse über die möglichen Ursachen Ihrer Beschwerden erhalten. Ergänzend sollten Sie wiederum den dritten Buchteil zu Rate ziehen, wo der Nasen-Rachen-Raum und das Ohr mit noch mehr Einzelheiten abgebildet sind.

Die Atmungsorgane und Atemwege sind auf den Abbildungen **7** und **8** zu sehen. Abbildung **7** zeigt, wo häufig vorkommende Erkrankungen ihren Sitz haben. Eine anatomische Darstellung des Atemtrakts ist Abbildung **8**. In der Bilderklärung nennen wir einige Suchwörter (siehe »Lexikon der Symptome«), die mit Erkrankungen der Atemwege in Beziehung stehen.

Die männlichen und die weiblichen Geschlechtsorgane mit Teilen des ableitenden Harntrakts und der Darmendung sind auf den Abbildungen **9** und **10** dargestellt. Wiederum haben wir in den Bildunterschriften Suchwörter des zweiten Buchteils angeführt, die sich auf Störungen und Erkrankungen der Geschlechtsorgane, des Harnapparats und allgemein des Unterleibs beziehen.

Auf den folgenden Seiten finden Sie den »Atlas der Symptome«, Abbildung **1** bis **10**.

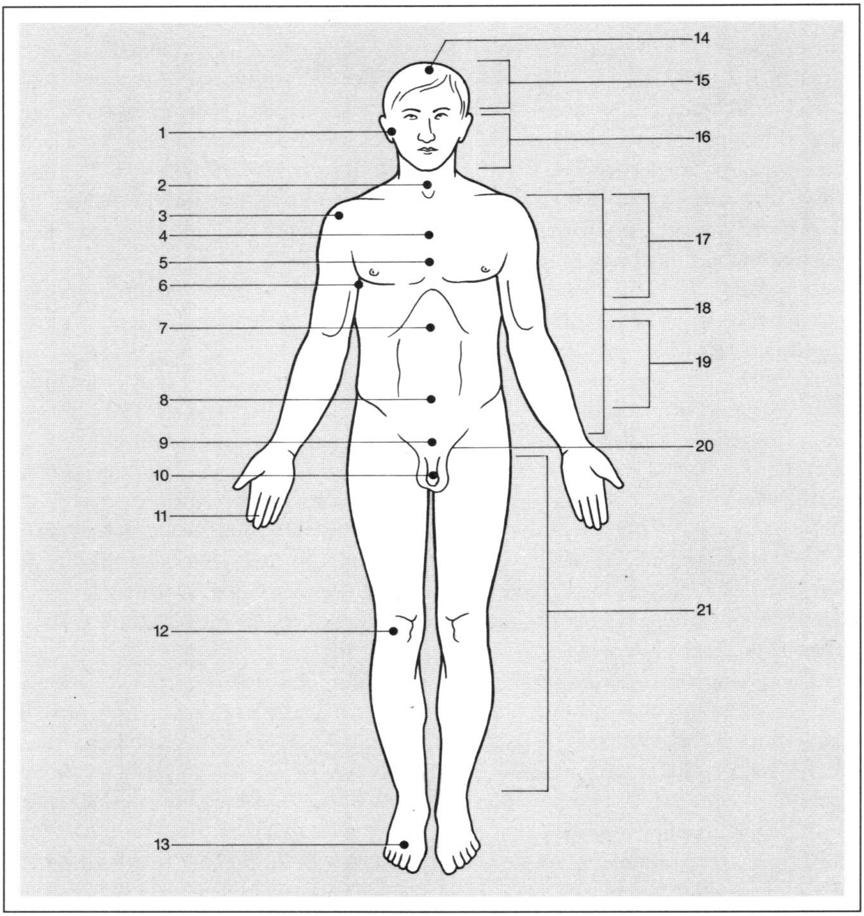

1 Atlas der Symptome (Vorderansicht)
Wenn Sie in den bezeichneten Körperregionen Beschwerden und Schmerzen haben, lesen Sie bitte in Teil 2 unter folgenden Suchwörtern nach:
1 Hörstörungen, Ohrenfluß, Ohrgeräusche, Ohrschmerzen; 2 Halsschmerzen, Heiserkeit, Schluckbeschwerden; 3 Schulterschmerzen; 4 Aufstoßen, Schluckauf, Sodbrennen; 5 Herzjagen, 6 Achselschmerzen; 7 Bauchdeckenverspannung, Bauchschmerzen (Oberbauch); 8 Bauchdeckenverspannung, Bauchschmerzen (Unterbauch); 9 Unterleibsschmerzen; 10 Ausfluß, Blutharnen, Harndrang, Harnflut, Harnverfärbung, Harnverhaltung, Harnverminderung, Hoden, Penis (Frauen: Menstruationsstörungen, Schamlippen), Wasserlassen; 11 Fingerveränderungen, Nagelveränderungen; 12 Gelenkschmerzen; 13 Fußveränderungen; 14 Haarausfall, Haarveränderungen; 15 Kopfschmerzen, Kopf- und Gliederschmerzen; 16 Gesichtsschmerzen, Gesichtsveränderung; 17 Brustdrüsenschmerzen, Brustschmerzen, Brustveränderung, Husten; 18 Armschmerzen; 19 Bauchdeckenverspannung, Bauchschmerzen; 20 Leistenschmerzen; 21 Beinschmerzen, geschwollene Beine.

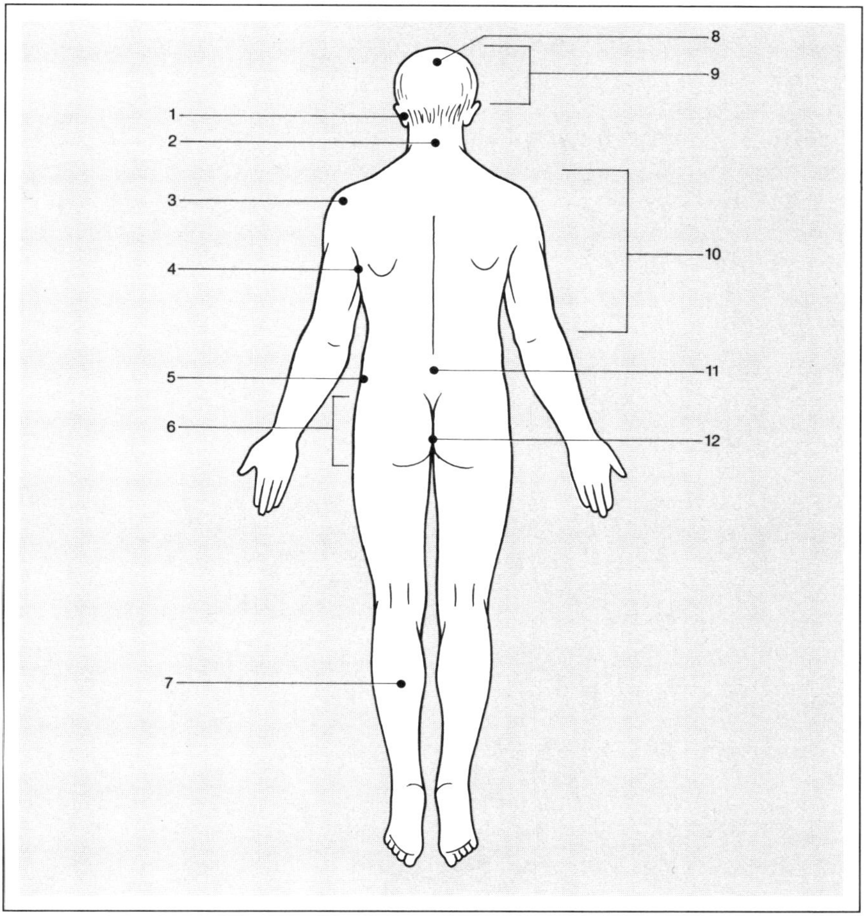

2 Atlas der Symptome (Rückansicht)
Wenn Sie in den bezeichneten Körperregionen Beschwerden und Schmerzen haben, lesen Sie bitte in Teil 2 unter folgenden Suchwörtern nach:
1 Hörstörungen, Ohrenfluß, Ohrgeräusche, Ohrschmerzen; 2 Nackenschmerzen, Nackensteifigkeit; 3 Schulterschmerzen; 4 Achselschmerzen; 5 Rückenschmerzen (Lende), Unterleibsschmerzen (Lende); 6 Unterleibsschmerzen; 7 Wadenschmerzen; 8 Haarausfall, Haarveränderung; 9 Kopfschmerzen; 10 Rückenschmerzen, Kreuzschmerzen; 11 Kreuzschmerzen; 12 Afterschmerzen, Durchfall, Stuhlgangschmerzen, Stuhlveränderung, Verstopfung.

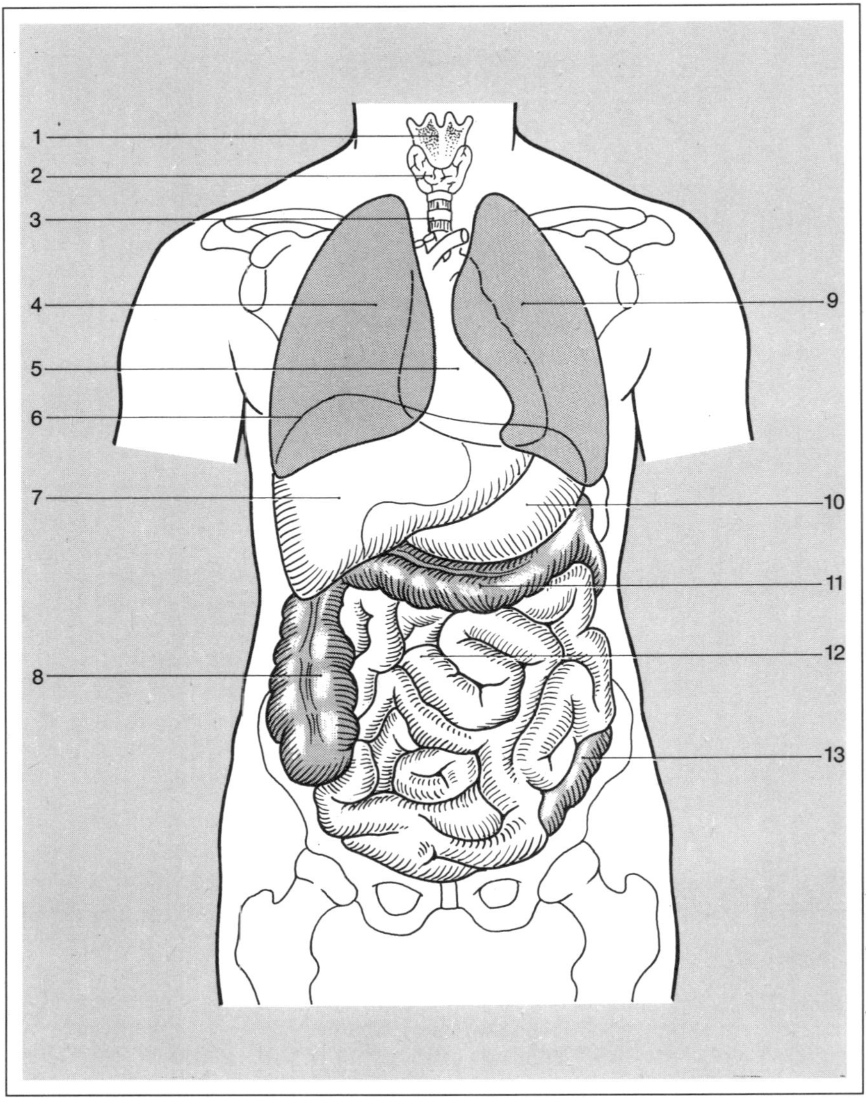

3 Lage von Organen und Eingeweiden (Vorderansicht)
1 Schildknorpel (Cartilago thyreoidea), 2 Schilddrüse (Glandula thyreoidea) 3 Luftröhre (Trachea), 4 rechter Lungenflügel (Pulmo), 5 Herz (Cor, Cardia), 6 Zwerchfell (Diaphragma), 7 Leber (Hepar), 8 aufsteigender Abschnitt des Dickdarms (Colon ascendens), 9 linker Lungenflügel (Pulmo), 10 Magen (Gaster, Ventriculus, Stomachus), 11 Querdarm (Colon transversum), 12 Dünndarm (Intestinum tenue), 13 absteigender Abschnitt des Dickdarms (Colon descendens).

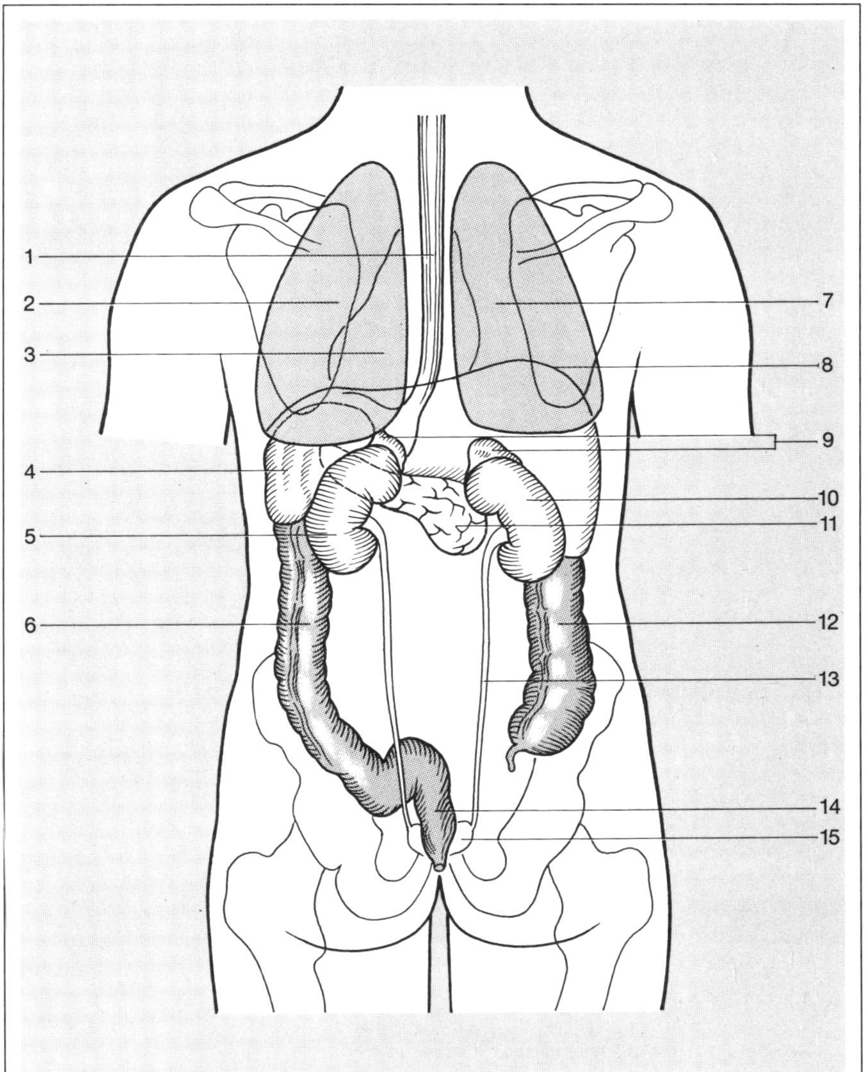

4 Lage von Organen und Eingeweiden (Rückansicht)
1 Speiseröhre (Oesophagus), 2 linker Lungenflügel (Pulmo), 3 Herz (Cor, Cardia), 4 Milz (Lien, Splen), 5 linke Niere (Ren), 6 absteigender Abschnitt des Dickdarms (Colon descendens), 7 rechter Lungenflügel (Pulmo), 8 Zwerchfell (Diaphragma), 9 Nebenniere (Glandula suprarenalis), 10 rechte Niere (Ren), 11 Bauchspeicheldrüse (Pankreas), 12 aufsteigender Abschnitt des Dickdarms (Colon ascendens), 13 Harnleiter (Ureter), 14 Mastdarm (Intestinum rectum), 15 Blase (Vesica urinaria).

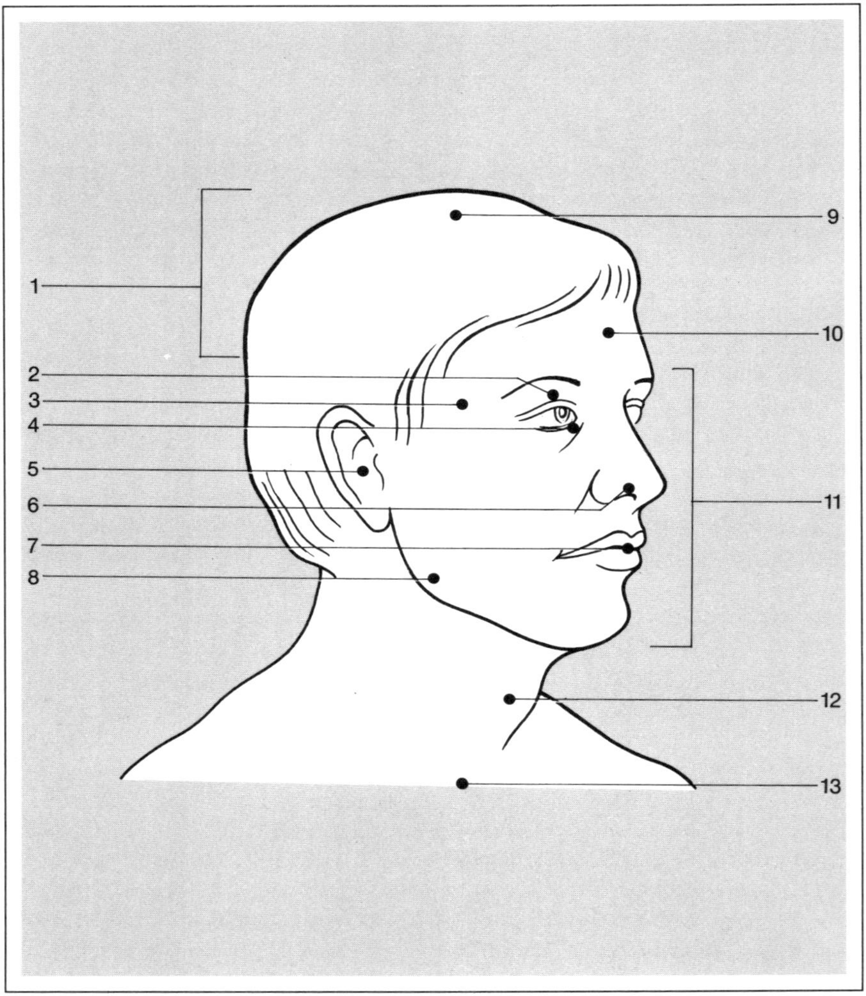

5 Atlas der Symptome im Kopf- und Halsbereich
Wenn Sie in den bezeichneten Regionen Beschwerden und Schmerzen haben, schlagen Sie bitte in Teil 2 unter folgenden Suchwörtern nach:
1 Kopfschmerzen, Schwindel; 2 Augenlidveränderungen; 3 Kopfschmerzen (Schläfenkopfschmerzen); 4 Augenschmerzen, Augenveränderungen, Augenzittern, Lichtscheu, Sehstörungen, Tränenfluß; 5 Hörstörungen, Ohrenfluß, Ohrgeräusche, Ohrschmerzen; 6 Nasenbluten, Schnupfen; 7 Lippen, Mundgeruch, Mundschmerzen, Zungenbrennen, Zungenveränderungen; 8 Halsschmerzen (Kieferwinkel); 9 Haarausfall, Haarveränderung; 10 Kopfschmerzen (Stirnkopfschmerzen); 11 Gesichtsschmerzen, Gesichtsveränderung; 12 Halsschmerzen, Heiserkeit, Schluckbeschwerden; 13 Aufstoßen, Schluckauf, Sodbrennen.

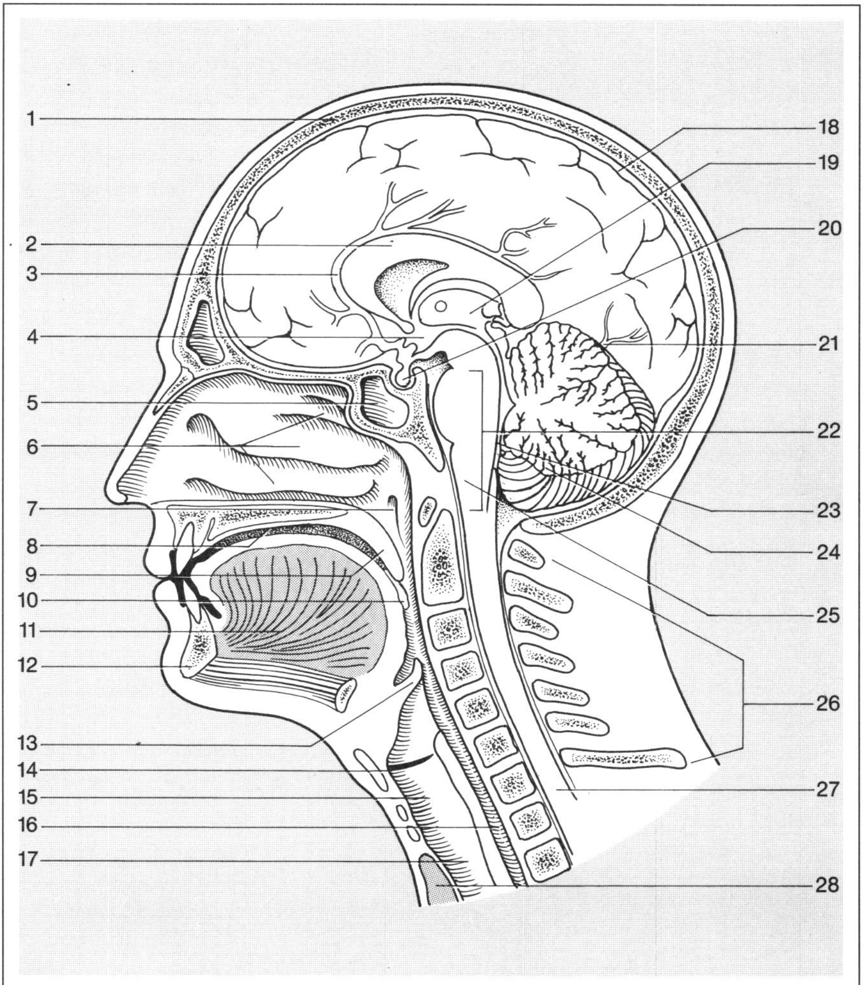

6 Anatomie von Kopf und Hals

1 knöcherne Schädeldecke, 2 Balken, 3 vordere Hirnarterie, 4 Hypothalamus, 5 Nasennebenhöhlen, 6 Nasenmuscheln, 7 Nasen-Rachen-Raum mit Anfang der Ohrtrompete, 8 harter Gaumen, 9 weicher Gaumen, 10 Gaumenmandel, 11 Zunge, 12 Unterkiefer, 13 Kehldeckel, 14 Stimmband, 15 Kehlkopf, 16 Speiseröhre, 17 Luftröhre, 18 Großhirnrinde, 19 Hirnkammer, 20 Hirnanhangdrüse, 21 hintere Hirnarterie, 22 Hirnstamm mit Mittelhirn und Brücke, 23 Hirnkammer, 24 Kleinhirn, 25 verlängertes Mark, 26 Halswirbel, 27 Rückenmark, 28 Schilddrüse.

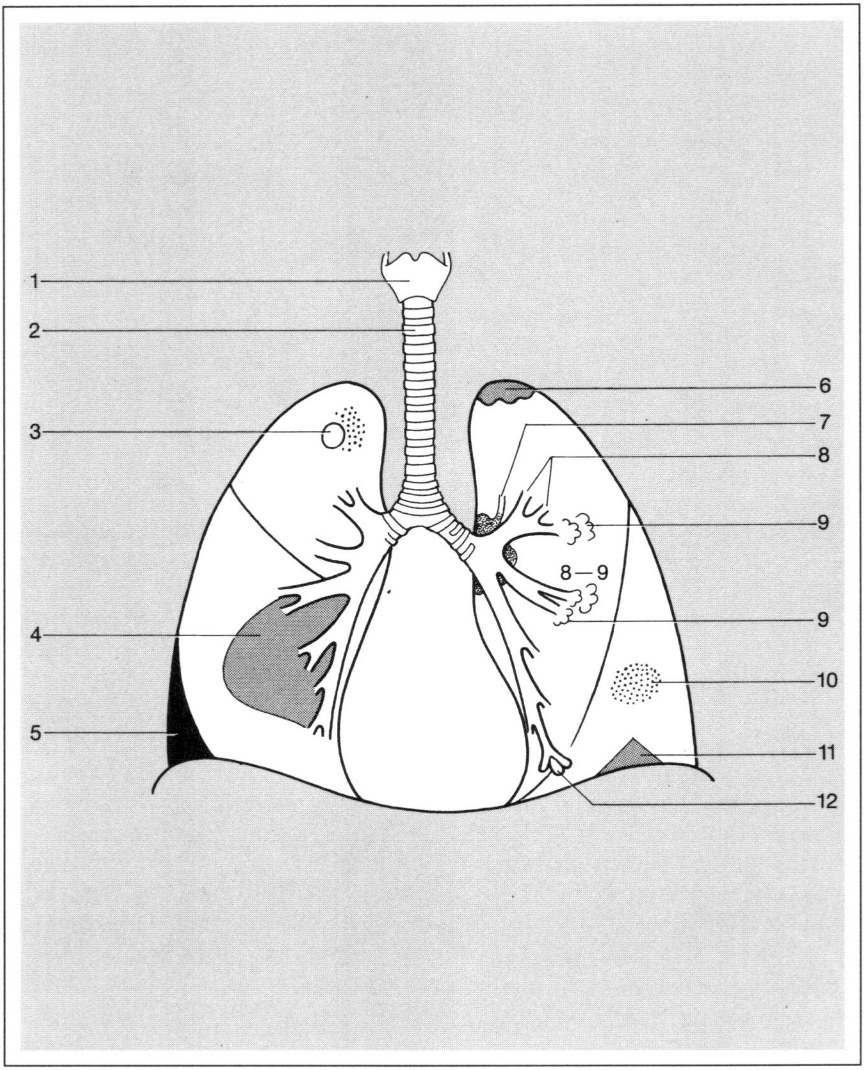

7 Erkrankungen der Atmungsorgane
1 Kehlkopfentzündung (Laryngitis), 2 Luftröhrenentzündung (Tracheitis), 3 Lungentuberkulose (Phthisis pulmonum), 4 lappenförmige Lungenentzündung (lobäre Pneumonie), 5 feuchte Rippenfellentzündung (Pleuritis exsudativa), 6 Schwartenbildung nach Rippenfellentzündung, 7 an der linken Lungenwurzel sitzender Lungenkrebs (Bronchialkarzinom), 8 Bronchialkatarrh (Bronchitis), 9 Bronchialasthma (Asthma bronchiale), 10 herdförmige Lungenentzündung (Bronchopneumonie), 11 Schwartenbildung nach Rippenfellentzündung, 12 Bronchienerweiterung (Bronchiektase).

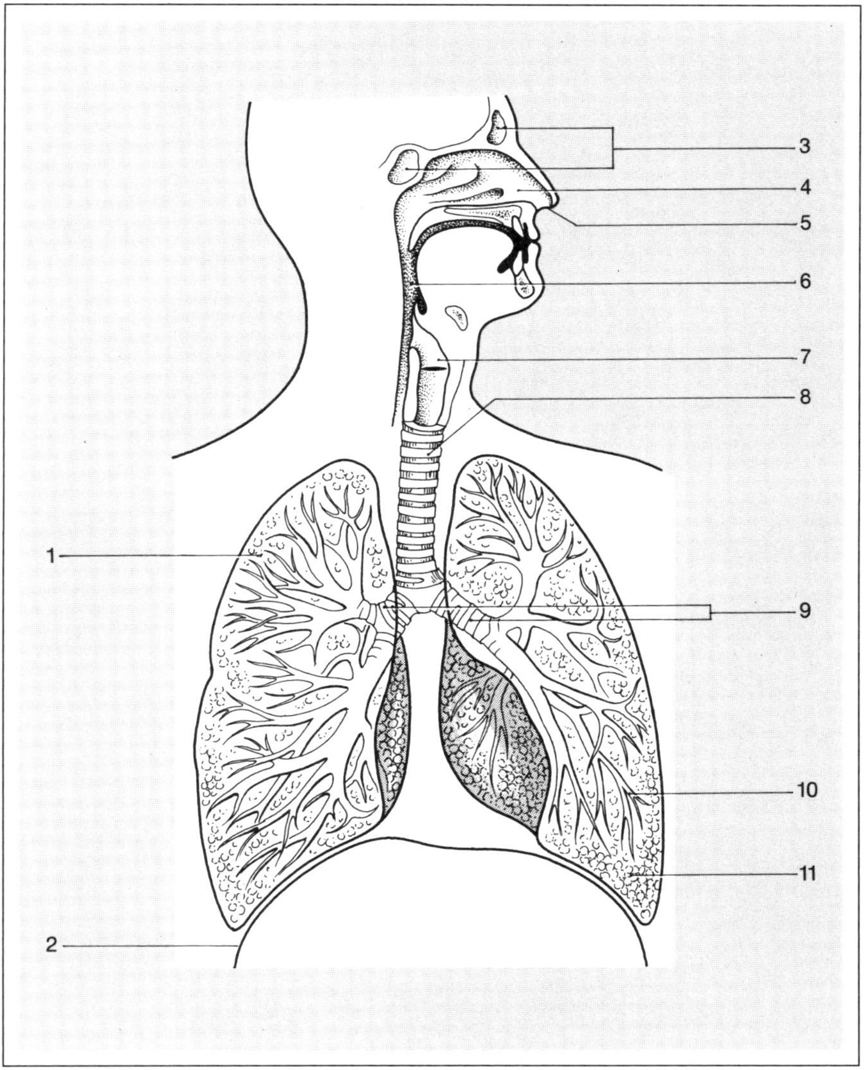

8 Schnitt durch den Atemtrakt
1 Lunge, 2 Zwerchfell, 3 Nasennebenhöhlen, 4 Nasenkanal, 5 Nase, 6 Rachen, 7 Kehlkopf, 8 Luftröhre, 9 Bronchien, 10 Bronchiolen, 11 Lungenbläschen (Alveolen).
Siehe hierzu in Teil 2 folgende Suchwörter: Atembeschwerden, Atemgeräusche, Atemnot, Auswurf, Bluthusten, Brustschmerzen, Halsschmerzen, Heiserkeit, Husten.

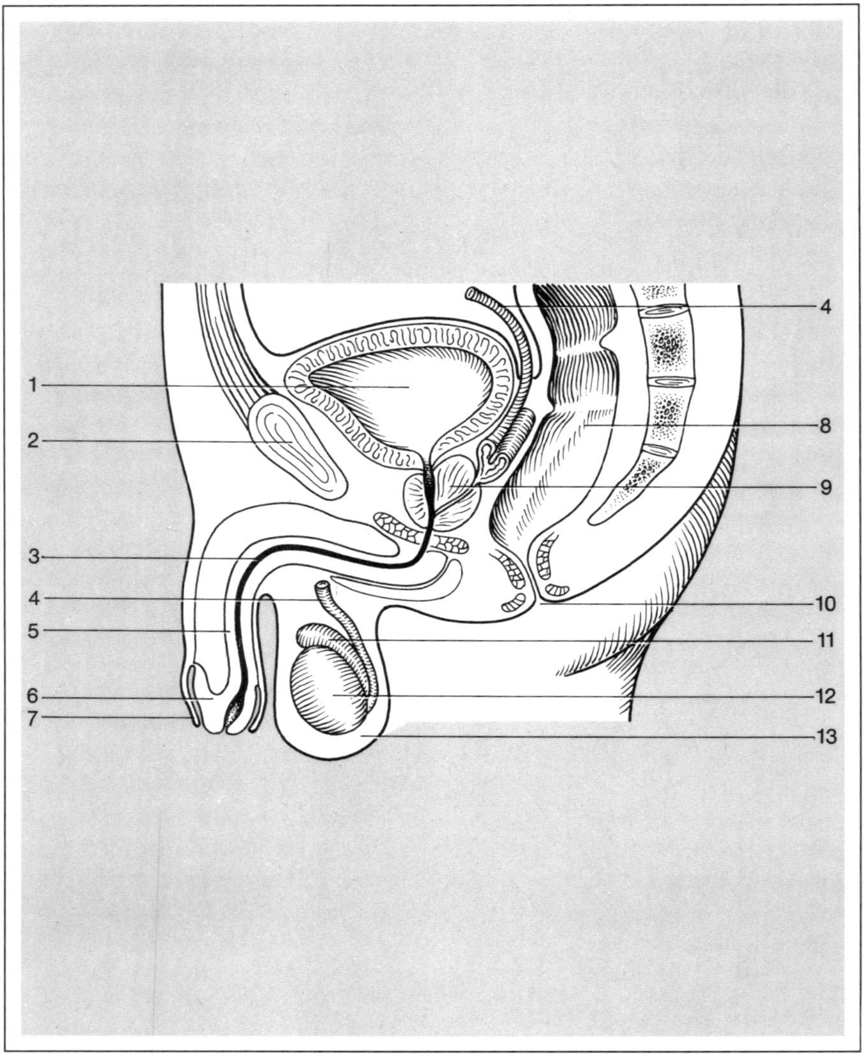

9 Schnittbild der männlichen Geschlechtsorgane
1 Blase (Vesica urinaria), 2 Schamfuge (Symphyse), 3 Harnröhre (Urethra), 4 Samenleiter (Ductus deferens), 5 männliches Glied (Penis), 6 Eichel (Glans), 7 Vorhaut (Praeputium), 8 Mastdarm (Intestinum rectum), 9 Vorsteherdrüse (Prostata), 10 After (Anus), 11 Nebenhoden (Epididymis), 12 Hoden (Testis), 13 Hodensack (Scrotum).
Siehe hierzu in Teil 2 folgende Suchwörter: Afterschmerzen, Blutharnen, Harndrang, Harnflut, Harnverfärbung, Harnverhaltung, Harnverminderung, Hoden, Penis, Stuhlgangschmerzen, Unterleibsschmerzen, Schmerzen beim Wasserlassen.

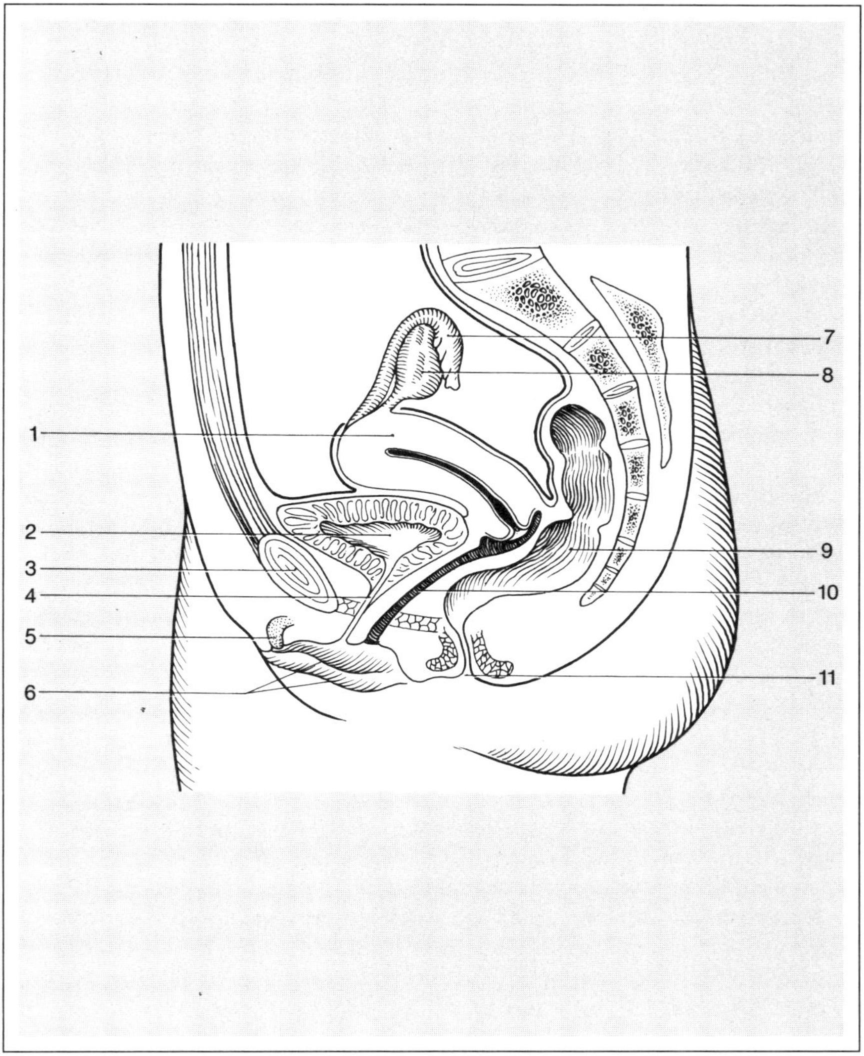

10 Schnittbild der weiblichen Geschlechtsorgane
1 Gebärmutter (Uterus), 2 Harnblase (Vesica urinaria), 3 Schamfuge (Symphyse), 4 Harnröhre (Urethra), 5 Kitzler (Clitoris), 6 kleine und große Schamlippe (Labium minus pudendi, Labium majus pudendi), 7 Eileiter (Tuba uterina), 8 Eierstock (Ovarium), 9 Mastdarm (Intestinum rectum), 10 Scheide (Vagina), 11 After (Anus).
Siehe hierzu in Teil 2 folgende Suchwörter: Afterschmerzen, Ausfluß, Blutharnen, Harndrang, Harnflut, Harnverfärbung, Harnverhaltung, Harnverminderung, Juckreiz, Menstruationsstörungen, Schamlippen, Stuhlgangschmerzen, Stuhlveränderung, Unterleibsschmerzen, Schmerzen beim Wasserlassen.

Die richtige Einstellung zu den Symptomen

Es ist völlig falsch (und kann auf Dauer ernsthaft krank machen), wenn man sich ständig selbst belauert, überängstlich aus dem kleinsten »Wehwehchen« gleich eine Katastrophe macht, dem eigenen Körper gegenüber zum mißtrauischen Hypochonder wird. Aber ebenso falsch ist allzu großzügige Leichtfertigkeit, die sämtliche Warnsignale in den Wind schlägt und erst dann den Arzt aufsucht, wenn bereits schwere Schädigungen zu ernsthaften Beeinträchtigungen geführt haben, die sich auch mit dem sonnigsten Optimismus nicht mehr überspielen lassen. Wir wollen Ihnen helfen, den für Ihr Wohlergehen »goldrichtigen« Mittelweg zu finden, damit Sie gezielt und vor allem *rechtzeitig* reagieren können, wenn Ihnen Ihr Körper meldet, daß mit ihm etwas nicht in Ordnung ist.

Bei jedem der rund 120 Suchwörter (Leitsymptome) im lexikalischen zweiten Teil des Buches finden Sie einleitend Erläuterungen, die Ihnen sagen, wie diese Krankheitszeichen zu werten sind. Hier oder unter der Rubrik »Maßnahmen« erfahren Sie, was Sie in leichteren Fällen selbst tun können und wann es ratsam oder unbedingt notwendig ist, einen Arzt oder eine Klinik aufzusuchen oder ärztliche Hilfe ans Krankenbett zu holen.

Vorab jedoch noch etwas Allgemeines zu den Symptomen: Wenn Sie nach einer durchzechten Nacht Kopfschmerzen haben, brauchen Sie nicht zu diesem Buch zu greifen, denn Sie wissen ja, warum es Ihnen weh tut, und wenn Sie eine entsprechende Brausetablette zu sich genommen und ein paar Stunden geschlafen haben, sind die Beschwerden wieder vorbei. Ebenso besteht kaum Anlaß zur Beunruhigung, wenn Sie mal ein oder zwei Tage lang Durchfall haben, weil Sie zuviel oder das Falsche gegessen oder Ihre Magenschleimhaut durch ungewohnte scharfe Gewürze oder eiskalte Getränke in Aufruhr versetzt haben. In solchen Fällen kommen Sie dem Übel mit geriebenen Äpfeln und Zwieback mühelos bei. Auch wenn Sie einen, zwei oder gar drei Tage lang keine Verdauung haben, brauchen Sie sich noch keine Sorgen zu machen – der Mediziner spricht von Verstopfung erst, wenn man länger als vier Tage ohne Stuhlgang ist. Das gleiche gilt für vorübergehendes Aufstoßen, Sodbrennen und andere leichte Beschwerden, die zwar störend, aber in dieser Form noch keine ernsthaften Alarmzeichen sind.

Ganz anders sieht jedoch die Sache aus, wenn Sie ohne erkennbaren Grund während längerer Zeit oder immer wieder Kopfschmerzen haben, wenn der Durchfall tagelang anhält oder ständig wiederkehrt und mit dem Stuhl auch Schleim und Blut abgehen. Harndrang kann harmlose und Ihnen bekannte Ursachen haben – eine leichte Erkältung durch naßgewordene Füße etwa –, aber wenn sich der Harn rötlich zu verfärben beginnt oder Brennen oder gar Krampfschmerzen das Wasserlassen begleiten, kann das für Sie nur eines bedeuten: Schnellstens zum Arzt!

Wer sich durch Überängstlichkeit gleichsam selbst krank macht, versündigt sich ebenso an seiner Gesundheit wie der, der allzu großzügig die Warnsignale seines Körpers mißachtet. Dieses Buch will Ihnen helfen, diese Signale richtig zu deuten, aber es will auch dazu beitragen, daß Sie insgesamt Ihrem Körper gegenüber aufmerksamer und hellhöriger werden. Nur dann können Sie ihn in seinem fortwährenden Bemühen um die Aufrechterhaltung des inneren Gleichgewichts – des Zustands der Gesundheit – gezielt unterstützen und rechtzeitig erkennen, wenn seine Selbstheilungskräfte überfordert sind, er also medizinische Hilfe braucht. Zum »Do-it-yourself-Arzt« machen will und kann dieses Buch Sie nicht – aber eines können und sollten Sie mit seiner Hilfe werden: der Hüter und Wahrer Ihrer Gesundheit. Wie wichtig diese Aufgabe ist, hat schon der Philosoph Arthur Schopenhauer trefflich formuliert: »Gesundheit ist nicht alles – aber ohne Gesundheit ist alles nichts!«

Bedeutung und Grenzen der Selbstdiagnose

Für die präzise Diagnosestellung des Arztes sind objektive *und* subjektive Symptome wichtig. Das bedeutet für Sie als mündigen, zur diagnostischen und therapeutischen Mitarbeit bereiten Patienten (man bezeichnet diese Einstellung neuerdings als »Compliance«, ein englisches Wort, das sich mit »Einwilligung« übersetzen läßt), daß Sie sich bemühen sollten, die von Ihnen wahrgenommenen Krankheitszeichen in möglichst klare Worte zu fassen, um sie Ihrem Arzt mitteilen zu können. Nicht selten ist er dank seiner Erfahrung imstande, aus einer genauen Schilderung der Beschwerden die richtigen Schlüsse zu ziehen, die er dann durch die eigenen Untersuchungsbefunde untermauert. Letzte Klarheit verschafft ihm im Zweifelsfall die Labor- und Gerätediagnostik.
Auf der anderen Seite heißt das für Sie als medizinischen Laien, dem nicht die berufliche Erfahrung und die diagnostischen Hilfsmittel des Arztes zur Verfügung stehen, daß Ihnen bei der Selbstdiagnose Grenzen gesetzt sind. Wohl sind Sie bei genauer Beobachtung und Abwägung Ihrer Symptome mit Hilfe dieses Buches imstande, mögliche Ursachen einzugrenzen, und bei leichteren Störungen können Sie durch entsprechende Maßnahmen viel zu deren Behebung beitragen, aber weder dürfen Sie sich anmaßen wollen, absolut sichere Diagnosen zu stellen, noch sind Sie in der Lage, sich in schwereren Fällen selbst zu therapieren, also nach eigenem Gutdünken und auf eigene Faust zu kurieren.
Auf der Grundlage subjektiver Krankheitssymptome vermögen wir Ihnen lediglich zu sagen, welche Ursachen Ihre Beschwerden haben *können* (deshalb heißt es über der rechten Spalte stets »Verdacht auf«), aber eine zweifelsfreie Aussage ist mit Hilfe dieser Kriterien nicht möglich. Und ebenso handelt es sich bei den Ausführungen unter der Rubrik »Maßnahmen« nur um eine Information für Sie, was Sie in leichteren Fällen unternehmen können oder als Sofortmaßnahme in schweren Fällen tun müssen und auf welche Weise Ihr Arzt vermutlich die Diagnose absichern und welche therapeutischen Wege er beschreiten wird.
Dieses Buch ist kein »Lexikon der Selbsttherapie«, sondern ein »Lexikon der Selbstdiagnose«. Es gibt Ihnen also nicht die Möglichkeit, Ihre Erkrankungen nach

eigenem Gutdünken zu behandeln, sich selbst zu kurieren, denn das wäre bedenklich und in vielen Fällen sogar unverantwortlich und gefährlich. Es will und kann jedoch etwas anderes, das für Sie von großer Bedeutung ist – Ihnen zu einer bewußten Wahrnehmung und richtigen Einschätzung der Warnsignale verhelfen, die das hochkomplizierte Meldesystem Ihres Körpers aussendet, wenn Ihrer Gesundheit Gefahren drohen. Mit Hilfe dieses Buches können Sie lernen, diese Gefährdungen einzugrenzen, um bei leichteren Befindlichkeitsstörungen gezielte Maßnahmen zur Wiederherstellung Ihres leib-seelischen Gleichgewichts (das als Gesundheit empfunden wird) zu treffen oder in schwereren Fällen möglichst frühzeitig ärztliche Hilfe zu suchen.

Vorbeugen ist besser als heilen

Beherzigen Sie diese Lebensweisheit! So banal sie auch klingen mag, gibt sie doch eine uralte Erfahrung wieder, die heute auch wissenschaftlich und statistisch untermauert ist: Jede schwere Erkrankung bedeutet eine nachhaltige Störung des leib-seelischen Gleichgewichts, die den Organismus nicht nur zeitweise und vorübergehend belastet, sondern sich langfristig auswirkt und die Lebensspanne des Betroffenen um einen vorausschätzbaren Zeitraum – Wochen, Monate oder gar Jahre – verkürzt.

Deshalb ist es ein Gebot des gesunden Menschenverstands, sich solche Belastungen nach Möglichkeit zu ersparen. Natürlich ist kein Mensch gegen Krankheiten ganz und gar gefeit, und unsere streßgehetzte, von Schadeinwirkungen aller Art überflutete Zeit trägt viel dazu bei, die Anfälligkeit zu erhöhen. Um so wichtiger ist es, sich bewußt um seine Gesundheit zu kümmern. Voraussetzung dafür ist eine vernünftige Lebensweise, die einerseits Schädigungen möglichst vermeidet und andererseits die Widerstandskräfte des Organismus stärkt.

Diese Einsicht hat erfreulicherweise in neuer Zeit immer breiteren Raum gewonnen. Zeichen dafür sind ein wachsendes Bewußtsein für ökologische Zusammenhänge, ein zunehmender Widerstand gegen die fortwährende Vergiftung unserer Lebenswelt, eine zwar langsame, aber doch merkliche Umstellung von Lebens- und Ernährungsgewohnheiten. Man ist sich der Gefährlichkeit von Genußgiften bewußter geworden, wie die schwindende Zahl von Rauchern besonders bei der jungen Generation und der leicht rückläufige Alkoholkonsum beweisen. Körperliche Fitneß wird groß geschrieben, und wenn auch Extreme wie Bodybuilding und Leistungssport oft der Gesundheit nicht sonderlich dienlich sind, finden doch gleichzeitig Gymnastik und vernünftiger Massensport immer mehr Anhänger.

Kümmern Sie sich also aktiv und bewußt um Ihre Gesundheit. Da dieses Buch Ihnen bei der Früherkennung von Befindlichkeitsstörungen und Erkrankungen helfen will, ist hier freilich nicht der Platz für die Darstellung eines ausführlichen Gesundheitsprogramms, so daß wir uns mit einigen grundsätzlichen Hinweisen begnügen müssen.

Übergewicht und Mangelerscheinungen durch Fehlernährung und unzureichende körperliche Bewegung erhöhen die Anfälligkeit für Krankheiten. Bemühen Sie sich um die Einhaltung oder Wiedergewinnung Ihres Normalgewichts (Körpergröße in cm minus 100 = Normalgewicht in kg, also z. B. 170 cm Körpergröße = 70 kg Normalgewicht). Frauen mit zartem Knochenbau sollten davon mindestens 10 Prozent abziehen, während Menschen mit kräftigem Knochenbau etwas mehr wiegen dürfen. Vom früher hochgepriesenen »Idealgewicht« (Normalgewicht minus 15 Prozent) ist man inzwischen wieder abgekommen, da es sich als für die Gesundheit nicht unbedingt ideal erwiesen hat, doch schadet es nicht, wenn Sie einige Kilo weniger als Ihr Normalgewicht haben.

Wenn Sie abnehmen wollen oder müssen, sind alle einseitigen Fastenkuren von Übel. Am besten erreichen Sie Ihr Ziel mit einer ausgewogenen, ballaststoffreichen, kalorienmäßig reduzierten Kost. Viel Obst und Gemüse, möglichst roh verzehrt, Obst- und Gemüsesäfte, Vollkornprodukte, fettarme Milchprodukte, aber auch mageres Fleisch und magerer Fisch sorgen dafür, daß Ihr Körper mit allen wichtigen Stoffen ausreichend versorgt wird. Wichtig ist ein geregelter Stuhlgang, damit sich im Körper keine Schlackenstoffe ansammeln. Verzichten Sie jedoch auf Abführmittel, deren gewohnheitsmäßige Einnahme die Darmträgheit eher fördert; durch die richtige Ernährung ist es fast immer möglich, den Verdauungstrakt in Schwung zu bringen.

Wesentlich beeinträchtigt werden Stoffwechsel und Kreislauf durch Bewegungsmangel. Dem können Sie durch gezielte körperliche Betätigung (Gymnastik, Sport, Wandern, aber auch Gartenarbeit und anderes) in frischer Luft abhelfen. Ausgleichsgymnastik ist wichtig, wenn Ihr Körper durch die Berufsarbeit oder Ihre Lebensführung einseitig belastet wird. Stellen Sie sich ein auf Ihre individuellen Gegebenheiten abgestimmtes eigenes Gymnastikprogramm zusammen, das Sie freilich täglich durchführen sollten, am besten morgens nach dem Aufstehen oder am Abend. Um Ihren Kreislauf auf Trab zu halten und durch Depotfettablagerungen gebildete Pölsterchen abzubauen, sollten Sie zusätzlich Massagen in Ihr Programm aufnehmen, beispielsweise Unterwassermassagen in der Badewanne oder Trockenbürsten bestimmter Körperregionen oder des ganzen Körpers. Nicht vergessen seien die ebenso segensreichen wie leicht durchzuführenden Wasseranwendungen, die gleichzeitig den Kreislauf anregen, den Organismus abhärten und bei vielerlei Erkrankungen die Heilung beschleunigen. Temperaturansteigende Bäder fördern das Schwitzen und können beispielsweise beginnende Erkältungen kupieren, kalte Armbäder lindern Kopfschmerzen, und kalte oder wechselwarme Fußbäder erleichtern das Einschlafen. Güsse regen die Durchblutung der Haut an, Wassertreten härtet ab. Gezielte Wasseranwendungen erhalten Sie bei einer Kneipp-Kur, doch können Sie sie auch in den eigenen vier Wänden durchführen.

Von großer Bedeutung ist angesichts des Stresses durch den Erfolgsdruck unserer Leistungs- und Konkurrenzgesellschaft die psychische Ausgewogenheit, die nur durch regelmäßige innere Entspannung und Entkrampfung gewahrt werden kann. Viele Menschen sind nicht mehr fähig, nach den Anstrengungen eines Arbeitstags abzuschalten, ihre Sorgen und Probleme wenigstens zeitweise abzuschütteln, sich in Freizeit und Urlaub innerlich wieder ins Lot zu bringen. Sie leiden nicht nur unter mehr oder minder schweren Schlafstörungen, sondern auch unter psychosomatischen – also seelisch mitbedingten – Erkrankungen, mit denen sich die Ärzte immer häufiger konfrontiert sehen. Die Spanne reicht von Hautausschlägen über Atembeschwerden und Herzrhythmusstörungen bis zu ernsthaften organischen Erkrankungen. Mit Schmerztabletten und Schlafmitteln ist diesem Übel nicht beizukommen, im Gegenteil: Wenn lediglich Symptome bekämpft werden, verschlimmert sich der Zustand mehr und mehr, und durch unkontrolliertes ständiges Schlucken von Chemotherapeutika wird der Organismus zusätzlich und nachhaltig geschädigt.

Stellen Sie also für sich ein gezieltes körperliches und seelisches Entspannungsprogramm auf. Von der entkrampfenden Wirkung von Ausgleichsgymnastik, Wasseranwendungen und Massagen war bereits kurz die Rede. Gewöhnen Sie sich an, nach dem Abendessen und vor dem Schlafengehen einen geruhsamen Spaziergang zu machen oder ein beruhigendes Hobby zu pflegen; schütteln Sie in dieser Zeit die Probleme ab, die Sie quälen. Auch entspannende Geselligkeit und beglückende Zweisamkeit – möglichst ohne Nikotin oder starke Alkoholika – können viel für Ihre innere Ausgewogenheit tun. Verkrampfungen lösen sich durch systematische Atemübungen, durch geruhsames Liegen auf einer schiefen Ebene (Kopf tiefer als die Füße) oder durch Autogenes Training. All das können Sie durch Bücher, besser aber noch durch Kurse (Volkshochschule usw.) sachgerecht erlernen. Bauen Sie regelmäßige Phasen der Entspannung besonders am Abend in Ihren Tageslauf ein. Die Zeit, die Sie dafür aufbringen, ist wohlgenutzt: Sie fühlen sich besser, sind leistungsfähiger und ersparen sich obendrein manche Erkrankung. Tun Sie etwas für Ihre körperliche und seelische Gesundheit – es lohnt sich!

Kleines Lexikon der Fachbegriffe

Bei der Beschreibung der Krankheitserscheinungen werden nur Ausdrücke verwendet, die auch dem medizinischen Laien geläufig sind, doch bei der Skizzierung diagnostischer Maßnahmen und möglicher Therapien war es zweckmäßig, einige Fachbegriffe zu benutzen. Damit Sie genau wissen, was damit gemeint ist, finden Sie hier die notwendigen Erklärungen.

Adiuretintest: Blutuntersuchung auf das die Harnbildung und den Blutdruck regulierende Hypophysenhinterlappen-Hormon Adiuretin (Vasopressin).

Analgetikum, Mehrzahl **Analgetika:** schmerzlinderndes Medikament.

Angiographie: Röntgendarstellung von Gefäßen (Arterien, Venen, Lymphgefäßen) mit Hilfe eines eingebrachten Kontrastmittels.

Antibiotikum, Mehrzahl **Antibiotika:** Medikament zur Wachstumshemmung oder Abtötung von Bakterien (das bekannteste Antibiotikum ist Penizillin); ein *Breitbandantibiotikum* ist gegen eine Vielzahl von Erregern wirksam.

Antimykotikum: Medikament gegen krankheitserregende Pilze.

Aspiration: Ansaugen von Gasen, Flüssigkeiten oder auch festen Stoffen in die Luftröhre und in die Lunge.

Auskultation: Abhören der Körpergeräusche (Lunge, Herz usw.), meist mit Hilfe eines Stethoskops (Hörrohrs).

Biopsie: Entnahme von Gewebsproben durch Exzision, Endoskopie oder Punktion (siehe dort) zur mikroskopischen Untersuchung, wichtig vor allem bei Krebsverdacht.

Bypass: Einsetzen eines Gefäßtransplantats aus körpereigenem Gewebe.

Chemonukleolyse: Neurochirurgisches Verfahren zur chemisch-enzymatischen Auflösung des Bandscheibengewebes mittels geeigneter Substanzen.

Chemotherapie: Behandlung von Krankheiten mit chemischen, oft synthetisch hergestellten Mitteln.

Chirurg: Facharzt, der organische Leiden operativ behandelt.

Cholangiographie: Röntgenkontrastdarstellung der Gallengänge.

Cholegraphie: Oberbegriff für die verschiedenen Verfahren der Röntgenkontrastdarstellung der Gallenblase.

Computer-Tomographie: Schichtaufnahmeverfahren der Röntgendiagnostik, bei dem die Strahlenimpulse elektronisch aufbereitet, einem Computer zugeführt und von diesem nach vorgegebenen Programmen verarbeitet werden. Auf diese Weise können Körperschichten von festgelegter Tiefe und Dichte röntgenologisch dargestellt werden.

Dekompressionsbehandlung: Entlastungsbehandlung des mit Flüssigkeit und Gas überfüllten Darms als konservativer Behandlungsversuch beim Darmverschluß durch transnasales Einführen einer Sonde.

Dermatologe: Facharzt für Hautkrankheiten.

Diagnose: Feststellung und Benennung einer Krankheit aufgrund der vom Arzt erkannten und vom Patienten genannten Krankheitszeichen (klinischer Befund), meist abgesichert durch Labor- und Geräteuntersuchungen (z. B. Röntgen, Szintigraphie, Tomographie, EEG, EKG).

Dilatation: Erweiterung des Herzens.

Dränage: Ableitung von Flüssigkeitsansammlungen oder Wundsekret aus dem Körperinneren.

EEG, Elektroenzephalogramm: graphisches Bild der von der Hirnrinde erzeugten elektrischen Impulse, wichtiges diagnostisches Hilfsmittel.

EKG, Elektrokardiogramm: Aufzeichnung der im Herzen erzeugten Aktionsströme, gibt Aufschluß vor allem über Erkrankungen des Herzens.

Ektomie: Herausschneiden, vollständige operative Entfernung eines Organs, z. B. Gastrektomie, Entfernung des ganzen Magens.

Elektrokoagulation: Zerstörung krankhafter Gewebswucherungen durch hochfrequente Ströme.

Elektrolyte: in der Körperflüssigkeit gelöste Säuren, Basen und Salze, besonders Natrium-, Kalium-, Kalzium- und Magnesiumverbindungen.

Elektrolythaushalt: geregelte Aufnahme, Umwandlung und Abgabe der für die Stoffwechselprozesse des Körpers lebenswichtigen Elektrolyte (siehe dort); wird durch starken Flüssigkeitsverlust (übermäßiges Schwitzen, anhaltenden Durchfall, Blutverlust usw.) gestört.

Exstirpation: operative Entfernung eines erkrankten Organs, Organteils oder eines gut abgegrenzten Tumors.

Endoskopie: Untersuchung von Körperinnenräumen (z. B. Blase, Magen-Darm-Kanal, Speiseröhre) mit Hilfe eines starren oder biegbaren Instruments (Endoskop), das mit Spiegel und Lichtquelle ausgestattet ist. Durch einen Seitenkanal lassen sich auch chirurgische Instrumente ins Körperinnere einführen.

Exzision: Herausschneidung, beispielsweise eines Infektionsherdes oder von Gewebsproben zur mikroskopischen Untersuchung.

Fibrinpleurodese: Methode einer gezielten Verklebung der Pleurablätter.

Galaktographie: Röntgenologische Darstellung der einzelnen Milchgänge der weiblichen Brust mit wäßrigem Kontrastmittel.

Gastroskopie, Magenspiegelung: Untersuchung des Mageninneren mit Hilfe eines durch Mund und Speiseröhre eingeführten Endoskops (siehe oben).

Gynäkologe: Facharzt für Frauenkrankheiten.

Hämodialyse: Reinigung des Bluts von Abbaustoffen (»Blutwäsche«) mit Hilfe eines Geräts mit halbdurchlässiger Membran (künstliche Niere).

Hämokkult-Test: Verfahren zur Erkennung von (auch verdeckten) Blutbeimengungen im Stuhl.

Infektion: Erkrankung durch in den Körper eingedrungene Erreger (Bakterien, Viren).

Infusion: langsame (meist tropfenweise) Zufuhr einer Flüssigkeit (Blut, Blutersatz, Nährlösung u. a.) in eine Vene, in den Darm oder unter die Haut.

Inhalation: Einatmung von gasförmigen, verdampften oder zerstäubten Medikamenten (auch von Narkosemitteln zur Betäubung).

Injektion: Einspritzung einer Flüssigkeit mittels einer Hohlnadel in eine Vene (intravenös), unter die Haut (subkutan), in die Haut (intrakutan) oder in einen Muskel (intramuskulär).

Internist: Facharzt für innere Krankheiten.

intrakutan, intramuskulär, intravenös: siehe Injektion.

Intubation: Beatmungs- oder Narkoseverfahren durch Einführung eines Schlauchs oder Rohrs von Mund oder Nase aus in Kehlkopf oder Luftröhre.

klinischer Befund: siehe Diagnose.

Koloskopie: endoskopische Untersuchung von Teilen des Dickdarms (Sigmoidoskopie) oder des ganzen Dickdarms (Kolonoskopie).

Kolposkopie: Lupenuntersuchung der Schleimhaut von Scheide und Gebärmutterhals mit 10- bis 30facher Vergrößerung.

konservative Therapie: Behandlung mit weitestgehender Erhaltung auch geschädigter Teile des Körpers, also ohne Operation.

Kortikoide: in der Nebennierenrinde gebildete Hormone, auch synthetisch für Hormonbehandlung erzeugt.

Kryochirurgie: Kältechirurgie.

Labordiagnostik: Krankheitserkennung durch mikroskopische, chemische u. a. Untersuchungen von Blut, Harn, Liquor, Stuhl, Gewebsproben usw.

Laparoskopie: Betrachtung der Bauchhöhle und ihrer Organe mit Hilfe eines Geräts, das durch einen kleinen Einschnitt in der Bauchdecke eingebracht wird (Bauchspiegelung).

Laparotomie: jede Operation, bei der die Bauchhöhle eröffnet wird.

Laryngoskopie: Kehlkopfspiegelung.

Liquor: Flüssigkeit; in der Regel **Liquor cerebrospinalis,** Gehirn-Rückenmark-Flüssigkeit, zur Diagnostik gewonnen durch Punktion (siehe dort).

Litholyse: Auflösung von Steinen.

Lithotripsie: Zertrümmerung von Nieren- und Blasensteinen im Organismus, nichtoperativ als Stoßwellenlithotripsie, operativ mit Spezialzangen und Ultraschall.

Lobektomie: Entfernung eines Lungenlappens.

Mammographie: röntgenologische Darstellung der weiblichen Brust mit Hilfe einer speziellen Technik.

Neuroleptikum: Medikament zur Behandlung seelischer Störungen, besonders psychotischer Symptome.

Neurologe: Facharzt für Erkrankungen des Nervensystems.

Ophthalmologe: Facharzt für Augenerkrankungen.

oral: zum Mund gehörend, z. B. orale (durch den Mund) Einnahme von Medikamenten.

Orthopäde: Facharzt für Erkrankungen des Bewegungsapparats.

Ösophagoskopie: Direkte Betrachtung der Innenwand der Speiseröhre durch das Ösophagoskop.

Oszillographie: Verfahren zum Nachweis und zur Lokalisation von arteriellen Durchblutungsstörungen (Gefäßverengungen) an den unteren und oberen Gliedmaßen.

Palpation: Untersuchung durch Betasten mit den Fingern.

Papillotomie: Resektion (siehe dort) von Wucherungen mit Hilfe hochfrequenter Ströme.

Penizillin: siehe Antibiotikum.

Perkussion: Untersuchung durch Beklopfen der Körperoberfläche mit dem Finger oder einem Hämmerchen.

Phonokardiogramm: Aufzeichnung der Schallerscheinungen des Herzens.

Physiotherapie: Behandlung von Krankheiten durch physikalische Mittel wie Heilgymnastik, Massage, Elektrotherapie, Wasser-, Wärme-, Kälte-, Licht- und Lufteinwirkung.

Proktologe: Facharzt für Erkrankungen von Mast- und Enddarm.

Provokationstest: Reizmethodentest.

Psychopharmakum: Medikament zur Behandlung psychischer (seelischer) Störungen oder zur Herbeiführung psychischer Veränderungen und Verhaltensänderungen.

Psychotherapie: Behandlung seelischer Störungen (besonders Neurosen) mit psychologischen Mitteln.

Punktion: Einstich einer Hohlnadel in den Körper zur Entnahme von Körperflüssigkeit (Blut, Lymphe, Liquor) oder von Gewebsproben, aber auch zur Einbringung von Heil- und Diagnosemitteln (z. B. Kontrastmittel für Röntgenuntersuchung).

Pyelogramm: Röntgenaufnahme der Niere bzw. des Nierenbeckens mit seinen Kelchen.

Radiotherapie, Strahlentherapie: Behandlung von Krankheiten durch Röntgen-, Gamma- oder korpuskuläre Strahlen; vor allem bei Tumoren und Krebserkrankungen angewandt.

Rektoskopie: Betrachtung des Enddarms mit Hilfe eines in den After eingeführten Endoskops (siehe Endoskopie).

Resektion: teilweise Entfernung von kranken Organteilen, z. B. Magenresektion; die vollständige Entfernung bezeichnet man als Ektomie (siehe dort).

Sialographie: Kontrastmitteluntersuchung der Ohrspeicheldrüse und der Unterkieferdrüse.

Sigmoidoskopie: siehe Koloskopie.

Sonographie: zur Ultraschalldiagnostik gehörendes Untersuchungsverfahren mit Hilfe von Ultraschallwellen, die im Organismus reflektiert und nach Umwandlung in elektrische Impulse sichtbar gemacht werden, so daß – ähnlich wie beim Röntgen – das Körperinnere dargestellt werden kann, wobei der Organismus jedoch keiner Strahlenbelastung ausgesetzt ist.

Spirometrie: Messung und graphische Darstellung der Atmung, Lungenfunktionsprüfung.

Sputum: Auswurf, alles, was ausgespuckt oder ausgehustet wird.

Sternalpunktion: Punktion des Brustbeins zur mikroskopischen Untersuchung des Knochenmarks.

Symptom: im medizinischen Sinn Krankheitszeichen, das subjektiv (vom Patienten, z. B. Kopfschmerzen) oder objektiv (von anderen, vom Arzt, z. B. Herztöne) wahrgenommen wird.

Szintigraphie: Untersuchungsmethode mit Hilfe radioaktiver (strahlender) Substanzen, die dem Körper intravenös oder oral zugeführt werden und deren Verteilungsdichte nach einiger Zeit gemessen wird; die mit einer Spezialkamera aufgenommenen Strahlen lassen u. a. Funktionsabläufe erkennen.

Tetrazykline: gegen viele Krankheitserreger wirksame Breitbandantibiotika; siehe Antibiotikum.

Therapie: Behandlung von Krankheiten.

Thermographie: Wärmebild, Verfahren zur Sichtbarmachung der Wärmestrahlung von Körpern, angewandt vor allem für die Erkennung von Tumoren in der weiblichen Brust.

Thyreostatikum: Medikament, das die Hormonproduktion der Schilddrüse hemmt.

Tracheotomie: Luftröhrenschnitt, angewandt vor allem als Notmaßnahme bei Verlegung der Atemwege im Kehlkopfbereich.

Transplantation: Verpflanzung (Übertragung) von Zellen, Gewebe oder Organen von einem Lebewesen auf ein anderes oder (Zellen und Gewebe) von einer Körperstelle auf eine andere derselben Person.

Tuberkulostatikum: Medikament zur Abschwächung oder Abtötung von Tuberkelbakterien.

Ultraschalldiagnostik: Untersuchung mit Hilfe von Ultraschallwellen; siehe auch Sonographie.

Urologe: Facharzt für Erkrankungen des Harnsystems (Niere, Harnleiter, Harnblase, Harnröhre).

Vagotomie: Standardverfahren der operativen Behandlung eines Geschwürs am Magen bzw. Zwölffingerdarm.

Ventrikulographie: Darstellung der Hirnventrikel (Hohlraum) im Röntgenbild.

Zystoskop: Blasenspiegel, Endoskop (siehe Endoskopie) zur Untersuchung der Harnblase (auch zur Ausführung von chirurgischen Eingriffen).

Zystoskopie: Blasenspiegelung.

Zytodiagnostik: Herstellung gefärbter Ausstriche und mikroskopische Untersuchung von Einzelzellen.

Zytostatikum: Substanz, die das Wachstum und die Vermehrung von Zellen hemmt; wird besonders bei der Tumorbehandlung eingesetzt.

Teil II

Lexikon der Symptome von A–Z

Schlagen Sie auf den folgenden Seiten zunächst unter dem Suchwort (Symptom) nach, das Sie am eindeutigsten feststellen können. Da sich fast alle Befindlichkeitsstörungen und Erkrankungen durch mehrere Anzeichen bemerkbar machen, müssen Sie auch die weiteren Symptome beachten, um die Ursache genauer eingrenzen zu können. Weitergehende Erläuterungen zu den Störungen und Krankheiten bringt der dritte Buchteil. Wenn Sie eine mögliche Ursache Ihrer Beschwerden ausgemacht haben, erlaubt Ihnen das Gesamtregister am Ende des Buches, alle entsprechenden Symptome im zweiten Teil und zusätzliche Informationen im dritten Teil des Buches zu finden.

Achselschmerzen

Schmerzen im Achselbereich können sehr unangenehm sein. Oft beeinträchtigen sie die Bewegungsfreiheit von Arm und Brustkorb. Verursacht werden können solche Schmerzen sowohl durch eine harmlose Überlastung von Schultermuskulatur und Schultergelenk als auch durch Schwellungen von Achselschweißdrüsen und Achsellymphknoten oder durch einen Achselvenenstau.

Symptome	Verdacht auf / Maßnahmen
Achsel- und Schulterschmerzen, die in Arm und Brustbereich ausstrahlen können, Bewegungseinschränkung.	*Muskelkater, Sehnenzerrung, Überbeanspruchung des Schultergelenks* Ruhigstellen, kühle Umschläge mit Kräuterauszügen, schmerzlinderndes Gel, sanfte Massage (stets zum Herzen hin).
Schmerzen, Hautrötung und Schwellung im Achselbereich, starke Beeinträchtigung der Bewegungsfreiheit.	*Schweißdrüsenabszeß* (Hidradenitis) Abszeß nicht ausdrücken! Hausarzt oder Chirurg ◆ ggf. Öffnung des Abszesses, damit der Eiter abfließen kann. Auf peinlichste Sauberkeit achten.
Plötzlicher schmerzhafter Druck in der Achsel, Anschwellung des Armes mit Schmerzen, Taubheitsgefühl und bläulicher Verfärbung.	*Achselvenenstau* nach Infekt an Hand oder Arm oder durch anstrengende Armbewegungen (Kegeln, Anstreichen usw.) Hausarzt oder Chirurg ◆ Röntgendarstellung der Gefäße ◆ evtl. kann ein operativer Eingriff erforderlich sein.
Achselschmerzen, Abgeschlagenheit, Appetitlosigkeit, Nachtschweiß, evtl. Fieber.	*Achsellymphknotenvergrößerung* durch Tuberkulose, Sarkoidose, lymphatische Leukämie, Hodgkin-Krankheit u. a. Hausarzt oder Internist ◆ Blutanalysen, Blutkulturen, Tuberkulintest, Röntgen usw. ◆ ursächliche Behandlung.

Afterjucken (siehe Juckreiz)

Afterschmerzen

Unter Afterschmerzen, die durch entzündliche Prozesse verursacht werden, leiden vor allem dickleibige Menschen. Wenn die Schmerzen mit Blutungen aus dem After einhergehen, können Hämorrhoiden oder bösartige Veränderungen im Enddarm vorliegen. Siehe auch die Suchwörter »Stuhlgangschmerzen« und »Unterleibsschmerzen«.

Symptome	Verdacht auf / Maßnahmen
Schmerzhafte Rötung, Brennen, Juckreiz im Afterbereich, evtl. Hautausschlag (Bläschen).	*Allergische Reaktion* auf Nahrungs- und Genußmittel, Waschmittel, Kosmetika Hausarzt oder Hautarzt ◆ Allergietests.
Plötzlich einsetzende Schmerzen bei Darmentleerung, nach Stuhlgang anhaltend, Rötung und Brennen, manchmal leichte Blutungen.	*Afterschrunden* (Analfissuren) Hausarzt ◆ Salben oder Zäpfchen, evtl. Sphinkterdehnung oder Exzision der Fissur ◆ für weichen Stuhl sorgen (ballaststoffreiche Ernährung).
Schmerzen, entzündliche Rötung und Schwellung, auch Fieber und Eiterfluß.	*Afterfistel* (Analfistel) durch Zellgewebsentzündung Arzt ◆ Rektoskopie ◆ operative Entfernung des Entzündungsherds (meist unter örtlicher Betäubung).
Schmerzen, Brennen, Juckreiz, bei Stuhlgang oft hellrote Blutung, von außen tastbare Knoten, die sich beim Pressen füllen.	*Äußere Hämorrhoiden* Arzt ◆ rektale Untersuchung ◆ konservative Behandlung (Zäpfchen, Salbe), notfalls operative Entfernung der Knoten oder Verödung durch Injektion sklerosierender Mittel.
Dumpfe Schmerzen im Enddarm und After, besonders nachts, manchmal Juckreiz, Brennen und Nässen, gelegentlich Blutungen (hellrot), im Analkanal tastbare Vorwölbungen; oft Verstopfung.	*Innere Hämorrhoiden* Hausarzt oder Proktologe ◆ rektale Tastuntersuchung, Rektoskopie, evtl. Blutanalyse und Gefäßdarstellung ◆ oft konservative Therapie (z. B. Zäpfchen) möglich, notfalls operative Entfernung oder Verödung durch Injektion oder Vereisung. Für weichen Stuhl sorgen.
Schmerzen im After und Unterleib, Blutungen aus dem After, Wechsel zwischen Durchfall und Verstopfung, Blä-	*Mastdarmkrebs* (Rektumkarzinom) Hausarzt oder Proktologe ◆ Rektoskopie, Koloskopie, Hämokkult-Test,

Symptome	Verdacht auf / Maßnahmen
hungen, Schleimabgänge, unwillkürliche Stuhlabgänge.	Röntgenkontrastuntersuchung; operative Behandlung erforderlich (Resektion, Exstirpation, Elektrokoagulation), ggf. zytostatische Chemotherapie.
Krampfartige Schmerzen in After und Unterleib, Durchfälle, Blutungen aus dem After (auch Schwarzfärbung des Stuhls), Gewichtsverlust, Fieberschübe.	*Crohn-Krankheit* (Enteritis regionalis Crohn) Hausarzt oder Internist ◆ Blutuntersuchung, Röntgen, Probelaparotomie ◆ konservative Behandlung möglich, notfalls Operation (Resektion).

Angstzustände

Angstgefühle kennt jeder Mensch. Meist sind sie seelisch bedingt oder treten bei konkreten Gefährdungen auf, doch können sie auch eine Begleiterscheinung organischer Funktionsstörungen und Erkrankungen sein und kündigen dann oft lebensbedrohende Zustände an.

Symptome	Verdacht auf / Maßnahmen
Angstzustände, Schlaf- und Verdauungsstörungen, Schweißausbrüche, Zittern, verschiedene Organschmerzen, feuchtkalte Extremitäten, Kopfschmerzen.	*Nervöse Erschöpfung* (neurasthenisches oder pseudoneurasthenisches Syndrom) Hausarzt oder Psychotherapeut ◆ Ursachen feststellen und beheben, ggf. Psychotherapie.
Angstgefühle, Schweißausbrüche, feuchtwarme Haut, Muskelschwäche, Gewichtsabnahme trotz Heißhunger, verdickter Hals, Glanzaugen, Herzjagen, Stimmungsschwankungen, manchmal Stirnkopfschmerzen, Lichtscheu.	*Schilddrüsenüberfunktion* (Hyperthyreose) Hausarzt oder Internist ◆ Schilddrüsendiagnostik, Ultraschalldiagnostik, Szintigraphie, ggf. Zytodiagnostik ◆ je nach Ursache medikamentöse Behandlung, ggf. Radiojodtherapie oder Operation.
Angstzustände, Atemnot bis zum Erstickungsanfall, plötzliche Brustkorbschmerzen, kalter Schweiß, rasender Puls, Anfälle Sekunden bis Minuten anhaltend.	*Angina pectoris* (Brustenge, Stenokardie) Hausarzt bzw. Internist ◆ Belastungs-EKG ◆ bei Anfällen Nitrokörper (Nitroglyzerin) nach ärztlicher Verordnung einnehmen ◆ Behandlung der

Symptome	Verdacht auf / Maßnahmen
	Grundkrankheit (Arteriosklerose), ggf. chirurgischer Eingriff (Bypass, Dilatation) ◆ Bei länger dauernden Anfällen Notarzt rufen, es besteht die Gefahr eines Herzinfarkts!
Angstgefühl bis zur Todesangst, kalter Schweiß, Druck und Schmerz hinter dem Brustbein mit Umklammerungsgefühl, Atemnot, Blässe, rasender Puls, Bewußtseinstrübung oder Bewußtlosigkeit.	*Herzinfarkt* (Myokardinfarkt) Sofort Notarzt oder Klinik ◆ beengende Kleidung öffnen, beruhigen, bei Bewußtlosigkeit und Atemstillstand ggf. Atemspende ◆ EKG, Ventrikulogramm, Kine-Angiogramm usw., Laboruntersuchungen, Ultraschalldiagnostik, Szintigraphie. Schnellste ärztliche Versorgung ist lebensrettend! ◆ Nach überstandenem Infarkt Rekonvaleszenz unter ärztlicher Beobachtung.
Angstgefühl, Atemnot, Schmerzen beim Atmen, kleiner schneller Puls, blaue Lippen, Hustenanfälle mit blutigem Auswurf.	*Lungenembolie oder Lungeninfarkt* Sofort Notarzt oder Klinik; Lebensgefahr! ◆ Sauerstoffzufuhr, Medikamente, Szintigraphie u. a.; häufig operativer Eingriff erforderlich.

Armschmerzen

Armschmerzen können offenkundige Ursachen (Überanstrengung, Verletzungen) haben, aber auch organische Störungen oder Erkrankungen anzeigen. Siehe auch die Suchwörter »Knochenschmerzen« oder »Muskelschmerzen«.

Symptome	Verdacht auf / Maßnahmen
Druckschmerz im Ellenbogengelenk, bei Muskelanspannung in den Unterarm und bis in die Hand ausstrahlend.	*Tennisellenbogen bzw. Werferellenbogen* (Epikondylitis) Schonung des betroffenen Armes ◆ bei anhaltenden Schmerzen Arzt (Orthopäde) ◆ Röntgen ◆ manchmal langwierige Behandlung erforderlich.
Arm schmerzhaft geschwollen und schwer, Taubheitsgefühl, bläuliche Verfärbung, plötzlich einsetzender Achselschmerz.	*Armvenenthrombose* (Paget-Schroetter-Syndrom) Hausarzt oder Chirurg ◆ Röntgendarstellung der Gefäße ◆ evtl. operativer Eingriff.

Symptome	Verdacht auf / Maßnahmen
Schmerzen nach Schweregefühl im Arm, rasche Ermüdbarkeit, allmähliches Taubheitsgefühl in den Fingern.	*Arterieninnenwandentzündung* (Endarteriitis), häufig rheumatisch bedingt Hausarzt oder Internist ◆ Medikamente und Bewegungstherapie, strengstes Rauchverbot.
Arm- und Kreuzschmerzen, morgendliche Steifigkeit der Glieder, fortschreitende Beweglichkeitseinschränkungen.	*Knochengelenkentzündung* (Spondylitis, Bechterew-Krankheit) Hausarzt oder Orthopäde ◆ Röntgen, Blutsenkung und andere Laboruntersuchungen.

Atembeschwerden

Unter Atembeschwerden verstehen wir eine Erschwerung der Atmung, hauptsächlich verursacht durch Verlegung der Atemwege (Schleim, Wucherungen). Davon zu unterscheiden ist die akut auftretende Atemnot (siehe dieses Suchwort) bei Erkrankungen besonders der Atemwege, der Lungen und des Herzens.

Symptome	Verdacht auf / Maßnahmen
Nasenatmung behindert, näselndes Sprechen, manchmal Verminderung des Geruchssinns, Neigung zu Nasenbluten, manchmal Nasen- und Kopfschmerzen.	*Nasenpolyp oder Basalfibroid* Hals-Nasen-Ohren-Arzt ◆ Nasenspiegelung, ggf. Röntgen ◆ operative Entfernung unter örtlicher Betäubung, bei Nachwachsen zu wiederholen.
Nasenatmung behindert, manchmal ganze Nase seitlich verbogen, verstärkte Anfälligkeit für Schnupfen und Nasennebenhöhlenentzündungen.	*Nasenscheidewandverbiegung* Hals-Nasen-Ohren-Arzt oder Chirurg ◆ eine operative Behebung ist nur bei starker Atmungsbehinderung oder Entstellung des Gesichts erforderlich.
Atembeschwerden, Schnupfen, Husten, Heiserkeit, Hals-, Kopf- und Gliederschmerzen, Abgeschlagenheit, häufig Fieber.	*Infektion der oberen Atemwege* (z. B. grippaler Infekt) Bettruhe, Einnahme von Fruchtsäften, Vitamin C, Mineralwasser, evtl. Inhalationen (Kamillendampf, ätherische Öle) ◆ bei Fieber über 39,5°C, bei Kindern und alten Menschen Arzt.
Atembeschwerden, Nervosität, Gähnanfälle, feuchte Hände, oft übermäßiges Schwitzen.	*Nervöse Kurzatmigkeit* (Respirationsneurose) Hausarzt oder Psychiater ◆ Laborun-

Symptome	Verdacht auf / Maßnahmen
	tersuchungen, EKG, Spirometrie ◆ Psychotherapie.
Atembeschwerden (Kurzatmigkeit), Brustkorbschmerzen, Schulterschmerzen auf der befallenen Seite, besonders bei Seitenlage, erhöhte Temperatur.	*Brustwassersucht* (Hydrothorax) Hausarzt oder Internist ◆ Laboruntersuchungen, EKG, Röntgen (Brustkorb), ggf. Spirometrie ◆ Probepunktion ◆ konservative Therapie.
Atembeschwerden durch hartnäckigen Reizhusten mit erst glasigem, dann schleimig-gelblichem Auswurf, Kopf- und Brustkorbschmerzen, Appetitlosigkeit, manchmal erhöhte Temperatur.	*Bronchialkatarrh* (Bronchitis) Frische Luft, schleimlösende Mittel, Inhalationen, Rauchverbot ◆ In schweren Fällen Arzt ◆ medikamentöse Behandlung, notfalls Schleimabsaugung und herzstärkende Mittel.
Atembeschwerden, Blässe, Abgeschlagenheit, Kopfschmerzen, Ohrensausen, Schlafstörungen, trockene Haut, brüchige Fingernägel.	*Blutarmut* (Anämie) Hausarzt oder Internist ◆ Labor- und Geräteuntersuchungen zur Feststellung einer eventuellen Grundkrankheit ◆ ursächliche Behandlung, in der Regel Chemotherapie, Diät, Eisen, Vitamin B.
Atembeschwerden, Blässe, Abgeschlagenheit, Lymphknotenschwellungen, Haut- und Schleimhautblutungen, Oberbauchbeschwerden durch Milzvergrößerung, verstärkte Infektanfälligkeit.	*Blutkrebs* (chronisch-lymphatische Leukämie) Internist ◆ umfangreiche Laboruntersuchungen (Knochenmarkausstrich u. a.) ◆ Chemotherapie, Bestrahlung, ggf. Zytostatika, Bluttransfusionen ◆ Die schwere Erkrankung tritt meist in höherem Lebensalter auf.
Atembeschwerden, Bewegungsarmut, Schwächegefühl, Haar glanzlos und struppig, Haut trocken und rauh, Kälteempfindlichkeit.	*Schilddrüsenunterfunktion* (Hypothyreose, Myxödem) Internist ◆ Blut- und Hormonuntersuchungen, Schilddrüsenfunktionsszintigramm, Röntgen (Hals) ◆ Behandlung mit Schilddrüsenhormonpräparaten.

Atemgeräusche

Atemgeräusche können in Verbindung mit anderen Eigenarten der Atmung dem Arzt wertvolle diagnostische Hinweise geben, doch für den Laien ist eine Differenzierung schwierig. Wir begnügen uns deshalb mit einigen charakteristischen Symptomkomplexen.

Symptome	Verdacht auf / Maßnahmen
Pfeifender, rasselnder Atem, schwere Atemnot, Blauverfärbung von Haut und Lippen, zähschleimiger Auswurf, aufgeblähter Brustkorb.	*Asthma-Anfall* Bei Anfall aufrecht setzen, Luftzufuhr, Sprühnebel (Aerosol-Therapie), beruhigender Zuspruch ◆ Arzt, Allergietests, Röntgen ◆ ursächliche medikamentöse Behandlung, Gymnastik, evtl. Klimabehandlung.
Trockene Rasselgeräusche, Pfeifen, hartnäckiger Reizhusten mit zähem, später schleimig-gelblichem Auswurf, Kopf- und Brustschmerzen, Abgeschlagenheit, auch Atemnot und Fieber.	*Bronchialkatarrh* (Bronchitis) Arzt ◆ Auskultation, Röntgen ◆ Behandlung je nach Form und Schweregrad: Inhalationen, schleimlösende Medikamente, notfalls Schleimabsaugung. Viel Bewegung in frischer Luft, strengstes Rauchverbot. Viel Flüssigkeit zu sich nehmen.
Rasseln und Pfeifen, Atemnot, kalter Schweiß, Blauverfärbung von Haut und Lippen, Herzjagen, Angstgefühl, später schaumig-rötlicher Auswurf.	*Lungenödem,* meist durch Linksherzinsuffizienz Sofort Notarzt oder Klinik ◆ Sauerstoffmaske, Sekretabsaugung, medikamentöse Ausschwemmung des Ödems, Behandlung der ursächlichen Herzschwäche.
Reibe- oder »Lederknarren«-Geräusch bei Atmen, Schmerzen bei beschleunigter Atmung, Nachschleppen der erkrankten Brusthälfte, Rücken- oder Seitenschmerzen bei jedem Atemzug.	*Trockene Brustfellentzündung* (Pleuritis sicca) Arzt ◆ Auskultation, Röntgen ◆ Behandlung je nach Ursache (Lungenentzündung, Tuberkulose, Oberbaucherkrankung usw.). Häufig kommt es zum Pleuraerguß (Pleuritis exsudativa).
Metallische Rasselgeräusche beim Atmen, akute Atemnot, ziehende oder stechende Brustschmerzen, Herzjagen, Blauverfärbung, Kreislaufschwäche.	*Luft im Pleuraraum* (Pneumothorax) Sofort Notarzt oder Klinik ◆ Pleurapunktion, Absaugung, ggf. Fibrinpleurodese. Es gibt aber auch kleinere Pneumothoraxe, die spontan ausheilen.

Atemnot

Bei vielen Erkrankungen der Atemwege, der Lungen und des Herzens kann es zur Atemnot (Dyspnoe) kommen, die eine Verminderung der Sauerstoffzufuhr zur Folge hat. Der Sauerstoffmangel kündigt sich durch eine bläuliche Verfärbung von Haut und Schleimhäuten (vor allem der Lippen) an. Wenn solche Zustände nicht nur leichter und vorübergehender Natur sind, ist stets eine ärztliche Abklärung erforderlich.

Symptome	Verdacht auf / Maßnahmen
Anfallsweise Atemnot bis zu Erstickungsanfällen, Hustenanfälle mit weißem, zäh-schleimigem Auswurf, vor den Anfällen Kopfschmerzen, Übelkeit, Verdauungsstörungen.	*Bronchialasthma* (Asthma bronchiale) Bei leichteren Anfällen frische Luft, beruhigender Zuspruch, evtl. Inhalation oder Injektionen ärztlich verordneter Mittel ◆ in schweren Fällen Arzt, ggf. Notarzt ◆ längere konservative Therapie erforderlich.
Besonders nachts anfallsweise Atemnot, Beklemmung, starker Husten, verlängerte Ausatmung, Betroffener setzt sich instinktiv aufrecht, das Gesicht ist meist blau verfärbt.	*Herzasthma* (Asthma cardiale) Für frische Luft sorgen, durch Zuspruch beruhigen, ärztlich verordnete Mittel geben ◆ bei sehr schweren Anfällen ggf. Notarzt oder Klinik ◆ krampflösende Mittel, längere konservative Therapie (Linksherzinsuffizienz).
Starke Atemnot, heftige krampfartige Hustenanfälle mit röhrenförmigem Fibringerinnsel im Auswurf; hohes Fieber, Kopf- und Brustschmerzen.	*Spastischer Bronchialkatarrh* (Bronchitis fibrinosa acuta) Bei Anfällen frische Luft, schleimlösende Mittel, Inhalationen ◆ stets ärztliche Hilfe notwendig ◆ Feststellung der Erreger ◆ medikamentöse Behandlung.
Akute Atemnot, Hustenreiz, ziehende oder stechende Brustschmerzen, Blauverfärbung, meist Herzjagen, Kreislaufschwäche.	*Luft im Pleuraraum* (Pneumothorax) Bei Auftreten der Symptome sofort Notarzt bzw. Klinik ◆ unverzügliche Pleurapunktion (Druckentlastung), Schockbekämpfung, bei offenem Pneumothorax Okklusivverband.
Atemnot, stark eingeschränkte Atembreite, starrer, faßförmiger Brustkorb, Husten mit Auswurf, Trommelschlegelfinger.	*Blählunge* (Emphysema pulmonum) Internist oder Lungenfacharzt ◆ Perkussion, Auskultation, Röntgen (Brustkorb), Lungenfunktionsprüfung, EKG ◆ medikamentöse Behandlung, zusätzlich Physiotherapie.

Symptome	Verdacht auf / Maßnahmen
Atemnot bis zum Erstickungsgefühl, Angstzustände, plötzliche Brustschmerzen, kalter Schweiß, rasender Puls, Anfälle, die wenige Sekunden oder einige Minuten dauern.	*Brustenge* (Angina pectoris, Stenokardie) Hausarzt, Internist ◆ Belastungs-EKG, Lungenfunktionsprüfung ◆ bei Anfällen Nitrokörper (Nitroglyzerin) ◆ Behandlung der Grundkrankheit (Arteriosklerose), ggf. chirurgischer Eingriff (Dilatation, Bypass), um Herzinfarkt vorzubeugen.
Plötzliche akute Atemnot, Umklammerungsgefühl mit Angst bis zur Todesangst, Druck und Schmerzen hinter dem Brustbein, kalter Schweiß, Blässe, rasender Puls, Bewußtseinstrübung oder Bewußtlosigkeit.	*Herzinfarkt* (Myokardinfarkt) Sofort Notarzt bzw. Rettungswagen (Klinik), bis zum Eintreffen beengende Kleidung öffnen, beruhigen, bei Atemstillstand Atemspende geben ◆ Notfalldiagnose und sofortige Nothilfemaßnahmen, danach Labor- und Geräteuntersuchungen ◆ ursächliche Behandlung.
Atemnot, Beklemmungsgefühl in der Brust, Schmerzen in der Schulter der betroffenen Seite (besonders im Liegen auf dieser Seite), leicht erhöhte Temperatur.	*Feuchte Brustfellentzündung* (Pleuritis exsudativa) Arzt oder Klinik ◆ Perkussion, Auskultation, Sonographie, Röntgen, Probepunktion zur Prüfung des Ergusses ◆ Punktieren, konservative medikamentöse Weiterbehandlung.
Atemnot, dicke grau-weißliche Beläge auf den entzündlich geschwollenen und geröteten Mandeln und auf dem Gaumen, bellender Husten, Lymphknotenschwellung, Fieber, Mattigkeit.	*Kehlkopfdiphtherie* (Halsbräune) Arzt ◆ nach klinischem Befund sofortige Injektion von Diphtherie-Heilserum, Antibiotika ggf. unterstützend ◆ bei schwersten Erstickungsanfällen kann eine Tracheotomie erforderlich sein.
Atemnot, schmerzhafter Reizhusten, Heiserkeit, Trockenheitsgefühl im Hals, auch Halsschmerzen, Schluckbeschwerden, Fieber.	*Kehlkopfentzündung* (Laryngitis) Hals-Nasen-Ohren-Arzt ◆ Laryngoskopie, Sonographie, Röntgen, Laboruntersuchungen ◆ Stimmschonung, Inhalationen, Rauchverbot, medikamentöse Therapie.
Atemnot und Halsschmerzen nach vorausgehendem Reizhusten mit Heiser-	*Kehlkopfkrebs* (Larynxkarzinom) Klinik ◆ Laryngoskopie mit Probeexzi-

Symptome	Verdacht auf / Maßnahmen
keit und Druckgefühl im Hals, manchmal blutiger Auswurf.	sion, Röntgen, Laboruntersuchungen ◆ operativ Chordektomie oder Laryngektomie, Nachbestrahlung.
Akute Atemnot, pfeifendes Einatmen (Stridor), Schluckbeschwerden, Heiserkeit, Beklemmungsgefühl, Erstickungsgefahr.	*Glottisödem* (Schwellung der Kehlkopfschleimhaut) Bei Anfall sofort Eiskrawatte umlegen, Notarzt oder Klinik ◆ ggf. Intubation oder Tracheotomie ◆ Chemotherapie (Antibiotika, Kalzium, Hydrokortison).
Atemnot, Angstgefühl, Hustenanfälle mit wäßrigem bis schaumigem, später auch rostig-blutigem Auswurf, Herzjagen, kalter Schweiß, schweres Krankheitsgefühl.	*Lungenödem* (Flüssigkeitsansammlung in der Lunge) Sofort Arzt, Notarzt oder Klinik ◆ Notfalldiagnostik ◆ Sofortmaßnahmen (Sauerstoff, Infusionen usw.), später konservative medikamentöse Therapie.
Atemnot mit atmungsabhängigen Schmerzen, Husten mit rostig-blutigem Auswurf, bläuliche Hautverfärbung, kleiner rasender Puls.	*Lungenembolie, Lungeninfarkt* Sofort Notarzt oder Klinik ◆ Notfalldiagnostik (ggf. Szintigraphie, Röntgen) ◆ Sofortmaßnahmen, danach medikamentöse Behandlung, regelmäßige Bluttests.
Atemnot, Husten mit schaumigem, gelbgrünem bis bräunlichem Auswurf (übelriechend), Brustschmerzen, Gewichtsverlust, Durchfälle, Fieber.	*Lungenabszeß, Lungentumor, Lungentuberkulose* Internist, Lungenarzt oder Klinik ◆ Laboruntersuchungen (Blut, Sputum u. a.), Röntgen, Szintigramm, Tuberkulinprobe ◆ ursächliche Behandlung, ggf. Operation.
Atemnot, atemabhängige Brustschmerzen, Husten mit schleimigem, gelblichem bis braunem Auswurf, Abgeschlagenheit, Fieber.	*Lungenentzündung* (Pneumonie) Hausarzt oder Internist ◆ Laboruntersuchungen, evtl. Lungenfunktionsprüfung ◆ strenge Bettruhe, Luftbefeuchtung, Chemotherapie, ggf. Sauerstoffzufuhr.
Atemnot und Kurzatmigkeit, Erbrechen, Appetitlosigkeit, Abgeschlagenheit, Gewichtsverlust, Einschränkung	*Übersäuerung des Organismus* (Azidose) Internist ◆ Laboruntersuchungen,

Symptome	Verdacht auf / Maßnahmen
der Nierentätigkeit.	EKG, Spirometrie ◆ Behandlung je nach Ursache, in der Regel chemotherapeutisch mit Antiazidotika.
Atemnot, Blässe, Müdigkeit, Appetitlosigkeit, Gewichtsverlust, Herz- und Gelenkschmerzen, rote, druckschmerzhafte Hautknötchen, niederer Blutdruck.	*Herzinnenhautentzündung* (Endokarditis) Internist oder Klinik ◆ Labordiagnostik (Blutkulturen) zur Feststellung der Ursache, Gerätediagnostik ◆ ursächliche Behandlung, in der Regel chemotherapeutisch, ggf. operativ.
Atemnot, Schwäche, Blauverfärbung von Haut und Lippen, geschwollene Knöchel und Beine, abgeflachte Nagelbetten, Herzrhythmusstörungen.	*Herzmuskelschwäche* (Myokardinsuffizienz) Internist ◆ EKG, Blutuntersuchungen, Funktionsprüfungen, Röntgen (Feststellung einer evtl. Herzschädigung) ◆ ursächliche Behandlung.
Atemnot, Beklemmung, Herzjagen, Müdigkeit, blaßbläuliche Hautverfärbung, Appetitlosigkeit, niederer Blutdruck.	*Herzmuskelentzündung* (Myokarditis) Internist ◆ EKG, Blutuntersuchungen, Funktionsprüfungen, Feststellung einer evtl. Grundkrankheit ◆ ursächliche Behandlung, Antibiotika.
Atemnot, Herzjagen, Schmerzen im Herzbereich, venöse Stauungserscheinungen, oft schweres Krankheitsgefühl.	*Herzbeutelentzündung* (Perikarditis) Internist ◆ Auskultation, Phonokardiographie, EKG ◆ Behandlung mit Antibiotika, ggf. Kortison ◆ Behebung eines evtl. Herzbeutelergusses.
Atemnot, Hustenanfälle mit Auswurf, allgemeine Leistungsschwäche, oft unregelmäßiger Puls, typisches »Mitralgesicht« mit unnatürlich geröteten Wangen.	*Herzklappenfehler* (Mitralstenose) Internist ◆ EKG, Röntgen (Brustkorb), Auskultation und weitere Untersuchungen ◆ medikamentöse und physiotherapeutische Entlastung des Herzens ◆ ggf. Operation (Weitung der Verengung oder künstliche Herzklappe).
Atemnot, Leistungsschwäche, Nachtschweiß, Abgeschlagenheit, Gewichtsverlust, Lymphknotenschwellungen, Haut- und Schleimhautblutungen, Infektanfälligkeit.	*Blutkrebs* (Leukämie) Internist ◆ Blut- und Liquoruntersuchungen, EKG, Szintigraphie ◆ Chemotherapie je nach Form der Leukämie (Antibiotika, Zytostatika, Hormonpräparate usw.) ◆ Behandlung meist in der Klinik.

Symptome	Verdacht auf / Maßnahmen
Plötzliche Atemnot, Muskelkrämpfe am ganzen Körper, Bewußtlosigkeit, Schaum vor dem Mund, nach kurzem Aufschrei Sturz auf den Boden, Tiefschlaf, nach Erwachen Kopfschmerzen.	*Fallsucht* (großer epileptischer Anfall, Grand mal) Vor Sturzverletzungen bewahren, liegen lassen, Kopf hochlagern ◆ nach Anfalldauer von mehr als 3 Minuten Arzt rufen ◆ EEG und andere Untersuchungen, Beseitigung organischer Ursachen, medikamentöse Langzeittherapie.
Atemnot durch tonische Muskelkrampfanfälle (Gähnkrämpfe, Gesichtsmuskelstarre), Krämpfe in Armen und Beinen, Durchblutungsstörungen (blaukalte Hände und Füße), vor den Anfällen oft Ziehen in den Muskeln.	*Muskelkrampfneigung* (Tetanie) Internist ◆ elektrische und mechanische Überregbarkeitstests, Prüfung des vegetativen Nervensystems ◆ Behandlung je nach Ursache, in der Regel medikamentös.
Akute Atemnot, tonischer Krampf zunächst der Kiefer- und Zungenmuskulatur (verzerrtes Grinsen), dann auch der Rücken- und Nackenmuskulatur, durch Sinnesreizungen (Licht, Geräusche) ausgelöste Schüttelkrämpfe.	*Wundstarrkrampf* (Tetanus) Sofort Notarzt oder Klinik ◆ Notfalldiagnose, Serum-Therapie ◆ Vorbeugend regelmäßige Tetanus-Schutzimpfungen, die ab dem 3. Lebensmonat erfolgen können und auch im Erwachsenenalter regelmäßig wiederholt werden sollten (Tetanusgefahr durch Unfälle).
Akute Atemnot, qualvoller Durst nach starker Rötung einer Bißwunde, Kopfschmerzen, Speichelfluß, tonische Krämpfe der Schlund-, Kehlkopf- und Atemmuskulatur.	*Tollwut* (Rabies, Lyssa) Sofort Arzt oder Klinik (Notaufnahme) ◆ Notfalldiagnose (Speichel, Blut, Liquor usw.) ◆ beim Auftreten akuter Symptome oft keine Rettung mehr möglich, deshalb nach Tierbissen stets ärztliche Versorgung der Wunde wichtig.
Akute Atemnot, Mundgeruch nach Bittermandelöl, starke Benommenheit oder Bewußtlosigkeit, evtl. Spuren von Gifteinwirkung im Mund.	*Blausäure- (Zyankali-)vergiftung* Sofort Vergiftungszentrale, Notarzt oder Klinik ◆ Erbrechen herbeiführen, wenn bei Bewußtsein, Aktivkohle geben ◆ in Klinik Sofortmaßnahmen.
Nach Injektion von Seren bzw. Medikamenten Atemnot, Hautrötung, Husten, Brennen und Jucken auf Zunge, im Rachen, in Handtellern und an Fuß-	*Anaphylaktischer Schock* Da Injektionen in der Regel beim Arzt oder in der Klinik verabreicht werden, können dort Sofortmaßnahmen ergrif-

Symptome	Verdacht auf / Maßnahmen
sohlen, fahlbläuliche Hautverfärbung, extremer Blutdruckabfall, Krämpfe, Bewußtlosigkeit.	fen werden ◆ ansonsten Notarzt, unverzügliche Verbringung in Klinik (Intensivstation) ◆ Therapie mit Adrenalin, Kortison, Antihistaminika u. a. ◆ Rechtzeitiges Erkennen einer Serenbzw. Medikamentenallergie beugt vor ◆ Unverträglichkeitserscheinungen nach Injektionen mit dem Arzt besprechen!

Aufstoßen

Zum Aufstoßen (Ruktus) kommt es, wenn in den Magen gelangte Luft wieder durch den Mund entweicht (z. B. Luftschlucken durch hastiges Essen oder Trinken, auch durch Nervosität), doch kann auch eine krankhafte Gasbildung im Magen die Ursache sein (Fäulnis- oder Gärungsdyspepsie). Vermehrtes Aufstoßen, oft verbunden mit Sodbrennen, weist meist auf eine organische Erkrankung hin.

Symptome	Verdacht auf / Maßnahmen
Saures Aufstoßen, Sodbrennen (besonders im Liegen), häufiges Erbrechen, dumpfe Schmerzen hinter dem Brustbein.	*Zwerchfellbruch* (Hiatushernie) Oberkörper hochlagern, täglich mehrere kleine Mahlzeiten einnehmen ◆ Arzt ◆ Endoskopie, Sonographie, Röntgen ◆ kleinere Brüche bedürfen oft keiner Behandlung.
Aufstoßen (häufig mit Speiseresten), Sodbrennen, Schluckbeschwerden.	*Speiseröhrenentzündung* (Ösophagitis) Internist ◆ Ösophagoskopie, Röntgenkontrastuntersuchung.
Saures Aufstoßen, Sodbrennen, nach den Mahlzeiten schmerzhafter Magendruck und Völlegefühl, saures Erbrechen, manchmal Teerstuhl.	*Magengeschwür* (Ulcus ventriculi) Arzt ◆ Gastroskopie, Röntgen, Magensaftanalyse, ggf. Biopsie ◆ medikamentös-konservative Therapie (Antiazidotika, Rollkur u. a.), notfalls Operation ◆ Diät, Nikotin- und Alkoholverzicht.
Aufstoßen, Sodbrennen, Appetitlosigkeit, bei leerem Magen teils krampfartige Oberbauchschmerzen (Nüchternschmerz), manchmal Erbrechen, auch Teerstuhl.	*Zwölffingerdarmgeschwür* (Ulcus duodeni) Arzt ◆ Röntgen, Endoskopie, Magensaft- und Stuhluntersuchung ◆ konservative Therapie (Bettruhe, Diät, Nikotin- und Alkoholverzicht, Chemothera-

Symptome	Verdacht auf / Maßnahmen
	pie), ggf. Psychotherapie, bei drohendem Durchbruch Operation.
Aufstoßen, Übelkeit, Erbrechen, Druckgefühl oder Krampfschmerzen im rechten Oberbauch, Widerwille gegen fette Speisen, Gelbverfärbung von Haut und Augen, Fieber, Schüttelfrost.	*Gallenblasenentzündung* (Cholezystitis) Arzt ◆ Laboruntersuchungen, Ultraschalldiagnostik, Röntgen ◆ Wärme, Diät, medikamentöse Behandlung, bei chronischer Entzündung meist Operation.
Aufstoßen, Völlegefühl, Appetitlosigkeit, Druckschmerzen im Oberbauch, Abgeschlagenheit, Durchfälle, Erbrechen.	*Magenschleimhautentzündung* (Magenkatarrh, Gastritis) Fasten, Kamillentee, feuchtwarme Packungen, dann Schonkost ◆ ggf. Arzt, Gastroskopie, Röntgen, konservative Therapie.
Aufstoßen, Übelkeit, Erbrechen, Widerwille gegen Fett und Fleisch, Appetitlosigkeit, dumpfe Oberbauchschmerzen, starke Gewichtsabnahme.	*Magenkrebs* (Carcinoma ventriculi) Klinik ◆ Gastroskopie mit Biopsie (Gewebsentnahme), Röntgen ◆ stets Operation erforderlich (Magenresektion oder Gastrektomie).
Aufstoßen, Erbrechen, Stuhl- und Windverhaltung, Übelkeit, aufgetriebene weiche Bauchdecke, starke, teils krampfartige Bauchschmerzen, plötzlich oder langsam einsetzend.	*Darmverengung* (Stenose, Obstruktion) Arzt ◆ Röntgen, Ultraschalldiagnostik, Endoskopie zur Feststellung der Ursache ◆ ursächliche Behandlung (oft Operation erforderlich).
Aufstoßen, Erbrechen galligen Darminhalts, dann Koterbrechen unter starken krampfartigen Bauchschmerzen, Stuhl- und Windverhaltung, aufgetriebene weiche Bauchdecke, Puls- und Fieberanstieg, Kreislaufkollaps.	*Darmverschluß* (Ileus) Sofort Klinik (Intensivstation) ◆ Notfalldiagnose ◆ in der Regel sofortige Operation erforderlich ◆ beim ersten Auftreten der Symptome kann als konservativer Therapieversuch eine Dekompressionsbehandlung durchgeführt werden.
Aufstoßen, Mundgeruch nach Urin, Übelkeit, Kopfschmerzen, Atemnot, Verwirrtheitszustände, Bewußtseinstrübungen, spärlicher dunkler Urin, häufig Krampfzustände.	*Harnvergiftung* (Urämie) Urologe oder Klinik ◆ umfangreiche Laboruntersuchungen, Ultraschalldiagnostik, Röntgen ◆ sofort Entgiftungsmaßnahmen, ggf. Hämodialyse (Blut-

Symptome	Verdacht auf / Maßnahmen
	wäsche) oder Nierentransplantation ◆ im fortgeschrittenen Zustand nicht heilbar.
Aufstoßen mit schlechtem Mundgeruch, Brechreiz, manchmal Bluterbrechen, Schluckbeschwerden, Heiserkeit, Gewichtsverlust, Brustkorbschmerzen.	*Speiseröhrenkrebs* (Carcinoma oesophagi) Klinik ◆ Ösophagoskopie mit Gewebsprobenentnahme, Röntgen, Szintigraphie oder Computer-Tomographie ◆ Strahlentherapie, in der Regel jedoch Operation.
Aufstoßen, Blähungen, Widerwille gegen Fett und Fleisch, Schmerzen unter dem rechten Rippenbogen, Gelbsucht, Urin dunkel, Stuhl hell, manchmal Hautausschlag.	*Leberentzündung* (Hepatitis) Internist ◆ Blut-, Urin- und Stuhluntersuchungen, ggf. Laparoskopie mit Leberpunktion u. a. ◆ Bettruhe, strenge Diät, medikamentöse Behandlung.

Augenlidveränderungen

Die meisten Veränderungen sind durch Erkrankungen von Lid und Auge bedingt, doch können augenfällige Veränderungen auch auf organische Funktionsstörungen oder Erkrankungen hinweisen. Genaueren Aufschluß geben die weiteren Symptome.

Symptome	Verdacht auf / Maßnahmen
Lidrand geschwollen und entzündlich gerötet, manchmal Krusten- und Borkenbildung, teils Wimpernausfall.	*Lidrandentzündung* (Blepharitis) Augenarzt ◆ Antibiotika oder Kortison-Präparate ◆ kann ohne sachgemäße Behandlung sehr hartnäckig sein.
Lid geschwollen, im Wimpernbereich hochrote schmerzhafte Vorwölbung, die sich in einen Eiterhof verwandelt.	*Gerstenkorn* (Hordeolum, Liddrüsenabszeß) Warme Umschläge, der Eiter entleert sich meist von selbst ◆ In hartnäckigen Fällen Augenarzt ◆ Öffnung des Gerstenkorns.
Im Lid Bildung eines derben, blassen, schmerzfreien Knotens, der sich häufig von selbst zurückbildet, sich aber auch schmerzhaft entzünden kann.	*Hagelkorn* (Chalazion, Entzündung der Meibom-Drüsen) Sanfte Massage zum Lidrand hin ◆ bei Entzündung Augenarzt ◆ Ausschälung des Entzündungsherdes.

Symptome	Verdacht auf / Maßnahmen
Derbrandige Lidrandwucherungen oder Bildung von verkrusteten Lidgeschwüren mit derbem Rand.	*Lidkrebs* (Karzinom, Basaliom oder Spinaliom) Augenarzt ◆ bei rechtzeitiger Erkennung und Behandlung vollständig heilbar.
Bildung hellgelber flacher Platten im Bereich der Augenlider, schmerzlos.	*Gelbplatten* (Xanthelasma) durch Stoffwechselstörung, im hohen Alter auch spontan. Behandlung aus medizinischen Gründen nicht erforderlich.
Lider geschwollen, teigige Anschwellungen im Gesicht, an Beinen und Händen, Abgeschlagenheit, Appetitlosigkeit, graue Hautfarbe, geringe Mengen dunklen Urins.	*Nierenfunktionsstörung* (nephrotisches Syndrom) Urologe ◆ Blut- und Urinuntersuchungen, Röntgen des Urogenitaltrakts, Nierenszintigramm ◆ Behandlung u. a. mit Nebennierenrindenhormonen ◆ strenge Diät erforderlich, Fettstoffwechsel reduzieren.
Schwellung von Augenlidern und Gesicht, Müdigkeit, Kopfschmerzen, meist Bluthochdruck, Schmerzen in der Nierengegend, rotbrauner Urin.	*Nierenkörperchenentzündung* (Glomerulonephritis) Urologe ◆ Blut- und Urinuntersuchungen, Nierenszintigramm, Röntgen ◆ in vielen Fällen Klinikeinweisung, absolute Bettruhe, zunächst keine Nahrung oder Flüssigkeit ◆ medikamentöse Behandlung.
Lider geschwollen, ganzer Körper aufgedunsen, Haut trocken und rauh, Haar glanzlos und struppig, Schwäche, Gewichtszunahme, Bewegungsarmut, Kälteempfindlichkeit.	*Schilddrüsenunterfunktion* (Hypothyreose, Myxödem) Internist ◆ Blut- und Hormonuntersuchungen, Schilddrüsenszintigramm, Röntgen (Hals) ◆ Behandlung mit Schilddrüsenhormonpräparaten.
Lider vorstehend, Augenregion geschwollen, Glanzaugen, Sehstörungen, Schweißausbrüche, Durchfälle und Verstopfung, Gewichtsabnahme trotz Heißhunger, Unruhe mit Händezittern.	*Schilddrüsenüberfunktion* (Hyperthyreose, Basedow) Internist ◆ Blut- und Hormonuntersuchungen, Schilddrüsenszintigramm, Röntgen (Hals), Utraschalldiagnostik ◆ Behandlung medikamentös (Thyreostatika), auch Radiojodtherapie, ggf. operativ.

Symptome	Verdacht auf / Maßnahmen
Lid- und Gesichts-, später auch Hand- und Fußrückenschwellung, hohes Fieber, Muskelschmerzen und Muskelverhärtung.	*Muskeltrichinose* Klinik ◆ Blutuntersuchungen, Röntgen, Muskelbiopsie ◆ langwierige Behandlung erforderlich.
Herabhängendes Lid, eingesunkenes Auge, abnorme Enge der Pupille, stechender oder bohrender Schulterschmerz der betroffenen Seite, Abgeschlagenheit, Gewichtsverlust, trockener Reizhusten.	*Lungenspitzenkrebs* (Bronchialkarzinom) Internist ◆ Röntgen der Brust, Lungenszintigraphie, Zytodiagnostik, Bronchographie ◆ Operation, häufig Lobektomie, ggf. Röntgentiefenbestrahlung und Zytostatika.
Herabhängendes Lid, eingesunkenes Auge, abnorme Enge der Pupille, Rückenschmerzen, Aufhebung der Schmerz- und Temperaturempfindung, gelegentlich Lähmungserscheinungen.	*Höhlenbildung im Rückenmark* (Syringomyelie) Hausarzt oder Neurologe ◆ Röntgen der Wirbelsäule, Computer-Tomographie, umfangreiche Laboruntersuchungen.
Herabhängendes Lid, eingesunkenes Auge, Kopfschmerzen, deutliche Ausfallerscheinungen (Sprach-, Sensibilitätsstörungen, Lähmungen).	*Hirnstammschädigungen* durch Blutung, Infarkt oder Tumor Sofort Notarzt, Spezialklinik ◆ umfangreiche Diagnostik erforderlich ◆ Operation.

Augenschmerzen

Augenschmerzen sind in der Regel Begleiterscheinungen von Augenerkrankungen, doch können auch krankhafte Prozesse im übrigen Kopfbereich die Ursache sein.

Symptome	Verdacht auf / Maßnahmen
Augenschmerzen, Lichtscheu, Tränenfluß, Augapfel blutunterlaufen, Bindehaut geschwollen.	*Augenbindehautentzündung* (Konjunktivitis) Augenarzt ◆ nach lauwarmem Auswaschen Augentropfen oder Augensalbe, evtl. Grundkrankheit behandeln.
Augenbrennen, Auge gerötet und geschwollen, schleimig-eitrige Absonderung, Schmerzen beim Wasserlassen, gelblicher Ausfluß aus der Harnröhre.	*Bindehautentzündung durch Tripper* (Gonoblenorrhoe) Hautarzt ◆ Abstrich, Blutuntersuchung ◆ Chemotherapie (Antibiotika) ◆ Bindehautentzündung wie oben beschrieben behandeln.

Symptome	Verdacht auf / Maßnahmen
Auge schmerzhaft und gerötet, Lichtscheu, Sehstörungen, oft Oberlid entzündet und herabhängend.	*Regenbogenhautentzündung* (Iritis) Augenarzt ◆ Untersuchung auf eine in der Regel vorliegende auslösende Grundkrankheit, diese behandeln.
Fremdkörpergefühl und Schmerzen im Auge, Tränenfluß, Lichtscheu, manchmal Lidkrampf.	*Hornhautverletzung oder -entzündung* (Keratitis) Augenarzt ◆ Augentropfen, Augensalbe, bei Entzündung Ursache feststellen und behandeln.
Augapfel druckschmerzhaft, meist gerötet, in schweren Fällen auch Sehstörungen.	*Lederhautentzündung* (Skleritis) Augenarzt ◆ Augentropfen, Augensalbe.
Druckschmerz im Auge, Lichtscheu, Sehstörungen (Bildunschärfe), Augenlinse grauweiß getrübt.	*Grauer Star* (Katarakt) Augenarzt ◆ evtl. Grundkrankheit feststellen und behandeln ◆ in der Regel Staroperation (Linsenextraktion) ◆ Kunststofflinse oder Starbrille.
Anfallsweise Augen- und Kopfschmerzen, Sehstörungen, Oberbauchschmerzen mit Übelkeit und Erbrechen, Tränenfluß, Augapfel gerötet, Hornhaut matt, Pupille reaktionslos.	*Grüner Star* (Glaucoma acuta) Bei akutem Anfall sofort Augenarzt oder Augenklinik ◆ medikamentöse Senkung des Augeninnendrucks ◆ meist sofortige Operation zur Vermeidung einer Erblindung ◆ bei chronischem Glaukom medikamentöse oder operative Druckeinstellung.
Starke Augen- und Kopfschmerzen, Seh-, Sprach- und Sensibilitätsstörungen, oft Krampfanfälle am ganzen Körper, häufig deutliche psychische Veränderungen.	*Hirntumor* Neurologe bzw. Klinik ◆ neurologische und ophthalmologische Untersuchungen, EEG, Hirnszintigraphie, Computer-Tomographie u. a. ◆ Behandlung manchmal konservativ-medikamentös, meist Neurochirurgie, Strahlentherapie.
Anfallsweise Schmerzen in Auge, Stirn, Schläfe, Hinterkopf, meist abends oder nachts, einseitig, Rötung von Auge und Gesichtshälfte, Schweißausbruch.	*Horton-Syndrom* (Histaminkopfschmerz) Bei akutem Anfall (meist sind Männer betroffen) schmerzlindernde Mittel ◆ bei öfteren Wiederholungen Neurologe oder Internist ◆ Chemotherapie.

Symptome	Verdacht auf / Maßnahmen
Schmerzen im inneren Augenwinkel und in der Nase, Rötung der betroffenen Gesichtshälfte, Bindehautentzündung, Tränenfluß, Anfälle oft durch Kauen und ähnliches ausgelöst.	*Nasoziliar-Neuralgie* Hals-Nasen-Ohren-Arzt ◆ Nasenspiegelung, Röntgen, Blutuntersuchungen u. a. ◆ medikamentöse Behandlung, ggf. Kupieren durch lokale Anwendung von betäubenden Mitteln (Kokain u. a.).
Anfallsweise Augen- und Halbseitenkopfschmerzen, vorübergehende Augenmuskellähmung (Sehstörungen), Licht- und Geräuschempfindlichkeit, Übelkeit, Schwitzen.	*Halbseitenkopfschmerz* (Migraine ophthalmique) Hausarzt oder Internist ◆ schmerzlindernde Maßnahmen, keine ursächliche Therapie möglich, ggf. Psychotherapie. Bei Anfall sich in ruhigem, verdunkeltem Raum hinlegen.

Augenveränderungen

Die durch Augenerkrankungen verursachten Veränderungen sind hier nicht berücksichtigt; siehe hierzu die Suchwörter »Augenlidveränderungen«, »Augenschmerzen«, »Lichtscheu« und »Sehstörungen«. Durch organische Erkrankungen bedingte Augenveränderungen geben dem geschulten Arzt wertvolle diagnostische Hinweise. Von der Schulmedizin nicht voll anerkannt wird die Irisdiagnostik, die aus Veränderungen der Regenbogenhaut des Auges Rückschlüsse zieht.

Symptome	Verdacht auf / Maßnahmen
Auge gerötet und entzündlich geschwollen, Tränenfluß, Schleimhautschwellungen, Kribbeln und Jucken in der Nase, Brennen im Mund, Abgeschlagenheit, Kältegefühl, oft Hautausschlag.	*Heufieber* (Pollinosis) Arzt ◆ auslösende Allergene durch Provokationstests feststellen ◆ medikamentöse Behandlung (Antihistaminika, Kortison, bei diesem Nebenwirkungen beachten!), Versuch einer langzeitigen Desensibilisierung ◆ Pollenwarndienst im Rundfunk beachten.
Vor allem bei Kindern: Auge gerötet und entzündlich geschwollen, Lichtempfindlichkeit, Katarrh der oberen Luftwege (Schnupfen, Husten), Abgeschlagenheit, Fieber, im Mund weißliche Stippchen mit gerötetem Hof, dann fleckiger Hautausschlag am ganzen Körper.	*Masern* (Morbilli) Arzt ◆ strenge Bettruhe, Fernhalten anderer Kinder wegen hoher Ansteckungsgefahr ◆ Blut- und Harnuntersuchungen ◆ Chemotherapie, bei hohem Fieber fiebersenkende Mittel, dem Patienten viel zu trinken geben ◆ Vorbeugung durch Schutzimpfung.

Symptome	Verdacht auf / Maßnahmen
Augenzittern, Sehstörungen, Drehschwindel, Übelkeit, Erbrechen, Gleichgewichtsstörungen, Hörstörungen bis zur Schwerhörigkeit.	*Labyrinthentzündung* (Labyrinthitis) Hals-Nasen-Ohren-Arzt ◆ mögliche Grundkrankheit (Mittelohrentzündung, Hirnhautentzündung usw.) abklären und ggf. behandeln ◆ Gefahr bleibender Hörschäden.
Glanzaugen (weit, stark befeuchtet), oft Kropfbildung, körperlich-seelische Unruhe, Herzjagen, Schweißausbrüche, warmfeuchte Haut, Durchfälle, Muskelschwäche, trotz Heißhunger Gewichtsverlust.	*Schilddrüsenüberfunktion* (Hyperthyreose, Basedow) Internist ◆ Laboruntersuchungen, funktionelle Schilddrüsendiagnostik, Ultraschalldiagnostik, Szintigraphie, ggf. Punktion (Zytodiagnostik) ◆ medikamentöse Behandlung, Radiojodtherapie, je nach Umständen auch chirurgischer Eingriff.
Anfallsweise massive schmerzhafte Augenentzündungen (Keratitis, Iritis usw.), zeitweise Augenmuskellähmung, Brennen und Rötung der umliegenden Haut mit Bildung von Bläschen, die nach etwa einer Woche eintrocknen und verborken, oft nur einseitig.	*Augen-Zoster* (Zoster ophthalmicus) Arzt oder Klinik ◆ klinischer Befund und Laboruntersuchungen ◆ schmerzlindernde Maßnahmen, Antibiotika ◆ auch nach Abklingen der Hauterscheinungen können fortdauernde Schmerzen eine weitere ärztliche Behandlung erforderlich machen.
Augen eingefallen, abnorme Bronzeverfärbung von Haut und Schleimhaut, Muskelschwäche, Haarausfall, Verdauungsstörungen, Gewichtsverlust, niedriger Blutdruck.	*Bronzekrankheit* (Addison-Krankheit) Internist oder Klinik ◆ Laboruntersuchungen (Elektrolyt- und Hormonwerte) ◆ ständige Überwachung wegen drohendem Kreislaufkollaps (Addison-Krise) sinnvoll ◆ medikamentöse Behandlung.
Augen eingesunken, Lider geschwollen, ganzer Körper aufgedunsen, Haut trocken und rauh, Haar glanzlos und struppig, Schwächegefühl, Bewegungsarmut, Gewichtszunahme, Kälteempfindlichkeit.	*Schilddrüsenunterfunktion* (Hypothyreose, Myxödem) Internist ◆ umfangreiche Laboruntersuchungen (Blut, Hormone), Schilddrüsenszintigraphie, Röntgendiagnostik ◆ Behandlung konservativ mit Schilddrüsen-Hormonpräparaten.
Auge(n) eingesunken, Lid(er) herabhängend, abnorm enge Pupille(n), stechender, bohrender Schulterschmerz	*Lungenspitzenkrebs* (Pancoast-Tumor) Lungenfacharzt bzw. Klinik ◆ Laboruntersuchungen, Röntgendiagnostik,

Symptome	Verdacht auf / Maßnahmen
(oft einseitig), Abgeschlagenheit, Gewichtsverlust, trockener Reizhusten.	Lungenszintigraphie, Zytodiagnostik, Bronchographie ◆ operative Behandlung, ggf. Bestrahlung, Zytostatika.
Augen eingesunken, Lider herabhängend, abnorm enge Pupillen, Rückenschmerzen, Aufhebung der Schmerz- und Temperaturempfindung, manchmal Lähmungserscheinungen.	*Höhlenbildung im Rückenmark* (Syringomyelitis) Hausarzt, Neurologe oder Klinik ◆ Röntgen der Wirbelsäule, Szintigraphie, Computer-Tomographie und umfangreiche Laboruntersuchungen.
Eingesunkene Augen, herabhängende Lider, Kopfschmerzen, deutliche Ausfallserscheinungen je nach Ort der Schädigung (Sprach- und Sensibilitätsstörungen, Lähmungen usw.).	*Hirnstammschädigung* (Blutung, Infarkt, Tumor) Sofort Notarzt, Notaufnahme in Spezialklinik ◆ umfangreiche Diagnostik (Computer-Tomographie, Hirnszintigraphie usw.) ◆ Behandlung je nach Schädigung, häufig Operation erforderlich.

Augenzittern

Als Augenzittern (Nystagmus) bezeichnet man unwillkürliche, schnell aufeinanderfolgende Zuckungen des Augapfels, die auf Erkrankungen des Nervensystems und des Innenohrs hinweisen, aber auch bei Barbitursäurevergiftung und Kleinhirntumoren auftreten.

Symptome	Verdacht auf / Maßnahmen
Augenzittern, Schwindel, Ohrensausen, Gesichtsnervenschmerzen, unterschiedliche Ausfallserscheinungen.	*Kleinhirntumoren* (meist Spongioblastome) Klinik ◆ Röntgen (Schädel), Elektroenzephalographie, Hirnszintigraphie, Computer-Tomographie ◆ Zytostatika oder Strahlenbehandlung, meist neurochirurgische Entfernung.
Augenzittern, Bewegungs- und Gleichgewichtsstörungen, flache Atmung, feuchtkalte, bläulich verfärbte Haut, verworrene Sprache.	*Barbitursäure-(Schlafmittel-)Vergiftung* Notarzt oder Klinik ◆ sofortige Magenspülung, Kreislaufstützung u. a. ◆ Als Erste-Hilfe-Maßnahme zum Erbrechen bringen, sofort nächste Vergiftungszentrale anrufen.

Symptome	Verdacht auf / Maßnahmen
Augenzittern, Drehschwindel, Gleichgewichts- und Gehstörungen, Übelkeit, Erbrechen.	*Labyrinthentzündung* (Labyrinthitis) Ohrenarzt ◆ Bettruhe, konservative Behandlung (Analgetika, Antibiotika u. a.).
Augenzittern, anfallsweiser Drehschwindel mit Übelkeit und Erbrechen, einseitiges Ohrensausen und Schwerhörigkeit.	*Ménière-Krankheit* (Labyrinth-Erkrankung) Ohrenarzt ◆ Einspritzung von Betäubungsmitteln ins Innenohr, ggf. operative Schaffung eines Flüssigkeitskanals.
Augenzittern, überbetonte Sprache, Sensibilitätsstörungen (Spannungs- und Taubheitsgefühl), Gliederschwäche, Blasenstörungen, ggf. Muskelkrämpfe oder Muskelzittern.	*Multiple Sklerose* (MS) Internist ◆ Blut- und Liquoruntersuchungen (Punktion) ◆ medikamentöse Behandlung, Krankengymnastik, psychische Unterstützung ◆ Die Erkrankung kann fortschreitend oder in Schüben auftreten.

Ausfluß

Von Ausfluß aus der Scheide spricht man, wenn die (immer vorhandene) Scheidenflüssigkeit verstärkt abfließt, so daß dadurch die Schamlippen naß werden. Wenn gleichzeitig Brennen oder Jucken auftritt, die Scheidenflüssigkeit verfärbt ist oder übel riecht, ist der Arzt zu befragen, denn diese Symptome sind nicht nur unangenehm, sondern weisen auf eine Störung oder Erkrankung hin, die der Behandlung bedarf.

Symptome	Verdacht auf / Maßnahmen
Ausfluß dünn- oder dickflüssig, schaumig oder gelblich-eitrig, Juckreiz und Brennen in der Scheide, Schwere- und Hitzegefühl im Becken.	*Scheidenentzündung* (Kolpitis, Vaginitis) Gynäkologe ◆ Abstrich, Laboruntersuchung, ggf. weitere Untersuchungen zum Ausschluß eines Karzinoms ◆ medikamentöse Behandlung (Antibiotika).
Leichter weißlicher Ausfluß, Juckreiz, Brennen, Rötungen, Schwellungen, weißliche, fleckige Auflagerungen.	*Candidamykose* (Pilzerkrankung) Achtung: Wird durch Geschlechtsverkehr übertragen ◆ Arzt ◆ Chemotherapie (Antimykotika) ◆ Wiederaufflackern möglich, Partner stets mitbehandeln lassen.

Symptome	Verdacht auf / Maßnahmen
Ausfluß dünnflüssig, schaumig, Harndrang, Brennen beim Wasserlassen und Brennen in der Scheide, schmerzhaft verstärkt bei Geschlechtsverkehr.	*Trichomonaden-Infektion* (Trichomoniasis) Achtung: Wird durch Geschlechtsverkehr übertragen ◆ Arzt ◆ medikamentöse Behandlung ◆ immer auch den Partner mitbehandeln lassen.
Ausfluß dünnflüssig, weißlich, häufig starker Juckreiz, Brennen in der Scheide, keine entzündlichen Erscheinungen.	*Weißfluß* (Fluor albus) Tritt häufig in den Wechseljahren infolge hormoneller Umstellungen auf ◆ Gynäkologe ◆ evtl. Hormon- (Östrogen-)Behandlung.
Weißlicher dünnflüssiger Ausfluß bei zuckerkranken Frauen, sehr starker Juckreiz im Genitalbereich und am After.	*Endogener Weißfluß* Wird zusammen mit der Zuckerkrankheit behandelt ◆ ggf. Gynäkologe ◆ symptomatische medikamentöse Behandlung.
Ausfluß schleimig oder eitrig-schleimig, Menstruationsstörungen, ziehende, stechende Unterleibsschmerzen bei Anstrengungen, Geschlechtsverkehr und während der Menstruation, auch Übelkeit, Erbrechen.	*Eileiter-, Eierstockentzündung* (Salpingitis, Oophoritis) Gynäkologe ◆ Antibiotika, Bettruhe, ggf. Eisbeutel, Fangopackungen, Kurzwellenbestrahlung ◆ wegen möglicher Komplikationen ist eine Behandlung in der Klinik sinnvoll.
Ausfluß rahmig, grünlich-gelblich, Brennen beim Wasserlassen, gleichzeitig meist leichte Scheidenentzündung.	*Tripper* (Gonorrhoe) Achtung: Wird fast immer durch Geschlechtsverkehr übertragen ◆ Arzt ◆ Standardbehandlung mit Penizillin und nachfolgende Therapiekontrolle ◆ gleichzeitige Behandlung des Partners.
Ausfluß blutig-fleischwasserfarbig, besonders nach Geschlechtsverkehr und während des Stuhlgangs, Menstruationsstörungen, zunächst geringfügige, dann zunehmende Unterleibsbeschwerden.	*Gebärmutterkrebs* (Zervix- bzw. Korpuskarzinom) Gynäkologe, Klinik ◆ Spiegelung, Palpation, Zytodiagnostik, Kolposkopie ◆ Operation. Da es keine für den Laien erkennbaren Frühsymptome gibt, sind gynäkologische Untersuchungen mit zytologischem Abstrich (mindestens einmal jährlich) sehr wichtig.

Ausschlag (siehe Hautausschlag)

Auswurf

Auswurf (Sputum) ist durch Husten hervorgebrachtes Sekret aus den Luftwegen. Die Beschaffenheit (Konsistenz, Farbe, Geruch) des ausgeworfenen Sekrets kann im Verbund mit weiteren Symptomen wichtige Aufschlüsse über Erkrankungen der Atemwege geben.

Symptome	Verdacht auf / Maßnahmen
Auswurf weiß, schleimig, zäh, anfallsweise Atemnot bis zu Erstickungsanfällen, vor den Anfällen Kopfschmerzen, Übelkeit, Verdauungsstörungen.	*Bronchialasthma* (Asthma bronchiale) In leichteren Fällen Sauerstoff, Sprühnebel (Aerosol-Therapie), beruhigender Zuspruch, evtl. Injektionen ärztlich verordneter Mittel ◆ in schwereren Fällen Arzt, ggf. Notarzt ◆ längere konservative Therapie erforderlich.
Auswurf erst glasig-zäh, dann schleimig-gelblich, hartnäckiger Reizhusten, Schmerzen hinter dem Brustbein, Kopfschmerzen, Appetitlosigkeit, gelegentlich leichtes Fieber.	*Bronchitis* (Bronchialkatarrh) Frische Luft, Inhalationen, schleimlösende Mittel, Rauchverbot ◆ in schweren Fällen (Atemnot, chronische Bronchitis) Arzt ◆ Auskultation, Röntgen, medikamentöse Behandlung, in schwersten Fällen Schleimabsaugung und herzstärkende Mittel.
Auswurf schleimig oder gelblich-eitrig, selten mit Blutbeimengung, häufiges Husten, Fieberschübe.	*Bronchienerweiterung* (Bronchiektase) Arzt oder Klinik ◆ Röntgenkontrastaufnahmen, Bronchographie, Sputumuntersuchung u. a. ◆ langwierige medikamentöse Behandlung zur Entleerung der Bronchien.
Auswurf schleimig, später blutig, Reizhusten, hartnäckige Heiserkeit, Schluckbeschwerden, Druckgefühl im Hals.	*Kehlkopfkrebs* (Larynxkarzinom) Arzt (HNO) ◆ Laryngoskopie mit Probeexzision, Röntgen ◆ bei Früherkennung gute Heilungsaussichten, Laryngektomie, Bestrahlung, Teilresektion u. a.
Auswurf wäßrig bis schaumig, später auch rostig-blutig, Atemnot, Herzjagen, kalter Schweiß, Angstgefühle, schweres Krankheitsgefühl.	*Lungenödem* (Flüssigkeitsansammlung in der Lunge) Sofort Internist, Notarzt oder Klinik ◆ umfangreiche diagnostische Maßnahmen (Auskultation, Röntgen usw.) ◆ Sauerstoff, Infusionen, später konservative Therapie.

Symptome	Verdacht auf / Maßnahmen
Auswurf schaumig-eitrig, gelbgrün bis bräunlich, übelriechend, Abgeschlagenheit, Brustschmerzen, Gewichtsabnahme, manchmal Durchfälle, hohes Fieber.	*Lungenabszeß, Lungentumor, Tuberkulose* Internist oder Lungenarzt ◆ Blut- und Sputumuntersuchung, Röntgen (Lunge), Tuberkulintest usw. ◆ konservative Therapie, häufig jedoch Operation erforderlich.
Auswurf rostig-blutig, atembedingte Schmerzen, Husten und Atemnot, kleiner schneller Puls, bläuliche Hautverfärbung.	*Lungenembolie oder Lungeninfarkt* Notarzt, Klinik ◆ Lungenszintigraphie, Röntgen ◆ Sofortmaßnahmen, ggf. Operation, danach medikamentöse Behandlung mit regelmäßigen Bluttests.
Auswurf schleimig, gelblich bis dunkel, Atemnot, Husten, atembedingte Brustschmerzen, Abgeschlagenheit, Appetitlosigkeit, Fieber.	*Lungenentzündung* (Pneumonie) Hausarzt oder Internist ◆ Blut- und Sputumuntersuchungen, evtl. Röntgen, Lungenfunktionsprüfung ◆ Schonung, Luftbefeuchtung, ggf. Sauerstoffzufuhr, Chemotherapie.
Auswurf eitrig, bröckelig, Kopfschmerzen, Krankheitsgefühl.	*Keilbeinhöhlenvereiterung* (keilförmiger Knochen an der Schädelwand) Arzt (HNO) ◆ Röntgen ◆ Chemotherapie, ggf. Rotlichtbestrahlung.

Bauchdeckenverspannung

Dabei handelt es sich um eine Abwehrspannung (»akutes Abdomen«, »akute Galle«), die auf eine meist plötzlich einsetzende und oft lebensbedrohliche Erkrankung in der Bauchhöhle hinweist. Stets ist die rasche Hinzuziehung eines Arztes, oft auch eine unverzügliche Klinikeinweisung angezeigt.

Symptome	Verdacht auf / Maßnahmen
Unterbauchmuskelspannung nach krampfartigen Mittelbauchschmerzen, die sich in den rechten Unterbauch verlagern, Übelkeit, Erbrechen, Stuhl- und Windverhaltung oder Durchfall, Frösteln, Verstärkung der Schmerzen beim Anheben des rechten Beines gegen Widerstand.	*Blinddarm- (Wurmfortsatz-)entzündung* (Appendizitis) Arzt oder Klinik ◆ klinischer Befund (Druckempfindlichkeit, Erschütterungsschmerz u. a.), Laboruntersuchungen, Gerätediagnostik, Ausschluß von Erkrankungen mit ähnlicher Symptomatik ◆ konservative Therapie nur in Ausnahmefällen, meist Operation (Appendektomie).

Symptome	Verdacht auf / Maßnahmen
Bauchdeckenverspannung durch krampfartige Bauchschmerzen, evtl. Teerstuhl, nach Schmerzverstärkung Bluterbrechen, Blässe, Übelkeit, ggf. Schockzeichen.	*Durchgebrochenes Geschwür im Verdauungstrakt* Sofort Notarzt, Klinik (Intensivstation) ◆ Schockbekämpfung, Notfalldiagnostik ◆ in der Regel sofortige Operation (Übernähen, Vagotomie, Pyloroplastik, Resektion usw.) erforderlich.
Bauchdeckenspannung nach plötzlich einsetzenden heftigsten Schmerzen, Erbrechen, Frösteln oder Schüttelfrost, Harndrang, kleiner schneller Puls, kein Fieber.	*Nierenkolik bei Nierensteinleiden* (Nephrolithiasis) Sofort Arzt, besser Klinik ◆ Sonographie, Röntgen, Computer-Tomographie, Zystoskopie ◆ schmerzlindernde und entkrampfende Chemotherapie, Schlingenextraktion, Stoßwellenlithotripsie, Urolitholyse oder offene Operation.
Bauchdeckenspannung bei heftigen Oberbauchschmerzen, Blähungen, Übelkeit, Erbrechen, Herzjagen, blaßbläuliche Hautverfärbung, manchmal Fieber, Schüttelfrost.	*Bauchspeicheldrüsenentzündung* (Pankreatitis) Internist oder Klinik ◆ Laboruntersuchungen, Röntgen, Sonographie, Computer-Tomographie ◆ bei Anfall nichts essen oder trinken, später Diät nach Vorschrift, in der Regel medikamentöse Behandlung, ggf. chirurgischer Eingriff.
Bauchdeckenspannung durch heftige, bohrende oder stechende Bauchschmerzen, Erbrechen, Blässe, spitze, kalte Nase, Hände und Füße kalt, rascher, flacher Puls, erst eingezogener, dann aufgetriebener Leib.	*Bauchfellentzündung* (Peritonitis) Sofort Arzt, Notarzt, Klinik (Intensivstation), vorher keine Medikamente einnehmen ◆ Notfalldiagnostik, Laboruntersuchungen, Sonographie, Röntgen ◆ je nach Stadium der Erkrankung medikamentöse Behandlung (Antibiotika) oder chirurgischer Eingriff.
Bauchdeckenspannung durch anfallsweise Schmerzen im Mittelbauch, in rechte Schulter und Arm ausstrahlend, Erbrechen, Übelkeit, nach Anfall meist beschwerdefrei, nach Tagen leichte Gelbsucht.	*Gallenkolik durch Gallensteinleiden* (Cholelithiasis) Arzt, nur in schweren Fällen Klinik ◆ Cholegraphie, Röntgen, Sonographie, Endoskopie ◆ medikamentöse Behandlung, endoskopische Papillotomie, ggf. chirurgische Steinentfernung oder Steinzerstrümmerung durch Ultraschall.

Symptome	Verdacht auf / Maßnahmen
Bauchdeckenspannung durch krampfartige Schmerzen im rechten Oberbauch, in Schulter und Arm ausstrahlend, Übelkeit, Erbrechen, Gelbverfärbung von Haut und Augen, Fieber, Schüttelfrost, starke Druckempfindlichkeit der schmerzenden Region.	*Gallenblasen-, Gallengangsentzündung* (Cholezystitis, Cholangitis) Bei Anfall nichts essen, handwarme feuchte Umschläge, Arzt rufen, Klinik ◆ Kontrastmitteldarstellung der Gallenwege, Endoskopie, Sonographie, Cholangiographie, Laboruntersuchungen ◆ medikamentöse Behandlung oder (häufig) chirurgischer Eingriff.

Bauchschmerzen

Die Diagnostik von Bauchschmerzen gehört mit zu den schwierigsten Aufgaben der Medizin, da die Bauchhöhle auf engstem Raum eine Vielzahl von Organen birgt, die nicht nur bei ernsthaften Erkrankungen, sondern auch bei mehr oder minder schwerwiegenden Funktionsstörungen Schmerzen bereiten können. Zur Eingrenzung organischer Ursachen ist es sinnvoll, die Schmerzen möglichst genau zu lokalisieren (links, Mitte, rechts, Oberbauch, Unterbauch). Wegen der Vielzahl von Bauchbeschwerden ist Vollzähligkeit in dieser Übersicht nicht sinnvoll, so daß zahlreiche mit Bauchschmerzen verbundene Krankheiten unter Suchwörtern wie »Blähungen«, »Durchfall« oder »Verstopfung« zu finden sind. Unterbauchschmerzen, die auch in der Gesäß- und Genitalregion gespürt werden, sind unter dem Suchwort »Unterleibsschmerzen« behandelt.

Symptome	Verdacht auf / Maßnahmen
Krampfartige Bauchschmerzen, plötzlich oder allmählich einsetzend, aufgetriebene weiche Bauchdecke, Aufstoßen, Erbrechen, Stuhl- und Windverhaltung.	*Darmverengung* (Stenose, Obstruktion) Arzt oder Klinik ◆ Sonographie, Röntgenkontrastaufnahmen, Endoskopie ◆ Behandlung je nach Ursache, häufig chirurgischer Eingriff erforderlich.
Starke krampfartige Bauchschmerzen, Aufstoßen, Erbrechen galligen Darminhalts, dann Koterbrechen, Stuhl- und Windverhaltung, aufgetriebene weiche Bauchdecke, Herzjagen, Fieberanstieg, Kreislaufkollaps.	*Darmverschluß* (Ileus) Sofort Klinik (Intensivstation) ◆ Notfalldiagnose (klinisch, Gerätediagnostik) ◆ in der Regel unverzügliche Operation ◆ im Frühstadium kann als konservativer Therapieversuch eine Dekompressionsbehandlung durchgeführt werden.
Starke bohrende oder stechende Bauchschmerzen, Bauchdeckenverspannung,	*Bauchfellentzündung* (Peritonitis) Sofort Notarzt, Klinik (Intensivstation)

Symptome	Verdacht auf / Maßnahmen
Erbrechen, Blässe, spitze, kalte Nase, kalte Hände und Füße, rascher, flacher Puls, erst eingezogener, dann aufgetriebener Leib.	◆ keine Medikamente auf eigene Faust einnehmen ◆ Notfalldiagnostik, Sonographie, Röntgen, Laboruntersuchungen ◆ je nach Stadium medikamentöse Behandlung (Antibiotika) oder chirurgischer Eingriff.
Krampfartige Bauchschmerzen, Übelkeit, Völlegefühl, Erbrechen, Wechsel zwischen Verstopfung und Durchfällen, manchmal Blut im Stuhl oder Blutungen aus dem After, Fieber.	*Darmausstülpungsentzündung* (Divertikulitis) Arzt oder Klinik ◆ Rektoskopie, Sonographie, Röntgenkontrastmittelaufnahme, ggf. Biopsie zum Ausschluß einer Krebserkrankung ◆ Chemotherapie (Antibiotika), Diät nach Vorschrift.
Mittelbauchschmerzen, in rechten Arm und Schulter ausstrahlend, bei akutem Schmerzanfall Übelkeit und Erbrechen, danach oft längere Zeit beschwerdefrei, Gelbverfärbung von Haut und Augen.	*Gallensteinleiden* (Cholelithiasis) Arzt, bei massiven Anfällen auch Klinik ◆ Cholegraphie, Sonographie, Endoskopie, Szintigraphie ◆ medikamentöse Behandlung oder endoskopische Papillotomie, Steinzertrümmerung durch Ultraschall oder offener chirurgischer Eingriff.
Oberbauchschmerzen, Bauchdeckenverspannung, Blähungen, Übelkeit, Erbrechen, Herzjagen, blaßbläuliche Hautfarbe, Fieber, Schüttelfrost.	*Bauchspeicheldrüsenentzündung* (Pankreatitis) Internist ◆ Sonographie, Szintigraphie, Röntgen, Computer-Tomographie, Labordiagnostik ◆ medikamentöse Behandlung, Diätvorschriften.
Oberbauchschmerzen (rechts), in rechte Schulter und Arm ausstrahlend, Erbrechen, Übelkeit, Bauchdeckenverspannung, Gelbverfärbung von Haut und Augen, starke Druckempfindlichkeit, Fieber, Schüttelfrost.	*Gallenblasen-, Gallengangsentzündung* (Cholezystitis, Cholangitis) Bei akutem Schmerzanfall nichts essen, handwarme feuchte Umschläge ◆ Arzt oder Klinik ◆ Kontrastmitteldarstellung der Gallenwege, Endoskopie, Laboruntersuchungen ◆ medikamentöse Behandlung, ggf. chirurgischer Eingriff.
Oberbauchschmerzen, auf Unterbauch übergreifend, Übelkeit, Erbrechen, trockener Mund, kalter Schweiß, Augenflimmern, Lichtscheu, starkes	*Bakterielle Lebensmittelvergiftung* (Botulismus) Sofort zum Erbrechen bringen, abführen, evtl. Aktivkohle ◆ sofort Notarzt

Symptome	Verdacht auf / Maßnahmen
Krankheitsgefühl.	oder Klinik ◆ Notfalldiagnose ◆ Verdauungstrakt entleeren, Botulismus-Serum spritzen, ggf. Schockbekämpfung.
Oberbauchschmerzen, Abgeschlagenheit, Völlegefühl, Aufstoßen, Erbrechen, Durchfälle, Appetitlosigkeit.	*Magenschleimhautentzündung* (Magenkatarrh, Gastritis) Fasten, Kamillentee, feuchtwarme Leibpackungen, Schonkost ◆ ggf. Arzt ◆ Gastroskopie, Röntgen ◆ medikamentöse Behandlung.
Oberbauch-Druckschmerzen nach den Mahlzeiten, Völlegefühl, Sodbrennen, saures Aufstoßen, manchmal saures Erbrechen.	*Magengeschwür* (Ulcus ventriculi) Arzt ◆ Gastroskopie, Röntgen, Magensaftanalyse, ggf. Biopsie ◆ medikamentös-konservative Therapie (Antiazidotika, Rollkur u. a.), Diät, Alkohol- und Nikotinverzicht, manchmal Operation.
Oberbauch-Krampfschmerzen bei leerem Magen (Nüchternschmerz), Appetitlosigkeit, Aufstoßen, Sodbrennen, manchmal Erbrechen, meist Nervosität.	*Zwölffingerdarmgeschwür* (Ulcus duodeni) Arzt ◆ Röntgen, Endoskopie, Magensaft- und Stuhluntersuchung ◆ medikamentös-konservative Therapie, bei starker Nervosität auch Psychotherapie.
Krampfartige Oberbauchschmerzen, Bauchdeckenverspannung, Erbrechen von hellrotem oder kaffeesatzartig dunklem Blut, Teerstuhl, Schockzeichen.	*Magen-Darm-Blutung* durch ein durchgebrochenes Geschwür Sofort Rettungswagen, Klinik (Intensivstation) ◆ Notfalldiagnostik (Lebensgefahr) ◆ Schockbekämpfung, sofort Operation (Übernähen, Vagotomie, Resektion usw.).
Oberbauchschmerzen, Gewichtsverlust, Widerwille gegen Fett und Fleisch, Übelkeit, Aufstoßen, Erbrechen, Verdauungsstörungen, manchmal Teerstuhl oder Bluterbrechen.	*Magenkrebs* (Carcinoma ventriculi) Klinik ◆ Gastroskopie, Gewebsprobenentnahme, Röntgen, Labordiagnostik ◆ immer chirurgischer Eingriff erforderlich (Magenresektion oder Gastrektomie), chemotherapeutische Nachversorgung.
Oberbauchschmerzen, Übelkeit, Widerwille gegen Fett und Fleisch, Alkoholunverträglichkeit, Urin dunkel,	*Leberentzündung* (Hepatitis) Internist, Klinik ◆ Laboruntersuchungen, EKG, Laparoskopie, ggf. Leber-

Symptome	Verdacht auf / Maßnahmen
Stuhl hell, Gelbsucht, Verdauungsstörungen, oft Fieber.	biopsie ◆ Bettruhe, strenge Diät, medikamentöse Behandlung.
Oberbauch-Druckschmerzen, leichte Gelbsucht, hohes Fieber, Schüttelfrost, Schwäche, schweres Krankheitsgefühl.	*Leberabszeß* Internist oder Klinik ◆ Laboruntersuchungen (Blut, Urin, Stuhl), Sonographie, Röntgen ◆ medikamentöse Therapie (Antibiotika), ggf. Dränage oder Aspiration.
Oberbauchschmerzen, Blähungen, Übelkeit, Appetitlosigkeit, Gewichtsverlust, Gelbsucht, verfallenes Aussehen, Widerwille gegen Fett und Fleisch, oft Hautausschläge.	*Schrumpfleber* (Leberzirrhose) Internist oder Klinik ◆ Laboruntersuchungen, EKG, Laparoskopie, Leberbiopsie ◆ strenge Bettruhe, Diät ◆ Chemotherapie, ggf. Operation ◆ eine Wiederherstellung der geschädigten Leber ist nicht möglich.
Dauerschmerz im rechten Oberbauch, Gelbsucht, verfallenes Aussehen, Gewichtsverlust, Ekel vor Fett und Fleisch, Übelkeit, Verdauungsstörungen, Harn dunkel, Stuhl hell.	*Lebertumor, Leberkrebs* Klinik ◆ Laboruntersuchungen, Röntgen, bioptische Leberpunktion bzw. Probeexzision, Szintigraphie ◆ chirurgischer Eingriff (Leberresektion, bei Tumoren auch Exstirpation), Zytostatika, Strahlentherapie.
Oberbauchschmerzen, Gelbverfärbung von Haut und Augen, bläuliche Lippen, Kopfschmerzen, Abgeschlagenheit, unterschiedliche Verdauungsstörungen.	*Stauungsleber* Internist oder Klinik ◆ umfangreiche Geräte- und Labordiagnostik zur Ursachenermittlung (meist Herz oder Lunge) ◆ ursächliche Behandlung (medikamentös, ggf. chirurgisch).
Unterbauchschmerzen, Übelkeit, Müdigkeit, Durchfälle mit glasigem, himbeergeleeartigem Schleim, langsamer Beginn, meist ohne Fieber.	*Amöbenruhr* (Amöbiasis) Arzt oder Klinik ◆ Laboruntersuchungen (Stuhl, Blut) ◆ symptomatische Behandlung (Chemotherapie) ◆ bei Reisen in warme Länder vorbeugende Mittel mitnehmen.
Krampfartige Unterbauchschmerzen, Erbrechen, Durchfälle mit wäßrig-schleimig-blutigem Stuhl, Erbrechen, plötzlich einsetzendes Fieber, Schockzeichen.	*Bakterienruhr* (Shigellose) In leichten Fällen strenges Fasten, ungesüßter Tee, geriebene Äpfel ◆ in schweren Fällen sofort Klinik ◆ Notfalldiagnose, Schockbekämpfung, Che-

Symptome	Verdacht auf / Maßnahmen
	motherapie (Antibiotika), Ersatz der Elektrolyt- und Flüssigkeitsverluste.
Bauchschmerzen, zuerst im Mittelbauch, dann in den rechten Unterbauch ziehend, Erbrechen, Übelkeit, Stuhl- und Windverhaltung oder Durchfall, Bauchdeckenverspannung, Verstärkung der Bauchschmerzen beim Heben des rechten Beines gegen Widerstand.	*Blinddarm- (Wurmfortsatz-)entzündung* (Appendizitis) Arzt oder Klinik ◆ klinischer Befund (Druckempfindlichkeit, Erschütterungsschmerz usw.), Laboruntersuchungen, Gerätediagnostik zum Ausschluß von Erkrankungen mit ähnlicher Symptomatik ◆ meist Operation (Appendektomie), konservative Therapie nur in Ausnahmefällen.
Krampfartige Unterbauchschmerzen, starkes Erbrechen, Durchfall mit dünnen Stühlen, oft mit Schleim- oder Blutbeimengung, plötzlich einsetzendes Fieber, Wadenschmerzen, Kreislaufschwäche.	*Infektiöse Lebensmittelvergiftung* (Gastroenteritis, Cholera) Sofort Klinik ◆ klinischer Befund, Laboruntersuchungen (Blut, Harn, Stuhl) ◆ Herz- und Kreislaufstützung, Chemotherapie, Flüssigkeits- und Elektrolytersatz, danach Diät.
Unbestimmte Unterbauchschmerzen, Blähungen, Wechsel von Verstopfung und Durchfällen, Übelkeit, Appetitlosigkeit, Völlegefühl.	*Darmneurose* (Reizkolon) Meist nervös bedingt (neuromuskuläre Störung des Verdauungstrakts) ◆ in hartnäckigen Fällen Psychotherapie, notfalls unterstützt durch Psychopharmaka.
Krampfartige Unterbauchschmerzen, Kopf- und Gliederschmerzen, Übelkeit, Durchfälle, Erbrechen, manchmal erhöhte Temperatur.	*Darmentzündung* (Darmkatarrh, Enteritis) Bei Durchfallbeginn Saftfasten (nur Tee und Säfte), ab 2.–3. Tag geriebene Äpfel, Zwieback, viel trinken, täglich 2 Messerspitzen Salz in die Getränke, dann Magenschonkost.
Unterbauchschmerzen, Durchfall, Übelkeit, Abgeschlagenheit, leichtes Fieber, Appetitlosigkeit.	*Darm-Trichinose* Arzt ◆ Blut- und Stuhluntersuchungen ◆ symptomatische Behandlung (Chemotherapie), eine spezifische Therapie ist bislang noch nicht bekannt.
Unterbauchschmerzen, Blähungen, Völlegefühl, reichlicher Abgang von	*Dickdarmentzündung* (Colitis) In leichten Fällen Fasten, Kräutertee,

Symptome	Verdacht auf / Maßnahmen
Winden, Wechsel von Verstopfung und Durchfällen mit wäßrigem oder schleimigem Stuhl, auch Schleimabgang aus dem After ohne Stuhl.	dann Schonkost ◆ in schweren Fällen Arzt ◆ Rektoskopie, Stuhluntersuchung, ggf. Röntgen ◆ medikamentöse Behandlung.
Krampfartige Unterbauchschmerzen, Blutungen aus dem After, Stuhlgangschmerzen, Durchfälle mit Teerstuhl, Gewichtsverlust, Fieberschübe.	*Crohn-Krankheit* (Enteritis regionalis Crohn) Hausarzt oder Internist ◆ Endoskopie, Blut- und Stuhluntersuchungen, ggf. Röntgen oder Probelaparotomie ◆ meist konservativ-medikamentöse Behandlung, ggf. chirurgischer Eingriff.
Dumpfe, später auch krampfartige Unterbauchschmerzen, Wechsel zwischen Verstopfung mit Blähungen und Durchfällen mit schleimigem, rot-blutigem, später schwarz-blutigem Stuhl.	*Dickdarmkrebs* (Kolonkarzinom) Arzt oder Klinik ◆ Rektoskopie mit Gewebsprobenentnahme, Röntgen (Doppelkontrastmethode), Sigmoidoskopie ◆ in der Regel chirurgischer Eingriff (häufig Resektion), Nachbehandlung je nach Stadium (Zytostatika, Strahlentherapie).
Unterbauchschmerzen, Appetitlosigkeit, Gewichtsverlust, Blähungen, Wechsel zwischen Verstopfung und Durchfällen, Blutungen und Schleimabgang aus dem After, auch unwillkürlicher Stuhlabgang (Inkontinenz).	*Mastdarmkrebs* (Rektumkarzinom) Internist oder Klinik ◆ Rektoskopie mit Gewebsprobenentnahme, Röntgenkontrastuntersuchung, Laboruntersuchungen ◆ je nach Stadium der Erkrankung zytostatische Kombinationstherapie oder chirurgischer Eingriff.

Beine, geschwollene

Geschwollene Beine sind meist eine Begleiterscheinung von Herzerkrankungen oder von Störungen der Drüsenfunktionen. Deshalb ist stets eine ärztliche Abklärung der Ursachen erforderlich.

Symptome	Verdacht auf / Maßnahmen
Geschwollene Knöchel und Beine, Atemnot, Schwächegefühl, Blauverfärbung von Haut und Lippen, abgeflachte Nagelbetten, Herzrhythmusstörungen.	*Herzmuskelschwäche* (Myokardinsuffizienz) Internist ◆ EKG, Herzfunktionsprüfungen, Laboruntersuchungen, Feststellen einer evtl. Herzschädigung ◆ Behandlung je nach Ursache.

Symptome	Verdacht auf / Maßnahmen
Geschwollene Beine, Muskelschwäche, Muskelschmerzen, Lähmungserscheinungen, Verstopfung, Harndrang (besonders nachts), Blutdruckerhöhung.	*Nebennierenfunktionsstörung* (Hyperaldosteronismus) Internist oder Klinik ◆ umfangreiche Labor- und Gerätediagnostik zur Ermittlung der genauen Ursache ◆ ursächliche Behandlung, in der Regel Chemotherapie.
Geschwollene Beine, aufgedunsenes Gesicht, verdickter Hals (Kropf), rauhe, verdickte Haut, heisere, tiefe Stimme, Abgeschlagenheit, Verstopfung, Gewichtszunahme, starke Kälteempfindlichkeit.	*Schilddrüsenunterfunktion* (Hypothyreose, Myxödem) Internist ◆ funktionelle Schilddrüsendiagnostik (u. a. Szintigraphie), TRH-Test ◆ Behandlung mit Schilddrüsenhormonpräparaten (ständige ärztliche Dosierungsüberwachung), nur bei starken Beschwerden evtl. Operation.
Gegen Ende einer Schwangerschaft oder nach der Entbindung geschwollene Beine, klonisch-tonische Krampfanfälle mit oder ohne Bewußtseinsverlust, Kopfschmerzen, Sehstörungen, Brechreiz, Magendruck.	*Eklampsie* Arzt bzw. Klinik (Intensivstation) ◆ Notfalldiagnostik und Sofortmaßnahmen (bei Verzug schwere Schädigungen möglich) ◆ vorbeugend regelmäßige Schwangerschaftsuntersuchungen mit Blutdruckkontrolle und Harneiweißbestimmungen.

Beinschmerzen

Beinschmerzen treten im mittleren und höheren Alter gehäuft auf. Hauptursachen sind Abbauprozesse und Durchblutungsstörungen, die durch eine wenig naturgemäße Lebensweise (Übergewicht durch Fehlernährung und Bewegungsmangel, starkes Rauchen usw.) verstärkt werden. Siehe auch die Suchwörter »Gelenkschmerzen« und »Wadenschmerzen«.

Symptome	Verdacht auf / Maßnahmen
Beinschmerzen, rasche Ermüdbarkeit, blaukalte, gefühllose Füße, manchmal geschwollen, häufig auch blau-kalte Hände und gefühllose Finger.	*Durchblutungsstörungen* Hausarzt oder Internist ◆ Gefäßdarstellung, Oszillographie, ggf. Laboruntersuchungen ◆ ursächliche Behandlung ◆ für gesunde Lebensweise sorgen.
Bildung flächiger Entzündungen (rotblaue Schwellungen) an den Unter-	*Unterschenkelgeschwür* (Ulcus cruri) Arzt ◆ Ursache (meist chronische

Symptome	Verdacht auf / Maßnahmen
schenkeln, aus denen sich hartnäckige Geschwüre entwickeln (»offene Beine«).	Venenschwäche) feststellen ◆ ursächliche medikamentöse Behandlung, gleichzeitig venenstärkende Maßnahmen (Gymnastik, Wasseranwendungen usw.).
Bein- und Rückenschmerzen, abnorm schnelle Ermüdbarkeit, später auch Knochenverformungen.	*Knochenerweichung* (Osteomalazie) Orthopäde ◆ Röntgen, Laboruntersuchungen ◆ Vitamin-D-Zufuhr, ggf. Hormonbehandlung.
Vom Kreuz (meist einseitig) in die Rückseite des Oberschenkels, ggf. bis in den Fuß ausstrahlende Schmerzen, oft auch Kribbeln, Taubheits- oder Kältegefühl.	*Ischias* Bettruhe, lokale Wärmeanwendungen, Einreibungen ◆ Orthopäde ◆ Röntgen (Wirbelsäule) ◆ medikamentöse Behandlung, bei Wirbelsäulenschaden als Ursache ggf. chirurgischer Eingriff.
Schweregefühl und Schmerzen im Bein, abnorm rasche Ermüdbarkeit, die zu Pausen nach kurzen Wegstrecken zwingt; danach verschwinden die Schmerzen für einige Zeit.	*Arterien-Systemerkrankung* (Endarteriitis) Tritt häufig bei Männern auf (»Raucherbein«, kommt aber auch bei Nichtrauchern vor) ◆ Arzt ◆ klinische Diagnose, medikamentöse Therapie (Gefäßkrampflösung, Durchblutungsförderung), strenges Rauchverbot.
Blutstauungen in den Beinvenen, Gefäßerweiterung, häufig Schweregefühl und Schmerzen in den Beinen; tritt besonders bei Bewegungsmangel (sitzende oder stehende Tätigkeit) auf, kann aber auch anlagebedingt sein.	*Krampfadern* (Varizen) Vorbeugung durch Wandern, Beingymnastik, Wasseranwendungen, häufiges Hochlegen der Beine ◆ bei bereits vorhandenen Krampfadern Kompressionsverband oder Stützstrumpf ◆ oberflächliche störende Krampfadern können vom Arzt verödet oder operativ entfernt werden.

Beklemmung

Beklemmungsgefühle können durch nervöse Störungen ausgelöst werden, doch meist hängen sie mit einer unzureichenden Sauerstoffversorgung des Organismus zusammen, werden also durch Lungen- oder Herzerkrankungen verursacht. Siehe auch das Suchwort »Angstzustände«.

Symptome	Verdacht auf / Maßnahmen
Beklemmung und akute Atemnot nach plötzlich einsetzenden Brustschmerzen, kalter Schweiß, rasender Puls, Anfälle dauern einige Sekunden bis wenige Minuten.	*Brustenge* (Angina pectoris, Stenokardie) Bei Anfällen Nitrokörper (Nitroglyzerin) nach ärztlicher Verschreibung einnehmen, dann Hausarzt oder Internist ◆ Belastungs-EKG, Lungenfunktionsprüfung ◆ Behandlung der Grundkrankheit (Arteriosklerose), ggf. Operation.
Beklemmungsgefühl in der Brust, Atemnot, Schmerzen in der Schulter der betroffenen Seite (besonders im Liegen auf dieser Seite), leicht erhöhte Temperatur.	*Brustfellentzündung* (Pleuritis) Arzt oder Klinik ◆ Perkussion, Auskultation, Sonographie, Röntgen, bei Erguß Probepunktion ◆ medikamentöse Behandlung, bei Erguß Punktion.
Beklemmungsgefühl, akute Atemnot, pfeifendes Einatmen, Heiserkeit, starke Schluckbeschwerden, Erstickungsangst.	*Glottisödem* (Schwellung der Kehlkopfschleimhaut) Bei Anfall Eiskrawatte anlegen ◆ Notarzt oder Klinik ◆ notfalls Intubation oder Tracheotomie ◆ dann konservative Behandlung (Chemotherapie).
Beklemmung, Atemnot, blaßbläuliche Hautverfärbung, Herzjagen, Müdigkeit, Appetitlosigkeit, fast immer sehr niedriger Blutdruck.	*Herzmuskelentzündung* (Myokarditis) Internist ◆ EKG, Blutuntersuchungen, Funktionsprüfungen, Feststellung einer evtl. Grundkrankheit ◆ ursächliche Behandlung, Antibiotika.
Beklemmungs- und schweres Krankheitsgefühl, Atemnot, Herzjagen, meist Schmerzen im Herzbereich, venöse Stauungserscheinungen.	*Herzbeutelentzündung* (Perikarditis) Internist ◆ Auskultation, Phonokardiographie, EKG ◆ Behandlung mit Antibiotika, ggf. Kortison, Behebung eines evtl. Herzbeutelergusses.
Beklemmung, Müdigkeit, Blässe, Appetitlosigkeit, Gewichtsverlust, Herz- und Gelenkschmerzen, rote, druckschmerzhafte Hautknötchen, niederer Blutdruck.	*Herzinnenhautentzündung* (Endokarditis) Internist oder Klinik ◆ Laboruntersuchungen (wiederholte Blutkulturen) zur Feststellung der Ursache ◆ ursächliche Behandlung.
Beklemmungsgefühle, Nachtschweiß, Schlafstörungen, rasche Ermüdbarkeit, Konzentrations- und Leistungsschwä-	*Nervöse Erschöpfung* (neurasthenisches Syndrom) Hausarzt oder Psychiater (häufig liegen

Symptome	Verdacht auf / Maßnahmen
che, gesteigerte Erregbarkeit, unterschiedliche Organschmerzen, Verdauungs-, Potenz- bzw. Menstruationsstörungen.	seelische Ursachen vor) ◆ Abklärung evtl. organischer Störungen ◆ diese therapieren, ansonsten Behandlung der Symptome (Chemotherapie), Heilungserfolg jedoch meist nur bei gleichzeitiger Lebensumstellung bzw. seelischer Betreuung.
Beklemmung, Atemnot, Nachtschweiß, Abgeschlagenheit, Blässe, Leistungsschwäche, Gewichtsverlust, Lymphknotenschwellungen, Haut- und Schleimhautblutungen, gesteigerte Infektanfälligkeit.	*Blutkrebs* (Leukämie) Internist oder Klinik ◆ Blut- und Liquoruntersuchungen, Szintigraphie u. a. ◆ Bluttransfusionen, Chemotherapie je nach Form der Leukämie (Antibiotika, Zytostatika, Hormone) ◆ in der Regel Behandlung in Klinik sinnvoll.

Bettnässen

Das Bettnässen (Enuresis) ist ein Teilaspekt der Inkontinenz. So nennt man die Unfähigkeit zur wirkungsvollen Kontrolle der Entleerung von Blase oder Darm, so daß es zu unwillkürlichem Harn- bzw. Stuhlabgang kommt. Unter Inkontinenz leiden in der Bundesrepublik Deutschland schätzungsweise rund 3,5 Millionen Menschen – weit mehr, als man noch bis vor kurzem geglaubt hat. Erst in den letzten Jahrzehnten hat sich die Medizin intensiv diesem Thema zugewandt und viele neue diagnostische und therapeutische Möglichkeiten eröffnet. Bettnässen bei Kindern und Heranwachsenden in der Pubertät hat oft seelische Ursachen, die im vertrauensvollen Gespräch mit dem Arzt abgeklärt werden sollten. Falsche Scham und Unredlichkeit sind hierbei völlig fehl am Platz. Zusätzlich sollte in jedem Fall eine urodynamische Untersuchung durchgeführt werden, bei der Messungen (u. a. Blasen- und Harnröhrendruck) gemacht und mit Computerhilfe ausgewertet werden. Je nachdem, ob eine Drang- oder eine Streßinkontinenz vorliegt, kann mit konservativen Mitteln (z. B. Gymnastik, Abhärtungsmaßnahmen) oder durch einen (meist kleinen) chirurgischen Eingriff eine vollständige oder zumindest weitgehende Kontrolle über die Entleerungsfunktionen erreicht werden. Da eine solche Diagnose und Therapie meist die Möglichkeiten des Hausarztes übersteigt, ist die Überweisung zum Facharzt oder in die Fachklinik sinnvoll. Auf keinen Fall sollte man Inkontinenz und das dadurch bedingte Bettnässen als »naturgegeben« hinnehmen, denn die heutige Medizin kann sehr viel dagegen tun. Inzwischen gibt es auch Beratungsstellen für Inkontinenz, an die man sich wenden kann; die Adressen können vom Arzt oder ggf. vom Gesundheitsamt erfragt werden.
Strenger Flüssigkeitsentzug hilft bei Inkontinenz wenig. Bei Bettnässen ist es allerdings ratsam, ab dem frühen Nachmittag nur noch wenig Flüssigkeit zu sich

zu nehmen und ein eher knappes Abendessen einige Stunden vor dem Schlafengehen einzunehmen. Das Schlafzimmer muß gut gelüftet, die Matratze eher hart, die Decke nicht zu warm sein. Kinder sollte man regelmäßig jeden Abend um die gleiche Zeit (etwa 3 bis 4 Stunden nach dem Zubettgehen) vollständig wecken und zur Entleerung der Blase anhalten. Auch bei Erwachsenen ist ein regelmäßiges Blasenentleerungsprogramm sehr hilfreich; man kann die Blase ebenso wie den Darm (z. B. bei Neigung zu Verstopfung) durch eine »Pünktlichkeitserziehung« weitgehend unter Kontrolle bekommen. Wenn seelische Ursachen zur Inkontinenz geführt haben, ist viel verständnisvolle Zuwendung nötig, um Abhilfe zu schaffen; Vorhaltungen oder gar Strafen bewirken eher das Gegenteil.

Bewegungs- und Gleichgewichtsstörungen

Solche Störungen können offenkundige Ursachen haben, beispielsweise Alkoholmißbrauch, Medikamenten- und andere Vergiftungen oder auch sogenannte Kinetosen (Bewegungskrankheiten wie Reise-, Auto-, See-, Luft- oder Karussellkrankheit). In vielen Fällen klingen Erscheinungen wie Übelkeit, Erbrechen, Schwindelgefühl, Kopfschmerzen und Apathie nach Ausschaltung der Ursachen bald ab; gegen Bewegungskrankheiten kann man vorbeugend Medikamente einnehmen. Wenn jedoch organische Ursachen vorliegen, ist eine ärztliche Abklärung und Behandlung unerläßlich.

Symptome	Verdacht auf / Maßnahmen
Bewegungs- und Gleichgewichtsstörungen, verworrene Sprache, Augenzittern, flache Atmung, feuchtkalte, bläuliche Haut.	*Barbitursäure- (Schlafmittel-)vergiftung* Notarzt oder Klinik ◆ sofortige Magenspülung, kreislaufstützende und entgiftende Maßnahmen.
Bewegungs- und Gleichgewichtsstörungen, Schwindel, Benommenheit, Übelkeit, Seh- und Sprachstörungen.	*Vergiftungen* (auch durch Medikamentenüberdosierung) Notarzt oder Klinik ◆ möglichst eingenommenes Mittel angeben ◆ Notfalldiagnostik und ursächliche Sofortmaßnahmen.
Gleichgewichtsstörungen durch Drehschwindel, Übelkeit, Erbrechen, Augenzittern, Hörstörungen bis zur Schwerhörigkeit.	*Labyrinthentzündung* (Labyrinthitis) Hals-Nasen-Ohren-Arzt ◆ mögliche Grunderkrankung (Otitis, Meningitis usw.) abklären und behandeln ◆ bei Verzögerung Gefahr bleibender Hörschäden.
Gleichgewichtsstörungen durch Drehschwindelanfälle, geistige Verwirrtheit, Augenzittern, Ohrensausen, weitere	*Kleinhirntumoren* Klinik ◆ Hirnszintigraphie, Computer-Tomographie, Laboruntersuchun-

Symptome	Verdacht auf / Maßnahmen
Ausfallerscheinungen.	gen ◆ chemotherapeutische und Strahlenbehandlung, ggf. Operation.
Bewegungs- und Gleichgewichtsstörungen durch Drehschwindelanfälle, Augapfelzittern, Sehstörungen, Zittern bei willkürlichen Bewegungen, Schwächegefühl, Blasenstörungen, ggf. Muskelkrämpfe.	*Multiple Sklerose* (MS) Internist ◆ Punktion, Blut- und Liquoruntersuchungen ◆ medikamentöse Behandlung, Physiotherapie (gezielte Krankengymnastik), psychische Betreuung wichtig ◆ häufig schubweiser Verlauf mit beschwerdefreien Intervallen.
Gleichgewichtsstörungen, Verlangsamung aller Bewegungen, Muskellähmungen (»Maskengesicht«), nach vorn gebeugte Haltung, schlurfender Gang, Schwindelanfälle, Zittern und Schütteln von Händen und Armen, vegetative Störungen.	*Schüttellähmung* (Parkinson-Syndrom) Arzt oder Klinik ◆ umfangreiche Labor- und Gerätediagnostik ◆ medikamentöse Therapie, ggf. Operation, Physiotherapie (Krankengymnastik) und psychische Betreuung ◆ eine Heilung ist in der Regel nicht möglich.
Bewegungsstörungen, abnorme Ermüdbarkeit, Schmerzen in den Beinen und im Rücken, allmähliche Skelettdeformierungen.	*Erwachsenenrachitis* (Osteomalazie) Orthopäde ◆ Röntgen, Knochenszintigraphie, Laboruntersuchungen ◆ Vitamin-D-Zufuhr, evtl. Hormonbehandlung. Frühzeitig einsetzende Behandlung wichtig!
Ruckartige, unregelmäßige Bewegungen, Grimassieren, schleppender Gang, verzögertes Sprechen, später ungesteuerte psychische Reaktionen, Nachlassen der geistigen Leistung, Lähmungen.	*Veitstanz* (Chorea) Internist, Neurologe oder Klinik ◆ Labor- und Gerätediagnostik ◆ medikamentöse Behandlung (Neuroleptika, Penizillin, ggf. Hormonpräparate) ◆ in unheilbaren Fällen (Chorea chronica progressiva) ist Anstaltspflege erforderlich.

Bewußtlosigkeit

Als Bewußtlosigkeit (Koma) bezeichnet man den Zustand tiefster, durch äußere Reize nicht zu unterbrechender Bewußtseinsstörung; beginnende Bewußtseinstrübungen, wie sie beispielsweise bei akuten Stoffwechselstörungen auftreten können, heißen Präkoma. Am häufigsten tritt Bewußtlosigkeit im Gefolge schwerer Verletzungen, etwa durch Unfälle, auf und zeigt dann meist lebensbedrohende Zustände an.

Symptome	Verdacht auf / Maßnahmen
Kurze (Sekunden bis wenige Minuten dauernde) Bewußtlosigkeit oder Bewußtseinstrübung nach stumpfer Gewalteinwirkung auf den Kopf, Kopfschmerzen, Erinnerungslücken, oft Übelkeit und Erbrechen.	*Gehirnerschütterung* (Commotio cerebri) Auch bei leichter Gehirnerschütterung (ohne Bewußtlosigkeit) ärztliche Versorgung dringend ratsam, da verdeckte Schädigungen zu Folgeschäden führen können. In jedem Fall zunächst strikte Bettruhe einhalten.
Bewußtlosigkeit (mehr als einige Mitnuten) nach stumpfer Gewalteinwirkung auf den Kopf, starke Kopfschmerzen, Erinnerungslücken, evtl. sofort oder nach einigen Tagen epileptische Symptome.	*Gehirnprellung* (Contusio cerebri) Arzt oder Klinik ◆ Angiographie, Computer-Tomographie, ggf. Szintigraphie. ◆ Da der Laie eine Gehirnprellung nicht von einer Gehirnerschütterung unterscheiden kann, ist bei jeder stumpfen Gewalteinwirkung auf den Kopf eine ärztliche Abklärung nötig.
Bewußtlosigkeit (Stunden bis Tage dauernd) nach stumpfer Gewalteinwirkung auf den Kopf, schwerer Schock, unwillkürlicher Harn- und Stuhlabgang, Erregungs- und Unruhezustände, gespannter, verlangsamter Puls.	*Hirnquetschung* (Compressio cerebri) Notarzt oder Klinik (Intensivstation) ◆ Notfalldiagnostik, Computer-Tomographie ◆ symptomatische intensivmedizinische Versorgung, oft neurochirurgisches Eingreifen erforderlich.
Bewußtlosigkeit (Stunden bis Tage) nach stumpfer Gewalteinwirkung auf den Kopf, Austritt von Blut und/oder Hirnsubstanz aus der Nase, evtl. aus den Ohren, Blutergüsse um die Augen (»Brillen-«, »Monokelhämatom«), manchmal Gesichtslähmung.	*Schädelbasisbruch mit Hirnschädigung* Sofort Notarzt, Rettungswagen, Klinik (Intensivstation) ◆ Röntgen, ggf. Computer-Tomographie ◆ Sofortmaßnahmen (meist operativ) zur Versorgung der Hirnblutung nach Grundversorgung offener Schädelverletzungen ◆ meist langfristige Rehabilitation nötig.
Bewußtlosigkeit (meist nur Minuten dauernd) nach plötzlicher Atemnot und Muskelkrämpfen am ganzen Körper, Schaum vor dem Mund, nach kurzem Aufschrei Sturz auf den Boden, nach Erwachen Kopfschmerzen.	*Großer epileptischer Anfall* (Grand mal) Vor Sturzverletzungen bewahren, liegen lassen, Kopf hochlagern, bei Anfalldauer von mehr als 3 Minuten Arzt ◆ EEG, Ursachenfeststellung ◆ ursächliche Behandlung, meist Langzeittherapie (antikonvulsive Mittel), durch die die meisten Patienten anfallsfrei werden.

Symptome	Verdacht auf / Maßnahmen
Bewußtlosigkeit (meist kurzzeitig) mit tonisch-klonischen Krämpfen gegen Ende einer Schwangerschaft oder nach der Entbindung, Kopfschmerzen, Sehstörungen, Magendruck mit Brechreiz.	*Eklampsie* Arzt bzw. Klinik ◆ Notfalldiagnostik und Sofortmaßnahmen, um mögliche schwere Schädigungen zu verhindern ◆ Vorbeugend regelmäßige Schwangerschaftskontrollen mit Blutdruckmessung und Harneiweißbestimmungen.
Bewußtlosigkeit oder schwere Benommenheit, massive Atemnot, vielfältige Ausfallserscheinungen (Sprach-, Bewegungs- und Gleichgewichtsstörungen), auch Übelkeit und Erbrechen.	*Vergiftungen durch Blausäure, Medikamente usw.* Sofort Vergiftungszentrale, Rettungswagen, Klinik (Intensivstation) ◆ nach Möglichkeit Vergiftungsursache nennen ◆ Entgiftungsmaßnahmen (Magen auspumpen, Abführmaßnahmen, Gegengifte usw.), Kreislaufstützung ◆ rasches Handeln ist lebensrettend.
Bewußtlosigkeit bei Zuckerkranken, säuerlich-apfelartiger (Azeton-) Mundgeruch, Schlaffheit, Bauchschmerzen, häufig Brechdurchfall.	*Diabetisches Koma* (Coma diabeticum) Sofort Notarzt oder Klinik ◆ Blut- und Harnuntersuchungen zur Unterscheidung zwischen ketoazidotischem und hyperosmolarem Koma ◆ in der Regel Insulinzufuhr.
Bewußtlosigkeit nach Apathie und Verwirrtheitszuständen, braun-gelbliche Hautfarbe, Mundgeruch nach frischer Leber bzw. Lehmerde, Juckreiz, vorher schwere Lebererkrankung.	*Leberkoma* (Coma hepaticum) Sofort Notarzt, Klinik (Intensivstation) ◆ Blut- und Harndiagnostik, ggf. Sonographie, Endoskopie, Laparoskopie, Computer-Tomographie ◆ unverzüglich Entgiftungsmaßnahmen einleiten.
Bewußtlosigkeit nach Krampfanfällen, Lähmungen, Sehstörungen, vorher Appetitlosigkeit, Muskelschwäche, Erbrechen und Durchfall, extrem hoher Blutdruck, schmutziggelbe Hautfarbe, Atem und Schweiß mit Uringeruch.	*Urämisches Koma* (Coma uraemicum) Sofort Notarzt, Klinik (Intensivstation) ◆ unverzügliche Maßnahmen zur Entgiftung, ggf. Hämodialyse (»Blutwäsche«), Nierentransplantation ◆ Durch konservative Behandlung ist fortschreitendes Nierenversagen, das zum urämischen Koma führt, nicht heilbar.
Bewußtlosigkeit oder starke Benommenheit nach Schwindelanfall, akuter Atemnot, Umklammerungsgefühl im Brustkorb, Herzjagen, Angstgefühl bis	*Herzinfarkt* (Myokardinfarkt) Sofort Notarzt, Klinik (Intensivstation) ◆ bei Atemstillstand ggf. Atemspende ◆ EKG, Labordiagnostik, Ventrikulo-

Symptome	Verdacht auf / Maßnahmen
zur Todesangst, Blässe, kalter Schweiß.	gramm, Kine-Angiogramm usw., ggf. Sonographie, Szintigraphie ◆ unverzügliche ärztliche Versorgung ist wichtig.

Bewußtseinstrübung (siehe Verwirrtheit)

Blähungen

Unter Blähungen (Flatulenz) versteht man eine übermäßige Ansammlung von Gasen im Verdauungstrakt, die unangenehm schmerzen und mit Aufstoßen, einem aufgetriebenen Leib und dem Abgang von Winden verbunden sein kann. Blähungen können durch Luftschlucken (Nervosität, hastiges Essen), Verstopfung oder den Genuß blähender Nahrungsmittel (Kohl, Hülsenfrüchte usw.) verursacht sein. Ernsthafte Funktionsstörungen oder organische Erkrankungen zeigen sie nur an, wenn sie von entsprechenden weiteren Symptomen begleitet sind.

Symptome	Verdacht auf / Maßnahmen
Blähungen, unbestimmte Bauchschmerzen, Bauchdeckenspannung, Übelkeit, Erbrechen, Herzjagen, bläuliche Verfärbung der Haut, manchmal Fieber und Schüttelfrost.	*Bauchspeicheldrüsenentzündung* (Pankreatitis) Internist ◆ Röntgen, Ultraschalluntersuchung oder Computer-Tomographie ◆ zunächst Eß- und Trinkverbot, medikamentöse Behandlung, ggf. Laparotomie.
Blähungen, Schmerzen unter dem rechten Rippenbogen, Abgeschlagenheit, Übelkeit, Stuhl hell, Urin dunkel, Ekel vor Fett und Fleisch, Gelbsucht, manchmal Hautausschlag.	*Chronische Leberentzündung* (Hepatitis) Internist ◆ Blut-, Urin- und Stuhluntersuchung, ggf. Bauchspiegelung, Leberpunktion u. a. ◆ Bettruhe, strenge Diät, medikamentöse Behandlung.
Blähungen, Verstopfung im Wechsel mit Durchfällen, unbestimmte Unterbauchschmerzen, Appetitstörungen, Übelkeit, Völlegefühl.	*Darmneurose* (Reizkolon) Meist nervös bedingt (neuromuskuläre Störung des Verdauungstrakts). In hartnäckigen Fällen Psychotherapie, unterstützt notfalls durch Psychopharmaka.
Blähungen, Völlegefühl, reichlicher Abgang von Winden, Wechsel von Verstopfung und wäßrigen bzw. schleimi-	*Dickdarmentzündung* (Colitis) In leichten Fällen Fasten, Diät, Kräutertee ◆ in schweren Fällen Arzt ◆ Rekto-

Symptome	Verdacht auf / Maßnahmen
gen Durchfällen, Bauchschmerzen, auch Schleimabgang ohne Stuhl.	skopie, Stuhluntersuchung, evtl. Röntgen ◆ medikamentöse Behandlung.
Blähungen, Druckgefühl, dann Schmerzen im rechten Oberbauch, Fettunverträglichkeit, Übelkeit, Abgeschlagenheit, Erbrechen, häufig Gelbsucht.	*Gallenblasenentzündung* (Cholezystitis) Bei Schmerzanfällen handwarme feuchte Umschläge, nichts essen, kein Heizkissen, schluckweise ungesüßten Tee trinken ◆ Arzt ◆ Cholegraphie ◆ medikamentöse Behandlung, ggf. Operation.
Blähungen, Abgeschlagenheit, Atemnot, Anschwellen der Gliedmaßen, blaurote Verfärbung der Haut, Schwächegefühl, nächtlicher Harndrang.	*Herzschwäche* (Myokardinsuffizienz) Internist ◆ Blutuntersuchung, EKG, Röntgen zur Feststellung der genauen Ursache, nach der sich dann die Behandlung richtet.
Blähungen, Übelkeit, Erbrechen, Widerwille gegen Fett, Fleisch usw., Verstopfung, dann Gelbsucht, Stuhl hell, Urin dunkel, teils Fieber.	*Leberentzündung* (Hepatitis) oder *Leberzirrhose* Internist bzw. Klinik ◆ Labortests, EKG, ggf. Laparoskopie mit Biopsie ◆ Bettruhe, strenge Diät, medikamentöse Behandlung.
Blähungen, Wechsel zwischen Durchfall und Verstopfung, Blutungen und Schleimabgang aus dem After, auch unwillkürlicher Stuhlabgang.	*Mastdarmkrebs* (Rektumkarzinom) Internist, Klinik ◆ Rektoskopie, Röntgenkontrastuntersuchung, Hämokkult-Test ◆ zytostatische Kombinations-Chemotherapie oder Operation.

Bläschenausschlag (siehe Hautausschlag)

Blässe

Für auffallende Blässe gibt es vielerlei Ursachen. Sie kann durch Nervosität, plötzlichen Blutdruckabfall oder eine ungesunde Lebensweise bedingt sein, aber auch auf Blutarmut, innere Blutungen und mancherlei organische Erkrankungen hinweisen.

Symptome	Verdacht auf / Maßnahmen
Blässe, trockene Haut, spröde, brüchige Fingernägel, Schwächegefühl,	*Blutarmut* (Eisenmangel-Anämie) Hausarzt oder Internist ◆ Laborunter-

Symptome	Verdacht auf / Maßnahmen
Kopfschmerzen, Schlafstörungen, Schrunden an den Lippen, manchmal Haarausfall.	suchungen, Feststellung einer möglichen Grundkrankheit, diese behandeln ◆ ansonsten Eisenpräparate, die längere Zeit genommen werden müssen.
Plötzliche Blässe nach Unfall, schwerer Operation, bei Geschwüren im Bauchraum oder Bauchhöhlenschwangerschaft, rascher Blutdruckabfall, Atemnot, Schweißausbruch, Benommenheit oder Bewußtlosigkeit.	*Akute Blutarmut* (Blutungsanämie) Sofort Notarzt, Klinik (Intensivstation) ◆ Notfalldiagnostik ◆ operative Blutungsstillung, ggf. Bluttransfusionen, Schockbekämpfung, bei Unfällen Versorgung evtl. weiterer Schädigungen.
Zunehmende Blässe, später Gelbverfärbung von Haut und Augen (Gelbsuchtsymptome, aber ohne Hautjucken und Pulsverlangsamung), manchmal Seh- und Hörstörungen oder schubweise Schüttelfrost und Krampfschmerzen.	*Blutarmut* (autoimmunhämolytische Anämie) Internist, Klinik ◆ Blut- und Liquoruntersuchungen (Punktion), Gerätediagnostik ◆ je nach Form Chemotherapie (Kortikosteroide oder Immunsuppressiva), Bluttransfusionen, notfalls Operation (Entfernung der Milz).
Blässe, später oft strohgelbe Hautfarbe, Verdauungsstörungen, Zungenbrennen, Kribbeln und Taubheitsgefühl in Armen und Beinen, Kurzatmigkeit, Ohrensausen, Schwindelanfälle, Neigung zu Nasenbluten und Mundschleimhautentzündungen, Himbeerzunge.	*Perniziöse Anämie* (Biermer-Anämie) Internist oder Klinik ◆ Laboruntersuchungen (Blut, Magensaft), Magenbiopsie, Szintigraphie ◆ medikamentöse Dauerbehandlung je nach Form (Vitamin B_{12}, Folsäure, Leberextrakte, Salzsäure usw.), häufig genügen monatliche Injektionen ◆ Befallen werden meist Menschen ab dem fünften Lebensjahrzehnt.
Zunehmende Blässe, Oberbauchschmerzen nach den Mahlzeiten, Übelkeit, Gewichtsverlust, dunkler Teerstuhl, manchmal Erbrechen von hellem oder kaffeesatzartig dunklem Blut.	*Blutendes Magengeschwür* (Ulcus ventriculi) Internist oder Klinik ◆ Gastroskopie, Röntgen, Blut- und Magensaftanalyse ◆ fast immer Bluttransfusionen und sofortige Operation bei starken Blutungen, ansonsten auch konservative Behandlung.
Zunehmende Blässe, Bauchschmerzen in nüchternem Zustand, häufig nachts, Appetitlosigkeit, Gewichtsverlust, dunkler Teerstuhl, manchmal Er-	*Blutendes Zwölffingerdarmgeschwür* (Ulcus duodeni) Internist oder Klinik ◆ Endoskopie, Röntgendiagnose, Blut- und Magen-

Symptome	Verdacht auf / Maßnahmen
brechen von kaffeesatzartig dunklem Blut.	saftanalyse ◆ häufig konservativ-medikamentöse Behandlung möglich, bei schweren Blutungen immer Operation erforderlich.
Plötzliche Blässe, krampfartige, in die Schultern ausstrahlende Bauchschmerzen, Bauchdecke hart gespannt, Erbrechen von kaffeesatzartig dunklem Blut, Schocksymptome.	*Magenblutung* durch Durchbruch bei Magengeschwür oder Magenkrebs Sofort Rettungswagen, Klinik (Intensivstation) ◆ Notfalldiagnose ◆ in der Regel sofortige Operation, ggf. Bluttransfusionen.
Zunehmende Blässe, Appetitlosigkeit, Übelkeit, Erbrechen, Widerwille gegen Fett und Fleisch, Oberbauchschmerzen, deutliche Gewichtsabnahme.	*Magenkrebs* (Carcinoma ventriculi) Klinik ◆ Gastroskopie mit Biopsie, Blut- und Gewebsuntersuchung, Röntgen ◆ ausschließlich operative Therapie (Magenresektion oder Gastrektomie).
Blässe, aufgedunsenes Gesicht, Kopf-, Glieder- und Kreuzschmerzen, Bluthochdruck, Abgeschlagenheit, Übelkeit, Fieber, fleischwasserfarbener Harn.	*Nierenbeckenentzündung* (Pyelonephritis) Urologe, besser Klinik (ständige Überwachung des Krankheitsverlaufs sinnvoll) ◆ Labordiagnostik, Röntgen, Sonographie, Szintigraphie ◆ strenge Bettruhe, reichlich Flüssigkeitszufuhr, Chemotherapie.
Blässe, Schwindelanfälle, Kopfschmerzen, Schweißausbrüche, anfallsweises Herzjagen mit Angstgefühlen, Übelkeit, Erbrechen.	*Nebennierenmarkgeschwulst* (Phäochromozytom) Klinik ◆ EKG, Labordiagnostik, Provokationstests, Szintigraphie, Computer-Tomographie, Sonographie ◆ operative Entfernung der Geschwulst.
Blässe, Abgeschlagenheit, Nachtschweiß, Brustkorbschmerzen, Hustenreiz, Durchfälle, Gewichtsverlust, erst leichtes, später hohes Fieber, schweres Krankheitsgefühl.	*Lungentuberkulose* (Phthisis pulmonum) Lungenfacharzt bzw. Klinik ◆ Perkussion, Auskultation, Blut- und Sputumuntersuchungen, Tuberkulinprobe, Sonographie, Szintigraphie, Röntgen ◆ Chemotherapie (Tuberkulostatika), ggf. auch Operation.
Blässe, Leistungsschwäche, Abgeschlagenheit, Nachtschweiß, Atemnot,	*Blutkrebs* (Leukämie) Internist bzw. Klinik ◆ Blut- und Li-

Symptome	Verdacht auf / Maßnahmen
Neigung zu Haut- und Schleimhautblutungen, Lymphknotenschwellungen, erhöhte Infektanfälligkeit.	quoruntersuchungen, Szintigraphie ◆ Bluttransfusionen, Langzeit-Chemotherapie je nach Form der Leukämie (Antibiotika, Zytostatika, Hormonpräparate usw.).
Blässe, blau-kalte Hände und Füße, Muskelziehen, anfallsweise schmerzhafte tonische Muskelkrämpfe, Gähnkrämpfe, Gesichtsmuskelstarre, auch Gesichtszuckungen.	*Muskelkrampfneigung* (Tetanie) Hausarzt oder Internist ◆ elektrische und mechanische Überregbarkeitstests ◆ Laboruntersuchungen zur Feststellung einer möglichen organischen Ursache ◆ ursächliche Behandlung (Chemotherapie).
Blässe, Lackzunge, häufige Durchfälle mit voluminösen Stühlen, Appetitlosigkeit, deutlicher Gewichtsverlust; tritt vorwiegend in tropischen Ländern auf.	*Sprue* (Malabsorptionssyndrom) Arzt ◆ Stuhl- und Blutuntersuchungen ◆ Röntgen ◆ symptomatische Behandlung von Mangelerscheinungen (gezielte Vitamin- und Eiweißzufuhr), medikamentöse Therapie (bes. Folsäure).
Blässe, Schmerzen unterhalb des Auges oder in der Stirn, hartnäckiger Schnupfen mit grünlichem Sekret, ansteigendes Fieber, Krankheitsgefühl.	*Nasennebenhöhlenentzündung* (Sinusitis) Hals-Nasen-Ohren-Arzt ◆ Sonographie, Röntgen, ggf. Computer-Tomographie ◆ Inhalationen, Wärmebehandlung, Antibiotika ◆ ggf. Ausräumung von Eiterherden unter örtlicher Betäubung.
Blässe, Übelkeit, Schweißausbrüche, anfallsweise (meist halbseitige) Kopfschmerzen, im Stirn- und Schläfenbereich beginnend, Licht- und Geräuschempfindlichkeit.	*Halbseitenkopfschmerz* (Migräne) Hausarzt oder Internist ◆ schmerzlindernde Maßnahmen, nur symptomatische, aber keine ursächliche Behandlung möglich (auslösende Ursachen unbekannt), ggf. Psychotherapie ◆ bei Anfällen sich in ruhigem, verdunkeltem Raum hinlegen.
Blässe, schweres Krankheitsgefühl, starke Schmerzen im Schläfenbereich und Berührungsempfindlichkeit, Sehstörungen.	*Schläfenarterienentzündung* (Arteriitis temporalis) Arzt ◆ Laboruntersuchungen, ggf. röntgenologische Gefäßdarstellung, Probeexzision ◆ medikamentöse Behandlung (Glukokortikoide).

Bluterbrechen

Bluterbrechen (Hämatemesis) ist ein sehr ernstes Symptom, das Blutungen im Verdauungstrakt anzeigt. Je höher die Blutungsquelle liegt, desto heller ist das erbrochene Blut, während Blut aus dem Magen-Darm-Trakt durch rasche Zersetzung (Magensäure) kaffeesatzartig aussieht. Bei Bluterbrechen ist sofortige ärztliche Hilfe notwendig.

Symptome	Verdacht auf / Maßnahmen
Blut hell- bis dunkelrot, keine weiteren Beschwerden.	*Aufgeplatzte Gefäßerweiterung* (Teleangiektase) *im Mund- und Rachenraum* Arzt ◆ Endoskopie zur Lokalisierung der Blutungsquelle.
Nach Unfall Erbrechen von hell- oder dunkelrotem Blut.	*Innere Verletzungen* Sofort Notarzt, Klinik ◆ Endoskopie zur Lokalisierung der Blutungsquelle, Maßnahmen je nach Ursache.
Erbrechen von hellem oder dunklem Blut, Übelkeit, Benommenheit, Appetitlosigkeit, ggf. Bauchschmerzen und Durchfall.	*Medikamentenvergiftung* (Aspirin, Kortison u. a.) Notarzt, Klinik ◆ Notfalldiagnostik ◆ Behandlung je nach Ursache der Blutung.
Starkes Bluterbrechen, massive Teerstühle (dunkel verfärbt), meist Leberhautzeichen (Sternnävi) in Gesicht und auf Brust, Schockzustand.	*Blutungen aus der Speiseröhre* (Ösophagus-Varizen), bes. bei Leberzirrhose (Alkoholiker, chronische Hepatitis) Sofort Notarzt, Klinik ◆ Schockbehandlung, Notfalldiagnostik, Blutstillung (Kompressionssonde) ◆ dann Venenverödung bzw. Laserchirurgie.
Erbrechen von hellem oder kaffeesatzartig dunklem Blut, Oberbauchschmerzen nach Mahlzeiten, vor Erbrechen plötzlich einsetzender Schmerz, Bauchdeckenverspannung, Schockzeichen.	*Magenwanddurchbruch* bei Magengeschwür oder Magenkrebs Sofort Notarzt, Klinik, akute Lebensgefahr ◆ Schockbekämpfung, Notfalldiagnostik, Röntgen ◆ Operation (Übernähen, Vagotomie, Pyloroplastik, Resektion).
Erbrechen von hellem oder kaffeesatzartig dunklem Blut, Oberbauchschmerzen, Übelkeit, Teerstuhl, Gewichtsverlust, Blässe.	*Blutendes Magengeschwür* (Ulcus ventriculi) bzw. Magenkrebs Arzt, Klinik ◆ Röntgen, Gastroskopie, Magensaftanalyse ◆ Behandlung bei Magengeschwür medikamentös kon-

Symptome	Verdacht auf / Maßnahmen
	servativ oder operativ, bei Magenkrebs stets Operation.
Erbrechen von kaffeesatzartig dunklem Blut, Blut im Stuhl (Teerstuhl), Bauchschmerzen bei leerem Magen, Appetitlosigkeit, Verdauungsstörungen, oft Gewichtsverlust.	*Blutendes Zwölffingerdarmgeschwür* (Ulcus duodeni) Arzt ◆ Endoskopie, Röngtenuntersuchung, Magensaftuntersuchung, Labortests ◆ Bettruhe, strenges Rauch- und Alkoholverbot, medikamentöse Behandlung, ggf. Operation (bei durchgebrochenem Geschwür immer).

Bluterguß

Ein Bluterguß (Hämatom) ist eine Ansammlung von Blut in Weichteilen und Zwischengewebsräumen, die zunächst blaurot ist, dann aber durch Blutabbau eine gelbgrüne Farbe annimmt. Hauptursachen sind Prellungen, Quetschungen, Stoß- und Druckverletzungen des Gewebes, Verrenkungen, Verstauchungen, Muskelrisse oder Knochenbrüche. Kurzfristige (bis 15 Minuten) Eisauflagen und kalte Umschläge tragen dazu bei, daß sich bildende Blutergüsse kleiner bleiben; heparinhaltige Salben beschleunigen den Abbau der Ergüsse.

Symptome	Verdacht auf / Maßnahmen
Bildung kleiner Blutergüsse (»blaue Flecken«) schon beim geringsten Anlaß, Schleimhautblutungen (Nasen-, Zahnfleischbluten).	*Blutplättchenmangel* (Thrombopenie) Internist ◆ Blutuntersuchungen ◆ medikamentöse Behandlung, ggf. Bluttransfusionen oder Milzoperation.
Bluterguß am Kopf nach stumpfer Gewalteinwirkung (Unfall, Schlag), sofortige oder später einsetzende Bewußtlosigkeit, Kopfschmerzen, Erbrechen, Übelkeit.	*Gehirnerschütterung, Gehirnquetschung* Notarzt bzw. Klinik ◆ Angiographie, Computer-Tomographie ◆ Auch bei einer leichten Gehirnerschütterung (ohne Bewußtlosigkeit) ist ärztliche Versorgung anzuraten, damit keine Folgeschäden eintreten.
Bluterguß in den Augenlidern und Umgebung (»Brillenhämatom«) nach stumpfer Gewalteinwirkung auf den Kopf, Bewußtlosigkeit, evtl. Austritt von Blut, Hirnflüssigkeit oder Hirnbrei aus Nase und Ohren.	*Schädelbasisbruch* (schweres Schädel-Hirn-Trauma) Sofort Klinik ◆ Röntgen, Computer-Tomographie ◆ sofortige Behandlung der Hirnschädigung. In schweren Fällen können dauernde Schädigungen

Symptome	Verdacht auf / Maßnahmen
	(Ausfalls- und Lähmungserscheinungen) zurückbleiben.
Von bräunlich-lividen Blutergüssen durchsetzte Knoten und Schwellungen zunächst an den Beinen, dann am übrigen Körper, Abgeschlagenheit, Gewichtsabnahme, Durchfälle, Fieber, Lymphdrüsenschwellungen, Geschwürbildung in Mund und Enddarm.	*Kaposi-Sarkom* (vor allem bei AIDS) Arzt bzw. Klinik ◆ Blutuntersuchung, AIDS-, Tuberkulin- u. a. Tests ◆ Beim klassischen Kaposi-Sarkom (ohne AIDS) Chemotherapie, Bestrahlung, Exzision, bei AIDS ist bislang nur eine symptomatische Behandlung, aber keine Heilung möglich.

Blutharnen

Blut im Harn (Hämaturie) macht diesen dunkelrot und undurchsichtig und wird durch Blutungen in den Nieren und ableitenden Harnwegen verursacht. Stets ist eine ärztliche Abklärung und Behandlung erforderlich.

Symptome	Verdacht auf / Maßnahmen
Blutharnen, Schmerzen beim Wasserlassen, dünner Harnstrahl, manchmal Harnverhalten (Harnsperre).	*Harnröhrenabszeß* Sofort Urologe ◆ Urethrographie ◆ Antibiotika oder chirurgischer Eingriff.
Blutharnen, Harnstottern, Harndrang, aber nur geringe Harnmengen, bei Blasenentzündung (oft gleichzeitig) Unterleibsschmerzen.	*Blasensteine* Urologe ◆ Sonographie, Blasenspiegelung, Röntgen ◆ Ausschwemmung, Schlingenkatheder, transurethrale Lithotripsie, ggf. offene Operation.
Blutharnen bei Männern, Harndrang (besonders nachts), Blasenentleerungsstörungen, Kreuzschmerzen, Schmerzen beim Stuhlgang.	*Vorsteherdrüsenkrebs* (Prostatakarzinom) Urologe, Klinik ◆ rektale Untersuchung, Sonographie, Röntgen, Prostatazytologie ◆ Operation ◆ da es keine Frühsymptome gibt, sind Vorsorgeuntersuchungen wichtig.
Starkes Blutharnen (schmerzlos) mit blutfreien Intervallen, manchmal Harnsperre, oft Schmerzen in der Lendengegend.	*Blasentumor, Blasenkarzinom* Urologe bzw. Klinik ◆ Palpation, Zystoskopie, Biopsie, Urographie, Röntgen ◆ Resektion, Zystektomie, Kryochirurgie, Lasertherapie, ggf. Radiotherapie oder Chemotherapie.

Symptome	Verdacht auf / Maßnahmen
Blutiger (fleischwasserfarbener) Harn, Kopf-, Glieder- und Kreuzschmerzen, Gesicht blaß und aufgedunsen, Übelkeit, Fieber, Bluthochdruck.	*Nierenbeckenentzündung* (Pyelonephritis) Urologe bzw. Klinik (ständige ärztliche Überwachung sinnvoll) ◆ Labordiagnostik, Röntgen, Nierenfunktionsprüfung, Zystoskopie ◆ strenge Bettruhe, reichliche Flüssigkeitszufuhr, Chemotherapie.
Blutharnen oder dunkelbrauner Harn, Kopf- und Nierenschmerzen, teigige Anschwellungen (Ödeme) am ganzen Körper, Bluthochdruck, Fieber.	*Nierenkörperchenentzündung* (Glomerulonephritis) Urologe ◆ Laboruntersuchungen, Röntgen, Sonographie ◆ konservative medikamentöse Behandlung, Komplikationen bei frühem Behandlungsbeginn selten.
Blutharnen, akut einsetzende heftige oder ständige ziehende Nierenschmerzen, bei akutem Anfall Übelkeit, Erbrechen, Frostgefühl, Bauchdeckenverspannung.	*Nierensteinleiden* (Nephrolithiasis) Urologe bzw. Klinik ◆ Sonographie, Röntgen, ggf. Computer-Tomographie ◆ Ausschwemmung, Schlingenextraktion, Steinzertrümmerung, ggf. offene Operation.
Blutharnen, gleichzeitig Harnmengenverminderung, Druckschmerzempfindlichkeit in der Nierengegend, Abgeschlagenheit, Fieber.	*Nierenvenenthrombose* Notarzt, Klinik (Intensivstation) ◆ Sonographie, Urographie, Angiographie, Szintigraphie ◆ in der Regel chirurgischer Eingriff erforderlich.
Starkes Blutharnen, krampfartige starke Unterleibsschmerzen, plötzliche deutliche Blutdrucksteigerung.	*Nierenembolie, Niereninfarkt* Sofort Klinik (Intensivstation) ◆ Urogramm, Nierenszintigramm, Arteriographie ◆ Operation.

Bluthochdruck

Von Bluthochdruck (Hypertonie) spricht man, wenn bei Menschen unter 50 Jahren der Blutdruck Werte von 145 (systolisch) zu 95 (diastolisch) übersteigt, bei älteren Menschen Werte von 160/95. Da der Blutdruck je nach (auch seelischer) Belastung stark schwanken kann, sind für eine eindeutige Bestimmung wiederholte Messungen (in Ruhelage) erforderlich. In über 80 Prozent aller Fälle liegt ein sogenannter primärer (essentieller) Bluthochdruck vor, für den keine organischen Ursachen erkennbar sind. Hypertoniker sollten ihren Blutdruck regelmäßig ärztlich überwachen lassen, da eine dauernde Blutdruckerhöhung zu Organschädigungen führen kann.

Symptome	Verdacht auf / Maßnahmen
Bluthochdruck, Überregbarkeit, oft Übergewicht, feuchte kalte Hände, übermäßiges Schwitzen, Hautrötung.	*Wirklicher Bluthochdruck* (essentielle Hypertonie) Arzt ◆ EKG, Blut-, Harn- u. a. Laboruntersuchungen ◆ ggf. blutdrucksenkende Mittel.
Bluthochdruck in der oberen, Blutunterdruck in der unteren Körperhälfte (warme Hände, kalte Füße), Schwindelanfälle, Neigung zum Nasenbluten.	*Aorta-Verengung* (Coarctatio aortae) Internist, Klinik ◆ Röntgen (Gefäßdarstellung), Sonographie ◆ meist operative Behebung erforderlich.
Erhöhung des systolischen Wertes bei normalem diastolischem Wert.	*Verhärtung der großen Blutgefäße,* bes. der Aorta Internist ◆ EKG, umfangreiche Laboruntersuchungen (Blut, Harn usw.) ◆ Behandlung je nach Ursache.
Bluthochdruck, Muskelschmerzen, Muskelschwäche, Lähmungserscheinungen, Verstopfung, Harndrang, Abgeschlagenheit, Schwellungen von Gesicht, Beinen usw.	*Überfunktion der Nebennierenrinde* (Hyperaldosteronismus) Internist ◆ Röntgen (Pyelogramm und Thorax), Nierenszintigramm, Blut- und Urinuntersuchungen ◆ Behandlung je nach Ursache (z. B. Adrenalektomie).
Bluthochdruck, eingeschränkte Nierenfunktion, abnorme Ermüdbarkeit, Kopfschmerzen, schmutziggelbe Hautfarbe, Juckreiz, Schwellung von Gesicht, Beinen usw., Übelkeit, Erbrechen.	*Chronische Niereninsuffizienz* (Gefahr der Harnvergiftung!) Arzt bzw. Klinik ◆ umfangreiche Nieren-, Blut- und Harnuntersuchungen, Szintigramm, Röntgen usw. ◆ häufig sind Hämodialyse (Blutwäsche) oder gar eine Nierentransplantation erforderlich. Zur Blutdrucksenkung strenge Diät.
Bluthochdruck besonders bei jungen Frauen, Nierenfunktionsstörungen.	*Nierengefäßverengung* (Nierenarterienstenose) Arzt ◆ umfangreiche Nierendiagnostik (bes. Szintigraphie).
Bluthochdruck, Vollmondgesicht, Fettsucht, bei Frauen verstärkte Körper- und Gesichtsbehaarung, Muskelschwäche, Potenz- bzw. Menstruationsstörungen, blaurote Streifen in der Haut.	*Cushing-Syndrom* (Hormonstörung) Arzt ◆ Blut- und Urinuntersuchungen, Funktions- und Hemmtests, Szintigraphie, ggf. Computer-Tomographie ◆ Behandlung je nach Ursache, medikamentös oder (meist) operativ.

Symptome	Verdacht auf / Maßnahmen
Bluthochdruck, Schmerzen im Kopf und in der Nierengegend, Abgeschlagenheit, Fieber, teigige Anschwellungen am ganzen Körper, meist verminderte Harnausscheidung (dunkelbrauner Harn).	*Nierenkörperchenentzündung* (Glomerulonephritis) Urologe ◆ Urin- und Blutuntersuchungen, Szintigraphie, Röntgen ◆ medikamentöse Behandlung der Infektion ◆ sehr gute Heilungsaussichten.
Bluthochdruck, Kopf-, Glieder- und Kreuzschmerzen, Fieber, Übelkeit, Abgeschlagenheit, Gesicht oft blaß und aufgedunsen, fleischwasserfarbener Harn.	*Nierenentzündung* (Pyelonephritis) Arzt bzw. Klinik (ständige Überwachung sinnvoll) ◆ Urin- und Blutuntersuchungen, Röntgendiagnostik, evtl. Nierenfunktionsdiagnostik, Zystoskopie ◆ Bettruhe, reichliche Flüssigkeitszufuhr, chemotherapeutische Behandlung.
Bluthochdruck, Abgeschlagenheit, deutlicher Gewichtsverlust, schlechter Allgemeinzustand, manchmal Schmerzen in der Nierengegend, Blutharnen.	*Nierentumor, auch Nierenkrebs* Arzt bzw. Klinik ◆ Röntgen (Pyelographie), Angiographie, Szintigraphie, Ultraschalldiagnostik, umfangreiche Laboruntersuchungen ◆ meist Operation erforderlich.
Bluthochdruck, anfallsweises Herzjagen, Kopfschmerzen, Schwindel, Erbrechen, Schweißausbrüche, Blässe, Angstgefühle.	*Nebennierenmarksgeschwulst* (Phäochromozytom) Klinik ◆ EKG, Blut- und Harnuntersuchung, Provokationstests, Computer-Tomographie, Szintigraphie, Ultraschalldiagnostik ◆ Operation erforderlich.

Bluthusten

Husten mit blutigem Auswurf (Hämoptysis) oder gar eine plötzlich auftretende starke Blutung (Hämatorrhoe) aus dem Schlund, Blutsturz genannt, ist ein höchst beunruhigendes Warnzeichen, das stets unverzüglicher ärztlicher Abklärung bedarf.

Symptome	Verdacht auf / Maßnahmen
Chronischer Husten mit erst schleimigem, dann eitrigem, schließlich blutigem Auswurf, Abgeschlagenheit, Atembeschwerden oder Atemnot, Fieberschübe.	*Bronchienerweiterung* (Bronchiektase) Lungenarzt oder Klinik ◆ Blut- und Sputumuntersuchung, Röntgenkontrastaufnahme, Bronchographie u. a. ◆

Symptome	Verdacht auf / Maßnahmen
	langwierige medikamentöse Behandlung zur Entleerung der verschleimten Bronchien.
Husten mit schleimig-gelblichem, später rostbraun-rötlichem Auswurf, Atemnot, atembedingte Brustschmerzen, Abgeschlagenheit, Appetitlosigkeit, Fieber.	*Lungenentzündung* (Pneumonie) Hausarzt oder Internist ◆ Blut- und Sputumuntersuchung, ggf. Röntgen, Lungenfunktionsprüfung ◆ Bettruhe, für Luftbefeuchtung sorgen, medikamentöse Behandlung (husten- und schleimlösende Mittel, Antibiotika u. a.).
Husten mit rostig-blutigem Auswurf, Atemnot, atembedingte Brustschmerzen, bläuliche Hautverfärbung, kleiner schneller Puls.	*Lungenembolie, Lungeninfarkt* Notarzt, Klinik (Intensivstation) ◆ Lungenszintigraphie, Röntgen, Labordiagnostik ◆ Sofortmaßnahmen, danach Chemotherapie mit laufenden Bluttests.
Husten mit eitrig-übelriechendem und blutigem Auswurf, schwere Atemnot, Angstgefühle, Brustschmerzen beim Atmen, Herzjagen, flacher Puls, blaue Hautverfärbung, dann hohes Fieber, Schüttelfrost.	*Lungenabszeß* Lungenarzt, Klinik (Intensivstation) ◆ ggf. sofort Sauerstoffzufuhr, Operation erforderlich, chemotherapeutische Nachbehandlung.
Hustenanfälle mit erst wäßrig-schaumigem, später rostig-blutigem Auswurf, Atemnot, Herzjagen, Angstgefühle, kalter Schweiß.	*Lungenödem* (Flüssigkeitsansammlung in der Lunge) Sofort Notarzt, Klinik (Intensivstation) ◆ Notfalldiagnostik ◆ Sofortmaßnahmen (Infusionen, Beatmung usw.), später konservative medikamentöse Therapie.
Hustenanfälle mit erst gelbgrünem, später auch rostig-blutigem Auswurf, Brustkorbschmerzen, Abgeschlagenheit, Nachtschweiß, Gewichtsverlust, stark gewölbte »Uhrglasnägel«, Fieber.	*Lungentuberkulose* (Phthisis pulmonum) Lungenfacharzt bzw. Klinik ◆ Perkussion, Auskultation, Labordiagnostik, Tuberkulinprobe, Sonographie, Bronchographie ◆ Chemotherapie (Tuberkulostatika), notfalls Operation, langdauernde Nachbehandlung und Beobachtung, am besten in einem Lungensanatorium (Luftkurort).

Symptome	Verdacht auf / Maßnahmen
Hustenanfälle mit rostig-blutigem Auswurf, später auch Blutspucken, sich allmählich verstärkende Brustkorbschmerzen, Gewichtsverlust, stark gewölbte »Uhrglasnägel«.	*Lungenkrebs* (Bronchialkarzinom) Klinik ◆ Laboruntersuchungen, Sonographie, Röntgen, Lungenszintigraphie, Bronchoskopie, Biopsie (Zytodiagnostik) ◆ Behandlung je nach Stadium der Erkrankung (Tiefenbestrahlung, Lobektomie, Pneumektomie) ◆ In der Regel ist eine meist langwierige Nachbehandlung erforderlich.
Heiserkeit und Reizhusten, oft mit rostig-blutigem oder hellrot-blutigem Auswurf, Druckgefühl im Kehlkopf, wachsende Atemnot, erst spät merkliche Schmerzen.	*Kehlkopfkrebs* (Larynxkarzinom) Klinik ◆ Laryngoskopie, Probeexzision, Laboruntersuchungen ◆ Operation (Chordektomie, Laryngektomie), nachfolgend Strahlenbehandlung ◆ Bei chronischer Heiserkeit stets den Arzt befragen, da es kaum Früherkennungssymptome für einen Kehlkopfkrebs gibt.

Blutstuhl (siehe Stuhlveränderungen)

Blutungen

Zu Blutungen kommt es, wenn eine Gefäßwand (durch Verletzung, Entzündung, degenerative Erkrankung usw.) beschädigt wird. Am häufigsten sind Blutungen durch Verletzungen. Äußere Blutungen, deren Ursache offenkundig ist, sind hier nicht berücksichtigt. Hinweise auf innere Blutungen geben mancherlei Symptome. Siehe auch die Suchwörter »Ausfluß«, »Bluterbrechen«, »Blutharnen«, »Bluthusten«, »Nasenbluten« und »Stuhlveränderungen«.

Symptome	Verdacht auf / Maßnahmen
Blutungen aus dem After, Schmerzen beim Stuhlgang, Juckreiz, Afterausgang tastbar nach außen gestülpt.	*Aftervorfall* (Prolaps ani) Hausarzt oder Proktologe ◆ Rektoskopie, ggf. Röntgen ◆ meist operative Korrektur erforderlich.
Blutungen aus dem After (hellrotes Blut), Stuhlgangschmerzen, außen am After tastbare Knoten, die sich beim Pressen füllen.	*Äußere Hämorrhoiden* Hausarzt oder Proktologe ◆ rektale Untersuchung ◆ konservative Behandlung (Zäpfchen, Salbe), ggf. operative Entfernung der Knoten, Vereisung oder Verödung.

Symptome	Verdacht auf / Maßnahmen
Blutungen aus dem After (hellrotes Blut), Stuhlgangschmerzen, besonders nachts dumpfe Unterleibsschmerzen, im After tastbare Knoten, manchmal Juckreiz, Brennen und Nässen.	*Innere Hämorrhoiden* Hausarzt oder Proktologe ◆ rektale Untersuchung, Endoskopie, ggf. Probelaparotomie ◆ häufig konservative Behandlung möglich, ggf. operativer Eingriff, Vereisung, Verödung ◆ für weichen Stuhl sorgen.
Blutungen aus dem After, krampfartige Stuhlgangs- und Unterleibsschmerzen, auch dunkler (Teer-)Stuhl, Durchfälle, Gewichtsverlust, Fieberschübe.	*Crohn-Krankheit* (Enteritis regionalis Crohn) Hausarzt oder Internist ◆ Endoskopie, Probelaparotomie, Stuhl- und Blutuntersuchungen ◆ meist konservative medikamentöse Behandlung, ggf. Operation.
Blutungen und/oder Eiterabgang aus dem After, dumpfer Druck oder Schmerzen in der After- und Kreuzregion, Stuhldrang, aber häufig Stuhlverhaltung.	*Mastdarmentzündung* (Proktitis) Hausarzt oder Proktologe ◆ Endoskopie, Röntgen, Laboruntersuchung zur Feststellung der genauen Ursache ◆ ursächliche Behandlung, meist konservativ.
Blutungen und Schleimabgang aus dem After, Wechsel zwischen Verstopfung und Durchfällen, Blähungen, manchmal auch unwillkürlicher Stuhlabgang.	*Mastdarmkrebs* (Rektumkarzinom) Internist oder Klinik ◆ Rektoskopie, Röntgenkontrastuntersuchung, Labordiagnose ◆ je nach Stadium zytostatische Kombinations-Chemotherapie oder Operation.
Blutungen in Haut und Schleimhaut, Lymphknotenschwellungen, Atemnot, Abgeschlagenheit, Leistungsschwäche, Nachtschweiß, Gewichtsverlust, erhöhte Infektanfälligkeit.	*Blutkrebs* (Leukämie) Internist oder Klinik ◆ Blut- und Liquoruntersuchungen (Punktion), EKG, Szintigraphie ◆ Chemotherapie je nach Form der Leukämie (Antibiotika, Zytostatika, Hormonpräparate), meist Behandlung in der Klinik.
Blutungen und Blutergüsse, häufiges Zahnfleischbluten, Zahnfleisch gerötet und geschwollen, verzögerte Wundheilung, später auch spontaner Zahnausfall.	*Scharbock* (Skorbut) Diese bei uns heute höchst seltene Avitaminose (Vitamin-C-Mangel) kann beim Auftreten erster Symptome durch Vitamin-C-Zufuhr behoben werden, doch ist stets eine ärztliche Betreuung sinnvoll.

Symptome	Verdacht auf / Maßnahmen
Blutungen in Haut und Schleimhaut mit bräunlich-livider Verfärbung, Leistungsabfall, Abgeschlagenheit, deutlicher Gewichtsverlust, Fieber, Durchfälle, Lymphdrüsenschwellungen, Hautausschläge, Geschwürbildungen im Mund und am After, schweres Krankheitsgefühl.	*Erworbenes Immundefekt-Syndrom* (AIDS) Arzt oder Klinik ◆ wiederholte AIDS-Tests, umfangreiche Laboruntersuchungen ◆ bei eindeutig positivem Testergebnis ist lediglich eine symptomatische, nicht aber eine ursächliche Behandlung möglich ◆ Die Erkrankung verläuft bisher stets tödlich. Um so wichtiger sind vorbeugende Maßnahmen (»safer sex« u. a.), die weltweit propagiert werden.
Blutungen und Austritt von Hirnflüssigkeit oder Hirnbrei aus Nase und Ohren, Bewußtlosigkeit, später Bildung von Blutergüssen in Augenlidern und Augengegend (»Brillenhämatom«).	*Offener Schädelbasisbruch* Sofort Rettungswagen, Klinik (Intensivstation) ◆ Notfalldiagnostik, Sofortmaßnahmen ◆ schnellste ärztliche Versorgung ist wichtig.
Blutungen aus der Nase, bei Frauen auch aus der Scheide, Blutungen in die Haut (Blutergüsse) schon bei leichtem Druck, häufiges Zahnfleischbluten.	*Blutplättchenmangel* (Thrombozytopenie) Internist ◆ ausführliche Blutuntersuchungen, auch Lumbalpunktion und Liquordiagnose ◆ Chemotherapie, ggf. Bluttransfusion, mögliche Ursachen (z. B. Medikamente) ausschalten.
Blutungen aus der Scheide nach rosawäßrigem Ausfluß zwischen den Perioden, oft nach Geschlechtsverkehr, Stuhlgangschmerzen, stärkere Unterleibsschmerzen erst im Spätstadium.	*Gebärmutterkrebs* (Korpus- oder Zervixkarzinom) Gynäkologe oder Klinik ◆ Palpation, Spiegelung, Laparoskopie, Kolposkopie usw. ◆ in der Regel Operation ◆ Da eindeutige Symptome erst spät auftreten, ist Früherkennung (Vorsorgeuntersuchungen) wichtig.

Brustdrüsenschmerzen

Brustdrüsenschmerzen treten bei Frauen nicht selten zyklisch auf und sind häufig mit Schwellungen der Brust verbunden. Besonders wenn dabei Veränderungen der Brustwarzen festgestellt werden, sollte stets der Arzt befragt werden, damit ein möglicher Brustkrebs frühestmöglich erkannt und behandelt werden kann.

Symptome	Verdacht auf / Maßnahmen
Kurz vor der Menstruation regelmäßig wiederkehrende Schwellung und Schmerzhaftigkeit der Brustdrüsen, Berührungsempfindlichkeit mit oft ausstrahlenden Schmerzen.	*Brustveränderung in der Geschlechtsreife* (Mastodynie) Frauenarzt ◆ Blut- und Hormonanalyse, ggf. Mammographie ◆ Evtl. Hormonbehandlung (Pille).
Brustdrüsenentzündung mit schmerzhafter Schwellung und Rötung der Brust, Fieber, evtl. Brustwarzenveränderungen, Krankheitsgefühl.	*Brustdrüsenentzündung* (Mastitis) Häufig in der 2. bis 4. Woche nach der Entbindung (Mastitis puerperalis) ◆ Frauenarzt ◆ Kultur auf pathogene Entzündungserreger, Blut- und Hormonanalyse, ggf. Mammographie.
Brustdrüsenschmerzen, Schwellung der Brust, manchmal wäßriger bis blutiger Ausfluß aus der Brustwarze; meist bei Frauen über 40 Jahren.	*Schrotkugelbrust* (zystische Mastopathie) Frauenarzt ◆ Palpation, Mammo-, Thermo-, Xero-, Galaktographie, ggf. Punktion oder Probeexzision ◆ Evtl. Hormonbehandlung.
Brustdrüsen- oder allgemeine Brustschmerzen (können auch fehlen), tastbare derbe Knoten, die sich oft gegenüber der Haut nicht verschieben lassen, fleischsaftfarbene bis blutige Absonderung aus der Brustwarze, Lymphknotenschwellung unter der Brust, Brustwarzenveränderungen, Gewichtsabnahme, Verhärtung und Großporigkeit der Haut.	*Brustkrebs* (Mammakarzinom) Frauenarzt ◆ Inspektion, Palpation, Ultraschall- und Röntgendiagnostik (Mammographie), Thermographie, Mamma-Zytologie (Biopsie) ◆ Mastektomie (Radikaloperation heute nicht mehr Standardverfahren), bei Metastasierung danach Chemotherapie bzw. Zytostatika ◆ Früherkennung (mindestens jährliche Vorsorgeuntersuchung) wichtig ◆ vom Arzt in der Methodik der Selbstuntersuchung unterweisen lassen!
Brustdrüsenschwellungen bei männlichen Kindern in der Pubertät.	*Unechte Gynäkomastie* (Pubertätsmakromastie) Keine Behandlung nötig, bildet sich spontan zurück.
Brustdrüsenvergrößerungen bei männlichen Personen (außer bei Fettsucht) mit unterschiedlichen Begleitsymptomen.	*Brustdrüsenschwellung* (Gynäkomastie) Stets ärztlich untersuchen lassen, da ernsthafte Erkrankungen (z. B. Tumoren der Hoden und der Nebennieren) vorliegen können.

Brustschmerzen

Schmerzen im Brustbereich können vielfältige Ursachen haben, banale Erkältungen oder Muskelüberanstrengung ebenso wie ernsthafte Erkrankungen der im Brustkorb liegenden Organe. Obendrein können die Schmerzen aus anderen Körperregionen (meist aus dem Oberbauchraum) ausstrahlen. In der Regel sind sie ein ernstzunehmendes Warnsignal, das ärztlicher Abklärung bedarf.

Symptome	Verdacht auf / Maßnahmen
Bei Frauen schmerzhafte Schwellung und Rötung der Brust, evtl. Brustdrüsenveränderungen, Fieber, Krankheitsgefühl.	*Brustdrüsenentzündung* (Mastitis) Häufig in der 2. bis 4. Woche nach der Entbindung (Mastitis puerperalis) ◆ Frauenarzt ◆ Kultur auf pathogene Erreger.
Brustschmerzen, auch Kopf-, Hals- und Gliederschmerzen, Schnupfen, Husten, Atem- und Schluckbeschwerden, Abgeschlagenheit, oft erhöhte Temperatur.	*Grippaler Infekt* Bettruhe, Vitamin-C-Zufuhr, Obstsäfte, Inhalationen, (Kamillendampf, ätherische Öle) ◆ bei Kindern, älteren Menschen und Fieber über 39,5°C Arzt.
Plötzliches hohes Fieber, Brustschmerzen, Frösteln, Schluckbeschwerden, Kopf-, Muskel- und Kreuzschmerzen, Heiserkeit, trockener Husten, Schluckbeschwerden, manchmal Bauchschmerzen, Durchfälle, Krankheitsgefühl.	*Grippe* (Influenza) Arzt ◆ klinischer Befund, ggf. Blut- und Stuhluntersuchungen ◆ strenge Bettruhe, überwiegend symptomatische (fieber- und entzündungshemmende Mittel) Behandlung, ggf. Antibiotika ◆ eine Vorbeugung durch Schutzimpfung ist wegen der Vielfalt der Erreger nur bedingt wirksam.
Schmerzen hinter dem Brustbein, Kopfschmerzen, hartnäckiger Reizhusten mit erst glasig-zähem, dann schleimig-gelblichem Auswurf, Appetitlosigkeit, teils leichtes Fieber.	*Bronchitis* (Bronchialkatarrh) Für frische Luft sorgen, schleimlösende Mittel, Inhalationen, Rauchverbot ◆ in schweren Fällen (chronische Bronchitis mit Atemnot) Arzt ◆ Auskultation ◆ medikamentöse Behandlung, ggf. Schleimabsaugung.
Plötzliche Brustkorbschmerzen, Atemnot bis zum Erstickungsanfall, Angstzustände, kalter Schweiß, rasender Puls, Anfälle Sekunden bis wenige Minuten dauernd.	*Brustenge* (Angina pectoris, Stenokardie) Bei Anfall ärztlich verschriebene Nitrokörper (Nitroglyzerin) einnehmen ◆ Hausarzt oder Internist ◆ Abklärung und Behandlung der Grundkrankheit

Symptome	Verdacht auf / Maßnahmen
	(Arteriosklerose), ggf. chirurgischer Eingriff zur Vermeidung eines Herzinfarkts.
Plötzliches schmerzhaftes Umklammerungsgefühl im Brustkorb, akute Atemnot, Angstgefühl bis zur Todesangst, kalter Schweiß, Blässe, rasender Puls, Bewußtseinstrübung oder Bewußtlosigkeit.	*Herzinfarkt* (Myokardinfarkt) Flach lagern, beengende Kleidung öffnen, beruhigen, notfalls beatmen, sofort Notarzt, Rettungswagen rufen, Klinik (Intensivstation) ◆ Notfalldiagnostik (EKG, Vetrikulogramm, Sonographie u. a.) ◆ Sofortmaßnahmen ◆ schnellste ärztliche Versorgung ist lebensrettend ◆ Nach überstandenem Infarkt längere Schonung unter ärztlicher Überwachung.
Beklemmungsgefühl in der Brust (meist einseitig), Schulterschmerz beim Liegen auf der betroffenen Seite, leicht erhöhte Temperatur.	*Brustfellentzündung* (Pleuritis) Arzt oder Klinik ◆ Perkussion, Auskultation, Sonographie, Röntgen, bei Erguß Probepunktion und Laboruntersuchungen ◆ Chemotherapie, Punktion.
Plötzliche Brust- und Rückenschmerzen, manchmal mit Lähmungserscheinungen, Augenlider herabhängend, Pupillen abnorm verengt, schweres Krankheitsgefühl.	*Hauptschlagadererweiterung* (Aortenaneurysma) Sofort Notarzt, Klinik (Intensivstation) ◆ Notfalldiagnose (Röntgen, Labor, Computer-Tomographie) ◆ sofortige Operation erforderlich, medikamentöse Nachbehandlung.
Schmerzen im Brust- oder Lendenwirbelsäulenbereich, Hautrötung, Aufschießen von prallgefüllten perlartigen Bläschen, deren Inhalt bald gelblich-eitrig wird, nach ca. 1 Woche Eintrocknen und Verborken der Bläschen, die (häufig unter Narbenbildung) abfallen, manchmal bleiben langdauernde Nervenschmerzen zurück.	*Gürtelrose* (Herpes Zoster) Arzt, in schweren Fällen Klinik ◆ symptomatische Behandlung, Analgetika, ggf. Antibiotika, auch Interferone. Bei fortdauernden Schmerzen ggf. Neurochirurgie (Abtrennung der betroffenen sensiblen Ganglienwurzeln).
Schmerzen im Brustkorb, starkes Beklemmungsgefühl, Atemnot, Herzjagen, venöse Stauungserscheinungen (z. B. dicke Beine), schweres Krankheitsgefühl.	*Herzbeutelentzündung* (Perikarditis) Internist ◆ Auskultation, EKG, Phonokardiographie u. a. ◆ Behandlung mit Antibiotika, ggf. mit Kortison, evtl. Herzbeutelerguß beheben.

Symptome	Verdacht auf / Maßnahmen
Brustkorb- und Gelenkschmerzen, Beklemmungsgefühl, Abgeschlagenheit, Blässe, Blutdruckabfall, rote druckschmerzhafte Hautknötchen.	*Herzinnenhautentzündung* (Endokarditis) Internist oder Klinik ◆ Laboruntersuchungen (wiederholte Blutkulturen auf mögliche Erreger) ◆ ursächliche Behandlung.
Schmerzen hinter dem Brustbein, Sodbrennen, besonders stark im Liegen, häufiges Erbrechen.	*Zwerchfellbruch* (Hiatushernie) Oberkörper hochlagern, täglich mehrere kleine Mahlzeiten ◆ kleinere Brüche bedürfen keiner Behandlung ◆ ansonsten Arzt ◆ Endoskopie, Sonographie ◆ ggf. Operation.
Ziehende und stechende Brustschmerzen, akute Atemnot, rasselndes Atemgeräusch, Herzjagen, Blauverfärbung, Kreislaufschwäche.	*Luft im Pleuraraum* (Pneumothorax) Sofort Notarzt, Klinik (Intensivstation) ◆ Punktion, Absaugung, ggf. Fibrinpleurodese ◆ kleinere Pneumothoraxe können spontan ausheilen.
Zunehmende Brustkorbschmerzen, Blässe, Abgeschlagenheit, Nachtschweiß, Hustenreiz, Durchfälle, Gewichtsverlust, erst leichtes, dann hohes Fieber, schweres Krankheitsgefühl.	*Lungentuberkulose* (Phthisis pulmonum) Lungenfacharzt bzw. Klinik ◆ Perkussion, Auskultation, Blut- und Sputumuntersuchung, Tuberkulinprobe, Sonographie, Röntgen ◆ Chemotherapie (Tuberkulostatika), ggf. auch Operation.
Atmungsabhängige Brustschmerzen, schwerste Atemnot, Hustenanfälle mit rostig-blutigem Auswurf, bläuliche Hautverfärbung, kleiner schneller Puls, Todesangst, Schweißausbrüche.	*Lungenembolie, Lungeninfarkt* Notarzt, Klinik (Intensivstation) ◆ Lungenszintigraphie, Röntgen, Labordiagnostik ◆ Sofortmaßnahmen, danach Chemotherapie mit laufenden Bluttests.
Atemabhängige Brustschmerzen, Reizhusten mit eitrig-blutigem Auswurf, Atemnot, Herzjagen, flacher Puls, blaue Hautverfärbung, Fieber, Schüttelfrost.	*Lungenabszeß* Lungenfacharzt, bei hohem Fieber Klinik ◆ ggf. Sauerstoffzufuhr, Operation, chemotherapeutische Nachbehandlung (Antibiotika u. a.).
Atemabhängige Brustschmerzen, Husten mit schleimig-gelblichem, manchmal bräunlichem Auswurf, Atemnot,	*Lungenentzündung* (Pneumonie) Hausarzt oder Internist ◆ klinischer Befund, Blut- und Sputumuntersuchun-

Symptome	Verdacht auf / Maßnahmen
Abgeschlagenheit, Appetitlosigkeit, steigendes Fieber.	gen, Lungenfunktionsprüfung, ggf. Röntgen ◆ strenge Bettruhe, für Luftbefeuchtung sorgen ◆ konservativ-medikamentöse Behandlung.
Sich allmählich steigernde Brustschmerzen, Hustenanfälle mit rostig-blutigem Auswurf, später auch Blutspucken, Gewichtsverlust, schweres Krankheitsgefühl, gelegentlich gewölbte »Uhrglasnägel«.	*Lungenkrebs* (Bronchialkarzinom) Klinik ◆ Laboruntersuchungen, Sonographie, Röntgen, Lungenszintigraphie, Bronchoskopie, Biopsie (Zytodiagnostik) ◆ Behandlung je nach Stadium der Erkrankung (Tiefenbestrahlung, Lobektomie, Pneumektomie) ◆ Früherkennung (Vorsorgeuntersuchungen) wichtig!
Oberflächliche Brustkorbschmerzen im Rippenbereich, anhaltend, aber anfallsweise verstärkt.	*Zwischenrippennerven-Entzündung* (Intercostalneuralgie) Hausarzt oder Neurologe ◆ Ursache feststellen, symptomatische und ursächliche medikamentöse Behandlung.

Brustveränderungen

Gemeint sind Formveränderungen des Brustkorbs oder der weiblichen Brüste. Siehe auch das Suchwort »Brustdrüsenschmerzen«.

Symptome	Verdacht auf / Maßnahmen
Faßförmig aufgeblähter Brustkorb, schwere Atemnot, pfeifender, rasselnder Atem, Hustenanfälle mit zähschleimigem Auswurf, Blauverfärbung von Haut und Lippen.	*Asthma-Anfall* (Asthma bronchiale bzw. cardiale) Bei Anfall aufrecht setzen, für frische Luft sorgen, Sprühnebel (Aerosol-Therapie), beruhigender Zuspruch ◆ Arzt ◆ Röntgen, Allergietests, Laboruntersuchungen ◆ ursächliche Behandlung (medikamentös, Physiotherapie, Klimatherapie).
Starrer, faßförmiger Brustkorb, stark eingeschränkte Atembreite, Atemnot, Husten mit zähem Auswurf, Trommelschlegelfinger.	*Blählunge* (Emphysema pulmonum) Internist oder Lungenfacharzt ◆ Auskultation, Perkussion, Lungenfunktionsprüfung, Röntgen, ggf. Szintigraphie, EKG ◆ Chemotherapie, Physiotherapie.

Symptome	Verdacht auf / Maßnahmen
Tastbare Knoten in der weiblichen Brust, die sich gegenüber der Haut nicht verschieben lassen, verhärtete, großporige Haut, Lymphknotenschwellung unter der Brust, Brustwarzenveränderungen, oft fleischwasserfarbene bis blutige Absonderung aus der Brustdrüse, manchmal Brustdrüsen- oder allgemeine Brustschmerzen.	*Brustkrebs* (Mammakarzinom) Frauenarzt oder Klinik ◆ Inspektion, Palpation, Ultraschall- und Röntgendiagnostik, Thermographie, Mammazytologie (Biopsie) ◆ Mastektomie (Radikaloperation heute nicht mehr Standardverfahren), bei Metastasierung danach Chemotherapie bzw. Bestrahlung ◆ Früherkennung wichtig, mindestens jährliche Vorsorgeuntersuchung ◆ vom Arzt in der Methodik der Selbstuntersuchung unterweisen lassen!
Schwellung der weiblichen Brust durch Bildung von flüssigkeitsgefüllen Zysten, manchmal wäßrig-seröser bis blutiger Ausfluß aus den Brustwarzen; tritt meist bei Frauen über 40 Jahren auf.	*Schrotkugelbrust* (Zystische Mastopathie) Frauenarzt ◆ Palpation, Mammo-, Thermo-, Xero- und Galaktographie, ggf. Punktion oder Probeexzision ◆ Behandlung meist mit Hormonpräparaten ◆ regelmäßige Überwachung wichtig (Gefahr von Brustkrebs).

Darmkoliken (siehe Bauchschmerzen)

Doppelthören (siehe Hörstörungen)

Doppeltsehen (siehe Sehstörungen)

Drehschwindel (siehe Schwindel)

Durchfall

Als Durchfall bezeichnet man die häufige und reichliche Entleerung eines dünnflüssigen Stuhls, die auf leichte oder schwere Störungen im Verdauungstrakt hinweist. Diese Störungen können sehr unterschiedliche, teils vorübergehende und harmlose Ursachen haben, beispielsweise seelische Spannungen, überreichliches Essen, Abführmittelmißbrauch, Klima-, Wetter- und Temperaturveränderungen, aber auch Nahrungsmittelallergien, Vergiftungen oder Infektionen. Bei heißem Wetter und in südlichen Ländern kommen Durchfallerkrankungen gehäuft vor. Da mit schweren Durchfällen stets starke Flüssigkeits- und Elektrolytverluste des Organismus verbunden sind, ist in solchen Fällen stets ein Arzt zu konsultieren. Aufschluß über die Ursachen gibt oft die Beschaffenheit des Stuhls (siehe das Suchwort »Stuhlveränderungen«).

Symptome	Verdacht auf / Maßnahmen
Durchfälle, Abgeschlagenheit, Appetitlosigkeit, Aufstoßen, Völlegefühl, Erbrechen, Oberbauchschmerzen.	*Magenschleimhautentzündung* (Magenkatarrh, Gastritis) Fasten, Kräutertee, feuchtwarme Leibpackungen, Schonkost ◆ ggf. Arzt ◆ Gastroskopie, Röntgen ◆ medikamentöse Behandlung.
Durchfälle im Wechsel mit Verstopfung, Blähungen, unbestimmte Unterbauchschmerzen, Übelkeit, Völlegefühl, Appetitlosigkeit.	*Darmneurose* (Reizkolon) Meist nervös bedingt (neuromuskuläre Störung des Verdauungstrakts) ◆ symptomatische Behandlung, in hartnäckigen Fällen psychotherapeutische Betreuung sinnvoll.
Durchfälle, Erbrechen, Bauchschmerzen, hohes Fieber, Frösteln, Schluckbeschwerden, Kopf- und Gliederschmerzen, Heiserkeit, trockener Husten, schweres Krankheitsgefühl.	*Darmgrippe* (Influenza) Arzt ◆ Laboruntersuchungen (Blut, Stuhl, Rachenabstrich), klinischer Befund ◆ überwiegend symptomatische Behandlung (Chemotherapie) ◆ eine vorbeugende Impfung bietet wegen der Vielzahl möglicher Erreger nur einen bedingten Schutz.
Durchfälle mit zahlreichen dünnen bis breiigen, penetrant faulig riechenden Stühlen, Schwäche, bei längerer Dauer starker Gewichtsverlust.	*Fäulnisdyspepsie* (Darmfunktionsstörung) Arzt ◆ Stuhluntersuchungen (Gärungsprobe) ◆ organische Ursache (z. B. Bauchspeicheldrüsenschwäche) feststellen und beheben ◆ medikamentöse Behandlung.
Durchfälle mit dünnen, schaumigen, breiigen, gelben Stühlen, starke Bauchschmerzen, oft nach überreichlichem Genuß von überreifem Obst.	*Gärungsdyspepsie* (gestörte Kohlenhydratverdauung) Fasten, Kräutertee, Zwieback, dann Schonkost ◆ ggf. Arzt ◆ Stuhluntersuchung ◆ Diätvorschriften, medikamentöse Behandlung.
Durchfall, Übelkeit, Appetitlosigkeit, Bauchschmerzen, meist leichtes Fieber.	*Darm-Trichinose* Arzt ◆ Blut- und Stuhluntersuchungen ◆ symptomatische Therapie (Chemotherapie).
Durchfall mit dünnen Stühlen, oft mit Schleim- und Blutbeimengung, starkes	*Infektiöse Lebensmittelvergiftung* (Gastroenteritis, Cholera)

Symptome	Verdacht auf / Maßnahmen
Erbrechen, krampfartige Bauchschmerzen, plötzliches Fieber, Wadenschmerzen, Kreislaufschwäche.	Sofort Klinik ◆ klinischer Befund, Laboruntersuchungen (Blut, Harn, Stuhl) ◆ Herz- und Kreislaufstützung, Chemotherapie, Flüssigkeits- und Elektrolytersatz, Diät.
Durchfall mit glasigem, himbeergeleeartigem Schleim, Bauchschmerzen, Übelkeit, Abgeschlagenheit, langsamer Beginn, meist ohne Fieber.	*Amöbenruhr* (Amöbiasis) Arzt oder Klinik ◆ Laboruntersuchungen (Stuhl, Blut) ◆ symptomatische Behandlung (Chemotherapie) ◆ bei Reisen in tropische Länder Vorbeugungsmittel mitnehmen.
Durchfälle mit wäßrig-schleimigem, dann auch blutigem Stuhl, Erbrechen, krampfartige Bauchschmerzen, plötzlich einsetzendes Fieber, Schockzeichen (Kollaps).	*Bakterienruhr* (Shigellose) In leichten Fällen Fasten, Tee, geriebene Äpfel ◆ sonst sofort Klinik ◆ klinischer und Laborbefund ◆ Schockbekämpfung, Chemotherapie (Antibiotika), Ersatz der Flüssigkeits- und Elektrolytverluste.
Durchfälle im Wechsel mit Verstopfung, krampfartige Bauchschmerzen, Erbrechen, Übelkeit, Völlegefühl, manchmal Blut im Stuhl oder Blutungen aus dem After, Fieber.	*Darmausstülpungsentzündung* (Divertikulitis) Arzt oder Klinik ◆ Rektoskopie, Sonographie, Röntgenkontrastmittelaufnahme, ggf. Biopsie zum Ausschluß einer Krebserkrankung ◆ Chemotherapie (Antibiotika), Diät nach Vorschrift, ggf. chirurgischer Eingriff.
Durchfälle mit wäßrigem oder schleimigem Stuhl im Wechsel mit Verstopfung, Bauchschmerzen, Blähungen mit reichlichem Abgang von Winden, Völlegefühl, auch Schleimabgang ohne Stuhl.	*Dickdarmentzündung* (Colitis) In leichten Fällen Fasten, Kräutertee, dann Schonkost ◆ in schweren Fällen Arzt ◆ Rektoskopie, Stuhluntersuchung, ggf. Röntgenkontrastmittelaufnahme ◆ medikamentöse Behandlung.
Durchfälle mit blutigem Stuhl (Teerstuhl), Blutungen aus dem After, krampfartige Bauchschmerzen, Stuhlgangschmerzen, Gewichtsverlust, Fieberanfälle in Schüben.	*Crohn-Krankheit* (Enteritis regionalis Crohn) Hausarzt oder Internist ◆ Endoskopie, Blut- und Stuhluntersuchungen, ggf. Kontrastmittelröntgenaufnahme, Probelaparotomie ◆ konservativ-medikamentöse Behandlung, ggf. chirurgischer Eingriff.

Symptome	Verdacht auf / Maßnahmen
Durchfälle, Übelkeit, Erbrechen, krampfartige Bauchschmerzen, Kopf- und Gliederschmerzen, manchmal erhöhte Temperatur.	*Darmentzündung* (Darmkatarrh, Enteritis) Bei Durchfallbeginn Fasten (nur Tee und Säfte), dann geriebene Äpfel, Zwieback, Schonkost, täglich 2 Messerspitzen Salz in reichlich einzunehmende Getränke ◆ notfalls Arzt.
Durchfälle im Wechsel mit Verstopfung, Appetitlosigkeit, Übelkeit, Blähungen, Widerwille gegen Fett und Fleisch, Gelbsucht, Gewichtsverlust, Bauchschmerzen, verfallenes Aussehen, oft Hautausschläge.	*Schrumpfleber* (Leberzirrhose) Internist oder Klinik ◆ Laboruntersuchungen, EKG, Laparoskopie mit Gewebsprobenentnahme oder Leberpunktion mit Biopsie ◆ Chemotherapie, strenge Bettruhe, Diät ◆ eine Wiederherstellung der geschädigten Leber ist nicht möglich.
Häufige Durchfälle mit voluminösen Stühlen, Appetitverlust, Gewichtsabnahme, Blässe, »Lackzunge«, tritt vorwiegend in tropischen Ländern auf.	*Sprue* (Malabsorptionssyndrom) Arzt ◆ Stuhl- und Blutuntersuchungen ◆ symptomatische Behandlung von Mangelerscheinungen (gezielte Vitamin- und Eiweißzufuhr u. a.), medikamentöse Behandlung (z. B. mit Folsäure).
Erbsenbreiartige Durchfälle nach mehrtägiger Verstopfung, Fieber, Verschleimung der Atemwege, Abgeschlagenheit, blaßrosa Flecken auf dem Rumpf.	*Paratyphus B* Klinik (Isolierstation) ◆ Laboruntersuchungen (Stuhl, Blut, Harn, Sternalpunktat, Blutkulturen) ◆ symptomatische Behandlung (Kreislaufstützung, Flüssigkeits- und Elektrolytersatz) ◆ spezifische Chemotherapie.
Erbsenbreiartige Durchfälle nach Verstopfung (häufig erst nach 3 Wochen), vorher Abgeschlagenheit, Kopfschmerzen, ansteigendes Fieber, das nach etwa 8 Tagen lange bei 40 bis 41°C bleiben kann, starke Benommenheit, graugelb belegte Zunge (Spitze und Ränder himbeerrot), nach ca. 2 Wochen roter Hautausschlag.	*Typhus* (Typhus abdominalis) Klinik (Isolierstation) ◆ Laboruntersuchungen (Stuhl, Blut, Harn, Sternalpunktat, Blutkulturen) ◆ gleichzeitig spezifische Chemotherapie (mit laufender Kontrolle wegen Resistenzentwicklung) und symptomatische Behandlung (Herz- und Kreislaufstützung, Flüssigkeits- und Elektrolytersatz), spezielle Diät ◆ vorbeugende Schutzimpfung möglich, überstandene Krankheit bringt lebenslange Immunität.

Symptome	Verdacht auf / Maßnahmen
Durchfälle, Abgeschlagenheit, Appetitlosigkeit, Muskelschwäche, Gewichtsverlust, Ausfall von Achsel- und Schamhaaren, abnorme Braunverfärbung der Haut, niederer Blutdruck.	*Bronzekrankheit* (Addison-Krankheit) Internist oder Klinik ◆ Laboruntersuchungen (Hormon- und Elektrolytwerte) ◆ medikamentöse Behandlung, am besten in der Klinik (ständige Überwachung wegen möglichem Kreislaufkollaps erforderlich).
Durchfälle, Rückenschmerzen, Schwächezustände, tiefrote, rissige Zunge, Hautentzündungen mit schuppenden Blasen- und Pustelbildungen, Schleimhautentzündungen, zunehmende Depressionen.	*Pellagra* (Vitaminmangelsyndrom) Arzt oder Klinik ◆ klinischer Befund, Laboruntersuchungen ◆ symptomatische Behandlung und gezielte Vitamin-B_2-Zufuhr ◆ Die Erkrankung tritt vorwiegend in Maisanbaugebieten bei einseitiger Ernährung auf.
Häufige Durchfälle, Appetitlosigkeit, Gewichtsverlust, Schwäche, Stirnkopfschmerzen, Glanzaugen, verdickter Hals, motorisch-psychische Unruhe, Lichtscheu, Tränenträufeln.	*Schilddrüsenüberfunktion* (Hyperthyreose) Arzt oder Klinik ◆ Schilddrüsenfunktionstests, Szintigraphie, Laboruntersuchungen, Sonographie, ggf. Zytodiagnostik ◆ medikamentöse Behandlung (Thyreostatika), in manchen Fällen chirurgischer Eingriff.
Durchfälle mit blutigem Stuhl (hellrot oder dunkler Teerstuhl), starke Bauchschmerzen, Blässe, Übelkeit, Abgeschlagenheit, manchmal Fieber.	*Ischämische Kolitis* Internist oder Klinik ◆ Laboruntersuchungen (Blut, Stuhl), Sonographie, Röntgenkontrastaufnahme, Endoskopie ◆ medikamentöse Therapie, Diät.
Durchfälle, Übelkeit, Schwäche, Atemnot, schmutziggelbe Hautfarbe, Atem und Schweiß mit Uringeruch, manchmal Bewußtseinstrübung und Muskelkrämpfe.	*Harnvergiftung* (Urämie) Urologe oder Klinik ◆ Labor- und Gerätediagnostik ◆ symptomatische Behandlung und Entgiftungsmaßnahmen, Hämodialyse (Blutwäsche), ggf. Nierentransplantation ◆ eine Wiederherstellung der Niere ist nicht möglich.
Durchfälle, Gewichtsverlust, Leistungsabnahme, Fieber, Lymphknotenschwellungen, Hautschwellungen mit bräunlich-livider Verfärbung, Hautausschläge, Geschwürbildung in Mund und After, fortschreitender Verfall.	*AIDS* (erworbenes Immundefekt-Syndrom) Arzt, Klinik ◆ wiederholte AIDS-Tests, Labor- und Gerätediagnostik ◆ symptomatische Therapie, Behandlung lebensbedrohender Infektionen und

Symptome	Verdacht auf / Maßnahmen
	Wucherungen, seelische Betreuung ◆ bislang gibt es noch keine wirksame ursächliche Therapie und keine vorbeugende Immunisierung.

Durstübermaß

Starker Durst tritt auf, wenn dem Organismus große Flüssigkeitsmengen entzogen werden, sei es durch Schwitzen (Hitze, körperliche Anstrengungen, fieberhafte Erkrankungen) oder durch starke Durchfälle. Übermäßiger Durst (Polydipsie) wird durch Krankheiten verursacht, die zu einer krankhaften Vermehrung der Harnmenge (Harnflut, Polyurie) auf bis zu 10 bis 20 Liter pro Tag führen.

Symptome	Verdacht auf / Maßnahmen
Durstübermaß, Ausscheidung großer Mengen auffallend hellen Urins, Müdigkeit, Gewichtsabnahme trotz gesteigerter Nahrungszufuhr, Muskelschwäche, Neigung zu Hautausschlägen und Juckreiz, trockene Haut.	*Zuckerkrankheit* (Diabetes mellitus) Hausarzt oder Internist ◆ Blut- und Harnuntersuchungen, evtl. Röntgen oder Computer-Tomographie (Tumore oder Entzündungen der Bauchspeicheldrüse als mögliche Ursache) ◆ Behebung organischer Ursachen, Insulinzufuhr, Diät, gezielte körperliche Betätigung.
Quälender Durst, Ausscheidung von bis zu 15 l täglich auffallend hellen Urins, meist keine besonderen Beschwerden. Diese Krankheit kann vererbt, aber auch eine Folge von Hirnschädigungen sein.	*Wasserharnruhr* (Diabetes insipidus) Internist oder neurochirurgische Station ◆ Laboruntersuchungen (u. a. Adiuretin-Test), Röntgen (Schädel), Computer-Tomographie, Hirn-Szintigraphie ◆ Behandlung u. a. mit Hypophysenpräparaten, Diät.
Übermäßiger Durst, Ausscheidung großer Harnmengen, Übelkeit, Erbrechen, Muskelschwäche, Blähungen, Verstopfung, graue Hautfarbe, oft Nierenschmerzen.	*Hyperkalzämie-Syndrom,* oft verursacht durch akutes oder chronisches Nierenversagen Hausarzt, Internist oder Klinik ◆ Blut- und Urinuntersuchungen, Röntgen, evtl. Computer-Tomographie ◆ Behandlung je nach Ursache.

Ekel vor Nahrungsmitteln (Fett, Fleisch usw.)

Ein allgemeiner Ekel vor Nahrungsmitteln kann psychisch bedingt sein, während ein Widerwille gegen bestimmte Nahrungsmittel (Fett, Fleisch usw.) meist auf Erkrankungen des Verdauungssystems hinweist, die durch weitere Symptome eingegrenzt werden können.

Symptome	Verdacht auf / Maßnahmen
Ekel vor jeder Nahrungsaufnahme, oft künstlich herbeigeführtes Erbrechen und Einnahme von Abführmitteln, Nervosität, Gewichtsabnahme, Schwächezustände, Wasseransammlungen im Gewebe (Ödeme), Ausbleiben der Menstruation.	*Magersucht* (Anorexia nervosa) Meist bei Mädchen in der Pubertät, seltener bei jungen Frauen, psychische oder hormonelle Ursachen ◆ Gynäkologe oder Klinik ◆ Klärung der Ursache, dann ggf. Hormonbehandlung oder Psychotherapie, verbunden mit Gewichtsrekonstruktion (am zweckmäßigsten in Klinik).
Ekel vor fetten Speisen, Druckgefühl oder Krampfschmerzen im rechten Oberbauch, Übelkeit, Erbrechen, Gelbsucht, auch Fieber mit Schüttelfrost.	*Gallenblasenentzündung* (Cholezystitis) Arzt ◆ Laboruntersuchungen, Ultraschalldiagnostik, Röntgen ◆ medikamentöse Behandlung, Wärme, Diät ◆ bei chronischer Entzündung auch Operation.
Ekel vor Fett, Milch, Süßspeisen, Alkoholunverträglichkeit, Völlegefühl nach den Mahlzeiten, Blähungen, fette, massige Stühle, Gewichtsverlust.	*Chronische Bauchspeicheldrüsenentzündung* (Pankreatitis) Arzt ◆ Laboruntersuchungen (Blut, Urin, Stuhl), Röntgen ◆ Verdauungsenzyme, Antibiotika, strenge Diät, Behebung einer eventuellen organischen Ursache.
Ekel vor Fett, Fleisch, Alkohol, Nikotin, Abgeschlagenheit, Schmerzen im rechten Oberbauch, Übelkeit, Brechreiz, meist Gelbsucht mit dunkelbraunem Urin und hellem Stuhl.	*Leberentzündung* (Hepatitis) Klinik ◆ umfangreiche Laboruntersuchungen, Ultraschalldiagnostik, Röntgen, Laparoskopie, ggf. Leberbiopsie ◆ Bettruhe, peinlichste Hygiene, medikamentöse Behandlung, Diät.
Ekel vor fetten Speisen, Fleisch, Alkohol, Dauerschmerz im rechten Oberbauch, Übelkeit, Abgeschlagenheit, unregelmäßiger Stuhlgang, starke Gewichtsabnahme.	*Lebertumor, oft Leberkrebs* Klinik ◆ umfangreiche Laboruntersuchungen, Laparoskopie mit Leberbiopsie bzw. Probeexzision ◆ in der Regel Operation erforderlich.

Symptome	Verdacht auf / Maßnahmen
Widerwille gegen Fett, Fleisch, Alkohol, Abgeschlagenheit, Druck unter dem rechten Rippenbogen, Übelkeit, Blähungen, Durchfälle und Verstopfung im Wechsel, schmutziggraue Gesichtsfarbe, Zunge rot und lackartig glänzend, Ausfall der Körperbehaarung.	*Schrumpfleber* (Leberzirrhose) Arzt bzw. Klinik ◆ umfangreiche Laboruntersuchungen, EKG, Laparoskopie und gezielte Leberpunktion ◆ zahlreiche Komplikationen möglich ◆ eine Wiederherstellung des normalen Leberaufbaus ist nicht möglich ◆ Bettruhe, medikamentöse Behandlung, Diät.
Widerwille gegen Fleisch und Fett, Erbrechen, Übelkeit, Aufstoßen, Appetitlosigkeit, Oberbauchschmerzen, deutliche Gewichtsabnahme.	*Magenkrebs* (Ulkuskarzinom, Carcinoma ventriculi) Klinik ◆ Gastroskopie mit Biopsie und Zytologie des Magens, Röntgen ◆ ausschließlich operative Therapie (Magenresektion oder Gastrektomie).

Erbrechen

Als Erbrechen (Emesis, Vomitus) bezeichnet man die plötzliche Entleerung des Mageninhalts, die in der Regel durch das im Gehirn befindliche Brechzentrum ausgelöst wird. Die Ursachen können sehr vielfältig sein. Ekelerregende Anblicke, Gerüche, ja Vorstellungen, Nervosität, ungewohnte Bewegungen (Reise-, Seekrankheit) lösen ebenso Erbrechen aus wie Vergiftungen, Hirnschädigungen oder Funktionsstörungen und Erkrankungen des Verdauungstrakts. Da die damit verbundenen Flüssigkeits- und Elektrolytverluste zu einer Schwächung des Organismus führen, ist Erbrechen, wenn es nicht nur kurzzeitig ist und keine offenkundige Ursache vorliegt, immer ein ernstzunehmendes Symptom. Siehe auch das Suchwort »Bluterbrechen«.

Symptome	Verdacht auf / Maßnahmen
Erbrechen, Appetitlosigkeit, Abgeschlagenheit, Gewichtsverlust, Kurzatmigkeit bis zur Atemnot, Harnverminderung.	*Übersäuerung des Organismus* (Azidose) Internist ◆ Laboruntersuchungen, EKG, Spirometrie, ggf. Röntgen ◆ Behandlung je nach Ursache, meist medikamentös (Antiazidotika).
Erbrechen, Übelkeit, Blähungen, Herzjagen, gelbliche Hautverfärbung, heftige Oberbauchschmerzen, Bauchdeckenverspannung, manchmal Fieber, Schüttelfrost.	*Bauchspeicheldrüsenentzündung* (Pankreatitis) Bei akutem Anfall nichts essen oder trinken ◆ Internist oder Klinik ◆ Laboruntersuchungen, Röntgen, Sonographie, Computer-Tomographie ◆

Symptome	Verdacht auf / Maßnahmen
	Diät nach Vorschrift, meist medikamentöse Behandlung, ggf. Operation.
Erbrechen, Blässe, spitze, kalte Nase, Hände und Füße kalt, kalter Schweiß, rascher, flacher Puls, flache Atmung, starke bohrende oder stechende Bauchschmerzen, Bauchdeckenverspannung, erst eingezogener, dann aufgetriebener Leib, Todesangst.	*Bauchfellentzündung* (Peritonitis) Sofort Arzt, Notarzt, Klinik (Intensivstation) ◆ keine Medikamente auf eigene Faust einnehmen ◆ Notfalldiagnostik, Sonographie, Röntgen, Labordiagnostik ◆ je nach Stadium medikamentöse Behandlung (Antibiotika) oder chirurgischer Eingriff.
Erbrechen, Übelkeit, Schmerzen im Mittelbauch, in rechten Arm und Schulter ausstrahlend, nach akutem Anfall häufig längere Zeit beschwerdefrei, bei chronischem Leiden ständig leichte Gelbverfärbung von Haut und Augen.	*Gallensteinleiden* (Cholelithiasis) Arzt, in schweren Fällen Klinik ◆ Cholegraphie, Röntgen, Sonographie, Endoskopie ◆ medikamentöse Behandlung, endoskopische Papillotomie, ggf. chirurgischer Eingriff oder Steinzertrümmerung durch Ultraschall.
Erbrechen, Übelkeit, Krampfschmerzen im rechten Oberbauch, in Schulter und Arm ausstrahlend, Bauchdeckenverspannung, Gelbverfärbung von Haut und Augen, Fieber, Schüttelfrost, starke Druckempfindlichkeit der schmerzenden Körperregion.	*Gallenblasen-, Gallengangsentzündung* (Cholezystitis, Cholangitis) Bei akutem Anfall nichts essen, handwarme feuchte Umschläge ◆ Arzt oder Klinik ◆ Kontrastmitteldarstellung der Gallenwege, Endoskopie, Sonographie, Cholangiographie, Laboruntersuchungen ◆ Chemotherapie oder chirurgischer Eingriff.
Erbrechen, Übelkeit, Stuhl- und Windverhaltung oder Durchfall, Frösteln, krampfartige Mittelbauchschmerzen, die sich in den rechten Unterbauch verlagern, Bauchdeckenverspannung, Verstärkung der Schmerzen beim Anheben des rechten Beines gegen Widerstand.	*Blinddarm- (Wurmfortsatz-)entzündung* (Appendizitis) Arzt oder Klinik ◆ klinischer Befund (Druckempfindlichkeit, Erschütterungsschmerz usw.), Laboruntersuchungen, Gerätediagnostik zum Ausschluß von Erkrankungen mit ähnlicher Symptomatik ◆ meist Operation (Appendektomie), konservative Therapie nur in Ausnahmefällen.
Erbrechen, schmerzhafter Stuhldrang, wäßrig-schleimig-blutige Durchfälle, plötzliches Fieber mit krampfartigen Bauchschmerzen, Abgeschlagenheit,	*Bakterienruhr* (Shigellose) In leichten Fällen strenges Fasten, ungesüßter Tee, geriebene Äpfel ◆ in schweren Fällen sofort Klinik ◆ Notfalldia-

Symptome	Verdacht auf / Maßnahmen
bei später Behandlung und in schweren Fällen Schockzeichen.	gnostik, Stuhluntersuchung ◆ Kreislaufstützung, Antibiotika, Ersatz der Flüssigkeits- und Mineralstoffverluste.
Starkes Erbrechen, krampfartige Bauchschmerzen, plötzlich einsetzendes Fieber, Durchfall mit dünnen Stühlen, oft mit Schleim- und Blutbeimengung, Wadenschmerzen, Kreislaufschwäche.	*Infektiöse Lebensmittelvergiftung* (Gastroenteritis, Cholera) Sofort Klinik ◆ klinische Diagnose, bakteriologische Untersuchung (Stuhl, Blut, Urin) ◆ Verdauungstrakt entleeren, Herz- und Kreislaufstützung, Flüssigkeits- und Elektrolytersatz, Chemotherapie, Diät.
Erbrechen, Übelkeit, Trockenheitsgefühl in Mund und Rachen, kalter Schweiß, Augenflimmern, Sehstörungen, Lichtscheu, starkes Krankheitsgefühl, ggf. Schockzeichen.	*Bakterielle Lebensmittelvergiftung* (Botulismus) Sofort Notarzt oder Klinik ◆ Notfalldiagnostik, bakteriologische Untersuchungen ◆ Verdauungstrakt entleeren, antitoxisches Botulismus-Serum spritzen, Schockbekämpfung, Flüssigkeits- und Elektrolytersatz.
Brechreiz mit häufigem Erbrechen, Sodbrennen, saures Aufstoßen (verstärkt im Liegen), dumpfe Schmerzen hinter dem Brustbein.	*Zwerchfellbruch* (Hiatushernie) Oberkörper hochlagern, mehrere kleine Mahlzeiten täglich einnehmen ◆ kleinere Brüche bedürfen oft keiner Behandlung ◆ ansonsten Arzt ◆ Endoskopie, Röntgen.
Saures Aufstoßen und Erbrechen, Sodbrennen, nach den Mahlzeiten Völlegefühl und schmerzhafter Magendruck, manchmal Teerstuhl.	*Magengeschwür* (Ulcus ventriculi) Arzt ◆ Gastroskopie, Röntgen, Magensaftanalyse, ggf. Biopsie ◆ medikamentös-konservative Therapie (Antazida, Rollkur u. a.), ggf. Operation ◆ Diät, Rauch- und Alkoholverbot.
Erbrechen (kann manchmal fehlen), Aufstoßen, Appetitlosigkeit, bei leerem Magen teils krampfartige Oberbauchschmerzen (Nüchternschmerz, besonders nachts), manchmal Teerstuhl, oft Nervosität.	*Zwölffingerdarmgeschwür* (Ulcus duodeni) Arzt ◆ Röntgen, Endoskopie, Magensaft- und Stuhluntersuchungen ◆ konservative Therapie (Bettruhe, Diät, Nikotin- und Alkoholverzicht, Chemotherapie), ggf. Psychotherapie, bei drohenden Komplikationen Operation.

Symptome	Verdacht auf / Maßnahmen
Erbrechen, Aufstoßen, Übelkeit, aufgetriebene weiche Bauchdecke, Stuhl- und Windverhaltung, starke, teils krampfartige Bauchschmerzen, plötzlich auftretend oder langsam einsetzend.	*Darmverengung* (Stenose, Obstruktion) Arzt oder Klinik ◆ Sonographie, Endoskopie, Röntgenkontrastaufnahmen zur genauen Ursachenfeststellung ◆ ursächliche Behandlung, oft chirurgischer Eingriff erforderlich.
Erbrechen galligen Darminhalts, dann Koterbrechen unter starken krampfartigen Bauchschmerzen, Stuhl- und Windverhaltung, aufgetriebene weiche Bauchdecke, verfallenes Aussehen, Puls- und Fieberanstieg, Kreislaufkollaps.	*Darmverschluß* (Ileus) Sofort Klinik (Intensivstation) ◆ Notfalldiagnostik (klinisch, ggf. Gerätediagnostik) ◆ meist sofortige Operation erforderlich ◆ beim ersten Auftreten von Symptomen kann als konservativer Therapieversuch eine Dekompressionsbehandlung durchgeführt werden.
Erbrechen, Übelkeit, Wechsel zwischen Verstopfung und Durchfällen, manchmal Blut im Stuhl oder Blutungen aus dem After, krampfartige Bauchschmerzen, Völlegefühl.	*Darmausstülpungs-Entzündung* (Divertikulitis) Arzt oder Klinik ◆ Rektoskopie, Sonographie, Röntgenkontrastaufnahme, ggf. Biopsie (Ausschluß von Krebs) ◆ meist medikamentöse Behandlung (Antibiotika), Diät nach Vorschrift.
Erbrechen, Aufstoßen, Völlegefühl, Appetitlosigkeit, Abgeschlagenheit, Durchfälle, Druckschmerzgefühl im Oberbauch.	*Magenschleimhautentzündung* (Magenkatarrh, Gastritis) Fasten, Kamillentee, feuchtwarme Leibpackungen, dann Magenschonkost ◆ bei starken Beschwerden Arzt ◆ klinische Diagnose, Gastroskopie ◆ konservativ-medikamentöse Therapie.
Erbrechen, Aufstoßen, Übelkeit, Widerwille gegen Fett und Fleisch, dumpfe Oberbauchschmerzen, Appetitlosigkeit, starke Gewichtsabnahme.	*Magenkrebs* (Carcinoma ventriculi) Internist bzw. Klinik ◆ Röntgen, Gastroskopie mit Biopsie, Labordiagnostik ◆ chirurgischer Eingriff (Resektion oder Gastrektomie).
Erbrechen (meist absichtlich herbeigeführt), Abführmittelmißbrauch, Ekel vor jeder Nahrungsaufnahme, Nervosität, Gewichtsverlust, Schwäche, Gewebsschwellungen (Ödeme), Ausbleiben der Menstruation.	*Magersucht* (Anorexia nervosa) Meist bei jungen Mädchen in der Pubertät, seltener bei jungen Frauen ◆ Psychotherapeut oder Klinik ◆ Klärung eventueller organischer Ursachen (meist seelisch bedingt) ◆ Hormonbehandlung und/oder Psychotherapie,

Symptome	Verdacht auf / Maßnahmen
	Gewichtsrekonstruktion, meist Klinikbehandlung angezeigt.
Erbrechen (teils Bluterbrechen), Aufstoßen, schlechter Mundgeruch, Heiserkeit, Schluckbeschwerden, Brustkorbschmerzen, Gewichtsverlust.	*Speiseröhrenkrebs* (Carcinoma oesophagi) Klinik ◆ Ösophagoskopie mit Gewebsprobenentnahme, Röntgen, Szintigraphie, Computer-Tomographie ◆ je nach Stadium Strahlentherapie, Zytostatika, meist Operation.
Erbrechen, Übelkeit, Harnverminderung (dunkler Harn), Kopfschmerzen, abnorme Ermüdbarkeit, Juckreiz, schmutziggelbe Hautfarbe, Bluthochdruck, Schwellung (Ödeme) von Gesicht und Beinen.	*Niereninsuffizienz* (Gefahr der Harnvergiftung) Arzt oder Klinik ◆ Laboruntersuchungen, Sonographie, Szintigraphie, Röntgen, Nierenfunktionsprüfungen ◆ Chemotherapie, meist Hämodialyse (Blutwäsche) oder chirurgischer Eingriff (Nierentransplantation).
Erbrechen, Durchfälle, Übelkeit, Bauchschmerzen, Abgeschlagenheit, Appetitlosigkeit, Benommenheit, häufig leichtes Fieber.	*Darmtrichinose* (Wurmerkrankung) Arzt, in schweren Fällen Klinik ◆ Laboruntersuchungen (serologischer Erregernachweis) ◆ medikamentöse symptomatische Behandlung, aber keine spezifische Therapie bekannt.
Erbrechen, Übelkeit, Blähungen, Verstopfung, quälender Durst, Ausscheidung großer Harnmengen, Muskelschwäche, graue Gesichtsfarbe, Schmerzen in der Nierengegend.	*Hyperkalzämie-Syndrom* (häufig durch Nierenleiden) Urologe, Internist oder Klinik ◆ Laboruntersuchungen, Sonographie, Röntgen, Szintigraphie zur Ursachenfeststellung ◆ ursächliche Behandlung, Chemotherapie, ggf. chirurgischer Eingriff.
Starkes Erbrechen, hohes Fieber, schmutzigbraune Beläge in Mund und Rachen, Hals unförmig geschwollen, Nasen-, Haut- und Darmblutungen (Teerstuhl), starker Blutdruckabfall.	*Halsbräune* (toxische Diphtherie) Sofort Arzt, besser Klinik ◆ klinischer Befund, vor Labor- und ggf. Gerätediagnostik unverzügliche Injektion von Diphtherie-Heilserum (Lebensgefahr!), danach Chemotherapie, ständige Überwachung wegen möglicher Komplikationen ◆ vorbeugende Schutzimpfung möglich und ratsam.

Symptome	Verdacht auf / Maßnahmen
Erbrechen, Übelkeit, Oberbauchschmerzen, Augapfel gerötet, Tränenfluß, Sehstörungen, Augen- und Kopfschmerzen, Hornhaut des befallenen Auges matt, Pupille reaktionslos.	*Grüner Star* (Glaukom) Bei akutem Anfall sofort Augenarzt oder Augenklinik ◆ medikamentöse Senkung des Augeninnendrucks ◆ meist baldige Operation zur Vermeidung einer Erblindung, bei chronischem Glaukom medikamentöse oder operative Druckeinstellung.
Erbrechen und Übelkeit nach stumpfer Gewalteinwirkung auf den Kopf, Kopfschmerzen, Bewußtseinstrübung oder (Sekunden bis wenige Minuten dauernde) Bewußtlosigkeit, Erinnerungslücken.	*Gehirnerschütterung* (Commotio cerebri) Auch bei einer leichten Gehirnerschütterung (ohne Bewußtseinsverlust) ist eine ärztliche Betreuung dringend anzuraten, da die Gefahr folgenschwerer verdeckter Schädigungen besteht.
Erbrechen, Übelkeit, Drehschwindelanfälle, einseitiges Druckgefühl im Ohr, Ohrensausen, einseitige Schwerhörigkeit.	*Ménière-Krankheit* Hals-Nasen-Ohren-Arzt ◆ Ohrspiegelung, ggf. Laboruntersuchungen ◆ konservative medikamentöse Therapie.
Erbrechen, Übelkeit, Blähungen, Verstopfung, Widerwille gegen Fett und Fleisch, Alkoholunverträglichkeit, Gelbverfärbung von Haut und Augen, dunkler Harn, heller Stuhl, manchmal Fieber.	*Leberentzündung* (Hepatitis) Internist oder Klinik ◆ Laboruntersuchungen, EKG, ggf. Laparoskopie mit Biopsie ◆ Bettruhe, strenge Diät, medikamentöse Behandlung.
Erbrechen, Übelkeit, starke Kopfschmerzen, Sehstörungen, starke Licht- und Geräuschempfindlichkeit, hohes Fieber.	*Hirnabszeß* (Encephalitis purulenta) Neurologe, besser Klinik ◆ Lumbalpunktion, Liquor- und Blutuntersuchung, Szintigraphie, Computer-Tomographie ◆ Chemotherapie oder Neurochirurgie.
Erbrechen, Kopfschmerzen, Nackensteifigkeit, Lichtscheu, Fieber, oft vorübergehende Lähmungen, Sehstörungen, starke Benommenheit.	*Hirnentzündung* (Enzephalitis) Klinik ◆ Laboruntersuchung zur Ursachenfeststellung (meist Grundkrankheit, etwa Masern, Scharlach usw.) ◆ ursächliche medikamentöse Behandlung.
Erbrechen, Übelkeit, Lichtscheu, starke Kopfschmerzen, Nackensteifigkeit,	*Hirnhautentzündung* (Meningitis) Klinik ◆ Lumbalpunktion, Liquor- und

Symptome	Verdacht auf / Maßnahmen
Geräuschempfindlichkeit, hohes Fieber, Benommenheit, Schläfrigkeit bis zur Bewußtlosigkeit.	Blutuntersuchung ◆ Feststellung einer evtl. Grundkrankheit ◆ ursächliche und symptomatische Behandlung ◆ möglichst frühzeitiger Behandlungsbeginn ist wichtig.

Fettpolster, vermehrte

Depotfett lagert der Körper bei Fehl- und Überernährung an, doch können auch Verdauungs- und Stoffwechselstörungen zu Fettpolstern führen. In manchen Fällen sind solche Ablagerungen jedoch ein Hinweis auf Erkrankungen, die vom Arzt abgeklärt und behandelt werden müssen.

Symptome	Verdacht auf / Maßnahmen
Vollmondgesicht, Fettsucht, »Büffelhöcker« des Nackens, Muskelschwäche, bei Frauen verstärkte Körperbehaarung, blaurote Streifen in der Haut, Potenz- bzw. Menstruationsstörungen.	*Cushing-Syndrom* (Hormonstörung) Arzt ◆ Blut- und Urinuntersuchungen, Funktions- und Hemmtests, ggf. Nierenszintigraphie, Computer-Tomographie ◆ Behandlung je nach Ursache, medikamentös, meist jedoch operativ (Nebennierenrindentumor).
Fettsucht, Hände und Gesicht aufgetrieben, trockene Haut, Sehstörungen, bei Frauen plötzliches Ausbleiben der Menstruation, bei Kindern Verzögerung der sexuellen Reife.	*Hypophysen-Tumor* Internist bzw. Klinik ◆ Labordiagnostik, Röntgen, Szintigraphie, Computer-Tomographie ◆ in der Regel operative Entfernung der Geschwulst.

Fettstuhl (siehe Stuhlveränderungen)

Fettunverträglichkeit (siehe Ekel)

Fieber

Fieber ist keine Krankheit, sondern das Zeichen einer krankhaften, durch eine Erhöhung der Körpertemperatur angezeigten Veränderung im Organismus, die meist von Mattigkeit, Appetitlosigkeit, Kopfschmerzen, Puls- und Atembeschleunigung, Krankheitsgefühl und anderen Symptomen begleitet ist. Die durchschnittliche Körpertemperatur liegt bei 37°C, axillar (unter der Achsel) gemessen bei 36,9°C, rektal (im After) gemessen bei bis zu 37,4°C. Temperaturen von 38 bis 38,5°C bezeichnet man als mäßiges Fieber, von 39 bis 40,5°C als hohes Fieber, höhere Temperaturen als sehr hohes Fieber. Ein leichter Temperaturanstieg im Laufe des Tages ist normal. Bei ernsthaften Erkrankungen ist es oft sinnvoll, vor einer ärztlichen Untersuchung keine fiebersenkenden Maßnahmen zu ergreifen, da dies die Diagnosestellung erschweren kann. Zur Senkung hohen Fiebers empfehlen sich naturheilkundliche Methoden wie Wadenwickel, lauwarme Abwaschungen oder Abreibungen mit Alkohol. Fieberzäpfchen und chemotherapeutische Mittel sollten nur nach ärztlicher Anordnung verwendet werden. Da die Zahl der fieberhaften Erkrankungen sehr groß ist, sind hier nur einige wenige Krankheiten angeführt, bei denen Fieber das Leitsymptom ist; weitere mit Fieber verbundene Erkrankungen finden Sie unter Symptomen wie »Schüttelfrost« oder »Kopfschmerzen«.

Symptome	Verdacht auf / Maßnahmen
Fieber (38 bis 39°C), Kopf- und Gliederschmerzen, wenig schmerzhafte Lymphknotenschwellung am ganzen Körper (Lymphknoten derb, aber beweglich), schmutziggraue Rachenbeläge.	*Pfeiffer-Drüsenfieber* (Mononucleosis infectiosa) Bei leichten Verlaufsformen Spontanheilung nach einigen Tagen bis zu zwei Wochen ◆ nur in schweren Fällen Arzt ◆ Laboruntersuchungen ◆ Chemotherapie.
Plötzlich einsetzendes Fieber (39 bis 40°C), Muskel- und Gelenkschmerzen, am 3. Tag Rückgang der Körpertemperatur, am 7. Tag erneuter Fieberanstieg, häufig ab 3. Tag Hautausschläge.	*Dengue-Fieber* (Siebentagefieber) Arzt ◆ Laboruntersuchungen ◆ symptomatische Chemotherapie ◆ Infektionskrankheit der Tropen und Subtropen, durch Mückenstiche übertragen.
Hohes Fieber (bis 41°C), Übelkeit, Kopf-, Glieder- und Rückenschmerzen, Schüttelfrost, Gelbverfärbung der Haut, nach Fieberperioden von 3–7 Tagen fieberfreie Abschnitte, aber mehrere kürzer werdende Rückfälle, bis das Fieber abklingt.	*Rückfallfieber* (Febris recurrens) Arzt oder Klinik ◆ umfangreiche Labordiagnostik zum Ausschluß von Infektionskrankheiten mit ähnlicher Symptomatik ◆ Chemotherapie mit langsam steigender Dosierung (Penizillin, Tetrazykline u. a.).
Plötzlich einsetzendes hohes Fieber, sehr starke Kopfschmerzen, Atembeschwerden, generalisierte Muskelschmerzen, gelegentlich Hautausschlag.	*Q-Fieber* (Pneumorickettiose) Arzt oder Klinik (Isolierung wegen Ansteckungsgefahr) ◆ umfangreiche Labordiagnostik ◆ chemotherapeutische Behandlung (Tetrazykline, Chloramphenicol).
Fieberschübe, Frostgefühl, Kopfschmerzen, Schwäche, Schweißausbrüche, anfallsweises Herzjagen, Gelenke schmerzhaft geschwollen und gerötet, bei Kindern manchmal Hautausschläge.	*Rheumatisches Fieber* (RF, Febris rheumatica) Arzt ◆ klinischer Befund, Labor- und Gerätediagnostik zur Feststellung einer oft vorhandenen Grundkrankheit ◆ ur-

Symptome	**Verdacht auf / Maßnahmen**
	sächliche medikamentöse Behandlung, Bettruhe, ggf. Wärmeanwendungen.
Fieberschübe (3 oder 4 Tage), Kopf- und Gliederschmerzen, Müdigkeit, Schwächegefühl, Harnverminderung, dunkler Harn, Atemnot, Schüttelfrost, Fieber bis zu 41° C.	*Schwarzwasserfieber* (Malaria) Arzt ◆ klinischer Befund, Laboruntersuchungen zur Erregerfeststellung ◆ medikamentöse Behandlung ◆ bei Reisen in malariagefährdete Gebiete rechtzeitig an Malaria-Prophylaxe denken.

Fingerveränderungen

Fingerveränderungen wie beispielsweise eine fixierte Beugeverformung des 4. oder 5. Fingers oder aufgetriebene Endglieder (»Trommelschlegelfinger«) weisen auf ernsthafte Erkrankungen hin. Häufig sind auch die Fingernägel verformt (»Uhrglasnägel«; siehe das Suchwort »Nagelveränderungen« und Abbildungen im dritten Teil des Buches).

Symptome	**Verdacht auf / Maßnahmen**
Beugeverformung der Finger, Abgeschlagenheit, Übelkeit, Verstopfung, Fettunverträglichkeit, Druck unter dem rechten Rippenbogen, Gelbsucht, gelbgraue Hautfarbe, evtl. Bauch und Füße aufgedunsen, Gewichtsverlust.	*Chronische Leberschrumpfung* (Leberzirrhose) Hausarzt oder Internist ◆ Blutuntersuchung (Transaminasen, Leberwerte), Laparoskopie mit Leberpunktion, Ultraschalldiagnostik ◆ Bettruhe, medikamentöse Behandlung, Diät ◆ Eine Wiederherstellung der geschädigten Leber ist meist nicht möglich.
Beugeverformung der Finger, verbunden mit epileptischen, hysterischen, narkoleptischen u. a. Anfällen.	*Anfallsleiden* Die Verformung tritt im Zusammenhang mit der medikamentösen Behandlung des Leidens auf, so daß der behandelnde Arzt entsprechende Maßnahmen ergreifen kann.
Trommelschlegelfinger, rasche Ermüdbarkeit, Brustschmerzen, Appetitlosigkeit, Abgeschlagenheit, oft blaßbläuliche Hautfarbe.	*Angeborener Herzfehler* Internist ◆ Blutanalysen, EKG, Röntgen u. a. Untersuchungen ◆ Behandlung je nach der genauen Ursache.
Trommelschlegelfinger, Atemschmerzen, Reizhusten mit schleimigem Aus-	*Eitrige Bronchitis, Lungenabszeß, Lungentuberkulose, evtl. Lungenkrebs*

Symptome	Verdacht auf / Maßnahmen
wurf, Abgeschlagenheit, Appetitlosigkeit, teils mit Fieber oder mit starkem Gewichtsverlust.	Internist oder Lungenfacharzt ◆ Blut- und Sputumuntersuchung, Röntgen (Brustkorb), Tuberkulintest, ggf. Lungenbiopsie, Bronchoskopie u. a. ◆ ursächliche Behandlung.
Trommelschlegelfinger, Abgeschlagenheit, Appetitlosigkeit, starke Durchfälle (Fettstuhl oder Schleim, evtl. auch Blut im Stuhl), deutliche Gewichtsabnahme.	*Chronische Bauchspeicheldrüsenentzündung* (Pankreatitis), *Darmgeschwüre, Ruhr* Internist ◆ Blut-, Urin- und Stuhluntersuchungen, Ultraschall- und Röntgendiagnostik (Bauchraum bzw. Magen-Darm-Trakt), evtl. Blutkulturen ◆ ursächliche Behandlung.
Trommelschlegelfinger, starrer, faßförmiger Brustkrob, eingeschränkte Atembreite, Atemnot, Husten mit Auswurf.	*Blählunge* (Emphysema pulmonum) Internist oder Lungenfacharzt ◆ Auskultation, Perkussion, Röntgen (Brustkorb), Lungenfunktionsprüfung, EKG ◆ medikamentöse Behandlung.
Trommelschlegelfinger, vorgewölbter schlaffer Bauch, quälender Husten mit zähschleimigem Auswurf, Verdauungsstörungen mit zahlreichen massigen, fettigen, übelriechenden Stühlen, Infektanfälligkeit, deutliche Gewichtsabnahme.	*Zystische Fibrose* (Mukoviszidose) Internist, Klinik ◆ klinischer Befund und Laboruntersuchungen (bes. Schweiß) ◆ intensive Dauerbehandlung (bes. bei Neugeborenen und Kleinkindern), Schleimverflüssigung, Antibiotika, Verdauungsenzyme, Spezialdiät ◆ auch später kontinuierliche Betreuung der Atemwege, da sonst die Gefahr einer chronischen Bronchitis oder eines Lungenemphysems besteht.
Dünne, steife Finger mit häufigen Gefäßkrämpfen, Haut dort und besonders im Gesicht pergamentartig verhärtet und geschrumpft, Gesicht maskenhaft starr, Müdigkeit, Kopfschmerzen, Depressionen, Hände und Füße kälteempfindlich, Einschränkung der Beweglichkeit von Händen und Füßen.	*Darrsucht* (progressive Sklerodermie) Arzt oder Klinik ◆ umfangreiche Laboruntersuchungen ◆ Bewegungstherapie, Injektionen, Antibiotika, bei Frauen (Hauptbetroffene sind Frauen über 50 Jahren) auch Hormonbehandlung.

Fleckenausschlag (siehe Hautausschlag)

Fußveränderungen

Hierbei kann es sich um angeborene oder erworbene Fehlbildungen oder aber um krankhafte erworbene Veränderungen handeln. Wenn angeborene Fehlbildungen bereits im Säuglingsalter behandelt werden, ist häufig eine Korrektur ohne Operation möglich.

Symptome	Verdacht auf / Maßnahmen
Abflachung des Längsfußgewölbes, Abweichung des Vorfußes nach außen, häufig kombiniert mit Knickfuß; bei Erwachsenen vor allem bei stehenden Berufen, oft gleichzeitig Krampfadern.	*Senk- oder Plattfuß* (Pes planus) Hausarzt oder Orthopäde ◆ Röntgen (Fuß) ◆ Einlagen, regelmäßige Fußgymnastik ◆ bei erworbenem Plattfuß oft langwierige und teils schmerzhafte Behandlung erforderlich.
Drehung des Fersenbeins schräg nach innen, dadurch ungleichmäßige Druckverteilung auf den Fuß, Fußschmerzen und deutliche Gehbeschwerden.	*Knickfuß* (Pes valgus) Hausarzt oder Orthopäde ◆ Röntgen ◆ Einlagen, Fußgymnastik, ggf. Operation.
Fuß stark nach außen gebogen, so daß beim Auftreten nur der äußere Fußrand den Boden berührt, Vorfuß und Zehen stark nach innen gebogen.	*Klumpfuß* (Pes equinovarus), fast immer angeboren Orthopäde ◆ korrigierende Gipsverbände, ggf. Operation ◆ bei erworbenem Klumpfuß (durch Lähmung, Verletzung u. a.) nur Operation und orthopädische Schuhe.
Auftreten nur mit dem Fersenbein, Fußspitze steil angehoben, Abrollen des Fußes unmöglich. Häufig mit Hohlfuß kombiniert, dann starke Durchbiegung von Mittel- und Vorfuß, krallenartige Verbiegung der Zehen.	*Hackenfuß* (Pes calcaneus) Orthopäde ◆ Röntgen ◆ bei angeborenem Hackenfuß Behandlung durch Einbindung unmittelbar nach der Geburt, später Gipsverband ◆ bei erworbenem Hackenfuß (Verletzung, Lähmung) Operation notwendig.
Durch Bildung einer Sehnenplatte unterhalb des Knies deutliche Gehbehinderung, Fußschmerzen.	*Gänsefuß* (Pes anserinus) Orthopäde ◆ Röntgen ◆ meist operative Behandlung.
Fächerförmige Spreizung der Zehen, übermäßige Belastung der Vorfußköpfchen, Bildung schmerzhafter Schwielen, Füße werden länger und breiter.	*Spreizfuß* (Pes transversus) Stets durch Überlastung erworben ◆ Orthopäde ◆ Einlagen, Fußgymnastik, Bäder, kräftigende Fußpflege ◆ in schweren Fällen langfristige ärztliche Überwachung der Maßnahmen.

Symptome	Verdacht auf / Maßnahmen
Gehen nur noch auf Zehen und Ballen möglich (Lähmung der Streckmuskeln, Verkürzung der Achillessehne); angeboren oder durch Lähmung erworben.	*Spitzfuß* (Pes equinus) Orthopäde ◆ operative Sehnen- und Muskelkorrektur nötig, Lochgipsverband (Gehgips) zur aktiven Kontrakturbehandlung.
Ausgeprägtes Längsgewölbe, abnorm hoher Spann, meist kombiniert mit Spreizfuß und Hammerzehen, angeboren bei Mißbildungen der Wirbelsäule, erworben durch Lähmungen.	*Hacken-Hohlfuß* (Pes excavatus) Orthopäde ◆ Röntgen, neurologische Untersuchungen ◆ ggf. Operation.
Fehlstellung einer Zehe mit Beugung im Mittelgelenk bei Überstreckung im Grundgelenk; oft ist auch eine zweite Zehe befallen.	*Hammerzehe* (Digitus malleus) Angeboren oder erworben, teils mit Fußfehlhaltungen verbunden ◆ Orthopäde ◆ Operation erforderlich.
Füße kalt, gefühllos, dunkel (blaurot bis schwärzlich), Haut glatt, teils mit schmerzlosen Geschwüren, Abgeschlagenheit, Schwäche, starker Durst, große Harnmengen.	*Zuckerkrankheit* (Spätsyndrom, »diabetische Füße«) Internist ◆ Blut- und Urinuntersuchungen, evtl. Röntgen ◆ Behandlung der ursächlichen Krankheit (Insulinzufuhr) und der dadurch bedingten Durchblutungsstörungen (Mikroangiopathie).
Kalte, gefühllose, bläulich verfärbte Füße, manchmal geschwollen, häufig Beeinträchtigungen des Allgemeinzustands und gleiche Erscheinungen an den Händen.	*Durchblutungsstörungen* z. B. durch Arteriosklerose Internist ◆ genaue Ursache feststellen lassen (Laboruntersuchungen, Kontrastdarstellung der Gefäße, Oszillographie) ◆ Behandlung je nach Ursache.

Gelbsucht

Als Gelbsucht (Ikterus) bezeichnet man die Gelbfärbung von Haut, Augenhornhaut und Schleimhäuten, die durch den Übertritt von Gallenbestandteilen ins Blut hervorgerufen wird. Gelbsucht ist keine eigenständige Krankheit, sondern ein Krankheitszeichen, das auf Erkrankungen von Bauchspeicheldrüse, Galle und Leber hinweist.

Symptome	Verdacht auf / Maßnahmen
Gelbsucht, Erbrechen, Übelkeit, Blähungen, heftige Oberbauchschmerzen, Herzjagen, Bauchdeckenver-	*Bauchspeicheldrüsenentzündung* (Pankreatitis) Internist oder Klinik ◆ Laboruntersu-

Symptome	Verdacht auf / Maßnahmen
spannung, manchmal Fieber, Schüttelfrost.	chungen, Röntgen, Sonographie, Computer-Tomographie ◆ bei akutem Anfall nichts essen und trinken ◆ Chemotherapie, ggf. Operation.
Gelbsucht, unklare Oberbauchschmerzen, in den Rücken ausstrahlend, Appetitlosigkeit, starke Gewichtsabnahme.	*Bauchspeicheldrüsenkrebs* (Pankreaskarzinom) Klinik ◆ Laboruntersuchungen (Blut, Harn, Stuhl), Röntgen, Computer-Tomographie, Szintigraphie, Sonographie, Biopsie ◆ Operation (Resektion), Nachbestrahlung.
Gelbsucht, Erbrechen, Übelkeit, Fieber, Schüttelfrost, krampfartige Schmerzen im rechten Oberbauch mit starker Druckempfindlichkeit, in rechte Schulter und rechten Arm ausstrahlend.	*Gallenblasen-, Gallengangsentzündung* (Cholezystitis, Cholangitis) Bei Anfall nichts essen, handwarme feuchte Umschläge, Arzt rufen ◆ ggf. Klinik ◆ Endoskopie, Sonographie, Röntgen (Kontrastmittelaufnahmen) ◆ Laboruntersuchungen ◆ Chemotherapie, häufig chirurgischer Eingriff nötig.
Gelbsucht, Abgeschlagenheit, Übelkeit, Hautjuckreiz am ganzen Körper, dunkler Harn, heller Stuhl, dumpfe Bauchschmerzen.	*Gallenstauung* (Cholestasesyndrom) Internist oder Klinik ◆ Laboruntersuchungen (Blut, Urin, Stuhl), Röntgen, ggf. Laparoskopie ◆ ursächliche Behandlung, manchmal operativ.
Gelbsucht, Schmerzen im Mittelbauch, in rechte Schulter und Arm ausstrahlend, manchmal kolikartig verstärkt, dann Übelkeit und Erbrechen, oft lange beschwerdearme Intervalle.	*Gallensteinleiden* (Cholelithiasis) Arzt, in schweren Fällen Klinik ◆ Cholegraphie, Röntgen, Sonographie, Endoskopie ◆ medikamentöse Behandlung, endoskopische Papillotomie, Steinzertrümmerung durch Ultraschall oder offene Operation.
Nach Blässe, Abgeschlagenheit und Appetitlosigkeit fortschreitende Gelbsucht, Schwächegefühl, rascher Gewichtsverlust.	*Gallenblasen- oder Gallengangskrebs* Internist, Klinik ◆ Sonographie, Laparoskopie mit Biopsie, Röntgen, Cholangiographie, Laboruntersuchungen ◆ in der Regel chirurgischer Eingriff.
Leichte Gelbsucht, Druckgefühl und Schmerzen im Oberbauch, hohes Fieber, Schüttelfrost, schweres Krank-	*Leberabszeß* Internist oder Klinik ◆ Laboruntersuchungen (Stuhl, Blut, Urin), Sonogra-

Symptome	Verdacht auf / Maßnahmen
heitsgefühl.	phie, Röntgen ◆ antibiotische Therapie, ggf. Dränage oder Aspiration.
Gelbsucht, Abgeschlagenheit, Übelkeit, Schmerzen unter dem rechten Rippenbogen, Urin dunkel, Stuhl hell, Widerwille gegen Fett und Fleisch, manchmal Hautausschlag.	*Leberentzündung* (Hepatitis) Internist ◆ Laboruntersuchungen (Blut, Harn, Stuhl), ggf. Laparoskopie, Leberpunktion ◆ strenge Bettruhe, Diät nach Vorschrift, medikamentöse Behandlung.
Gelbsucht (verfallenes Aussehen), Widerwille gegen Fett und Fleisch, Harn dunkel, Stuhl hell, Blähungen, Übelkeit, Gewichtsverlust, schweres Krankheitsgefühl.	*Schrumpfleber* (Leberzirrhose) Internist oder Klinik ◆ Laboruntersuchungen, EKG, Laparoskopie, Leberbiopsie ◆ strenge Bettruhe, Diät, Chemotherapie, ggf. Operation ◆ eine Wiederherstellung einer derart geschädigten Leber ist nicht möglich.
Gelbsucht, verfallenes Aussehen, Widerwille gegen Fett und Fleisch, Übelkeit, Dauerschmerz im rechten Oberbauch, starke Gewichtsabnahme, allgemeine Schwäche.	*Lebertumor, Leberkrebs* Klinik ◆ Laboruntersuchungen, Röntgen, bioptische Leberpunktion, Probeexzision, Szintigraphie ◆ chirurgischer Eingriff (Leberresektion, bei Tumoren Tumorexstirpation), Zytostatika, Strahlentherapie.
Gelbsucht, Nierenschmerzen, Blasenentleerungsstörungen, Gelenk- und Wadenschmerzen, Fieber, Schüttelfrost, Krankheitsgefühl.	*Weil-Krankheit* (Leptospireninfektion) Internist oder Klinik ◆ klinische Diagnostik, Laboruntersuchungen ◆ medikamentöse Behandlung (Tetrazykline), im akuten Stadium intravenös.

Gelenkschmerzen

Gelenkschmerzen können akut (plötzlich auftretend) oder chronisch (anhaltend) sein, an einem einzigen, an mehreren oder an allen Gelenken auftreten. Siehe auch die Suchwörter »Armschmerzen«, »Beinschmerzen«, »Kopf- und Gliederschmerzen« und »Schulterschmerzen«.

Symptome	Verdacht auf / Maßnahmen
Gelenkschmerzen, meist nur leichte Schwellung, geringe Einschränkung der Beweglichkeit des Gelenks, manchmal Bluterguß.	*Verstauchung* (Distorsion) Gelenk ruhigstellen, ggf. abstützen (elastischer Verband) ◆ Arzt (Orthopäde) ◆ symptomatische Behandlung.

Symptome	Verdacht auf / Maßnahmen
Gelenkschmerzen mit sichtbarer Gelenkverformung (Fehlhaltung des betroffenen Glieds), sehr starke Bewegungseinschränkung.	*Verrenkung* (Luxation) Gelenk ruhigstellen, verrenktes Glied nicht belasten ◆ sofort Arzt (Orthopäde) ◆ Wiedereinrenken ◆ bei wiederholten Verrenkungen ggf. chirurgische Bänderstraffung.
Kniegelenkschwellung, manchmal Bluterguß, Schmerzen beim Drehen des leicht gebeugten Unterschenkels unter Druck gegen Oberschenkel, Streckhemmung.	*Meniskusschaden* (meist Meniskusriß) Knie ruhigstellen, ggf. elastischer Verband ◆ Orthopäde ◆ bei Gelenkerguß Punktion, ggf. chirurgischer Eingriff, Ruhigstellung durch Gipsverband.
Schmerzhafte teigige Gelenkschwellungen, Morgensteifigkeit der Gelenke, Müdigkeit, Appetitlosigkeit, Gewichtsverlust, Kältegefühl in Fingern und Händen, vermehrte Schweißbildung, allmählich fortschreitende Einschränkung der Beweglichkeit bis zur Gelenkversteifung.	*Gelenkrheumatismus* (Polyarthritis) Möglichst schon beim Auftauchen erster Symptome Beginn ärztlicher Behandlung, da im fortgeschrittenen Stadium nur noch eine symptomatische Therapie ohne Beseitigung bereits eingetretener Schädigungen möglich ist ◆ Orthopäde ◆ Laboruntersuchungen (u. a. Rheumafaktor) ◆ medikamentöse Behandlung, Wärmeanwendungen, gezielte Bewegungstherapie.
Gelenkschmerzen, plötzlich auftretend oder sich allmählich steigernd, Einschränkung der Beweglichkeit des Gelenks.	*Gelenkentzündung* (Arthritis) Orthopäde ◆ klinischer Befund, Röntgen ◆ Injektionen ins Gelenk, Antibiotika, schmerzlindernde und entzündungshemmende Mittel.
Sich langsam rötende schmerzhafte Gelenkschwellung, oft von einem zum anderen Gelenk überspringend, Schweißausbrüche, Frösteln, Fieber, anfallsweises Herzjagen, oft gleichzeitig Hautausschlag.	*Rheumatisches Fieber* (RF, Febris rheumatica) Tritt vorwiegend bei Kindern und Jugendlichen auf ◆ strenge Bettruhe, am besten Klinikeinweisung ◆ Feststellung und Behebung einer meist vorhandenen Grundkrankheit ◆ medikamentöse Behandlung, Spezialdiät, Wärmeanwendungen ◆ ärztliche Nachbehandlung erforderlich.
Gelenkschmerzen (meist zuerst in den Knie- und Hüftgelenken), Knirschen in den Gelenken, Einnehmen von Schon-	*Degenerative Gelenkerkrankung* (Arthrose) Orthopäde ◆ gründliche Untersu-

Symptome	Verdacht auf / Maßnahmen
haltungen, zunehmende Einschränkung der Beweglichkeit, schließlich Fehlstellungen der Gliedmaße, die nicht mehr oder nur operativ (z. B. durch Gelenkersatz) rückgängig gemacht werden können.	chung, Labor- und Gerätediagnostik ◆ Ausarbeitung eines systematischen Behandlungsplans zur Kräftigung der Gelenkmuskulatur und Wiederherstellung der Beweglichkeit unter aktiver Mitwirkung des Patienten (Physiotherapie) ◆ medikamentös sind lediglich Schmerzlinderung und Ruhigstellung der Gelenke zu erreichen ◆ die Behandlung ist langwierig und muß konsequent durchgeführt werden.
Sehr schmerzhafte Gelenkschwellung (meist ist das Kniegelenk betroffen), Übelkeit, Schüttelfrost, hohes Fieber.	*Gelenkerguß* (Hydrarthrose) Orthopäde oder Klinik ◆ Gelenkpunktion, Laboruntersuchungen ◆ symptomatische Behandlung.
Nach stumpfer Gewalteinwirkung oder durch Infektion Gelenkschwellung, starke bohrende Schmerzen.	*Knochenhautentzündung* (Periostitis) Orthopäde ◆ Röntgen, ggf. Punktion ◆ ursächliche Behandlung, bei eitriger Entzündung ggf. chirurgischer Eingriff, Antibiotika.
Gerötete, oft heftig schmerzende Gelenkschwellung (meist an Ellenbogen, Knie, Achillessehne), Schwellung knirscht beim Betasten.	*Schleimbeutelentzündung* (Bursitis) Ruhigstellen, feuchtwarme Verbände, Schmerzlinderung ◆ Orthopäde ◆ notfalls Punktion oder operative Eröffnung.
Schmerzen im Ellenbogengelenk, bei Muskelanspannung in den Unterarm und bis in die Hand ausstrahlend.	*Tennis- oder Werferellenbogen* (Epikondylitis) Schonung des betroffenen Armes, bei anhaltenden Schmerzen Orthopäde ◆ Röntgen ◆ manchmal langwierige Behandlung erforderlich.
Plötzlich einsetzender Schmerz im Schultergelenk, Arm schmerzhaft geschwollen, bläuliche Verfärbung, Taubheitsgefühl.	*Armvenenthrombose* (Paget-Schroetter-Syndrom) Sofort Orthopäde ◆ Röntgendarstellung der Gefäße ◆ konservative Behandlung, manchmal chirurgischer Eingriff erforderlich.
Morgendliche Steifigkeit der Gelenke, Gelenk-, Arm- und Kreuzschmerzen,	*Bechterew-Krankheit* (Spondylitis) Orthopäde oder Klinik ◆ Röntgen,

Symptome	Verdacht auf / Maßnahmen
zunehmende Einschränkung der Beweglichkeit.	Blutsenkung und andere Laboruntersuchungen ◆ meist langwierige Behandlung erforderlich.
Schmerzhafte Beweglichkeitseinschränkung besonders der Hand-, Finger- und Zehengelenke, Anschwellen, Knirschen und Reiben der Sehnen, Druckempfindlichkeit.	*Sehnenscheidenentzündung* (Tendovaginitis) Arzt (Orthopäde) ◆ klinischer Befund, ggf. Röntgen ◆ konservativ-medikamentöse Behandlung, bei chronischer Entzündung oft, bei eitriger Entzündung immer chirurgischer Eingriff erforderlich.
Knotenbildung im Bereich der Hand- oder Fußgelenke, auch am Fußrücken, weich oder hart, mehr oder weniger schmerzhaft.	*Überbein* (Ganglion) Gutartige Kapselgeschwulst, vergeht meist von selbst ◆ ggf. Orthopäde, chirurgische Entfernung.
Teigige Schwellung und Rötung der Gelenke, zunehmende Gelenkschmerzen, vor allem der großen Zehe, Bildung von Knoten, mäßiges Fieber, oft anfallsweises Herzjagen, Bluthochdruck.	*Gicht* (Hyperurikämie) Hausarzt oder Internist ◆ Blut- und Harnuntersuchungen, Röntgen ◆ medikamentöse Behandlung, Diätvorschriften, ggf. Ruhigstellung befallener Gelenke, Umschläge, schmerzlindernde Mittel.
Gelenk- und Muskelschmerzen, plötzlich einsetzendes Fieber, am 3. Tag Fieberrückgang, am 7. Tag erneuter Temperaturanstieg, häufig ab 3. Tag Hautausschläge.	*Dengue-Fieber* (Siebentagefieber) Arzt ◆ Laboruntersuchungen zur Erregerfeststellung ◆ symptomatische Chemotherapie ◆ Infektionskrankheit der Tropen und Subtropen, durch Mückenstiche übertragen.
Gelenk- und Muskel- (besonders Waden-)schmerzen, Schüttelfrost, Fieber, Gelbverfärbung der Haut, Harnverminderung, Abgeschlagenheit.	*Weil-Krankheit* Arzt oder Klinik ◆ Laboruntersuchungen zur Erregerfeststellung ◆ medikamentöse Behandlung, zuerst intravenös, dann oral ◆ bei uns seltene Infektionskrankheit.

Genickstarre (siehe Nackensteifigkeit)

Geschwürbildung

Als Geschwür (Ulkus) bezeichnet man einen flächenhaften Defekt von Haut und Schleimhaut, der meist infiziert ist. Hier sind nur die sichtbaren Geschwüre berücksichtigt, die manchmal Zeichen einer tieferliegenden Erkrankung sind.

Symptome	Verdacht auf / Maßnahmen
Rundliche, weiß-gelblich belegte Schleimhautgeschwüre, von rotem Hof umgeben, oft sehr schmerzhaft, auf Mundschleimhaut und Zunge.	*Aphthen* (Herpes-Infektion) Desinfizierende Mundspülungen, Betupfen (Wattestäbchen) mit speziellen Tinkturen (Apotheke) ◆ in hartnäckigen Fällen Arzt ◆ ggf. Einsatz von Herpesviren-Impfstoffen.
Geschwürbildung im Rachenraum, im Genital- und Analbereich, vorher Schüttelfrost, anhaltendes Fieber, Herzjagen, schweres Krankheitsgefühl, lokale Lymphknotenschwellungen.	*Agranulozytose* (schwere Blutkrankheit) Internist ◆ Blutuntersuchung, Lumbalpunktion, Abklärung einer möglichen medikamentösen Ursache ◆ Antibiotika und andere Medikamente, bei Verursachung durch Medikamente nach deren Absetzung rasche Normalisierung der Blutwerte.
Nach Leistungsabfall, Gewichtsabnahme, Durchfällen, Fieber, Lymphknotenschwellungen, Hautausschlägen und von Blutungen durchsetzten Schwellungen Geschwürbildung im Mund und am After, schweres Krankheitsgefühl.	*AIDS* (erworbenes Immundefekt-Syndrom) Internist, Klinik ◆ AIDS-Tests (wiederholt), weitere Laboruntersuchungen ◆ Bekämpfung lebensbedrohlicher Infektionen und Wucherungen, psychotherapeutische Betreuung ◆ eine spezifische Therapie ist bis heute noch nicht bekannt.
Sich langsam vergrößernde, meist schmerzlose Hautgeschwüre, daneben oft Bildung von wiederholt blutenden Knötchen oder Knoten mit rotem Hof, auch warzige, langsam wachsende Wucherungen mit entzündlich gerötetem Hof.	*Hautkrebs* (Karzinom) Hautarzt ◆ Gewebe- und Blutuntersuchungen ◆ grundsätzlich operative Entfernung. Die Strahlentherapie wird nur bei bestimmten Hautkrebs–formen oder im Spätstadium eingesetzt.
Bildung schmerzhafter Geschwüre auf der Mundschleimhaut, oft vorher Zahnfleischentzündung und Zahn-	*Mundfäule* (Stomatitis ulcerosa) Desinfizierende Mundspülungen (Kamillentee u. a.), Auswischen der Ge-

Symptome	Verdacht auf / Maßnahmen
fleischbluten, aasartiger Mundgeruch, manchmal Fieber.	schwüre mit antibiotischen Lösungen (Apotheke) ◆ in schweren Fällen Arzt.
Nach Eiterpickeln an den äußeren Geschlechtsorganen (Eichel, Vorhaut, Schamlippen) Bildung rundlich-ovaler, weicher, schmerzhafter, nässender Geschwüre mit unterhöhltem Rand, Lymphknotenschwellung in der Leistengegend.	*Weicher Schanker* (Ulcus molle) Diese Geschlechtskrankheit erfordert stets ärztliche Betreuung ◆ Hautarzt ◆ Abstrich aus dem Geschwürsrand ◆ Sulfonamide, Antibiotika. Gute Heilungsaussichten ◆ Achtung: Wird durch Geschlechtsverkehr übertragen!
An den Genitalien (auch im Mund- und Afterbereich) Bildung eines derben Knotens mit geschwürigem Zerfall (rundlich-ovales, schmerzloses Geschwür), Anschwellen der Lymphknoten nahe der Infektionsstelle bis auf Taubenei- bzw. Hühnereigröße, dann Anzeichen einer schweren Allgemeinerkrankung.	*Syphilis* (Lues, Primäraffekt) Hautarzt ◆ Abstrich, Blutuntersuchung mit serologischen Tests ◆ Antibiotika ◆ serologische Kontrolle des Therapieerfolgs nötig ◆ Achtung: Wird durch Geschlechtsverkehr übertragen!
Bildung hartnäckiger Geschwüre an den Unterschenkeln (»offene Beine«) nach flächigen Entzündungen mit Blutergüssen (rotblaue Schwellungen).	*Unterschenkelgeschwür* (Ulcus cruris), oft verursacht durch chronische Venenschwäche Arzt ◆ genaue Ursache feststellen ◆ Behandlung stets unter aktiver Mitwirkung des Patienten (Maßnahmen zur Stärkung der Gefäßwände).

Gesichtsschmerzen

Gesichtsschmerzen, die oft anfallsweise auftreten, können sehr schmerzhaft sein und die gesamte psychische Verfassung des Betroffenen beeinträchtigen. Da es vielfältige Ursachen für solche Schmerzen gibt, ist meist eine ärztliche Abklärung erforderlich.

Symptome	Verdacht auf / Maßnahmen
Sehr starke plötzliche Schmerzanfälle, meist einseitig, ausgelöst durch Kauen, Niesen, Sprechen, Gähnen oder durch Berührung, dabei auch Hitze und Rötung des Gesichts, Speichel- und Tränenfluß.	*Trigeminus-Neuralgie* Bei sekunden- bis minutenlangen Anfällen Einnahme schmerzstillender Mittel ◆ bei wiederholten schweren Anfällen Neurologe ◆ Feststellung und Behebung einer evtl. Grundkrankheit,

Symptome	Verdacht auf / Maßnahmen
	ansonsten chemotherapeutische oder operative Behandlung (Verödung des zugehörigen Gesichtsnervenzweigs).
Wiederkehrende krampfartige Schmerzanfälle im Gesicht, Schwellung, Schweißabsonderung, Wechsel der Gesichtsfarbe.	*Gesichtssympathalgie* (Störung im vegetativen Nervensystem) Neurologe ◆ Untersuchungen des Nervensystems ◆ Sympathikus-Blockade durch Lokalanästhetika, ggf. neurochirurgische Sympathektomie im Halsbereich.
Anfallsweise Gesichtsschmerzen unter dem Ohrläppchen (meist einseitig), Fieber, Kopf- und Gliederschmerzen, Anschwellung der Ohrspeicheldrüse (abgehobenes Ohrläppchen), häufig auch Entzündung der Mundschleimhaut.	*Mumps* (Ziegenpeter, Parotitis epidemica) Arzt ◆ Isolierung (Ansteckungsgefahr), strenge Bettruhe und ärztliche Überwachung wegen möglicher Zweitkrankheiten (bes. Hirnhautentzündung) ◆ medikamentöse Behandlung ◆ Vorbeugende Schutzimpfung (in jedem Lebensalter ab 12. Monat möglich) ratsam.
Schmerzen im Nasenbereich, Schwellung und Rötung von Nasenspitze und Nasenrücken, Fieber.	*Nasenfurunkel* Furunkel nicht selbst ausdrücken! Hals-Nasen-Ohren-Arzt ◆ Antibiotika, evtl. operative Eröffnung zum Eiterabfluß.
Schmerzen unterhalb des Auges oder in der Stirn, hartnäckiger Schnupfen mit grünlichem Sekret, Blässe, Fieber, Krankheitsgefühl.	*Nasennebenhöhlenentzündung* (Sinusitis) Hals-Nasen-Ohren-Arzt ◆ Ultraschalldiagnostik, Röntgen, ggf. Computer-Tomographie ◆ Inhalationen, Wärmebehandlung, Antibiotika, ggf. operative Ausräumung unter örtlicher Narkose.
Schmerzen im inneren Augenwinkel, evtl. auch in der Nase, Tränenfluß, Bindehautentzündung, manchmal Rötung der betroffenen Stirnhälfte, Schmerzanfälle oft durch Kauen ausgelöst.	*Nervenschädigung* (Nasoziliar-Neuralgie) Hals-Nasen-Ohren-Arzt ◆ Nasenspiegelung, Blutuntersuchung, Röntgen, evtl. Röntgendarstellung der Gefäße ◆ medikamentöse Behandlung, Kupieren durch lokale Applikation von Kokain.

Symptome	Verdacht auf / Maßnahmen
Anfallsweise Gesichtsschmerzen (oft einseitig), auch Ohrschmerzen, Brennen und Rötung der Haut, Bildung von Bläschen, die nach einer Woche eintrocknen und verborken.	*Gürtelrose im Gesicht* (Zoster ophthalmicus bzw. oticus) Arzt oder Klinik ◆ Laboruntersuchungen ◆ schmerzstillende Mittel, Antibiotika u. a. ◆ auch nach Abheilung der Hauterscheinungen können fortdauernde Schmerzen eine weitere ärztliche Betreuung erforderlich machen.
Anfallsweise Schmerzen im Ohrenbereich, meist einseitig, vom Zungengrund und Rachen ausgehend, oft blitzartig einschießend und mit Herzjagen verbunden.	*Zungenschlundnervschmerzen* (Glossopharyngeus-Neuralgie) Hals-Nasen-Ohren-Arzt ◆ Rachenspiegelung, Röntgen ◆ ggf. neurologische Behandlung.
Schwere halbseitige Schmerzattacken (Stirn, Schläfen, Hinterkopf), meist abends oder nachts, Schwitzen, Tränenfluß, Rötung von Auge und Gesichtshälfte, Schwitzen.	*Horton-Syndrom* (Histaminkopfschmerz) Neurologe oder Internist ◆ Laboruntersuchungen, evtl. Röntgen (Schädel) ◆ medikamentöse Behandlung ◆ In der Hauptsache sind Männer von diesen Gesichtsschmerzanfällen betroffen.
Schmerzen im Augen- und Stirnbereich, Sehstörungen (Nebel und Farbringe um Lichtquellen), Lichtscheu, Übelkeit, Tränenfluß, auch Erbrechen und Fieber, kranker Augapfel gerötet, Pupille starr.	*Grüner Star* (Glaukom) Bei akutem Anfall sofort Augenarzt oder Augenklinik ◆ medikamentöse Senkung des Augeninnendrucks, Operation ◆ bei chronischem Glaukom medikamentöse oder operative Druckeinstellung, um Anfälle zu verhindern.
Anfallsweise (meist halbseitige) Schmerzen in Stirn- und Schläfenbereich, in die ganze Kopfhälfte ausstrahlend, Licht- und Geräuschempfindlichkeit, Blässe, Übelkeit, Schwitzen, gelegentlich Erbrechen, Sehstörungen.	*Halbseitenkopfschmerz* (Migräne) Hausarzt oder Internist ◆ schmerzlindernde (symptomatische) Maßnahmen ◆ keine ursächliche Therapie möglich, da die genauen Ursachen noch nicht bekannt sind. Ggf. psychotherapeutische Behandlung. Bei Anfall in ruhigem, verdunkeltem Raum hinlegen.
Starke Schmerzen im Schläfenbereich, Berührungsempfindlichkeit, Sehstörungen, schweres Krankheitsgefühl, Blässe.	*Schläfenarterienentzündung* (Arteriitis temporalis) Arzt ◆ Laboruntersuchungen, evtl. röntgenologische Gefäßdarstellung,

Symptome	Verdacht auf / Maßnahmen
	Probeexzision ◆ medikamentöse Behandlung (Glukokortikoide).
Schmerzen im Kieferbereich und Zahnschmerzen, entzündetes Zahnfleisch, oft Eiteraustritt am betroffenen Zahn.	*Zahngranulom oder Kieferzyste* Zahnarzt ◆ Röntgen ◆ Wurzelbehandlung, Wurzelspitzenresektion oder Zahnextraktion.
Gesichtsnervenschmerzen, Augenzittern, Ohrensausen, Schwindel, unterschiedliche Ausfallserscheinungen, Beeinträchtigung des Allgemeinzustandes.	*Kleinhirntumor* Klinik ◆ Röntgen, EEG, Hirnszintigraphie, Computer-Tomographie ◆ Zytostatika, Strahlenbehandlung oder Operation.

Gesichtsveränderungen

Sehr viele Funktionsstörungen und Erkrankungen zeichnen sich auf dem Gesicht ab, doch sind diese Zeichen für den Laien schwer zu deuten. Wir beschränken uns deshalb auf augenfällige Veränderungen, die zusammen mit anderen Symptomen auf bestimmte Krankheiten hinweisen. Siehe auch die Suchwörter »Gelbsucht« und »Hautverfärbung«.

Symptome	Verdacht auf / Maßnahmen
Vollmondgesicht, Stammfettsucht, »Büffelhöcker« des Nackens, bei Frauen verstärkte Körper- und Gesichtsbehaarung, Muskelschwäche, Potenz- bzw. Menstruationsstörungen.	*Cushing-Syndrom* (Hormonstörung) Internist ◆ Laboruntersuchungen (Blut, Harn), Funktions- und Hemmtests, ggf. Nierenszintigraphie, Computer-Tomographie (Nebennierenrindentumore sind eine mögliche Ursache) ◆ ursächliche Behandlung, medikamentös oder operativ.
Maskengesicht mit pergamentartig verhärteter und geschrumpfter Haut, Hautschrumpfung am ganzen Körper, dünne, steife Finger, Kopfschmerzen, Hände und Füße kälteempfindlich, Bewegungseinschränkungen.	*Darrsucht* (Sklerodermie) Arzt oder Klinik ◆ umfangreiche Laboruntersuchungen, Gerätediagnostik ◆ gezielte Bewegungstherapie, Injektionen, ggf. Antibiotika, auch Hormonpräparate (hauptsächlich betroffen sind Frauen über fünfzig Jahren), bei (häufigen) Depressionen auch Psychotherapie.
Maskengesicht durch Gesichtsmuskellähmung, Verlangsamung aller Bewe-	*Schüttellähmung* (Parkinson-Syndrom) Arzt oder Klinik ◆ umfangreiche La-

Symptome	Verdacht auf / Maßnahmen
gungen, gebückte Haltung, schlurfender Gang, Zittern und Schütteln der oberen Extremitäten, vegetative Störungen.	bor- und Gerätediagnostik ◆ medikamentöse Therapie, ggf. chirurgischer Eingriff, Krankengymnastik, seelische Betreuung ◆ eine Heilung ist praktisch nicht möglich.
Gesichtszuckungen, Gähnkrämpfe, tonische Muskelkrampfanfälle, blaukalte Hände und Füße, vor den Anfällen oft Muskelziehen.	*Muskelkrampfneigung* (Tetanie) Internist ◆ Laboruntersuchungen, unterschiedliche Überregbarkeitstests, Feststellung und Behebung organischer Ursachen (oft Stoffwechselstörungen) ◆ Chemotherapie.
Verzerrtes Gesicht durch tonischen Krampf von Kiefer- und Zungenmuskulatur, dann Verkrampfung der Schulter- und Rückenmuskulatur, Schüttelkrämpfe durch Sinnesreizung (Licht, Geräusche), Atemnot.	*Wundstarrkrampf* (Tetanus) Sofort Arzt oder Klinik ◆ Notfalldiagnostik ◆ Serumtherapie ◆ Lebensrettend können vorbeugende Tetanus-Schutzimpfungen sein, die ab dem 3. Lebensmonat möglich sind, aber auch im Erwachsenenalter in regelmäßigen Abständen (Hausarzt fragen) wiederholt werden sollten.
Verfallenes Aussehen, Blässe, spitze, kalte Nase, Hände und Füße kalt, rascher, flacher Puls, starke bohrende Bauchschmerzen, Bauchdeckenverspannung, erst eingezogener, dann aufgetriebener Leib.	*Bauchfellentzündung* (Peritonitis) Sofort Arzt, Notarzt, Klinik (Intensivstation) ◆ vorher keine Medikamente auf eigene Faust einnehmen ◆ klinischer Befund, Sonographie, Röntgen, Laboruntersuchungen ◆ je nach Stadium der Erkrankung medikamentöse Behandlung (Antibiotika) oder chirurgischer Eingriff.
Verfallenes Aussehen, schmutziggraue Gesichtsfarbe, unter krampfartigen Bauchschmerzen Erbrechen galligen Darminhalts, dann Koterbrechen, Stuhl- und Windverhaltung, aufgetriebene weiche Bauchdecke, jagender Puls, steigendes Fieber, Kreislaufkollaps.	*Darmverschluß* (Ileus) Sofort Klinik (Intensivstation) ◆ Notfalldiagnostik (klinisch, ggf. Gerätediagnostik) ◆ meist sofortige Operation erforderlich ◆ beim ersten Auftauchen von Symptomen kann ggf. als konservativer Therapieversuch eine Dekompressionsbehandlung durchgeführt werden.
Abgehobenes Ohrläppchen über zunächst meist einseitig angeschwollener	*Mumps* (Ziegenpeter, Parotitis epidemica)

Symptome	Verdacht auf / Maßnahmen
Ohrspeicheldrüse, Kopf- und Gliederschmerzen, Fieber, Gesichtsschmerzen, häufig Mundschleimhautentzündung.	Arzt ◆ Isolierung (Ansteckungsgefahr), strenge Bettruhe und ärztliche Überwachung wegen möglicher Komplikationen (besonders Hirnhautentzündung) ◆ medikamentöse Behandlung ◆ vorbeugend Schutzimpfung (ab 12. Lebensmonat möglich).
Weite, stark befeuchtete Augen (Glanzaugen), Augenregion und Lider aufgedunsen, Schweißausbrüche, Wechsel von Verstopfung und Durchfällen, Gewichtsabnahme trotz gutem Appetit, motorische Unruhe (Händezittern).	*Schilddrüsenüberfunktion* (Hyperthyreose, Basedow) Internist ◆ Laboruntersuchungen (Hormonwerte), Schilddrüsenfunktionsprüfung, Szintigramm, Sonographie, Röntgen ◆ medikamentöse Behandlung (Thyreostatika), ggf. Radiojodtherapie, manchmal chirurgischer Eingriff.
Augenlider und Gesicht aufgedunsen, Gewebsschwellungen (Ödeme), trokkene, rauhe Haut, struppiges, glanzloses Haar, Muskelschwäche, Bewegungsarmut, Gewichtszunahme, verstärkte Kälteempfindlichkeit.	*Schilddrüsenunterfunktion* (Hypothyreose, Myxödem) Internist ◆ Laboruntersuchungen (Hormonwerte), Schilddrüsenfunktionsuntersuchung, Szintigraphie, Röntgen ◆ medikamentöse Behandlung (Schilddrüsenhormonpräparate unter ärztlicher Dosierungsüberwachung).
Auge (meist einseitig) abgesunken, Lid herabhängend, abnorme Enge der Pupille, stechender oder bohrender Schulterschmerz, trockener Reizhusten, Gewichtsabnahme.	*Lungenspitzenkrebs* (Pancoast-Tumor) Klinik ◆ Szintigraphie, Röntgen, Gewebsprobenentnahme, Laboruntersuchungen, Bronchographie ◆ chirurgischer Eingriff (Resektion), Nachbehandlung.
Abstehende Augenlider, aufgedunsenes Gesicht, Anschwellung von Händen und Füßen, Muskelschmerzen, Muskelverhärtung, hohes Fieber.	*Muskel-Trichinose* Arzt oder Klinik ◆ Laboruntersuchungen, Röntgen, Muskelbiopsie ◆ medikamentöse Behandlung, aber bislang noch keine ursächliche Therapie bekannt.

Gewichtsverlust

Bei jüngeren Menschen ist eine Gewichtsabnahme ohne weitere Symptome oft seelisch bedingt, und auch in höherem Alter nehmen viele Menschen bei vermindertem Appetit ab. Zahlreiche, auch weniger schwere Erkrankungen gehen mit Appetitlosigkeit und einer vorübergehenden Gewichtsreduktion einher. Diese Fälle sind in unserer Übersicht nicht berücksichtigt. Ein Krankheitssymptom, das ärztlicher Abklärung bedarf, ist ein deutlicher Gewichtsverlust, der über längere Zeit andauert.

Symptome	Verdacht auf / Maßnahmen
Gewichtsverlust trotz gesteigertem Appetit, unklare Bauchbeschwerden, weißliche Wurmglieder im Stuhl, manchmal auch Blässe und Durchfall.	*Bandwurmbefall* (Taeniasis) Arzt ◆ Stuhluntersuchung ◆ Wurmkur nach ärztlicher Verordnung ◆ Wurmkuren sollten immer nach Anleitung und unter Überwachung eines Arztes durchgeführt werden.
Gewichtsverlust, Nervosität, ausbleibende Menstruation, Azeton-Mundgeruch, absichtlich herbeigeführtes Erbrechen und Mißbrauch von Abführmitteln, starke Nervosität.	*Magersucht* (Anorexia nervosa) Tritt bei Mädchen in der Pubertät, seltener bei jungen Frauen auf ◆ Arzt, Psychiater oder Klinik ◆ Abklärung möglicher organischer Ursachen (Hormonstörungen) ◆ Hormonbehandlung oder Psychotherapie, Gewichtsrekonstruktion, am besten in einer Klinik.
Gewichtsverlust, Oberbauchschmerzen nach den Mahlzeiten, Aufstoßen, Völlegefühl, Sodbrennen, manchmal saures Erbrechen und Teerstuhl.	*Magengeschwür* (Ulcus ventriculi) Arzt ◆ Gastroskopie, Magensaftanalyse, Röntgen, ggf. Biopsie ◆ medikamentös-konservative Therapie (Antiazidotika, Rollkur usw.), ggf. Operation ◆ Diät, Nikotin- und Alkoholverzicht.
Gewichtsverlust, Oberbauchschmerzen bei leerem Magen (Nüchternschmerz), häufig nachts, Aufstoßen, Sodbrennen, manchmal Erbrechen, häufig Nervosität.	*Zwölffingerdarmgeschwür* (Ulcus duodeni) Arzt ◆ Röntgen, Endoskopie, Magensaft- und Stuhlanalyse ◆ konservativ-medikamentöse Therapie, Diät, Nikotin- und Alkoholverzicht ◆ oft ist Psychotherapie sinnvoll.
Gewichtsverlust, Übelkeit, Erbrechen, Blähungen, starke Oberbauchschmerzen, Gelbsucht, Herzjagen, oft Fieber,	*Bauchspeicheldrüsenentzündung* (Pankreatitis) Internist oder Klinik ◆ Laboruntersu-

Symptome	Verdacht auf / Maßnahmen
Schüttelfrost, Bauchdeckenverspannung.	chungen, Sonographie, Röntgen, Computer-Tomographie ◆ Chemotherapie, ggf. Operation ◆ bei akutem Anfall nichts essen und trinken.
Gewichtsverlust, Gelbsucht, Übelkeit, Schmerzen unter dem rechten Rippenbogen, Widerwille gegen Fett und Fleisch, Harn dunkel, Stuhl hell, manchmal Hautausschlag.	*Chronische Leberentzündung* (Hepatitis) Internist ◆ Laboruntersuchungen (Blut, Harn, Stuhl), ggf. Laparoskopie, Röntgen, Leberpunktion ◆ medikamentöse Behandlung, strenge Bettruhe und Leberdiät nach ärztlicher Vorschrift.
Gewichtsverlust, Appetitlosigkeit, Muskelschwäche, Abgeschlagenheit, abnorme Bronzeverfärbung der Haut, Durchfälle, Haarausfall, niedriger Blutdruck.	*Bronzekrankheit* (Addison-Krankheit) Internist oder Klinik ◆ Blut- und Harnuntersuchungen (Elektrolyt- und Hormonwerte) ◆ Chemotherapie, ständige Überwachung wegen möglichem Kollaps (Addison-Krise).
Gewichtsverlust, Abgeschlagenheit, Braunverfärbung der Haut, Haut dünn und runzelig, Ausfall von Scham- und Achselhaaren, Potenz- bzw. Menstruationsstörungen.	*Hypopituitarismus* (Hypophysenvorderlappeninsuffizienz) Arzt oder Klinik ◆ Laboruntersuchungen (Hormonwerte), Röntgen, Szintigraphie, Funktionsprüfungen ◆ medikamentöse Behandlung (Hormonpräparate, Kortikoide usw.) ◆ häufig schleichende Krankheitsentwicklung.
Gewichtsverlust, Abgeschlagenheit, Nachtschweiß, unklare Fieberschübe, Juckreiz, Lymphknoten (zuerst am Hals) geschwollen und mit der Umgebung verbacken, erst schmerzlos, dann zunehmend schmerzhaft.	*Hodgkin-Krankheit* (Lymphogranulomatose) Internist, Klinik ◆ Laboruntersuchungen, Lymphographie, Röntgen, Lymphknotenpunktion ◆ je nach Stadium der Erkrankung Zytostatika, Strahlentherapie, Chirurgie, ggf. Bluttransfusionen ◆ nur im Frühstadium heilbar, deshalb Früherkennung wichtig.
Gewichtsverlust, Appetitlosigkeit, Erbrechen, Abgeschlagenheit, Kurzatmigkeit bis zur Atemnot, Einschränkung der Nierentätigkeit.	*Übersäuerung des Organismus* (Azidose) Internist ◆ Laboruntersuchungen, EKG, Spirometrie ◆ Behandlung je nach Ursache, in den meisten Fällen Chemotherapie (Antiazidotika).

Symptome	Verdacht auf / Maßnahmen
Gewichtsverlust, Blässe, Abgeschlagenheit, Nachtschweiß, Brustkorbschmerzen, Hustenreiz, Durchfälle, erst leichtes, dann zunehmend hohes Fieber, schweres Krankheitsgefühl.	*Lungentuberkulose* (Phthisis pulmonum) Lungenfacharzt oder Klinik ◆ Perkussion, Auskultation, Blut- und Sputumuntersuchungen, Tuberkulinprobe, Sonographie, Röntgen, Szintigraphie ◆ Chemotherapie (Tuberkulostatika), ggf. Operation.
Gewichtsverlust, Schwächegefühl, Kopfschmerzen, Schweißausbrüche, Frösteln, Gelenkschmerzen, anfallsweises Herzjagen, Fieber, bei Kindern häufig Hautausschläge.	*Rheumatisches Fieber* (RF, Febris rheumatica) Arzt ◆ klinischer Befund, Labor- und Gerätediagnostik zur Feststellung einer oft vorhandenen Grundkrankheit ◆ ursächliche Behandlung, Bettruhe, ggf. Wärmeanwendungen, medikamentöse Therapie.
Gewichtsverlust trotz gutem Appetit, Muskelschwäche, Schweißausbrüche, Glanzaugen, verdickter Hals, feuchtwarme Haut, Herzjagen, Stimmungsschwankungen, manchmal Stirnkopfschmerzen.	*Schilddrüsenüberfunktion* (Hyperthyreose) Hausarzt oder Internist ◆ Schilddrüsendiagnostik, Sonographie, Szintigraphie, Laboruntersuchungen, ggf. Zytodiagnostik ◆ in der Regel medikamentöse Behandlung (Thyreostatika), manchmal auch Radiojodtherapie oder chirurgischer Eingriff.
Gewichtsverlust, Appetitlosigkeit, häufige Durchfälle mit voluminösen Stühlen, Blässe, Lackzunge; tritt vornehmlich in tropischen Ländern auf.	*Sprue* (Malabsorptionssyndrom) Arzt ◆ Stuhl- und Blutuntersuchungen, Gerätediagnostik ◆ symptomatische Behandlung der Mangelerscheinungen (gezielte Vitamin-, Eiweißzufuhr usw.) und medikamentöse Therapie (z. B. Folsäure).
Gewichtsverlust, Verdauungsstörungen mit zahlreichen massigen, fettigen, übelriechenden Stühlen, quälender Husten mit zähschleimigem Auswurf, vorgewölbter schlaffer Bauch, Trommelschlegelfinger, verstärkte Infektanfälligkeit.	*Zystische Fibrose* (Muskoviszidose) Internist, besser Klinik ◆ Laboruntersuchungen (bes. Schweiß) ◆ intensive Dauerbehandlung (bes. bei Säuglingen und Kleinkindern), Schleimverflüssigung, Antibiotika, Verdauungsenzyme, Spezialdiät ◆ auch später kontinuierliche ärztliche Betreuung, da es sonst zu chronischer Bronchitis oder Lungenemphysem kommen kann.

Symptome	Verdacht auf / Maßnahmen
Gewichtsverlust trotz gutem Appetit, starker Durst, Ausscheidung großer Harnmengen, Schwächegefühl, Juckreiz, Neigung zu Hautausschlägen, schlecht heilende Wunden, Potenz- bzw. Menstruationsstörungen.	*Zuckerkrankheit* (Diabetes mellitus) Hausarzt oder Internist ◆ Laboruntersuchungen (Blut, Harn), ggf. Röntgen, Computer-Tomographie (Bauchspeicheldrüsenerkrankungen sind eine mögliche Ursache) ◆ Behebung organischer Ursachen, Insulinzufuhr, Diät, gezielte körperliche Betätigung.
Gewichtsverlust, Schmerzen hinter dem Brustbein, Schluckbeschwerden, schlechter Mundgeruch, Aufstoßen, Erbrechen (manchmal Bluterbrechen), häufig Heiserkeit.	*Speiseröhrenkrebs* (Carcinoma oesophagi) Klinik ◆ Ösophagoskopie mit Gewebsprobenentnahme, Röntgen, Szintigraphie, Computer-Tomographie, Laboruntersuchungen ◆ je nach Stadium Zytostatika, Strahlentherapie, meist chirurgischer Eingriff.
Gewichtsverlust, verfallenes Aussehen, Gelbsucht, Widerwille gegen Fett und Fleisch, Übelkeit, Harn dunkel, Stuhl hell, Blähungen, schweres Krankheitsgefühl.	*Schrumpfleber* (Leberzirrhose) Internist oder Klinik ◆ Laboruntersuchungen, EKG, Laparoskopie, Leberbiopsie ◆ strenge Bettruhe, Diät, Chemotherapie, ggf. Operation ◆ eine Wiederherstellung der geschädigten Leber ist nicht möglich.
Gewichtsverlust, zunächst meist einseitige Lymphknotenschwellung, am Hals beginnend, dann fortschreitend, Knoten nicht verschieblich, vergrößern sich rasch und werden sehr schmerzhaft.	*Lymphknotenkrebs* (Lymphosarkom) Internist oder Klinik ◆ Lymphographie, Lymphknotenpunktion, Lymph- und Blutuntersuchungen, Szintigraphie ◆ je nach Stadium der Erkrankung Zytostatika, Bestrahlung oder chirurgischer Eingriff.
Gewichtsverlust, Bauchschmerzen, Blähungen, Völlegefühl, reichlicher Abgang von Winden, Wechsel von Verstopfung und wäßrigen oder schleimigen Durchfällen, auch Schleimabgang ohne Stuhl.	*Dickdarmentzündung* (Colitis) In leichten Fällen Fasten, Kräutertee, dann Schonkost ◆ sonst Arzt ◆ Stuhluntersuchung, Rektoskopie, ggf. Röntgen ◆ medikamentöse Behandlung mit Diätvorschriften.
Starke Gewichtsabnahme, Gelbsucht, Widerwille gegen Fett und Fleisch, Alkoholunverträglichkeit, Dauerschmerz im rechten Oberbauch, verfallenes	*Leberkrebs* Klinik ◆ Laboruntersuchungen, Röntgen, bioptische Leberpunktion oder Probeexzision, Szintigraphie ◆ Opera-

Symptome	Verdacht auf / Maßnahmen
Aussehen und schmutzig gelbgraue Hautfarbe.	tion (Leberresektion), danach ggf. Zytostatika, Strahlenbehandlung.
Gewichtsverlust, dumpfe Oberbauchschmerzen, Übelkeit, Widerwille gegen Fett und Fleisch, Verdauungsstörungen.	*Magenkrebs* (Carcinoma ventriculi) Internist bzw. Klinik ◆ Röntgen, Gastroskopie mit Magenbiopsie, Laboruntersuchungen ◆ Operation (Magenresektion oder Gastrektomie) und Nachbehandlung.
Starker Gewichtsverlust, fortschreitende Gelbsucht, Abgeschlagenheit, Appetitlosigkeit, zunehmende Schwäche.	*Gallenblasen- oder Gallengangskrebs* Internist oder Klinik ◆ Sonographie, Cholegraphie, Laparoskopie, Röntgen, Laboruntersuchungen ◆ in der Regel chirurgischer Eingriff.
Gewichtsverlust, Hustenanfälle mit schleimigem, später auch blutigem Auswurf, Brustkorbschmerzen, Abgeschlagenheit, Nachtschweiß, Fieber, stark gewölbte »Uhrglasnägel«.	*Lungenkrebs* (Bronchialkarzinom) Klinik ◆ Laboruntersuchungen, Sonographie, Röntgen, Lungenszintigraphie, Bronchoskopie, Lungenbiopsie ◆ Behandlung je nach Stadium der Erkrankung, Tiefenbestrahlung, Lobektomie, Pneumektomie.
Starke Gewichtsabnahme, Gelbsucht, Appetitlosigkeit, unklare Oberbauchschmerzen, in den Rücken ausstrahlend.	*Bauchspeicheldrüsenkrebs* (Pankreaskarzinom) Klinik ◆ Laboruntersuchungen, Röntgen, Sonographie, Szintigraphie, Computer-Tomographie, Biopsie ◆ chirurgischer Eingriff (oft Resektion), Nachbehandlung.
Starker Gewichtsverlust, Abgeschlagenheit, manchmal Schmerzen in der Nierengegend, Blutharnen, schlechter Allgemeinzustand, Bluthochdruck.	*Nierenkrebs oder Nierentumor* Klinik ◆ Pyelographie (Röntgen, Szintigraphie, Angiographie, Sonographie), Biopsie ◆ in der Regel chirurgischer Eingriff.
Gewichtsverlust, krampfartige Unterleibsschmerzen, Blähungen, Wechsel zwischen Verstopfung und Durchfällen, Stuhl schleimig mit rotem bis schwarzem Blut (Teerstuhl).	*Dickdarmkrebs* (Kolonkarzinom) Arzt oder Klinik ◆ Rektoskopie, Röntgen (Doppelkontrastmethode), Sigmoidskopie, Biopsie ◆ in der Regel chirurgischer Eingriff (häufig Resektion), Nachbehandlung mit Zytostatika bzw. Strahlentherapie.

Symptome	Verdacht auf / Maßnahmen
Gewichtsverlust, Wechsel zwischen Verstopfung und Durchfällen, Blähungen, Blutungen und Schleimabgänge aus dem After, auch unwillkürlicher Stuhlabgang (Inkontinenz).	*Mastdarmkrebs* (Rektumkarzinom) Internist oder Klinik ◆ Rektoskopie mit Gewebsprobenentnahme, Röntgenkontrastuntersuchung, Laboruntersuchungen ◆ zytostatische Kombinationstherapie oder chirurgischer Eingriff.
Gewichtsverlust, Abgeschlagenheit, Leistungsschwäche, Nachtschweiß, Blässe, Atemnot, Lymphknotenschwellungen, Haut- und Schleimhautblutungen, erhöhte Infektanfälligkeit.	*Blutkrebs* (Leukämie) Internist oder Klinik ◆ Punktion, Blut- und Liquoruntersuchungen, Szintigraphie ◆ Behandlung je nach Form der Leukämie (Antibiotika, Zytostatika, Hormonpräparate usw.) ◆ in schweren Fällen immer Klinikeinweisung.
Gewichtsverlust, Leistungsabfall, Durchfälle, Lymphknotenschwellungen, Fieber, Hautschwellungen mit bräunlich-livider Verfärbung, Hautausschläge, Geschwürbildung im Mund und am After, schweres Krankheitsgefühl.	*AIDS* (erworbenes Immundefekt-Syndrom) Internist oder Klinik ◆ wiederholte AIDS-Tests, weitere Labor- und Gerätediagnostik ◆ symptomatische Behandlung (Bekämpfung lebensbedrohender Infektionen und Wucherungen), psychische Betreuung ◆ eine spezifische Therapie gibt es bislang ebensowenig wie eine vorbeugende Immunisierung.

Gewichtszunahme

Eine Gewichtszunahme ist in den meisten Fällen durch eine falsche Lebensweise (Über- und Fehlernährung, Bewegungsmangel) bedingt. Wer krank ist, nimmt in der Regel ab, doch gibt es auch Erkrankungen, die eine Gewichtszunahme auslösen.

Symptome	Verdacht auf / Maßnahmen
Gewichtszunahme, aufgedunsenes Gesicht, heisere, tiefe Stimme, rauhe, verdickte Haut, Halsverdickung (Kropf), Abgeschlagenheit, Verstopfung, starke Kälteempfindlichkeit.	*Schilddrüsenunterfunktion* (Hypothyreose, Myxödem) Internist ◆ funktionelle Schilddrüsendiagnostik, TRH-Test ◆ Behandlung mit Schilddrüsenhormonpräparaten unter ärztlicher Überwachung der Dosierung, nur bei starken Beschwerden ggf. Operation.

Symptome	Verdacht auf / Maßnahmen
Gewichtszunahme, Vollmondgesicht, »Büffelhöcker« des Nackens, Muskelschwäche, bei Frauen verstärkte Körperbehaarung (Hirsutismus), blaurote Streifen in der Haut, Potenz- bzw. Menstruationsbeschwerden.	*Cushing-Syndrom* (Hormonstörung) Internist ◆ Blut- und Urinuntersuchung, Funktions- und Hemmtests, ggf. Nierenszintigraphie, Computer-Tomographie (Tumoren als mögliche Ursache) ◆ Behandlung je nach Ursache medikamentös oder operativ.
Fettsucht, Hände und Gesicht aufgetrieben, trockene, glanzlose Haut, Sehstörungen, bei Frauen Ausbleiben der Menstruation (Amenorrhoe), bei Kindern Verzögerung der sexuellen Reife.	*Hypophysentumor* Internist bzw. Klinik ◆ Labordiagnostik, Röntgen, Hirnszintigraphie, Computer-Tomographie ◆ in der Regel neurochirurgische Entfernung der Geschwulst.

Haarausfall

Haarausfall ist häufig durch eine entsprechende erbliche Veranlagung bedingt, kann aber auch eine Folge von Erkrankungen der Kopfhaut, eine Begleiterscheinung von Vergiftungen oder eine Nebenwirkung bestimmter Medikamente sein. Obendrein führen manche schweren Allgemeinerkrankungen zum Ausfall besonders der Körperbehaarung (Achsel- und Schamhaare). Erblich bedingter Haarausfall kann durch sorgfältige Haarpflege verlangsamt, aber nicht gestoppt werden. Wer unter Haarausfall leidet und nicht »oben ohne« sein möchte, gibt sein Geld besser für eine Haartransplantation in einer Hautklinik oder für einen guten Friseur (Toupet o. ä.) als für zweifelhafte Haarwuchsmittel oder Wunderkuren aus, die mit Sicherheit nutzlos sind.

Symptome	Verdacht auf / Maßnahmen
Plötzliche Bildung einer oder mehrerer kreisförmiger kahler Stellen auf der behaarten Kopfhaut, die Haare fallen von selbst aus oder lassen sich leicht herausziehen.	*Kreisrunder Haarausfall* (Alopecia areata) Haarausfall unbekannter Ursache, der in seltenen Fällen zum völligen Haarverlust (Alopecia totalis) führen kann. Eine Therapie gibt es nicht ◆ Manchmal beginnen die Haare nach Monaten wieder von selbst zu wachsen.
Kleine schmerzhafte Knötchen an den Haarbälgen, dann eitrige Pusteln, die unbehandelt oberflächliche Narben hinterlassen, an den befallenen Stellen Haarausfall.	*Bartflechte* (Folliculitis barbae) Eiterpusteln nicht ausdrücken ◆ desinfizierende und entzündungshemmende Salben aus der Apotheke oder Mittel nach ärztlicher Verschreibung verwenden.

Symptome	Verdacht auf / Maßnahmen
Bildung weißgrauer Scheiben um Haare, die sich schmerzlos herausziehen lassen, dann größerer schmerzhafter Eiterknoten, Haarausfall.	*Bartpilzflechte* (Trichophytia profunda) Antimykotische Salben aus der Apotheke oder Mittel nach ärztlicher Verordnung ◆ Achtung: Die Krankheit ist ansteckend, übertragbar durch Handtücher und Rasierapparate!
Stark juckende Knötchen mit spitzer Verhornung, die unter Zurücklassung dunkler Flecken abheilen, an diesen Stellen auf der behaarten Kopfhaut Haarausfall.	*Knötchenflechte* (Lichen ruber follicaris) Hautarzt ◆ symptomatische medikamentöse Behandlung ◆ eine ursächliche Therapie ist nicht bekannt.
Haarausfall, abnorme Bronzeverfärbung der Haut, Muskelschwäche, Durchfälle, Appetitlosigkeit, Gewichtsverlust, niedriger Blutdruck.	*Bronzekrankheit* (Addison-Krankheit) Internist oder Klinik ◆ Laboruntersuchungen (Hormon- und Elektrolytwerte) ◆ medikamentöse Behandlung unter ärztlicher Überwachung (Kreislaufkollaps möglich).
Ausfall von Achsel- und Schamhaaren, Gewichtsverlust, Abgeschlagenheit, dunkle Gesichtsfarbe, dünne, runzlige Haut, Potenz- bzw. Menstruationsstörungen.	*Hypopituitarismus* (Hypophysenvorderlappeninsuffizienz) Arzt oder Klinik ◆ Laboruntersuchungen (Hormonwerte), Funktionsprüfungen, Szintigraphie ◆ medikamentöse Behandlung (Hormonpräparate, Kortikoide) ◆ häufig schleichende Entwicklung der Krankheit.
Haarausfall, Schwund von Muskelpartien (besonders Gesicht, Hände und Unterarme), bei Männern Hodenschwund, bei Frauen Ausbleiben der Menstruation, später auch psychische Veränderungen.	*Muskeluntergang* (myotonische Dystrophie) Internist oder Klinik ◆ umfangreiche Laboruntersuchungen, Röntgen, Sonographie ◆ Erbkrankheit ungeklärter Ursache, komplizierte und langwierige Behandlung, Erfolg fraglich.
Haarausfall, spröde, brüchige Fingernägel, blasse, trockene Haut, an den Lippen Anfälligkeit für Schrundenbildung, Müdigkeit, Kopfschmerzen, Schlafstörungen.	*Blutarmut* (Eisenmangel-Anämie) Arzt ◆ klinischer Befund, Labordiagnostik ◆ Feststellung und Behebung einer möglichen Grundkrankheit ◆ Behandlung mit Eisenpräparaten, zusätzlich Diätempfehlungen.

Haarveränderungen

Bei vielen schweren Erkrankungen kann das Haar glanzlos und stumpf werden, doch gibt es einige charakteristische Haarveränderungen, die zusammen mit anderen Symptomen auf bestimmte Krankheiten hinweisen.

Symptome	Verdacht auf / Maßnahmen
Glanzloses, struppiges Haar, rauhe, verdickte Haut, heisere, tiefe Stimme, Gewichtszunahme, aufgedunsenes Gesicht, Halsverdickung, Verstopfung, starke Kälteempfindlichkeit.	*Schilddrüsenunterfunktion* (Hypothyreose, Myxödem) Internist ◆ funktionelle Schilddrüsendiagnostik, TRH-Test ◆ Behandlung mit Schilddrüsenhormonpräparaten unter ärztlicher Überwachung der Dosierung, nur bei starken Beschwerden ggf. Operation.
Bei Frauen verstärkte Körper- und Gesichtsbehaarung (Hirsutismus), Fettleibigkeit, Vollmondgesicht, »Büffelhöcker« des Nackens, Muskelschwäche, blaurote Hautstreifen, Menstruationsstörungen.	*Cushing-Syndrom* (Hormonstörung) Internist ◆ Laboruntersuchungen (Blut, Urin), Funktions- und Hemmtests, ggf. Nierenszintigraphie, Computer-Tomographie (Tumoren der Nebennierenrinde als mögliche Ursache) ◆ Behandlung je nach Ursache medikamentös oder operativ.
Bei Frauen verstärkte Körper- und Gesichtsbehaarung (Hirsutismus), tiefe Stimme, Gang und Bewegungen vermännlicht, oft Rückbildung der sekundären weiblichen Geschlechtsmerkmale, Vergrößerung der Klitoris.	*Vermännlichung* (Virilisierung) durch Hormonstörungen Internist ◆ Laboruntersuchungen (Blut und Urin), Hormontests, Szintigraphie, Computer-Tomographie (hormonbildende Tumoren als mögliche Ursache) ◆ Ursache medikamentös oder chirurgisch beheben ◆ häufigste Ursache ist die Einnahme von Hormonpräparaten (Anabolika, Gestagene) und Kortison.
Abnorm dichter Haarwuchs, Fettsucht, Koordinationsstörungen, bei Kindern unterschiedliche Wachstumsstörungen und deutliche Verzögerung der sexuellen Reife.	*Hypogonadismus* (Drüsenfunktionsstörung) Internist ◆ Laboruntersuchungen (Blut, Harn, Hormonanalyse), Gerätediagnostik ◆ Behandlung je nach Ursache (Hormonpräparate usw.).
Bei Frauen und Mädchen abnorm tiefer Haaransatz im Nacken, Wachstumsstörungen (Zwergwuchs), Ausbleiben	*Turner-Syndrom* (Gonosomen-Störung) Internist ◆ umfangreiche Labordiagno-

Symptome	Verdacht auf / Maßnahmen
der Menstruation, Hand- und Fußrücken aufgedunsen.	stik (Chromosomen-Analyse u. a.) ◆ vorwiegend symptomatische Behandlung (Anabolika, Östrogen).

Halluzinationen (siehe Verwirrtheit)

Halsschmerzen

Infekte der oberen Atemwege sind häufig mit Halsschmerzen verbunden, doch können auch ernsthaftere Erkrankungen im Halsbereich die Ursache sein.

Symptome	Verdacht auf / Maßnahmen
Hals-, Brust- und Kopfschmerzen, Atem- und Schluckbeschwerden, Schnupfen, Husten, Abgeschlagenheit, häufig erhöhte Temperatur.	*Grippaler Infekt* Bettruhe, Vitamin-C-Zufuhr, Obstsäfte, Inhalationen (Kamillenabsud, ätherische Öle) ◆ bei Kindern, älteren Menschen und Fieber über 39,5°C Arzt.
Halsschmerzen, Schluckbeschwerden, Kopf- und Gliederschmerzen, plötzlich einsetzendes (meist hohes) Fieber, Heiserkeit, trockener Husten, manchmal Bauchschmerzen, Durchfälle, schweres Krankheitsgefühl.	*Grippe* (Influenza) Arzt ◆ Blut- und Stuhluntersuchungen ◆ strenge Bettruhe, überwiegend symptomatische Behandlung (fieber- und entzündungshemmende Mittel, ggf. Antibiotika) ◆ eine sichere Vorbeugung durch Schutzimpfung ist wegen der Vielzahl der möglichen Erreger nicht gegeben.
Halsschmerzen, Schluckbeschwerden, grauweißlicher Belag auf den geschwollenen Mandeln und auf dem Gaumen, süßlicher Mundgeruch, Lymphknotenschwellung, Lichtscheu, meist mäßiges Fieber.	*Halsbräune* (Diphtherie) Arzt ◆ bei Diphtherie-Verdacht unverzüglich Heilserum injizieren, ggf. unterstützend Antibiotika einsetzen ◆ klinische Diagnose ggf. durch bakteriologische Untersuchungen absichern ◆ Vorbeugung durch Schutzimpfung.
Halsschmerzen, besonders beim Schlucken, schmerzhafte Anschwellung der Lymphknoten im Kieferwinkel, Gaumenmandeln gerötet und geschwollen, häufig belegt, Kopfschmerzen, Fieber.	*Mandelentzündung* (Tonsillitis, Angina) Bettruhe, feuchtwarme Halswickel, Mund- und Rachenspülungen, Lutschtabletten ◆ bei hohem Fieber Arzt ◆ klinischer Befund, ggf. Blut- und Harn-

Symptome	Verdacht auf / Maßnahmen
	untersuchung ◆ Antibiotika, Analgetika ◆ auf mögliche Nacherkrankungen achten.
Halsschmerzen, Rachenbeläge, Kopf- und Gliederschmerzen, Lymphknotenschwellung (derb, beweglich, wenig schmerzhaft) am ganzen Körper, manchmal Ausschlag, immer Fieber.	*Pfeiffer-Drüsenfieber* (Mononucleosis infectiosa) Arzt ◆ Laboruntersuchungen (Blut, Harn) ◆ meist verläuft die Erkrankung ohne Komplikationen und ist dann nach zwei bis drei Wochen überstanden.
Halsschmerzen, Kratzen und Brennen, Schluckbeschwerden, trockenes Gefühl im Hals, Rachenwand entzündlich gerötet, oft Reizhusten mit zähschleimigem Auswurf, bei Kindern häufig Fieber.	*Rachenschleimhautentzündung* (Pharyngitis) Bettruhe, Gurgeln (Salbeitee u. a.), Salbei-Lutschtabletten, Rauchverbot ◆ in schweren Fällen Arzt, klinischer Befund ◆ medikamentöse Behandlung.
Halsschmerzen durch Mundschleimhautentzündung, schmerzhafte Anschwellung der Ohrspeicheldrüse (meist zunächst einseitig), dadurch abgehobenes Ohrläppchen, Ohrgeräusche, Druckempfindlichkeit, ansteigendes Fieber.	*Mumps* (Ziegenpeter, Parotitis epidemica) Arzt ◆ Isolierung des Erkrankten (Ansteckungsgefahr), Bettruhe, ärztliche Überwachung wegen möglicher Zweiterkrankungen (besonders Hirnhautentzündung) ◆ medikamentöse Behandlung ◆ vorbeugende Schutzimpfung ab dem 12. Lebensmonat möglich.
Halsschmerzen mit starkem Trockenheitsgefühl, Heiserkeit, schmerzhafter Reizhusten, meist Atemnot und Fieber.	*Kehlkopfentzündung* (Laryngitis) Hals-Nasen-Ohren-Arzt ◆ Laryngoskopie, ggf. Röntgen, Szintigraphie, Computer-Tomographie ◆ Stimmschonung, Rauchverbot, Inhalationen, medikamentöse Behandlung.
Halsschmerzen durch Lymphknotenschwellung im Halsbereich (mit der Umgebung verbackene Knoten, die sich rasch vergrößern), Juckreiz, Nachtschweiß, Fieber, Gewichtsverlust.	*Halslymphknotenkrebs* (Lymphosarkom) Klinik ◆ Laboruntersuchungen, Lymphographie, Biopsie und Zytodiagnostik ◆ Strahlentherapie, ggf. zytostatische Polychemotherapie.
Schmerzhaftes Druckgefühl im Kehlkopfbereich, Trockenheitsgefühl, Hei-	*Kehlkopfkrebs* (Larynxkarzinom) Hals-Nasen-Ohren-Arzt bzw. Klinik ◆

Symptome	Verdacht auf / Maßnahmen
serkeit, schmerzhafter Reizhusten, manchmal mit blutigem Auswurf, später wachsende Atemnot, starke Schmerzen.	Laryngoskopie, Szintigraphie, Probeexzision, Laboruntersuchungen ◆ je nach Art der Geschwulst Chordektomie, Laryngektomie, Nachbestrahlung.
Halsschmerzen, Schluckbeschwerden, Heiserkeit, Atemnot, pfeifendes Geräusch beim Einatmen (Stridor), knotige Vergrößerung der Schilddrüse, Lymphknotenschwellung.	*Schilddrüsenkrebs* (Thyreokarzinom) Arzt bzw. Klinik ◆ Sonographie, Szintigraphie, Feinnadelpunktion, ggf. Computer-Tomographie, Labordiagnostik ◆ in der Regel chirurgischer Eingriff erforderlich.

Harndrang, Harnträufeln

Harndrang (Pollakisurie) mit Harnträufeln (Inkontinenz) können vielerlei Störungen bei Erkrankungen besonders der Harnwege anzeigen und kommen gehäuft bei Frauen vor (sogenannte Reizblase). Eine ärztliche Abklärung ist in jedem Fall anzuraten.

Symptome	Verdacht auf / Maßnahmen
Harndrang, Brennen und andere Störungen beim Wasserlassen, unwillkürlicher Harnabgang (Harnträufeln).	*Blasenentzündung* (Zystitis) Wärme, reichlich Flüssigkeitszufuhr (Blasentee u. a.) ◆ bei schweren und wiederholten Entzündungen Urologe ◆ Harnuntersuchung ◆ Antibiotika.
Harndrang, aber gelegentlich Harnverhaltung wegen Brennen und Schmerzen beim Wasserlassen.	*Harnröhrenentzündung* (Urethritis) Urologe ◆ Harnuntersuchung (zum Ausschluß von Tripper u. a. Ursachen) ◆ Chemotherapie (Tetrazykline).
Harndrang, häufig auch Harnstottern (Blasenentleerung oft, aber in kleinen Mengen), Blutharnen, bei gleichzeitiger Blasenentzündung Unterleibsschmerzen.	*Blasensteine* Urologe ◆ Blasenspiegelung, Röntgen, Sonographie ◆ Ausschwemmung der Steine, Entfernung mit Schlingenkatheder durch die Harnröhre oder transurethrale Lithotripsie ◆ ggf. offene Operation.
Harndrang, aber zunehmende Schwierigkeiten beim Wasserlassen, Harnstottern, zunehmende Harnverhaltung, oft Schmerzen beim Stuhlgang.	*Vorsteherdrüsenentzündung* (Prostatitis) Urologe ◆ Palpation, nach Prostatamassage Exprimat- und Urinsediment-

Symptome	Verdacht auf / Maßnahmen
	untersuchung, Ejakulatkulturen ◆ medikamentöse Behandlung.
Harndrang, aber nur schwacher, dünner Harnstrahl, Harnstottern, zunehmende Harnverhaltung und Anzeichen einer beginnenden Harnvergiftung.	*Vorsteherdrüsenvergrößerung* (Prostata-Adenom) Urologe ◆ rektal-digitale Untersuchung, Zystoskopie, Uroflowmetrie ◆ medikamentöse Therapie, in der Regel chirurgischer Eingriff zweckmäßiger.
Harndrang (besonders nachts), manchmal Blutharnen, Blasenentleerungsstörungen, Kreuzschmerzen, Schmerzen beim Stuhlgang.	*Vorsteherdrüsenkrebs* (Prostatakarzinom) Urologe, Klinik ◆ rektale Untersuchung, Sonographie, Röntgen, Prostatazytologie ◆ Operation ◆ Da es keine Frühsymptome gibt, sind Vorsorgeuntersuchungen wichtig.
Harndrang, akut einsetzende heftige oder ständige ziehende Nierenschmerzen, bei Schmerzanfällen Übelkeit, Erbrechen, Frostgefühl, Bauchdeckenverspannung, manchmal Blutharnen.	*Nierensteinleiden* (Nephrolithiasis) Urologe ◆ Sonographie, Röntgen, Zystoskopie, ggf. Computer-Tomographie ◆ Ausschwemmversuch, Schlingenextraktion, Steinzertrümmerung (transurethrale Lithotripsie), offene Operation ◆ vorbeugend Medikamente und Diät.
Harndrang, brennende Schmerzen beim Wasserlassen, ziehende Kreuz- und Rückenschmerzen, Kopfschmerzen, Blässe, Abgeschlagenheit, Durst, manchmal Fieber.	*Nierenbeckenentzündung* (Pyelonephritis) Urologe ◆ Harn- und Blutdiagnose, Sonographie, Röntgen, Zystoskopie, Nierenfunktionsdiagnostik ◆ Bettruhe, reichlich Flüssigkeitszufuhr, antibakterielle Chemotherapie.
Harndrang, unwillkürlicher Harnabgang bei Niesen, Husten, schwerem Heben, Rückenschmerzen, verstärkter Scheidenausfluß.	*Gebärmuttersenkung* (Descensus uteri) Frauenarzt ◆ Endoskopie ◆ physiotherapeutische Maßnahmen zur Stärkung des Beckenbodens, Ringpessar einlegen, nur in schweren Fällen Operation.
Harndrang, besonders nachts, Durchfälle, Muskelschwäche, abnorme Braunverfärbung der Haut, Gewichtsverlust, Haarausfall.	*Bronzekrankheit* (Addison-Krankheit) Internist oder Klinik ◆ Blut- und Harnuntersuchungen (Elektrolyt- und Hormonwerte) ◆ Chemotherapie, ständige

Symptome	Verdacht auf / Maßnahmen
	Überwachung wegen möglichem Kreislaufkollaps.
Harndrang (besonders nachts), Verstopfung, Muskelschwäche, Lähmungserscheinungen, Gewebsschwellungen (Ödeme), Blutdrucksteigerung.	*Nebennierenfunktionsstörung* (Hyperaldosteronismus) Internist oder Klinik ◆ umfangreiche Diagnostik zur Ermittlung der Ursache ◆ in der Regel konservativ-chemotherapeutische Behandlung.
Harndrang, Harnflut (heller Harn), starker Durst, Müdigkeit, Gewichtsabnahme trotz gesteigerter Nahrungszufuhr, Muskelschwäche, Juckreiz, trockene Haut, Neigung zu Hautausschlägen.	*Zuckerkrankheit* (Diabetes mellitus) Hausarzt oder Internist ◆ Blut- und Harnuntersuchungen, ggf. Röntgen oder Computer-Tomographie (Tumoren oder Entzündungen der Bauchspeicheldrüse sind mögliche Ursachen) ◆ Behebung organischer Ursachen, Insulinzufuhr, Diät, Physiotherapie.
Nach stumpfer Gewalteinwirkung auf den Kopf Harndrang, unwillkürlicher Harn- und Stuhlabgang, Bewußtlosigkeit, schwerer Schockzustand, Unruhe, gespannter, verlangsamter Puls.	*Hirnquetschung* (Compressio cerebri) Notarzt, Klinik (Intensivstation) ◆ Notfalldiagnostik, Computer-Tomographie ◆ symptomatische intensivmedizinische Versorgung, meist neurochirurgischer Eingriff erforderlich.
Harndrang, besonders nachts, Blähungen, Atemnot, Abgeschlagenheit, Anschwellen der Glieder, blaurote Hautverfärbung, Schwächegefühl.	*Herzschwäche* (Myokardinsuffizienz) Internist ◆ Laboruntersuchungen, EKG, Herzfunktionsprüfung, Röntgen zur Ermittlung der Ursache ◆ ursächliche (meist medikamentöse) Behandlung.

Harnflut

Als Harnflut (Polyurie) bezeichnet man die krankhafte Vermehrung der ausgeschiedenen Urinmenge bis auf 10 bis 20 Liter täglich (normal sind 1 bis 1½ l täglich). Etwas anderes ist der Harndrang (siehe dieses Suchwort) mit häufiger Blasenentleerung, aber normaler Urinmenge.

Symptome	Verdacht auf / Maßnahmen
Harnflut mit starkem nächtlichem Harndrang, Muskelschmerzen, Schwä-	*Hyperaldosteronismus* (Hormonstörung)

Symptome	Verdacht auf / Maßnahmen
che, manchmal Lähmungserscheinungen, Verstopfung, Gesicht und Extremitäten oft aufgedunsen, erhöhter Blutdruck.	Internist, besser Klinik ◆ umfangreiche Laboruntersuchungen, sorgfältige Verlaufsbeobachtung ◆ medikamentöse Behandlung je nach genauer Ursache, bei Tumor der Nebenniere operativ.
Übermäßige Ausscheidung von auffallend hellem Harn, quälender Durst, Müdigkeit, Gewichtsabnahme trotz gutem Appetit, Muskelschwäche, Neigung zu Hautausschlägen und Juckreiz, trockene Haut, schlecht heilende Wunden.	*Zuckerkrankheit* (Diabetes mellitus) Hausarzt oder Internist ◆ Zuckertest, Blut- und Harnuntersuchung, evtl. Röntgen, Computer-Tomographie (zur Feststellung von Entzündungen oder Tumoren der Bauchspeicheldrüse als mögliche Ursache) ◆ Behebung organischer Ursachen, Insulinzufuhr, Diät, gezielte körperliche Betätigung.
Ausscheidung von bis zu 15 l täglich auffallend hellen Harns, starker Durst, meist keine auffälligen Beschwerden. Kann ererbt oder Folge von Hirnschädigungen sein.	*Wasserharnruhr* (Diabetes insipidus) Internist oder Neurologe ◆ Laboruntersuchungen (u. a. Adiuretin-Test), ggf. Röntgen (Schädel), Computer-Tomographie, Hirn-Szintigraphie ◆ Behandlung u. a. mit Hypophysenpräparaten, Diät.
Ausscheidung großer Harnmengen, übermäßiger Durst, Übelkeit, Erbrechen, Muskelschwäche, Blähungen, Verstopfung, graue Hautfarbe, oft Schmerzen in der Nierengegend.	*Hyperkalzämie-Syndrom* Internist, Klinik ◆ Blut- und Urinuntersuchungen, Nieren röntgen, ggf. Ultraschalldiagnostik, Szintigraphie, Computer-Tomographie ◆ Behandlung je nach Ursache.
Harnflut, nächtlicher Harndrang, abnorme Ermüdbarkeit, Kopfschmerzen, schmutziggelbe Hautfarbe, Juckreiz, Schlafstörungen.	*Niereninsuffizienz unterschiedlicher Ursache* Urologe, Klinik ◆ Blut- und Urinuntersuchungen, ggf. Röntgen, Ultraschalldiagnostik, Szintigraphie, Computer-Tomographie ◆ Behandlung je nach Ursache.
Harnflut nach schweren (meist einseitigen) Kopfschmerzanfällen mit Sehstörungen, Durchfall, Stimmungs- und Verhaltensveränderungen.	*Halbseitenkopfschmerz* (Migräne) Hausarzt oder Internist ◆ medikamentöse Behandlung zur Schmerzlinderung, ursächliche Therapie nicht möglich, da genaue Ursache unbekannt ◆ evtl. Psychotherapie.

Harnverfärbung

Normalerweise ist Harn hell- bis dunkelgelb und klar, nach reichlichem Trinken ist er heller als sonst, nach starkem Flüssigkeitsverlust durch Schwitzen dunkler. Eine Harnverfärbung durch Medikamente ist nicht selten und kein Grund zur Beunruhigung; meist wird vom Arzt oder auf dem Beipackzettel des Medikaments darauf hingewiesen. Eine Harntrübung oder eine unerklärliche Harnverfärbung sollte stets Anlaß für eine ärztliche Untersuchung sein. Siehe auch das Suchwort »Blutharnen«.

Symptome	Verdacht auf / Maßnahmen
Große Mengen (bis zu 15 Liter täglich) auffallend hellen Harns, quälender Durst, meist keine besonderen sonstigen Beschwerden, angeboren oder Folge einer Hirnschädigung.	*Wasserharnruhr* (Diabetes insipidus) Internist oder neurochirurgische Klinik ◆ Laboruntersuchungen (Adiuretintest), Röntgen, Computer-Tomographie, Hirnszintigraphie ◆ Behandlung je nach Ursache, meist Chemotherapie (Hypophysenpräparate), Diät.
Große Mengen auffallend hellen Harns, starker Durst, Müdigkeit, Gewichtsverlust trotz gutem Appetit, Muskelschwäche, Juckreiz, trockene Haut, erhöhte Infektanfälligkeit.	*Zuckerkrankheit* (Diabetes mellitus) Hausarzt oder Internist ◆ Laboruntersuchungen, ggf. Röntgen, Szintigraphie, Computer-Tomographie (Bauchspeicheldrüsentumoren oder -entzündungen mögliche Ursache) ◆ Behebung organischer Ursachen, Insulin, Diät, Physiotherapie.
Fleischwasserfarbener Harn, Kopf-, Glieder- und Kreuzschmerzen, Übelkeit, Fieber, Abgeschlagenheit, Blässe, aufgedunsenes Gesicht, erhöhter Blutdruck.	*Nierenbeckenentzündung* (Pyelonephritis) Arzt oder Klinik (ärztliche Überwachung sinnvoll) ◆ Laboruntersuchungen, Sonographie, Röntgen, Nierenfunktionsdiagnostik, Zystoskopie ◆ Bettruhe, reichliche Flüssigkeitszufuhr, Chemotherapie.
Rotbrauner Harn, Kopf- und Nierenschmerzen, Abgeschlagenheit, Fieber, teigige Anschwellungen (Ödeme) am ganzen Körper, Bluthochdruck, Harnverminderung.	*Nierenkörperchenentzündung* (Glomerulonephritis) Urologe ◆ Laboruntersuchungen (Harn, Blut) ◆ ggf. Szintigraphie, Röntgen ◆ medikamentöse Behandlung, ggf. Hämodialyse.
Dunkler Harn, heller Stuhl, Blähungen, Widerwille gegen Fett und Fleisch, Al-	*Leberentzündung* (Hepatitis) Internist bzw. Klinik ◆ Laboruntersu-

Symptome	Verdacht auf / Maßnahmen
koholunverträglichkeit, Übelkeit, Erbrechen, Verstopfung, Gelbfärbung von Haut und Augen, Fieber.	chungen, EKG, Laparoskopie, ggf. Biopsie ◆ Bettruhe, Diät, medikamentöse Behandlung.
Dunkler Harn, Fettunverträglichkeit, Völlegefühl, Verstopfung, Abgeschlagenheit, Gewichtsverlust, Schmerzen unter dem rechten Rippenbogen, graugelbe Hautfarbe, Gewebsschwellungen (Ödeme), besonders der Beine.	*Schrumpfleber* (Leberzirrhose) Hausarzt, Internist oder Klinik ◆ Blutanalyse (Transaminasen, Leberwerte), Laparoskopie mit Leberpunktion, Sonographie ◆ Bettruhe, Diät, medikamentöse Behandlung ◆ eine Wiederherstellung einer derart geschädigten Leber ist nicht möglich.
Dunkelbrauner Harn, Atem und Schweiß riechen nach Harn, Atemnot, gelbgraue Hautfarbe, Kopfschmerzen, Übelkeit, Verwirrtheit bis zur Bewußtseinstrübung, manchmal Krämpfe.	*Harnvergiftung* (urämisches Koma) Sofort Notarzt, Klinik (Intensivstation) ◆ Notfalldiagnostik ◆ Maßnahmen zur Entgiftung und Kreislaufstützung, Hämodialyse (»Blutwäsche«), ggf. Operation (Nierentransplantation) ◆ fortschreitendes Nierenversagen ist unheilbar.
Dunkler Harn, zunehmende Blässe, dann Gelbverfärbung von Haut und Augen (Gelbsuchtsymptome, aber ohne Hautjucken und Pulsverlangsamung), manchmal Hör- und Sehstörungen, Schüttelfrost, Kopfschmerzen.	*Blutarmut* (autoimmunhämolytische Anämie) Internist, Klinik ◆ Punktion, Liquor- und Blutuntersuchungen, Gerätediagnostik ◆ je nach Formenkreis der Anämie Chemotherapie (Kortikosteroide, Immunsuppressiva), Bluttransfusionen, notfalls chirurgischer Eingriff (Milzoperation).
Dunkler Harn, heller Stuhl, Gelbverfärbung von Haut und Augen, allgemeiner Hautjuckreiz, Abgeschlagenheit, Übelkeit.	*Gallenstauung* (Cholestasesyndrom) Internist oder Klinik ◆ Laboruntersuchungen (Bilirubinwerte), Röntgenkontrastdarstellung, ggf. Laparoskopie ◆ Behandlung je nach Ursache medikamentös oder operativ.
Dunkler Harn, Fieberschübe, Müdigkeit, Schwäche, Atemnot, Kopf- und Gliederschmerzen, Harnverminderung, häufig Schüttelfrost.	*Malaria* (Schwarzwasserfieber) Arzt ◆ klinische Diagnose, ggf. Laboruntersuchungen (Erregerfeststellung) ◆ Chemotherapie ◆ bei Reisen in malariagefährdete Gebiete Malaria-Prophylaxe.

Harnverhaltung

Von Harnverhaltung oder Harnsperre (Ischurie) spricht man, wenn der Patient trotz gefüllter Blase kein Wasser lassen kann. Eine vorübergehende Harnverhaltung kann nervös bedingt sein, doch wenn dieser Zustand länger anhält, ist wegen der drohenden Blasenschädigung unverzügliche ärztliche Abklärung und Behandlung erforderlich.

Symptome	Verdacht auf / Maßnahmen
Harndrang, aber zunehmende Schwierigkeiten beim Wasserlassen, Harnstottern, keine vollständige Blasenentleerung möglich, Schmerzen beim Stuhlgang, wachsende Harnsperre.	*Vorsteherdrüsenentzündung* (Prostatitis) Urologe ◆ Palpation, Exprimat- und Urinsedimentuntersuchung nach Prostatamassage, Ejakulatkulturen ◆ chemotherapeutische Behandlung.
Starker Harndrang (bei Männern), schwacher, dünner Harnstrahl, vollständige Entleerung der Blase nicht mehr möglich, Harnsperre, beginnende Harnvergiftung mit schmutziggelber Hautfarbe, Kopfschmerzen, Übelkeit usw.	*Vorsteherdrüsenvergrößerung* (Prostata-Adenom) Urologe ◆ rektal-digitale Untersuchung, Urethrozystoskopie, Uroflowmetrie ◆ manchmal medikamentöse Behandlung (Hormonpräparate), aber in der Regel Operation (Herausschälung oder Elektrokoagulation der Vorsteherdrüse) erforderlich.
Entleerungsstörungen der Blase, dünner Harnstrahl, abnehmende Harnmenge, zunehmende Restharnbildung, schließlich Harnsperre.	*Blasenschließmuskelstarre* (Sphinktersklerose) Urologe ◆ Zystoskopie, Urethroskopie, Überprüfung der Vorsteherdrüse ◆ chirurgischer Eingriff erforderlich (Elektroresektion durch die Harnröhre).

Harnverminderung

Von Harnverminderung (Oligurie) spricht man, wenn die täglich ausgeschiedene Harnmenge unter einem halben Liter, also erheblich unter der Normalmenge von 1 bis 1½ Litern, bleibt. Etwas anderes ist die Harnverhaltung (Ischurie); siehe dieses Suchwort.

Symptome	Verdacht auf / Maßnahmen
Harnverminderung, Müdigkeit, Kopfschmerzen, teigige Schwellungen (zuerst an den Unterschenkeln), aufgedunsene Augenlider.	*Nephrotisches Syndrom* Urologe oder Klinik ◆ Blut- und Urinuntersuchungen, ggf. Röntgen, Ultraschalldiagnostik, Szintigraphie, Com-

Symptome	Verdacht auf / Maßnahmen
	puter-Tomographie ◆ Behandlung je nach Ursache.
Harnverminderung, Schmerzen in der Nierengegend, Kopfschmerzen, Abgeschlagenheit, Fieber, Schwellung der Augenlider und Extremitäten, Bluthochdruck.	*Nierenkörperchenentzündung* (Glomerulonephritis) Urologe, Klinik ◆ Laboruntersuchungen, Nierenuntersuchungen (Sonographie, Szintigraphie, Tomographie usw.) zur Feststellung der genauen Ursache, nach der sich auch die Behandlung richtet.
Harnverminderung, Kopfschmerzen, unterschiedliche Herzbeschwerden, Bluthochdruck.	*Herzinsuffizienz bei Bluthochdruck* (hypertone Dehydratation) Internist, Klinik ◆ EKG, Laboruntersuchungen, Röntgen (Brustkorb) ◆ ursächliche Behandlung.
Harnverminderung, Druckempfindlichkeit der Nierengegend, Blutharnen, Abgeschlagenheit, Fieber.	*Nierenvenenthrombose* Notarzt, Klinik ◆ Sonographie, Urographie, Nierenszintigraphie, Angiographie, ggf. Computer-Tomographie.
Harnverminderung nach schwerem Blutverlust (Unfall, Operation), Benommenheit, evtl. Bewußtlosigkeit, kalter Schweiß.	*Akutes Nierenversagen durch Schock* Klinik (Intensivstation) ◆ Notfalldiagnostik ◆ Sofortmaßnahmen, ggf. Dialyse, Operation.
Harnverminderung nach Einnahme von Medikamenten, Übelkeit, Erbrechen, schweres Krankheitsgefühl, evtl. Bewußtlosigkeit.	*Medikamentenvergiftung* Notarzt, Klinik (Intensivstation) ◆ nach Möglichkeit eingenommenes Medikament angeben ◆ Notfalldiagnose ◆ entsprechende Sofortmaßnahmen.
Harnverminderung, Druck oder Schmerzen in der Nierengegend (auch Koliken), Gewichtsabnahme, schweres Krankheitsgefühl.	*Nierensteinleiden oder Beeinträchtigung der Nierenfunktion durch Unterleibstumoren* Internist oder Klinik ◆ Laboruntersuchungen, EKG, Sonographie, ggf. Szintigraphie, Röntgen ◆ Behandlung nach Ursache.
Verminderte Harnausscheidung, Unterleibsschmerzen, Fieber, zunehmende Blässe, Schwächegefühl, Kopfschmer-	*Akute autoimmunhämolytische Anämie* Internist ◆ Laboruntersuchungen ◆ evtl.

Symptome	Verdacht auf / Maßnahmen
zen, Schlafstörungen.	vorhandene Virusinfektion behandeln ◆ Chemotherapie (in der Regel Kortikosteroide).

Hautausschlag

Die Haut ist ein ungemein sensibles Organ, das auf Reizungen oder Schädigungen rasch reagiert. Sie kann nicht nur eigenständig erkranken, sondern zeigt auch durch Ausschläge, Verfärbung und andere Veränderungen krankhafte Vorgänge im menschlichen Gesamtorganismus an. Hautausschläge und Hautfleckenbildung sind oft allergische Reaktionen auf sehr unterschiedliche Allergene, zu denen Parfüms und andere Kosmetika gehören können, werden aber auch durch Medikamente, Hormonzufuhr (Antibabypille u. a.) und hormonelle Umstellungen (Pubertät, Menopause, Schwangerschaft) ausgelöst. Bei Ausschlägen und Veränderungen unbekannter Ursache kann ein Allergietest beim Hautarzt (Dermatologen) Aufschluß bringen.

Symptome	Verdacht auf / Maßnahmen
Bläschenbildung bei Kindern (besonders Gesicht und Kopf), später gelbe bis braune Krusten, manchmal auch größere schlaffe Blasen, die zu wenig verkrusteten Flächen werden, durch Kratzen Ausbreitung.	*Eiterflechte, Grindflechte* (Impetigo contagiosa) Desinfizierende Seife, desinfizierende Umschläge, ggf. Antibiotika-Salben, bei Säuglingen auch oral verabreichtes Breitband-Antibiotikum (Kinderarzt fragen).
Bläschen, die zu geröteten nässenden Flecken zusammenlaufen, meist an den Füßen, oft verdickte, schmutzigbräunliche Zehennägel, Juckreiz.	*Pilzbefall* (Mykose) Auf peinlichste Sauberkeit achten, häufig waschen und mit antimykotischem Puder einpudern, Strümpfe und Schuhe täglich wechseln ◆ ggf. Hautarzt, antimykotische Mittel.
Auf linsen- bis bohnengroßer entzündlicher Schwellung dichtstehende, bald zusammenlaufende Bläschen mit anfangs klarer, dann trüber Flüssigkeit, trocknen zu bräunlichen Borken ein, die ohne Narbenbildung abfallen, treten oft bei fiebrigen Erkrankungen (besonders am Mund) auf.	*Herpesviren-Erkrankung* Abwaschen oder Abtupfen mit Kamillen- oder Salbeitee oder Myrrhentinktur ◆ nur in hartnäckigen Fällen Hautarzt ◆ spezielle Anti-Herpes-Medikamente (auch Impfstoffe). Wenn die Erkrankung durch eine organische Ursache (Magen-Darm-Störung, fiebrige Erkrankung) ausgelöst wurde, verschwindet sie nach Behebung der Ursache von selbst.

Symptome	Verdacht auf / Maßnahmen
Schlaffe Blasen von Nuß- bis Eigröße, die nach Platzen unter Krustenbildung, manchmal unter Hinterlassung oberflächlicher Geschwüre eintrocknen, schubweiser, schmerzhafter Verlauf.	*Blasensucht* (Pemphigus) Hautarzt (ohne Behandlung kann es zu Vergiftungserscheinungen kommen) ◆ Hauttest (Tranck-Test) ◆ medikamentöse Behandlung (Antibiotika, Kortikoide).
Wasserhelle, hirsekorngroße Bläschen (vornehmlich auf der Brust), die stark jucken und meist ohne Behandlung wieder eintrocknen.	*Schweißdrüsenfriesel* (Miliaria, Sudamina) Wasseranwendungen, viel trinken, ggf. kühlende Salben auftragen ◆ ärztliche Behandlung nicht erforderlich.
Prallgefüllte perlartige Bläschen mit wäßrigem, bald gelblich-trübem Inhalt (Brust und Lendenbereich), nach etwa 1 Woche Eintrocknen unter Verborkung, Abfallen (oft unter Narbenbildung), sehr starke Schmerzen, die manchmal nach Verschwinden der Bläschen lange fortbestehen.	*Gürtelrose* (Herpes Zoster) Arzt, in schweren Fällen Klinik ◆ klinischer Befund, ggf. Laboruntersuchungen ◆ symptomatische Behandlung (Analgetika, ggf. Antibiotika, Interferone) ◆ bei anhaltenden Schmerzen auch Neurochirurgie (Abtrennung der betroffenen sensiblen Ganglienwurzeln).
Nach Hautrötung im Gesicht (meist einseitig) Bläschenbildung mit erst klarer, dann trüber Flüssigkeit, Schmerzen und Brennen, nach ca. 1 Woche trocknen die Bläschen ein und fallen ab (manchmal Narbenbildung).	*Gesichts-Gürtelrose* (Zoster ophthalmicus) Arzt ◆ klinischer Befund, ggf. Laboruntersuchungen ◆ symptomatische Behandlung mit Analgetika, ggf. mit Antibiotika und Interferonen.
Bläschenbildung auf der Innenseite der Ohrmuschel und im Gehörgang, trocknen nach ca. 1 Woche ein, starke Kopf- und Ohrschmerzen, manchmal Gesichtsmuskellähmung, tritt meist einseitig auf.	*Hunt-Syndrom* (Zoster oticus) Arzt ◆ klinischer Befund, Ohrspiegelung, Laboruntersuchungen ◆ symptomatische Therapie, Analgetika, ggf. Antibiotika, Interferone ◆ ärztliche Behandlung ist wichtig, da die Krankheit unbehandelt zur Ertaubung führen kann.
Auf entzündlich geröteter Haut Bildung von schuppenden Blasen und Pusteln, Schleimhautentzündung, tiefrote, rissige Zunge, Durchfälle, Rückenschmerzen, starke Abgeschlagenheit und Schwäche.	*Pellagra* (Vitaminmangelsyndrom) Arzt ◆ klinischer Befund, Laboruntersuchungen ◆ symptomatische Behandlung (Vitamin-B_2-Zufuhr) ◆ diese Mangelerkrankung tritt vornehmlich in Maisanbaugebieten infolge einseitiger Ernährung auf.

Symptome	Verdacht auf / Maßnahmen
Bildung stark juckender Knötchen auf trockenen Hautflecken im Nacken, an Streckseiten von Arm und Unterschenkeln, auf den äußeren Geschlechtsorganen.	*Juckflechte* (Lichen simplex) Hautarzt ◆ histologische Diagnose ◆ symptomatische medikamentöse Behandlung ◆ bislang keine ursächliche Therapie bekannt.
Stark juckende rote, bis reiskorngroße Knötchen auf Beugeseite der Unterarme, Innenseite der Oberschenkel, Hüften, Gesäß, Geschlechtsorganen, Zentrum der Knötchen manchmal eingedellt.	*Knötchenflechte* (Lichen ruber planus) Hautarzt ◆ histologischer Befund ◆ symptomatische medikamentöse Behandlung ◆ ursächliche Therapie noch nicht bekannt.
Stark juckende rote Knötchen mit spitzer Verhornung, heilen unter Zurücklassung dunkler Flecken ab, bei Kopfhautbefall lokaler Haarausfall.	*Knötchenflechte* (Lichen ruber follicaria) Hautarzt ◆ histologischer Befund ◆ symptomatische medikamentöse Behandlung ◆ keine ursächliche Therapie bekannt.
Bis linsengroße gelblich-bräunliche bis schwarze Flecken (besonders am Rumpf, gefördert durch starkes Schwitzen), die nach Kratzen kleieförmig schuppen.	*Kleienpilzflechte* (Pityriasis versicolor) Hautarzt ◆ klinischer Befund ◆ medikamentöse Behandlung (Antimykotika).
Rosafarbene Flecken mit gelblichem Zentrum (Körper, Hals, Arme, Oberschenkel), manchmal leicht juckend, bilden sich in Wochen nach Abschuppung von selbst zurück.	*Schuppenausschlag* (Pityriasis rosea) Keine ärztliche Behandlung erforderlich ◆ Ursache unbekannt, tritt oft nach Benutzung neuer Wäsche auf.
Rote Flecken mit stachliger Verhornung (beim Darüberstreichen Reibeisengefühl), meist an Fingern und Handrücken, Schuppung mit Abbrechen der Haare.	*Stachelflechte* (Pityriasis rubra pilaris) Hautarzt ◆ histologischer Befund ◆ medikamentöse Behandlung.
Scharfbegrenzte rote Hautflecken mit silberweißer Schuppenbildung (Kopf, Rücken, Ellenbogen, Knie), nach Kratzen Abfallen der Schuppen wie Kerzenschabsel, dann tautropfenartige Blutung, bei Befall der Fingernägel gelbliche Verfärbung, bräunliche Längsstrei-	*Schuppenflechte* (Psoriasis) Hautarzt ◆ klinischer und histologischer Befund ◆ Kombinationstherapie: Chemotherapie, Lichtbehandlung (Sonnenlicht, UV-Bestrahlung), Vorschriften für Hautpflege.

Symptome	Verdacht auf / Maßnahmen
fen, stecknadelkopfgroße Einwölbungen.	
Auf schwach geröteten Flecken (Gesicht, behaarte Kopfhaut, Brust, Rücken, Genitalbereich) Bildung fettig-gelblicher Schuppen, meist nach einigen Wochen Spontanheilung.	*Schmerfluß-Ekzem* (seborrhoisches Ekzematoid) Häufig mit mildem Mittel waschen, Schuppen bzw. Krusten mit Körperpflegeöl wegwischen ◆ bei sehr starkem Befall Hautarzt ◆ medikamentöse Behandlung.
An Haarbälgen Bildung kleiner Knötchen, die zu Eiterpusteln werden, ohne Behandlung Abheilung mit oberflächlicher Narbenbildung, Haarausfall.	*Bartflechte* (Folliculitis barbae) Eiterpusteln nicht ausdrücken ◆ desinfizierende und entzündungshemmende Mittel aus der Apotheke oder Mittel nach ärztlicher Verordnung.
An Haarbälgen kleine weißgraue Scheibchen, Haare schmerzlos herausziehbar, unbehandelt Bildung von eitrigen Knoten, Haarausfall.	*Bartpilzflechte* (Trichophytia profunda) Antimykotische Salben aus der Apotheke oder Mittel nach ärztlicher Verordnung ◆ Achtung: Durch gemeinsame Benutzung von Handtüchern, Rasierapparaten usw. übertragbar!
Auf fleckiger, leicht geschwollener, feinschuppender Rötung Bildung von Bläschen und Pusteln (meist im Gesicht), beginnt meist im 5. Lebensjahrzehnt. Fast nur bei Männern können an der Nase Talgdrüsenwucherungen entstehen.	*Kupferfinne* (Rosacea) Hautarzt ◆ klinischer Befund ◆ medikamentöse Behandlung (Tetrazykline, Kortison-Salben u. a.) ◆ die früher üblichen Diätvorschriften sind überholt.
Punktförmige oder kleinfleckige Blutungen in der Haut, hell- bis dunkelpurpurfarben, schmerzlos und ohne Juckreiz.	*Hautblutung* (Purpura) Hautarzt ◆ Klärung der Ursache (Medikamenten-Allergie, Blutkrankheit u. a.) ◆ ursächliche Behandlung, kann ggf. auch unbehandelt bleiben.
Hellrote kleine Flecken, vom Gesicht und hinter den Ohren ausgehend, dann auf dem Körper braunrot zusammenfließend, Husten, Schnupfen, auf Wangenschleimhaut weißliche Stippchen mit gerötetem Hof, Abgeschlagenheit, Fieber.	*Masern* (Morbilli) Fernhalten anderer Kinder wegen Ansteckungsgefahr, strenge Bettruhe, viel zu trinken geben ◆ Arzt ◆ medikamentöse Behandlung ◆ Vorbeugung durch Schutzimpfung.

Symptome	Verdacht auf / Maßnahmen
Kleine rosarote Flecken mit hellem Hof, vom Gesicht auf den Rumpf übergreifend, schmerzhafte Lymphknotenschwellung (Nacken, Achselhöhlen, Leistenbeuge), Abgeschlagenheit, leichtes Fieber.	*Röteln* (Rubeola) Ansteckungsgefahr beachten, Bettruhe ◆ Arzt ◆ klinischer Befund, ggf. Labordiagnostik ◆ medikamentöse Behandlung, auf mögliche Komplikationen achten ◆ vorbeugend Schutzimpfung, besonders bei Frauen vor einer Schwangerschaft ratsam.
Feinfleckiger roter Hautausschlag, Rachen dunkelrot geschwollen, Zunge geschwollen und belegt, Lymphknotenschwellung (Kieferwinkel), ab 3. Tag himbeerrote Zunge.	*Scharlach* (Scarlatina) Auf Ansteckungsgefahr achten, strenge Bettruhe ◆ Arzt ◆ klinischer Befund ◆ medikamentöse Behandlung (Penizillin u. a.) ◆ wegen möglicher Komplikationen auch nach Abklingen der Symptome ärztliche Betreuung.
Schubweiser Ausschlag, linsengroße rote Flecken, aus denen juckende Knötchen und flüssigkeitsgefüllte Bläschen werden, fallen nach Verkrustung ohne Narbenbildung ab, Juckreiz, Fieber, Kopf- und Gliederschmerzen.	*Windpocken* (Varizellen) Ausschlag mit Puder, Lotionen oder Salben behandeln (Apotheke, ärztliche Verordnung), Fieberzäpfchen nur bei mehr als 39°C ◆ von Windpocken befallene Schwangere sollten sich unverzüglich in ärztliche Betreuung begeben (Gefahr einer Schädigung der Frucht).
Grauweiße Flecken als festhaftender Belag auf Zunge, Mundschleimhaut, Lippen, äußeren Geschlechtsorganen, manchmal kleine oberflächliche Geschwüre.	*Soor* (Candidamykose) Arzt ◆ klinischer Befund, ggf. Histologie ◆ medikamentöse Behandlung (Antimykotika), für Kleinkinder Suspensionen.
Fleckenförmige Unterhautblutungen, Blutergüsse, Neigung zu Zahnfleisch- und Schleimhautbluten, gerötet geschwollenes Zahnfleisch, Zahnausfall, verzögerte Wundheilung.	*Scharbock* (Skorbut) Heute sehr seltene Vitaminmangelkrankheit (Vitamin C) ◆ Behebung durch Vitamin-C-Zufuhr, in fortgeschrittenem Stadium stets ärztliche Betreuung erforderlich.
Kleinfleckiger roter Hautausschlag, Kopfschmerzen, langsam ansteigendes Fieber, graugelb belegte Zunge, Herzjagen, nach meist längerer Verstopfung erbsenbreiartige Durchfälle.	*Typhus* (Typhus abdominalis) Klinik (Isolierstation) ◆ Laboruntersuchungen (Sternalpunktat, Blut, Harn, Stuhl), Blutkulturen ◆ Chemotherapie und symptomatische Behandlung

Symptome	Verdacht auf / Maßnahmen
	(Herz- und Kreislaufstützung, Flüssigkeits- und Elektrolytersatz).
Rote, druckschmerzhafte Hautknötchen, Blässe, Atemnot, Müdigkeit, Appetitlosigkeit, Herz- und Gelenkschmerzen, Gewichtsverlust, niederer Blutdruck.	*Herzinnenhautentzündung* (Endokarditis) Internist oder Klinik ◆ Geräte- und Labordiagnostik (Blutkulturen) zur Ursachenfeststellung ◆ ursächliche, in der Regel medikamentöse Behandlung.
Rote, stecknadelkopfgroße Knötchen, davon sternförmig ausgehend feinste Gefäßreiser (Sternnävi), Gelbsucht, Gewichtsverlust, Widerwille gegen Fett und Fleisch, Alkoholunverträglichkeit, Schmerzen im rechten Oberbauch, Schwäche, wenig und dunkler Harn.	*Schrumpfleber, chronische Leberentzündung* Arzt oder Klinik ◆ EKG, Laboruntersuchungen, Laparoskopie, Röntgen, ggf. bioptische Leberpunktion, Probeexzision ◆ strenge Bettruhe, Diät, medikamentöse Behandlung ◆ bei Schrumpfleber Wiederherstellung des geschädigten Organs nicht möglich.
Quaddel-Ausschlag, Tränenfluß, Augen gerötet und geschwollen, Schleimhautschwellungen, Kribbeln und Jucken in der Nase, Brennen im Mund, Frösteln, Abgeschlagenheit, oft Fieber.	*Heufieber* (Pollinosis) Arzt ◆ Tests auf auslösende Allergene durch Provokationsproben ◆ medikamentöse Behandlung (Antihistaminika, Kortison, dabei Nebenwirkungen beachten) ◆ Versuch einer langzeitigen Desensibilisierung.
Plötzliches Aufschießen von scharf begrenzten linsen- bis handtellergroßen Quaddeln, Juckreiz, Hautbrennen, schubweiser Verlauf, jeweils nach 1 bis 2 Tagen Rückbildung der Quaddeln.	*Nesselsucht* (Urtikaria) Hautarzt ◆ Feststellung der Ursache (Allergie, Mykose, Magen-Darm-Störung, aber auch Einwirkung von Licht, Wärme, Kälte und sogar seelische Faktoren) ◆ ursächliche und symptomatische Behandlung.
Nach Injektion von Seren oder bestimmten Medikamenten (z. B. Penizillin) an der Einstichstelle Quaddelbildung, dann Fieber, Erbrechen, Durchfall, Ausschlag am ganzen Körper, Lymphknotenschwellungen, manchmal vorübergehende Lähmungen, bei wiederholten Injektionen Gefahr eines lebensbedrohenden anaphylaktischen Schocks.	*Serumkrankheit* Vorbeugend jede Unverträglichkeitsreaktion auf Injektionen sofort dem behandelnden Arzt melden, keine artfremden Immunseren spritzen ◆ bei Krankheitszeichen Abklärung durch Hautprobe ◆ Die Serumkrankheit klingt nach einigen Wochen ab.

Symptome	Verdacht auf / Maßnahmen
Nach hohem Fieber mit Kopf- und Gliederschmerzen Bildung geschwürig zerfallender Knoten und Quaddeln, vornehmlich im Gesicht, Verstopfung, Abfall unter Narbenbildung.	*Pocken* (Variola) Klinik (Isolierstation, Krankheit meldepflichtig) ◆ Labordiagnostik (Gewebekulturen aus Pustelinhalt und Rachenspülwasser) ◆ medikamentöse Behandlung ◆ Pocken heute weltweit praktisch verschwunden.
Blaurote, leicht erhabene Flecken oder deutliche Knoten, vornehmlich im Gesicht, Haarausfall, verminderte Schweißsekretion, Verlust der Hautempfindlichkeit, Lähmungen, Gewebszerstörung, allmählich schwere Verstümmelung.	*Aussatz* (Lepra) Klinik ◆ Laboruntersuchungen (Bakteriennachweis in Haut und Nasensekret, histologische Untersuchungen), Lepromintest ◆ medikamentöse Behandlung, bei Verstümmelungen plastische Chirurgie, Rehabilitationsmaßnahmen ◆ vorbeugende Impfung möglich, aber umstritten.

Hautrötung (siehe Hautverfärbung)

Hautveränderungen

Die Haut, das flächenmäßig größte Organ des Körpers, zeigt durch vielerlei Veränderungen Befindlichkeitsstörungen und Erkrankungen des menschlichen Organismus an, kann aber auch selbständig gestört sein oder erkranken. Zur Hautsymptomatik siehe auch die Suchwörter »Gelbsucht«, »Hautausschlag« und »Hautverfärbung«.

Symptome	Verdacht auf / Maßnahmen
Hautwucherungen, meist erhabene, verhornte, zerklüftete Knoten, gutartig, aber ansteckend, schmerzlos, jedoch manchmal störend oder entstellend.	*Warzen* (Verrucae) Bilden sich häufig von selbst zurück, können aber, wenn störend, mit Mitteln aus der Apotheke oder durch dermatologische Behandlung entfernt werden (meist durch Elektrochirurgie).
Flache Knötchen ohne Verhornung, vorwiegend im Gesicht und am Handrücken, besonders bei Jugendlichen.	*Flachwarzen* (Verrucae planae juveniles) Bedürfen keiner besonderen Behandlung, vergehen meist von selbst.
Halbkugelige, harte, bis erbsengroße Knötchen mit stacheliger Oberfläche, besonders an den Händen.	*Stachelwarzen* (Verrucae vulgares) Die häufigste Warzen-Form ◆ siehe oben unter »Warzen«.

Symptome	**Verdacht auf / Maßnahmen**
Kaum sichtbare Vorwölbung an Druckstellen des Fußes (Sohlen, Fersen), darunter in die Tiefe wachsende Warze, von einem verhornten Ring umgeben.	*Dornwarzen* (Verrucae plantares) Siehe unter »Warzen« ◆ wenn sie schmerzhaft sind, kann man sie vom Hautarzt entfernen lassen.
Hellbraune bis braunschwarze Hautwucherungen, rundlich bis oval, wirken wie auf die Haut aufgesteckt, meist erst bei Menschen über 50 Jahren.	*Alterswarzen* (Verrucae seborrhoicae) Siehe unter »Warzen« ◆ Da diese Warzen vereinzelt bösartig entarten können, sollten sie von Zeit zu Zeit ärztlich untersucht werden.
An feuchten Körperstellen (After, Schamlippen, um den Penis) Bildung kleiner Knötchen, die zu warzig zerklüfteten Wucherungen werden.	*Feigwarzen* (Condylomata acuminata) Achtung: Können durch Geschlechtsverkehr übertragen werden ◆ Verschwinden oft von selbst, ggf. elektrochirurgische Entfernung durch Hautarzt.
Gerötete, sich heiß anfühlende Hautschwellung, auf Druck Dellenbildung, darunter Eiterbildung, rote Hautstreifen, hohes Fieber.	*Zellgewebeentzündung* (Phlegmon) Sofort Arzt, besonders bei Fieber ◆ Behandlung mit Antibiotika (innerlich und äußerlich), desinfizierende Verbände, ggf. chirurgischer Eingriff.
Kleine schmerzhafte Knötchen an Haarbälgen, dann eitrige Pusteln, die unbehandelt oberflächliche Narben hinterlassen.	*Bartflechte* (Folliculitis barbae) Nicht ausdrücken ◆ desinfizierende und entzündungshemmende Salben aus der Apotheke oder nach ärztlicher Verordnung.
Weißgraue Scheiben um Haare, Haare lassen sich leicht herausziehen, dann Bildung größerer, schmerzhafter eitriger Knoten.	*Bartpilzflechte* (Trichophytia profunda) Achtung: Ansteckend, durch Handtücher und Rasierapparate übertragbar ◆ Antimykotische Salben aus der Apotheke oder nach ärztlicher Verordnung.
Sehr trockene Haut, die pulverförmige Schuppen abwirft, oft brüchige Nägel, verminderte Talg- und Schweißdrüsenproduktion, später Bildung dunkel gefärbter verhornter Schuppen.	*Fischschuppenkrankheit* (Ichthyosis) Erbbedingte Hautkrankheit, die sich erst ab dem ersten Lebensjahr zeigt ◆ endgültige Heilung nicht möglich, aber in höherem Alter oft spontane Rückbildung ◆ Besserung durch sorgfältige Hautpflege, am besten unter fachärztlicher Anleitung.

Symptome	Verdacht auf / Maßnahmen
Pergamentartig verhärtete und geschrumpfte Haut, Gesicht maskenhaft starr, Finger dünn und steif, Hände und Füße kälteempfindlich, Bewegungseinschränkungen, Müdigkeit, Kopfschmerzen, Depressionen.	*Darrsucht* (progressive Sklerodermie) Hauptbetroffene sind Frauen über 50 Jahren, Hauptursache sind Umstellungen im Hormonhaushalt ◆ Arzt oder Klinik ◆ Laboruntersuchungen und klinischer Befund ◆ Injektionen, Antibiotika, Bewegungstherapie, Hormonbehandlung (Östrogene).
Trockene, juckende Haut, Neigung zu Hautausschlägen, starker Durst, vermehrte Harnausscheidung, Muskelschwäche, Gewichtsverlust trotz gutem Appetit, schlechte Wundheilung.	*Zuckerkrankheit* (Diabetes mellitus) Hausarzt oder Internist ◆ Blut- und Harnuntersuchung, Röntgen, Computer-Tomographie (Bauchspeicheldrüsentumoren sind eine mögliche Ursache) ◆ ggf. ursächliche Behandlung, Insulinzufuhr, Diät, Physiotherapie.
Verhärtete, geschrumpfte Haut, abnorme Ermüdbarkeit der Muskulatur, Abschwächung der Muskelkontraktionen, nach öfterer Wiederholung völlige Bewegungsunfähigkeit, die sich allmählich bessert.	*Muskelschwäche* (Myasthenia gravis) Arzt oder Klinik ◆ umfangreiche Labor- und Gerätediagnostik (Elektromyographie u. a.) ◆ ständige ärztliche Kontrolle notwendig ◆ tritt schubweise über Jahre hinweg auf und kann durch Lähmung der Atemmuskulatur zu lebensbedrohenden Krisen führen.
Haut dünn und runzelig, braun verfärbt, Ausfall der Scham- und Achselhaare, Abgeschlagenheit, Gewichtsverlust, Potenz- bzw. Menstruationsstörungen.	*Hypopituitarismus* (Hypophysenvorderlappeninsuffizienz) Arzt oder Klinik ◆ Laboruntersuchungen (Hormonwerte), Funktionsprüfungen, Röntgen, Szintigraphie ◆ medikamentöse Behandlung (Hormonpräparate, Kortikoide usw.) ◆ häufig schleichende Entwicklung der Krankheit ◆ im Kindesalter meist bedingt durch Tumoren.
Haut trocken und rauh, Haar struppig und glanzlos, Augenlider aufgequollen, Gesicht und Beine ödematös geschwollen, Muskelschwäche, Bewegungsarmut, Gewichtszunahme, Kälteempfindlichkeit.	*Schilddrüsenunterfunktion* (Hypothyreose) Internist ◆ Laboruntersuchungen (Hormonwerte), Schilddrüsenfunktionsprüfung, Szintigraphie, Röntgen ◆ medikamentöse Therapie (Schilddrüsenhormonpräparate unter ärztlicher Überwachung der Dosierung).

Symptome	Verdacht auf / Maßnahmen
Bildung blauer Flecke (Blutergüsse) in der Haut schon bei leichtem Druck, Neigung zu Schleimhautbluten, Nasenbluten, Zahnfleischbluten.	*Blutplättchenmangel* (Thrombopenie) Internist ◆ Blutuntersuchungen ◆ medikamentöse Behandlung, in schweren Fällen Bluttransfusionen, ggf. auch Milzoperation.
Scharf begrenzte Hautrötungen, schmerzhaft geschwollen, oft mit Bläschen und flammenförmigen Ausläufern, Schüttelfrost, hohes Fieber.	*Wundrose* (Erysipel) Arzt (Dermatologe) ◆ klinischer Befund ◆ medikamentöse Behandlung (Antibiotika) ◆ Rückfälle (Rezidive) möglich.
Leberhautzeichen (Sternnävi), rote stecknadelkopfgroße Knötchen, von denen sternförmig feinste Gefäßreiser ausgehen, Gelbsucht, Gewichtsverlust, Widerwille gegen Fett und Fleisch, Schmerzen im rechten Oberbauch, dunkler Urin, heller Stuhl, Schwäche.	*Chronische Leberentzündung, Schrumpfleber* Arzt, Klinik ◆ Laboruntersuchungen, EKG, Laparoskopie, bioptische Leberpunktion, ggf. Probeexzision ◆ strenge Bettruhe, medikamentöse Behandlung ◆ bei Schrumpfleber ist eine Wiederherstellung des geschädigten Organs nicht möglich.
Von bräunlich-lividen Blutergüssen durchsetzte Knoten und Schwellungen, zuerst an den Beinen, dann am übrigen Körper, Abgeschlagenheit, Gewichtsverlust, Fieber, Durchfälle, Lymphknotenschwellungen, Geschwürbildung in Mund und Enddarm, fortschreitender Verfall.	*Kaposi-Sarkom* (vor allem bei AIDS) Arzt oder Klinik ◆ klinischer Befund, wiederholte AIDS-Tests, weitere Laboruntersuchungen ◆ Chemotherapie, lokale Exzision, Strahlentherapie ◆ bei AIDS symptomatische Behandlung lebensbedrohender Erscheinungen, seelische Betreuung ◆ ursächliche Therapie und vorbeugende Immunisierung bislang nicht möglich.
Immer wieder blutende Knötchen oder Knoten mit rotem Hof, langsam größer werdende, meist schmerzlose Hautgeschwüre, warzige, langsam wachsende Wucherungen mit entzündlich gerötetem Hof, gelegentlich schwere Allgemeinerscheinungen.	*Hautkrebs* Hautarzt ◆ Gewebs- und Blutuntersuchungen ◆ in der Regel operative Entfernung, bei Früherkennung auch medikamentöse (zytostatische) Behandlung ◆ Strahlentherapie wird nur bei bestimmten Hautkrebsformen oder im Spätstadium der Erkrankung eingesetzt.

Hautverfärbung

Die mit einer Gelbverfärbung von Haut und Augenhornhaut einhergehenden Erkrankungen von Leber und Galle sind unter dem Suchwort »Gelbsucht« zu finden. Siehe auch das Suchwort »Hautausschlag«.

Symptome	Verdacht auf / Maßnahmen
Blaßfahle Hautfarbe, Kopf- und Gliederschmerzen, Magendruck oder krampfartige Bauchschmerzen, Müdigkeit, Verstopfung.	*Bleivergiftung* Arzt oder Klinik ◆ umfangreiche Laboruntersuchungen ◆ medikamentöse Entgiftung ◆ ist meist gewerblich bedingt und wirkt sich nur schleichend aus.
Blaßfahle Hautfarbe, von der Stirn-/Schläfenregion ausgehende (meist einseitige) Kopfschmerzen, Augenflimmern, Übelkeit, Licht- und Geräuschempfindlichkeit, tritt anfallsweise auf.	*Halbseitenkopfschmerz* (Migräne) Hausarzt oder Internist ◆ klinischer Befund, Untersuchung zum Ausschluß organischer Ursachen ◆ symptomatische medikamentöse Behandlung ◆ bei Anfall möglichst in ruhigem, verdunkeltem Raum hinlegen.
Blaßfahle Hautfarbe, Abgeschlagenheit, Appetitlosigkeit, Herz- und Gelenkschmerzen, Gewichtsverlust, rote, druckschmerzhafte Hautknötchen, niedriger Blutdruck.	*Herzinnenhautentzündung* (Endokarditis) Internist oder Klinik ◆ Blutuntersuchungen (wiederholte Blutkulturen) zur genauen Ursachenfeststellung ◆ ursächliche (in der Regel medikamentöse) Behandlung.
Blaßfahle bis blaurote Hautfarbe, Abgeschlagenheit, Schwächegefühl, Kurzatmigkeit, geschwollene Knöchel und Beine, Herzrhythmusstörungen.	*Herzmuskelschwäche* (Myokardinsuffizienz) Internist ◆ EKG, Herzfunktionsprüfungen, Laboruntersuchungen, Gerätediagnostik zur Feststellung einer evtl. Herzschädigung ◆ ursächliche Behandlung.
Blaßfahle Hautfarbe, Schwindel, Schweißausbrüche, plötzlicher Schmerz hinter dem Brustbein, Umklammerungsgefühl, Atemnot, rasender Puls, Angst bis zur Todesangst, Bewußtseinstrübung oder Bewußtlosigkeit.	*Herzinfarkt* (Myokardinfarkt) Beengende Kleidung öffnen, beruhigen, bei Atemstillstand Atemspende, sofort Notarzt bzw. Rettungswagen, Klinik (Intensivstation) ◆ Schockbekämpfung und Notfalldiagnostik ◆ Sofortmaßnahmen, danach medikamentöse Behandlung, Physiotherapie, ggf. Umstellung der Lebensführung.

Symptome	Verdacht auf / Maßnahmen
Blaßfahle, später strohgelbe Hautfarbe, Abgeschlagenheit, Appetitlosigkeit, Schwäche, Neigung zu Nasenbluten und Schleimhautentzündungen, Kribbeln und Taubheitsgefühl in Armen und Beinen, Verdauungsstörungen.	*Perniziöse Anämie* (Biermer-Anämie) Internist ◆ Magenbiopsie, Szintigraphie, Laboruntersuchungen ◆ medikamentöse Dauerbehandlung (Vitamin B_{12}, Folsäure, Leberextrakte, Salzsäure usw.), meist in Form monatlicher Injektionen.
Blaßbläuliche Hautfarbe, abnorme Ermüdbarkeit, Abgeschlagenheit, Appetitlosigkeit, unklare Brustschmerzen, Trommelschlegelfinger.	*Angeborener Herzfehler* Internist ◆ umfangreiche Labor- und Gerätediagnostik zur genauen Feststellung der Schädigung ◆ ursächliche Behandlung, medikamentös oder operativ.
Blaßgraue Hautfarbe, starker Durst, Ausscheidung großer Harnmengen, Übelkeit, Erbrechen, Muskelschwäche, Blähungen, Verstopfung, oft Schmerzen in der Nierengegend.	*Hyperkalzämie-Syndrom* Internist oder Klinik ◆ Labor- und Gerätediagnostik (häufige Ursache sind Erkrankungen der Nieren) ◆ ursächliche Behandlung, in der Regel medikamentös.
Blaßblaue Hautfarbe, unbestimmte Oberbauchschmerzen, Blähungen, Übelkeit, Erbrechen, Herzjagen, manchmal Fieber und Schüttelfrost.	*Bauchspeicheldrüsenentzündung* (Pankreatitis) Internist ◆ Sonographie, Röntgen, Computer-Tomographie, Laboruntersuchungen ◆ medikamentöse Behandlung, ggf. Laparotomie ◆ Diätvorschriften.
Bläuliche Hautfarbe, Hustenanfall mit Atemnot bis zum Erstickungsgefühl, weißer, zähschleimiger Auswurf, vor dem Anfall Kopfschmerzen, Übelkeit, Verdauungsstörungen.	*Asthma* (Bronchial- oder Herzasthma) Bei Anfall aufrecht setzen, für frische Luft sorgen, beruhigen, ggf. Sprühnebel (Aerosol-Therapie) oder Injektion ärztlich verordneter Mittel ◆ ggf. Arzt oder Notarzt ◆ krampflösende Mittel, längere konservative Therapie erforderlich.
Blaßblaue Hautfarbe, ziehende oder stechende Brustschmerzen, starke Atemnot, Hustenreiz, Herzjagen, akute Kreislaufschwäche, manchmal Schock.	*Luft im Pleuraraum* (Pneumothorax) Bei akutem Anfall Notarzt oder Klinik ◆ sofortige Pleurapunktion zur Druckentlastung, bei offenem Pneumothorax Okklusivverband, ggf. Schockbekämpfung.

Symptome	Verdacht auf / Maßnahmen
Blaßblaue Hautfarbe, Atemnot, Hustenanfälle mit wäßrig-schaumigem, später auch blutigem Auswurf, Herzjagen, kalter Schweiß.	*Lungenödem* (Flüssigkeit in der Lunge) Sofort Notarzt oder Klinik ◆ Notfalldiagnostik ◆ Sofortmaßnahmen (Sauerstoffzufuhr, Infusionen usw.) ◆ später konservativ-medikamentöse Therapie.
Blaßbläuliche Hautfarbe, Atemnot mit atemabhängigen Brustschmerzen, kleiner, rasender Puls, Hustenanfälle mit rostig-blutigem Auswurf.	*Lungenembolie, Lungeninfarkt* Sofort Notarzt, Klinik (Intensivstation) ◆ Notfalldiagnostik ◆ Sofortmaßnahmen ◆ später medikamentöse Behandlung mit regelmäßigen Bluttests.
Blaßblaue Hautfarbe, Augenzittern, Bewegungs- und Gleichgewichtsstörungen, verworrene Sprache, starke Benommenheit bis zur Bewußtlosigkeit.	*Schlafmittel-(Barbitursäure-)vergiftung* Sofort Notarzt oder Klinik ◆ Magenspülungen, Kreislaufstützung usw.
Blaßgraue Hautfarbe, Abgeschlagenheit, teigige Anschwellung von Gesicht, Beinen und Händen, Ausscheidung von geringen Mengen dunklen Urins.	*Nephrotisches Syndrom* (Nierenfunktionsstörung) Internist ◆ Blut- und Urinuntersuchungen, Röntgen des Urogenitaltrakts ◆ ursächliche Behandlung (z. B. Hormonpräparate) ◆ Diätvorschriften.
Braune (bronzeartige) Hautfarbe, Abgeschlagenheit, Muskelschwäche, Gewichtsverlust, Appetitlosigkeit, Durchfälle, Ausfall von Scham- und Achselbehaarung.	*Bronzekrankheit* (Addison-Krankheit) Internist oder Klinik ◆ Blut- und Harnuntersuchungen (Hormon- und Elektrolytwerte) ◆ medikamentöse Behandlung, dauernde Überwachung wegen möglichem Kreislaufkollaps (Addison-Krise) erforderlich.
Blässe, braunrote Hautflecken, beulenartige Hautschwellungen, Lymphknotenschwellungen, Speicheldrüsenvergrößerung.	*Boeck-Krankheit* (Sarkoidose) Internist ◆ Hauttest, Laparoskopie, Biopsie, Labordiagnostik ◆ medikamentöse Therapie (Kortikoide) ◆ manchmal Spontanheilung möglich.
Graugelbe Hautfarbe, Kopfschmerzen, abnorme Ermüdbarkeit, Juckreiz, ödematose Schwellungen, Harnverminderung (dunkler Urin), oft Krampfzustände.	*Harnvergiftung* (Urämie) Urologe oder Klinik ◆ Labor- und Gerätediagnostik ◆ je nach Ursache und Zustand Chemotherapie, Hämodialyse (»Blutwäsche«) oder Operation (Nierentransplantation).

Symptome	Verdacht auf / Maßnahmen
Hautrötung, scharf begrenzte schmerzhafte Schwellung, oft mit Bläschen und flammenförmigen roten Ausläufern, Schüttelfrost, hohes Fieber.	*Wundrose* (Erysipel) Arzt (Dermatologe) ◆ klinischer Befund ◆ medikamentöse Behandlung (Antibiotika) ◆ die Erkrankung neigt zu Rückfällen (Rezidiven).
Hautrötung nach wiederholter Injektion von Seren oder Medikamenten, Atemnot, Husten, Brennen und Jucken auf Zunge, im Rachen, auf Handtellern und Fußsohlen, extremer Blutdruckabfall, Krämpfe, Kreislaufzusammenbruch, Bewußtlosigkeit.	*Anaphylaktischer Schock* Da Injektionen in der Regel beim Arzt oder in der Klinik verabreicht werden, sind dort Notfalldiagnostik und Sofortmaßnahmen möglich ◆ ansonsten Rettungswagen, Klinik (Intensivstation) ◆ Therapie mit Adrenalin, Kortison, Antihistaminika u. a. ◆ bei Unverträglichkeitsreaktionen auf Injektionen mit dem behandelnden Arzt sprechen.
Hautrötung im Afterbereich, schmerzhafte Schwellung, manchmal Eiterfluß und Fieber.	*Afterfistel* (Analfistel) Hautarzt oder Proktologe ◆ Rektoskopie ◆ chirurgische Entfernung des Entzündungsherdes.
Hautrötung im Afterbereich, Brennen und Jucken, manchmal weißliche Beläge.	*Afterentzündung* (Anitis) Hautarzt oder Proktologe ◆ entzündungshemmende Mittel ◆ Selbstbehandlung durch Puder und peinlichste Sauberkeit.
Hautrötung im Afterbereich, starker Juckreiz, Schmerzen.	*Afterekzem* (Analekzem) Hautarzt oder Proktologe ◆ medikamentöse Behandlung.
Scharf begrenzte Hautrötungen im Gesicht beidseits der Nase (schmetterlingsförmig), manchmal Juckreiz, zuweilen auch auf Arme und Rumpf übergreifend.	*Ringelröteln* (Erythema infectiosum) Harmlos, heilt meist spontan innerhalb von 2 Wochen ◆ ggf. Hautarzt ◆ medikamentöse Behandlung.
Scharf begrenzte runde, münzengroße Hautrötung, besonders im Gesicht, bei Berührung schmerzend, später gelbbräunliche Schuppung.	*Erythematodes integumentalis* Hautarzt ◆ medikamentöse Behandlung zur Vermeidung von bleibenden Hautschädigungen.
Scharf begrenzte Hautrötungen von Münzen- bis Handtellergröße, Bren-	*Nesselsucht* (Urtikaria) Hautarzt ◆ Ursachenfeststellung (Al-

Symptome	Verdacht auf / Maßnahmen
nen, starker Juckreiz, plötzlich entstehend, nach 1 bis 2 Tagen abklingend, schubweiser Verlauf.	lergie, Magen-Darm-Störungen, Mykosen, aber auch Licht, Kälte, Wärme und sogar seelische Faktoren) ◆ ursächliche und symptomatische Behandlung.
Hautrötung in Körperfalten (Afterbereich, zwischen den Oberschenkeln, bei Frauen unter Brüsten), brennend und stark juckend, manchmal infiziert.	*Wolf* (Wundsein, Intertrigo) Auf peinliche Sauberkeit achten, häufig waschen, einpudern (keine Salben verwenden) ◆ in schweren Fällen Hautarzt ◆ medikamentöse Behandlung.
Roter Hautstreifen an einer Gliedmaße, von einer infizierten Stelle ausgehend, später schmerzhafte Verhärtung und Verfärbung, lokale Lymphknotenschwellung.	*Lymphknotenentzündung* (Lymphangitis) Betroffenes Glied hochlagern und ruhigstellen ◆ da dies die Vorstufe einer Blutvergiftung sein kann, stets Arzt konsultieren, medikamentöse Behandlung und Behebung der Infektionsquelle.
Hautrötung, Bildung einer bohnen- bis walnußgroßen Schwellung, Spannungsschmerzen, später im Zentrum eitrige Einschmelzung.	*Furunkel* Nicht ausdrücken, auf peinlichste Sauberkeit achten, ggf. einpudern und abdecken, Reifung durch Wattebausch mit heißem Salzwasser beschleunigen ◆ bei großen Furunkeln (Karbunkeln) Hautarzt konsultieren.

Heiserkeit

Von Heiserkeit (Raucedo, Rausitas) spricht man, wenn die Stimme klanglos, belegt und rauh ist. Ursache kann eine Überanstrengung der Stimmbänder (durch langes Reden, lautes Schreien oder Singen) oder auch übermäßiges Rauchen sein. Jede länger andauernde Heiserkeit (über 14 Tage) sollte ärztlich abgeklärt werden, da sie auf eine ernste Erkrankung hinweisen kann.

Symptome	Verdacht auf / Maßnahmen
Heiserkeit, Halsschmerzen, Husten, Schnupfen, Kopf- und Gliederschmerzen, Abgeschlagenheit, ggf. Fieber.	*Infektion der oberen Atemwege* (z. B. grippaler Infekt) Bei Kindern und Menschen über 65 Jahren sowie bei Fieber über 39,5° C Arzt ◆ ansonsten Bettruhe, Vitamin C, Fruchtsäfte, Mineralwasser, evtl. Inhalationen ◆ Rauchverbot.

Symptome	Verdacht auf / Maßnahmen
Heiserkeit, bellender Husten, Rachen entzündlich gerötet, Atemnot durch dicke grauweiße Beläge auf Mandeln und Gaumen, Lymphknotenschwellung, Fieber, Mattigkeit.	*Halsbräune* (Kehlkopfdiphtherie) Arzt ◆ klinischer Befund, ggf. Laboruntersuchungen ◆ sofort Injektion von Diphtherie-Heilserum, Antibiotika nur unterstützend ◆ bei schwersten Erstickungsanfällen kann eine Tracheotomie erforderlich sein.
Heiserkeit, pfeifendes Geräusch beim Einatmen (Stridor), Schmerzen beim Schlucken, Abgeschlagenheit, Fieber.	*Kehlkopfschleimhautschwellung* (Glottisödem) Eiskrawatte anlegen ◆ sofort Arzt (Notarzt) oder Klinik ◆ ggf. Tracheotomie, medikamentöse Behandlung (Antibiotika, Hydrokortison u. a.).
Heiserkeit, Husten mit Auswurf, Abgeschlagenheit, Appetitlosigkeit, Gewichtsverlust, Schweißausbrüche (Nachtschweiß), manchmal Schmerzen in Hals oder Brustkorb.	*Lungen- oder Kehlkopftuberkulose* Internist, Lungenarzt, Klinik ◆ Tuberkulintest, Blut- und Sputumuntersuchung, Röntgen ◆ evtl. Einweisung in Tbc-Klinik ◆ Behandlung chemotherapeutisch (Tuberkulostatika) ◆ auf Nebenwirkungen achten.
Heiserkeit, schmerzhafter Reizhusten, Trockenheitsgefühl im Hals, manchmal Halsschmerzen, Atemnot, Fieber.	*Kehlkopfentzündung* (Laryngitis) Hals-Nasen-Ohren-Arzt ◆ Laryngoskopie, evtl. Röntgen, Computer-Tomographie ◆ Stimmschonung, Rauchverbot, Inhalationen, medikamentöse Therapie je nach Ursache.
Heiserkeit, Druckgefühl im Kehlkopf, Reizhusten, evtl. mit blutigem Auswurf, später auch Atemnot und Schmerzen.	*Kehlkopfkrebs* (Larynxkarzinom) Hals-Nasen-Ohren-Arzt ◆ Laryngoskopie, Probeexzision, Laboruntersuchungen ◆ Laryngektomie, Chordektomie, Nachbestrahlung.
Heiserkeit, trockener Reizhusten (oft nachts) mit allmählich himbeergeleeartigem oder blutigem Auswurf, Brust- und Rückenschmerzen, Abgeschlagenheit, Gewichtsabnahme.	*Lungenkrebs* (Bronchialkarzinom) oder *Tumor der oberen Atemwege* Internist, Klinik ◆ Röntgen, Lungenszintigraphie, Bronchographie, ggf. Zytodiagnostik ◆ in der Regel Operation erforderlich.
Heiserkeit, knotige Vergrößerung der Schilddrüse, Atemnot, Schluckbe-	*Schilddrüsenkrebs* (Thyreokarzinom) Arzt bzw. Klinik ◆ Sonographie, Szin-

Symptome	Verdacht auf / Maßnahmen
schwerden, pfeifendes Geräusch beim Einatmen (Stridor), Lymphknotenvergrößerung.	tigraphie, Feinnadelpunktion, evtl. Computer-Tomographie, Labordiagnosen ◆ in der Regel Operation erforderlich.
Heisere, rauhe, tiefe Stimme, aufgedunsenes Gesicht, rauhe, verdickte Haut, Abgeschlagenheit, Gewichtszunahme, Verstopfung, starke Kälteempfindlichkeit, Halsverdickung (Kropf).	*Schilddrüsenunterfunktion* (Hypothyreose, Myxödem) Internist ◆ funktionelle Schilddrüsendiagnostik, TRH-Test ◆ Behandlung mit Schilddrüsenhormonpräparaten unter ständiger ärztlicher Überwachung der Dosierung, nur bei starken Beschwerden evtl. Operation, ansonsten bestehen gute Heilungschancen.

Heißhunger

Heißhunger (Hyperorexie) tritt anfallsweise auf und hat oft seelische Ursachen. Sehr viel seltener ist er eine Begleiterscheinung von organischen Erkrankungen.

Symptome	Verdacht auf / Maßnahmen
Heißhunger mit Zufuhr hochkalorischer Nahrungsmengen in kürzester Zeit, danach Fasten oder selbst herbeigeführtes Erbrechen, Abführ- und Entwässerungsmittel-Mißbrauch; vorausgehend meist extremes Übergewicht oder nervlich bedingte Magersucht (Anorexia nervosa).	*Eß-Brechsucht* (Bulimia nervosa) Diese seelisch bedingte Eßstörung, die hauptsächlich bei Mädchen und jungen Frauen auftritt, kann nur psychotherapeutisch behandelt werden, am besten in einer Klinik unter fachkundiger Aufsicht.
Ständiger Heißhunger (»Freßsucht«), übermäßige Gewichtszunahme mit deutlichem Fettansatz, Bewegungsträgheit.	*Fettsucht* (Adipositas) Internist oder Psychotherapeut ◆ mögliche hormonelle Ursache klären, ansonsten psychotherapeutische Behandlung.
Heißhunger, Fettleibigkeit, Vollmondgesicht, »Büffelhöcker« des Nackens, Bluthochdruck, Muskelschwäche, Menstruations- bzw. Potenzstörungen, blaurote Hautstreifen.	*Cushing-Syndrom* (Hormonstörung) Internist oder Klinik ◆ Laboruntersuchungen, ggf. Szintigraphie, Computer-Tomographie ◆ Behandlung meist operativ, nur in wenigen Fällen medikamentös.

Symptome	Verdacht auf / Maßnahmen
Heißhunger, aber trotz gesteigerter Nahrungsaufnahme Gewichtsverlust, starker Durst, große Harnmengen, Schwäche, Neigung zu Hautausschlägen und Juckreiz, schlecht heilende Wunden, Menstruations- bzw. Potenzstörungen.	*Zuckerkrankheit* (Diabetes mellitus) Hausarzt oder Internist ◆ Blut- und Harnuntersuchungen, evtl. Röntgen, Computer-Tomographie (Bauchspeicheldrüsenerkrankungen als mögliche Ursache) ◆ Behebung organischer Ursachen, Insulinzufuhr, Diät, gezielte körperliche Betätigung.
Heißhunger, aber trotz gesteigerter Nahrungsaufnahme Gewichtsverlust, Glanzaugen, Kropfbildung, Herzjagen, körperlich-seelische Unruhe, warmfeuchte Haut, Schweißausbrüche, Durchfälle, Muskelschwäche.	*Schilddrüsenüberfunktion* (Hyperthyreose) Internist ◆ Laboruntersuchungen, funktionelle Schilddrüsendiagnostik, Sonographie, Szintigraphie, ggf. Zytodiagnostik (Punktion) ◆ medikamentöse Behandlung, Radiojodtherapie, manchmal operativ.

Herzjagen

Als anfallsweises Herzjagen (paroxysmale Tachykardie) bezeichnet man eine vorübergehende Steigerung der Herzfrequenz auf 130 bis 220 Kammerkontraktionen pro Minute; häufig ist es von Atemnot und Schwindel- oder Ohnmachtsanfällen begleitet. Es ist ein ernsthaftes Warnsignal, das stets ärztlicher Abklärung bedarf.

Symptome	Verdacht auf / Maßnahmen
Schubweises hohes Fieber mit Herzjagen und Schüttelfrost, graublasse Hautfarbe, Schweißausbrüche, Appetitlosigkeit, Übelkeit, schweres Krankheitsgefühl.	*Blutvergiftung* (Sepsis, Septikämie) Sofort Arzt bzw. Klinik ◆ Laboruntersuchungen (u. a. mehrere Blutkulturen), Feststellung des Vergiftungsherdes (Wunde, Mandeln, Nebenhöhlen, Urogenitalsystem usw.) ◆ chirurgische Beseitigung des Herdes, Chemotherapie.
Bei Diabetikern Herzjagen, kalter Schweiß, Zittern, Blässe, Hungergefühl, Sehstörungen.	*Blutzuckerverminderung* (Hypoglykämie) Sofortige Behebung des Zustands durch Glukosezufuhr (Apfel, Knäckebrot, Zucker essen).
Herzjagen, akute Atemnot, Blauverfärbung der Haut, Hustenreiz, ziehende	*Luft im Pleuraraum* (Pneumothorax) Bei akutem Anfall Notarzt oder Klinik

Symptome	Verdacht auf / Maßnahmen
oder stechende Brustkorbschmerzen, Kreislaufschwäche.	◆ sofortige Druckentlastung durch Pleurapunktion, Schockbekämpfung, bei offenem Pneumothorax Okklusivverband.
Herzjagen, plötzliche Atemnot bis zum Erstickungsgefühl, Brustschmerzen, kalter Schweiß, rasender Puls; Anfälle dauern Sekunden bis wenige Minuten.	*Brustenge* (Angina pectoris, Stenokardie) Bei Anfall ärztlich verschriebene Nitrokörper (Nitroglyzerin) nehmen ◆ Arzt ◆ Lungenfunktionsprüfung, Belastungs-EKG ◆ Behandlung der Grundkrankheit (Arteriosklerose), ggf. Operation zur Vermeidung eines Herzinfarkts.
Herzjagen, kalter Schweiß, Blässe, plötzliche akute Atemnot mit Umklammerungsgefühl im Brustkorb, Angst bis zur Todesangst, schmerzhafter Druck hinter dem Brustbein, Bewußtseinstrübung oder Bewußtlosigkeit.	*Herzinfarkt* (Myokardinfarkt) Sofort Notarzt bzw. Rettungswagen (Klinik), bis zum Eintreffen beruhigen, bei Atemstillstand Atemspende, beengende Kleider öffnen ◆ Notfalldiagnostik und Sofortmaßnahmen, ggf. Labor- und Gerätediagnostik ◆ ursächliche Behandlung ◆ sofortige ärztliche Versorgung kann lebensrettend sein.
Herzjagen, kalter Schweiß, Angstgefühl, Atemnot, Hustenanfälle mit wäßrig-schaumigem, dann rostig-blutigem Auswurf, schweres Krankheitsgefühl.	*Lungenödem* (Flüssigkeitsansammlung in der Lunge) Sofort Arzt, Notarzt oder Klinik ◆ Notfalldiagnostik ◆ Sofortmaßnahmen (Sauerstoffzufuhr, Infusionen usw.), später konservative medikamentöse Therapie.
Herzjagen, Atemnot, atemabhängige Brustschmerzen, Husten mit schleimigem, gelblichem bis bräunlichem Auswurf, Abgeschlagenheit, Fieber, schweres Krankheitsgefühl.	*Lungenentzündung* (Pneumonie) Hausarzt oder Internist ◆ klinischer Befund, Laboruntersuchungen, Lungenfunktionsprüfung, ggf. Blutgasanalyse ◆ strenge Bettruhe, für Luftbefeuchtung sorgen ◆ medikamentöse Therapie.
Herzjagen, Atemnot, Blässe, Müdigkeit, Herz- und Gelenkschmerzen, rote, druckschmerzhafte Hautknötchen, Appetitlosigkeit, Gewichtsverlust.	*Herzinnenhautentzündung* (Endokarditis) Internist oder Klinik ◆ Labordiagnostik (Blutkulturen) zur Feststellung der

Symptome	Verdacht auf / Maßnahmen
	Ursache, Gerätediagnostik ◆ ursächliche Behandlung (Chemotherapie, ggf. Operation).
Herzjagen, Atemnot, Schwächegefühl, Blauverfärbung der Haut, Knöchel und Beine angeschwollen (Ödeme), abgeflachte Nagelbetten.	*Herzmuskelschwäche* (Myokardinsuffizienz) Internist ◆ EKG, Blutuntersuchungen, Funktionsprüfungen, Röntgen (Feststellung einer evtl. Herzschädigung) ◆ ursächliche Behandlung.
Herzjagen, Beklemmungsgefühl, Atemnot, Müdigkeit, blaßbläuliche Hautverfärbung, Appetitlosigkeit, niederer Blutdruck.	*Herzmuskelentzündung* (Myokarditis) Internist ◆ EKG, Blutuntersuchungen, Funktionsprüfungen, Feststellung einer evtl. Grundkrankheit ◆ ursächliche Behandlung, Antibiotika.
Herzjagen, Atemnot, Schmerzen im Herzbereich, venöse Stauungserscheinungen, meist schweres Krankheitsgefühl.	*Herzbeutelentzündung* (Perikarditis) Internist ◆ Auskultation, Phonokardiographie, EKG ◆ Chemotherapie (Antibiotika, ggf. Kortison), Behebung eines evtl. Herzbeutelergusses, sorgfältige Nachbehandlung ist angezeigt.
Herzjagen, Schweißausbrüche, Angstgefühl, feuchtwarme Haut, Glanzaugen, verdickter Hals, Muskelschwäche, Gewichtsabnahme trotz Heißhunger, Stimmungsschwankungen, manchmal Stirnkopfschmerzen, Lichtscheu.	*Schilddrüsenüberfunktion* (Hyperthyreose) Hausarzt oder Internist ◆ Schilddrüsendiagnostik, Sonographie, Szintigraphie, ggf. Zytodiagnostik ◆ je nach Ursache medikamentöse Behandlung, ggf. Radiojodtherapie oder Operation.
Herzjagen, Zittern, Angstzustände, verschiedene Organschmerzen, Schlaf- und Verdauungsstörungen, feuchtkalte Hände und Füße, Kopfschmerzen.	*Nervöse Erschöpfung* (neurasthenisches Syndrom) Hausarzt oder Psychotherapeut (meist seelisch bedingt) ◆ ggf. Psychopharmaka oder psychotherapeutische Betreuung.
Herzjagen, Herzstiche, Beklemmung, Schwindelgefühl, Kopf- und Magenschmerzen, Unruhe, Schlafstörungen, feuchtkalte Extremitäten.	*Vegetative Dystonie* Hausarzt oder Psychotherapeut ◆ Psychopharmaka, in der Regel psychotherapeutische Behandlung erforderlich (Neurose).

Symptome	Verdacht auf / Maßnahmen
Anfallsweises Herzjagen, Schwindel, Kopfschmerzen, Schweißausbrüche, Erbrechen, Blässe, Beklemmungsgefühle, Bluthochdruck.	*Nebennierenmarkgeschwulst* (Phäochromozytom) Klinik ◆ EKG, Laboruntersuchungen, Provokationstests, Szintigraphie, Computer-Tomographie, Ultraschalldiagnostik ◆ Operation erforderlich.
Herzjagen, Schwindel, Übelkeit, bräunliche Hautverfärbung, Brechreiz, Durchfälle, Abgeschlagenheit, Herz- und Muskelschmerzen, Schwächegefühl.	*Nebennierenrindenversagen* (Addison-Krankheit) Internist oder Klinik ◆ Laboruntersuchungen, Belastungstests, mögliche organische Ursache feststellen ◆ medikamentöse Therapie, ggf. Operation erforderlich.
Herzjagen, von der Stirn-Schläfen-Region ausgehende (meist halbseitige) Kopfschmerzen, Blässe, Schwitzen, Erbrechen, manchmal vorübergehende Lähmungen.	*Halbseitenkopfschmerz* (Migräne) Hausarzt oder Internist ◆ Laboruntersuchungen, ggf. Szintigraphie, Röntgen ◆ symptomatische Therapie (ursächliche Behandlung nicht möglich), ggf. Psychotherapie ◆ Bei Anfall in ruhigem, verdunkeltem Raum hinlegen.
Herzjagen, mäßige Temperaturerhöhung, Bluthochdruck, Schmerzen und teigige Schwellung und Rötung an den Gelenken, später Knotenbildung.	*Gicht* (Hyperurikämie) Hausarzt oder Internist ◆ Laboruntersuchungen (Blut, Harn), ggf. Röntgen ◆ Ruhigstellung der befallenen Glieder, Umschläge, medikamentöse Behandlung, Diät.
Herzjagen, Schüttelfrost, anhaltendes Fieber, lokale Lymphknotenschwellungen, dann Geschwürbildung im Rachenraum, im Genital- und Analbereich, schweres Krankheitsgefühl.	*Blutkrankheit* (Agranulozytose) Internist ◆ Lumbalpunktion, Blutuntersuchung, Ursachenfeststellung ◆ medikamentöse Behandlung (Antibiotika u. a.) ◆ bei medikamentöser Ursache nach Absetzen des betreffenden Medikaments meist rasche Blutwertenormalisierung.

Hoden

Der Hoden (Orchis, Testes) ist ein sehr empfindliches Organ, das bei Druck, Stoß, aber auch durch Entzündungen und andere Erkrankungen stärkste Schmerzen bereiten kann. Da Schädigungen rasch zur Sterilität führen können, ist stets eine unverzügliche Inanspruchnahme ärztlicher Hilfe von großer Wichtigkeit.

Symptome	Verdacht auf / Maßnahmen
Schwellung des Hodens, zunehmende ziehende Schmerzen, Fieber, oft nach stumpfer Gewalteinwirkung (Schlag, Unfall), bei Mumps, Grippe, Syphilis oder begleitet von einer Erkrankung von Nachbarorganen (Harnröhre, Blase, Prostata).	*Hodenentzündung* (Orchitis) Urologe oder Internist ◆ Labor- und Geräteuntersuchungen zur Feststellung einer möglichen ursächlichen Erkrankung ◆ Behandlung der Ursache bzw. Antibiotika ◆ die Entzündung geht meist ohne besondere Behandlung mit der Ausheilung der Grundkrankheit zurück.
Meist einseitige und zunächst schmerzlose Hodenvergrößerung mit Knotenbildung und zunehmend schmerzhafter Verhärtung, oft Anschwellen der Brüste, Leistenlymphknotenschwellung.	*Hodentumoren* (meist Krebs) Klinik ◆ Hodenbiopsie, Laboruntersuchungen, Sonographie ◆ sofortige Operation erforderlich, danach ggf. Strahlentherapie ◆ Früherkennung (Krebsvorsorgeuntersuchung) wichtig!
Hodenvergrößerung, nur manchmal schmerzhaft.	*Angeborenes Hodengeschwulst* (Teratom) Klinik ◆ operative Entfernung ◆ gutartige Geschwulst.
Hodensack stark angeschwollen, von außen tastbare prallelastische Geschwulst, vom Hoden gut abgrenzbar, mehr oder weniger schmerzhaft.	*Wasserbruch* (Hydrozele) Urologe oder Klinik ◆ sofortige Operation erforderlich, ggf. Begleiterkrankung behandeln.
Plötzlich (bei Spiel, Sport usw.) einschießende Schmerzen im Unterbauch, auf einen Hoden ausstrahlend, Hodensack gerötet und geschwollen, meist bei Kindern auftretend.	*Hodentorsion* Sofort Notarzt oder Klinik ◆ unverzügliche Operation, da die Gefahr des Absterbens des Hodens besteht.
Hodenverletzung durch Schlag oder Unfall, starke Schmerzen, offene oder innere Blutung (Bluterguß, meist mit Hodenschwellung verbunden).	*Hodenschädigung* Sofort Arzt oder Klinik ◆ offene Verletzung unverzüglich behandeln, bei Bluterguß oft Operation erforderlich.
Anfallsweise auftretende heftige Schmerzen in der Samenstrangregion (im Hodensack), z. B. nach Hodenquetschung.	*Hodenneuralgie* (Neuralgia spermatica) Urologe oder Klinik ◆ ggf. Neurolyse (Auslösung des betroffenen Nervs).
Einseitige, sehr schmerzhafte Hodenanschwellung mit starker Druckempfindlichkeit, oft bei oder nach anderen	*Nebenhodenentzündung* (Epididymitis) Urologe ◆ zur Schmerzlinderung kühle

Symptome	Verdacht auf / Maßnahmen
Entzündungen (Harnröhre, Prostata, Tripper, Syphilis u. a.).	Umschläge, Ruhigstellung und Hochlagerung des Hodensacks ◆ ursächliche Krankheit beseitigen, ggf. Antibiotika.

Hörstörungen

Hörstörungen verweisen immer auf Erkrankungen des Ohrs und müssen deshalb in jedem Fall von einem Ohrenarzt abgeklärt und behandelt werden, um Dauerschäden zu verhindern. Siehe auch das Suchwort »Ohrgeräusche«.

Symptome	Verdacht auf / Maßnahmen
Plötzlich einsetzende, meist einseitige Hörminderung oder Taubheit, oft bei starkem körperlichem oder seelischem Streß, bei Infektionskrankheiten, Schädelverletzungen usw.	*Akute Ertaubung* (Hörsturz) Hals-Nasen-Ohren-Arzt ◆ Ohruntersuchung, Hörprüfung ◆ strenge Bettruhe, medikamentöse Behandlung (oral oder durch Infusion).
Hörstörungen bis zur Schwerhörigkeit, Gleichgewichtsstörungen (Drehschwindel), Übelkeit, Erbrechen, Augenzittern.	*Labyrinthentzündung* (Labyrinthitis) Hals-Nasen-Ohren-Arzt ◆ mögliche Grunderkrankung (Otitis, Scharlach, Meningitis u. a.) abklären und behandeln ◆ Gefahr bleibender Hörschädigungen.
Einseitiges Ohrensausen mit Schwerhörigkeit, Druckgefühl im Ohr, Drehschwindel, Übelkeit, Erbrechen.	*Ménière-Krankheit* Hals-Nasen-Ohren-Arzt ◆ Behebung des Drehschwindels durch Injektion, in schweren Fällen kann ein chirurgischer Eingriff erforderlich sein.
Schwerhörigkeit, stechende, klopfende Ohrschmerzen, Kopfschmerzen, Fieber, wäßriger, dann eitriger Ohrausfluß.	*Mittelohrentzündung* (Otitis media) Hals-Nasen-Ohren-Arzt ◆ Ohruntersuchung (Trommelfellsymptome) ◆ Bettruhe, Wärmeanwendungen, Antibiotika.
Ohrensausen (im Baßton), zunehmende Schwerhörigkeit, meist auf beiden Ohren unterschiedlich stark. Keine Schmerzen.	*Knochenumbildung im Mittelohr* (Otosklerose) Hals-Nasen-Ohren-Arzt, Ohrenklinik ◆ zur völligen Behebung ist stets ein operativer Eingriff erforderlich (Stapesplastik, Fensterungsoperation) ◆ evtl. Hörgerät.

Symptome	Verdacht auf / Maßnahmen
Nach plötzlichem, sehr heftigem einseitigem Schmerz Ohrensausen, Schwerhörigkeit.	*Trommelfellriß* (Ruptur) Nichtdrückenden Schutzverband auflegen, heilt meist von selbst ◆ ggf. Hals-Nasen-Ohren-Arzt.
Ohrensausen, Gefühl des »zugefallenen« Ohrs, Schwerhörigkeit, Druckgefühl im Ohr, manchmal Schmerzen beim Nasenputzen.	*Tubenkatarrh* Hals-Nasen-Ohren-Arzt ◆ vorliegende Grunderkrankung (Schnupfen, Allergie usw.) feststellen und beheben ◆ ggf. Wärmebehandlung, Medikamente.
Hörstörungen, Ohrenschmerzen, Gesichtsmuskellähmung, Bläschenausschlag in der Ohrregion.	*Gürtelrose der Ohrmuschel* (Zoster oticus) Hausarzt oder HNO ◆ schmerzlindernde Mittel, Antibiotika.

Husten

Der Hustenreflex gehört zu den Selbstschutzmechanismen des menschlichen Organismus und dient zur Reinigung der Atemwege von Schleim, Staub und anderen Fremdkörpern. Auf eine ernsthafte Erkrankung verweist Husten, wenn er sehr stark und/oder hartnäckig ist und von weiteren Krankheitssymptomen begleitet wird.

Symptome	Verdacht auf / Maßnahmen
Husten, Schnupfen, Atem- und Schluckbeschwerden, Hals-, Kopf- und Brustschmerzen, Abgeschlagenheit, häufig erhöhte Temperatur.	*Grippaler Infekt* Bettruhe, Vitamin-C-Zufuhr, Obstsäfte, Inhalationen (Kamillenabsud, ätherische Öle) ◆ bei Kindern, älteren Menschen und Fieber über 39,5° C Arzt.
Trockener Husten, Heiserkeit, Halsschmerzen, Schluckbeschwerden, plötzlich einsetzendes (meist hohes) Fieber, manchmal Bauchschmerzen, Durchfälle, schweres Krankheitsgefühl.	*Grippe* (Influenza) Arzt ◆ klinischer Befund, Blut- und Harnuntersuchungen ◆ strenge Bettruhe, überwiegend symptomatische Therapie (fieber- und entzündungshemmende Mittel, ggf. Antibiotika) ◆ eine sichere Vorbeugung durch Schutzimpfung ist nicht möglich.
Husten, Schnupfen und Heiserkeit, Husten steigert sich nach einigen Tagen zu	*Keuchhusten* (Pertussis) Arzt, besser Klinik ◆ klinische Dia-

Symptome	Verdacht auf / Maßnahmen
häufigen krampfartigen Hustenanfällen mit massiver Atemnot, oft mit Hervorwürgen von Schleim und Erbrechen.	gnose, Röntgen, ggf. Laboruntersuchungen (Blut, Rachenabstrich) ◆ Inhalationen, ggf. Sauerstoff, medikamentöse Behandlung, vor allem zur Vermeidung von Komplikationen ◆ Vorbeugung durch Schutzimpfung.
Hustenanfälle mit weißem, zähschleimigem Auswurf, Atemnot bis zu Erstickungsanfällen, vor den Anfällen Kopfschmerzen, Übelkeit, unterschiedliche Verdauungsstörungen.	*Bronchialasthma* (Asthma bronchiale) Bei leichteren Anfällen für frische Luft sorgen, beruhigender Zuspruch, ggf. Injektionen ärztlich verordneter Mittel ◆ in schweren Fällen Arzt, ggf. Notarzt ◆ längere konservative Therapie erforderlich.
Besonders nachts starke Hustenanfälle mit Atemnot und Beklemmung, wobei sich der Betroffene instinktiv aufrecht setzt; bläuliche Verfärbung des Gesichts.	*Herzasthma* (Asthma cardiale) Für frische Luft sorgen, durch Zuspruch beruhigen, ggf. ärztlich verordnete Mittel anwenden ◆ bei massiven Anfällen evtl. Notarzt oder Klinik ◆ krampflösende Mittel, längere konservative Therapie erforderlich.
Krampfartige Hustenanfälle mit röhrenförmigem Fibringerinnsel im Auswurf, massive Atemnot, Kopf- und Brustschmerzen, hohes Fieber.	*Spastischer Bronchialkatarrh* (Bronchitis fibrinosa acuta) Bei Anfällen für frische Luft sorgen, schleimlösende Mittel anwenden, Inhalationen ◆ stets ärztliche Diagnostik erforderlich ◆ medikamentöse Behandlung.
Hartnäckiger Reizhusten mit erst glasig-zähem, dann schleimig-gelblichem Auswurf, Kopfschmerzen, Schmerzen hinter dem Brustbein, Appetitlosigkeit, manchmal leichtes Fieber.	*Bronchialkatarrh* (Bronchitis) Für frische Luft sorgen, schleimlösende Mittel anwenden, Inhalationen, strenges Rauchverbot ◆ in schweren Fällen (massive Atemnot) Arzt ◆ Auskultation, Röntgen ◆ medikamentöse Therapie.
Hartnäckiger Husten mit schleimigem oder gelblich-eitrigem Auswurf, manchmal mit rostfarbener Blutbeimengung, Fieberschübe.	*Bronchienerweiterung* (Bronchiektase) Arzt oder Klinik ◆ Bronchographie, Röntgenkontrastaufnahme, Sputumuntersuchung ◆ langwierige medikamentöse Therapie zur Entleerung der Bronchien.

Symptome	Verdacht auf / Maßnahmen
Schmerzhafter Reizhusten mit Trockenheitsgefühl im Hals, Heiserkeit, Atemnot, manchmal Halsschmerzen, erhöhte Temperatur.	*Kehlkopfentzündung* (Laryngitis) Hals-Nasen-Ohren-Arzt ◆ Laryngoskopie, ggf. Röntgen, Computer-Tomographie ◆ Stimmschonung, Rauchverbot, Inhalationen, medikamentöse Therapie.
Reizhusten ohne Auswurf, Rücken- oder Seitenschmerzen, oberflächliche, beschleunigte Atmung, Nachschleppen der erkrankten Brustseite bei der Atmung.	*Trockene Brustfellentzündung* (Pleuritis sicca) Arzt ◆ Perkussion, Auskultation, Sonographie, Röntgen, ggf. Probepunktion ◆ medikamentöse Behandlung.
Hustenreiz, dumpfe Brustkorbschmerzen, Blässe, Abgeschlagenheit, Nachtschweiß, Durchfälle, Gewichtsverlust, erst leichtes, dann hohes Fieber und schweres Krankheitsgefühl.	*Lungentuberkulose* (Phthisis pulmonum) Lungenfacharzt bzw. Klinik ◆ Perkussion, Auskultation, Blut- und Sputumuntersuchung, Tuberkulinprobe, Sonographie, Röntgen ◆ Chemotherapie (Tuberkulostatika), ggf. auch chirurgischer Eingriff.
Hustenanfälle mit rostig-blutigem Auswurf, atmungsabhängige Brustschmerzen, Atemnot mit bläulicher Verfärbung der Haut, kleiner schneller Puls.	*Lungenembolie, Lungeninfarkt* Notarzt, Klinik (Intensivstation) ◆ Lungenszintigraphie, Röntgen, Labordiagnostik ◆ Sofortmaßnahmen, danach Chemotherapie und laufende Bluttests.
Reizhusten mit schleimig-eitrigem und rostig-blutigem Auswurf, atemabhängige Brustschmerzen, Atemnot, Herzjagen, flacher Puls, bläuliche Hautverfärbung, Fieber, Schüttelfrost.	*Lungenabszeß* Lungenfacharzt, bei hohem Fieber und schlechtem Allgemeinzustand Klinik ◆ ggf. Sauerstoffzufuhr und sofortige Operation mit chemotherapeutischer Nachbehandlung (Antibiotika u. a.).
Husten mit schleimig-gelblichem, manchmal bräunlichem Auswurf, atemabhängige Brustkorbschmerzen, Atemnot, Abgeschlagenheit, Appetitlosigkeit, steigendes Fieber.	*Lungenentzündung* (Pneumonie) Hausarzt oder Internist ◆ Blut- und Sputumuntersuchung, Lungenfunktionsprüfung, ggf. Röntgen ◆ strenge Bettruhe, für Luftbefeuchtung sorgen ◆ konservativ-medikamentöse Behandlung.
Quälender Husten mit zähschleimigem Auswurf, vorgewölbter schlaffer	*Zystische Fibrose* (Mukoviszidose) Internist, Klinik ◆ Laboruntersuchun-

Symptome	Verdacht auf / Maßnahmen
Bauch, Verdauungsstörungen mit zahlreichen massigen, fettigen, übelriechenden Stühlen, Trommelschlegelfinger, erhöhte Infektanfälligkeit, deutlicher Gewichtsverlust.	gen (mit Schweißdiagnose) ◆ besonders bei Kleinkindern intensive Dauerbehandlung erforderlich (Schleimverflüssigung, Antibiotika, Verdauungsenzyme, ggf. Schleimabsaugung), auch später kontinuierliche Beobachtung nötig (Gefahr von chronischer Bronchitis, Lungenemphysem).
Reizhusten, manchmal mit rostig-blutigem Auswurf, Druckgefühl im Kehlkopf, später wachsende Atemnot und Schmerzen, schwerer Allgemeinzustand.	*Kehlkopfkrebs* (Larynxkarzinom) Hals-Nasen-Ohren-Arzt, Klinik ◆ Laryngoskopie, Labordiagnostik, Probeexzision ◆ Operation (Chordektomie, Laryngektomie), Nachbestrahlung.
Trockener Reizhusten (besonders nachts) mit himbeergeleeartigem, blutigem Auswurf, Heiserkeit, Brust- und Rückenschmerzen, Abgeschlagenheit, Gewichtsverlust.	*Lungenkrebs* (Bronchialkarzinom) Lungenfacharzt, Klinik ◆ Röntgen, Lungenszintigraphie, Bronchographie, Probeexzision, Laboruntersuchungen ◆ Therapie je nach Stadium der Erkrankung, in der Regel Operation erforderlich.
Trockener Reizhusten, herabhängendes Augenlid, eingesunkenes Auge, abnorme Enge der Pupille, auf der betroffenen Seite stechender oder bohrender Schulterschmerz, Gewichtsverlust.	*Lungenspitzenkrebs* (Pancoast-Tumor) Lungenfacharzt, Klinik ◆ Röntgen, Lungenszintigraphie, ggf. Computer-Tomographie, Laboruntersuchungen (Zytodiagnostik) ◆ Behandlung je nach Stadium, in der Regel Operation (Lobektomie).

Inkontinenz (siehe Bettnässen)

Juckreiz

Der Juckreiz (Pruritus) ist eine Abwehrreaktion der Haut gegen Gefahren von außen (z. B. Allergene), eine Begleiterscheinung von Hauterkrankungen, aber auch ein Symptom für bestimmte organische Krankheiten. Er kann auf einzelne Körperzonen beschränkt (lokalisiert) sein oder am ganzen Körper (generalisiert) auftreten. Gewöhnlich ist er zeitlich begrenzt, doch kann er durch ständiges Kratzen, Medikamenteneinwirkung oder manche Krankheiten chronisch werden.

Symptome	Verdacht auf / Maßnahmen
Afterjucken, Brennen, schmerzhafte Rötung des Afterbereichs ohne erkennbare Ursache.	*Allergie* Allergische Reaktion auf Nahrungs- und Genußmittel, Waschmittel, Kosmetika, neue Wäsche ◆ ggf. Arzt, Allergietests.
Afterjucken, rote und brennende Herde in den Afterfalten, manchmal weißliche Beläge.	*Afterentzündung* (Anitis) Puder, auf peinliche Sauberkeit achten ◆ ggf. Arzt (Proktologe) ◆ entzündungshemmende Mittel.
Afterjucken, bei Stuhlgang heftige Schmerzen, Brennen und Rötung, manchmal leichte Blutungen.	*Afterschrunden* (Analfissuren) Arzt (Proktologe) ◆ Salben, Zäpfchen, ggf. Sphinkterdehnung oder Exzision der Fissur ◆ für weichen Stuhl sorgen.
Afterjucken, bei Stuhlgang Schmerzen, Brennen, oft hellrote Blutung, am After außen tastbare Knoten, die sich beim Pressen füllen.	*Äußere Hämorrhoiden* Arzt (Proktologe) ◆ rektale Untersuchung ◆ konservativ-medikamentöse Behandlung, ggf. operative Entfernung der Knoten, Vereisung, Verödung ◆ für weichen Stuhl sorgen.
Afterjucken, dumpfe Schmerzen im After, besonders nachts, Brennen und Nässen, manchmal hellrote Blutungen, im After innen tastbare Vorwölbungen, Neigung zu Verstopfung.	*Innere Hämorrhoiden* Arzt (Proktologe) ◆ rektale Tastuntersuchung, Rektoskopie, ggf. Gefäßdarstellung ◆ meist konservativ-medikamentöse Behandlung, bei starken Beschwerden chirurgischer Eingriff, Vereisung oder Verödung ◆ für weichen Stuhl sorgen.
Afterjucken, entzündliche und schmerzhafte Hautrötung im Afterbereich.	*Afterekzem* (Analekzem) Arzt (Proktologe) ◆ Ursachenfeststellung ◆ ursächliche medikamentöse Behandlung.
Afterjucken, Hervortreten der Afterschleimhaut aus dem After, oft verbunden mit Hämorrhoiden.	*Aftervorfall* (Analprolaps) Arzt (Proktologe) ◆ Behandlung je nach Typ konservativ oder chirurgisch, ggf. auch Verödung.
Afterjucken, Schmerzen im Afterbereich, Stuhlgangprobleme, Blut im Stuhl oder Abgang von Eiter oder Blut	*Mastdarmentzündung* (Proktitis) Arzt (Proktologe) ◆ Endoskopie, ggf. Röntgenkontrastaufnahme, Laborun-

Symptome	Verdacht auf / Maßnahmen
aus dem After.	tersuchungen ◆ in der Regel medikamentöse Therapie.
Afterjucken, Stuhldrang, unklare Unterleibsschmerzen, Nervosität, bei Mädchen auch Schamlippenentzündung.	*Madenwurmbefall* (Enterobiasis) Arzt ◆ Stuhluntersuchung ◆ Wurmkur, die stets nach ärztlicher Vorschrift und unter ärztlicher Aufsicht durchgeführt werden sollte.
Juckreiz in Scheide oder Harnröhre, dünner, schaumiger Ausfluß, Brennen beim Wasserlassen, starker, manchmal schmerzhafter Harndrang.	*Trichomonaden-Infektion* (Trichomoniasis) Achtung: Wird durch Geschlechtsverkehr übertragen ◆ Arzt ◆ medikamentöse Behandlung ◆ immer auch den Partner mitbehandeln lassen.
Scheidenjucken, Brennen, verstärkter Ausfluß, Schwere- und Hitzegefühl im Becken.	*Scheidenentzündung* (Kolpitis, Vaginitis) Gynäkologe ◆ Abstrich, Laboruntersuchung ◆ medikamentöse Behandlung.
Scheidenjucken, Brennen, Rötung mit weißlichen fleckigen Auflagerungen, leichter weißlicher Ausfluß.	*Pilzbefall* (Candidamykose) Gynäkologe ◆ Chemotherapie (Antimykotika) ◆ wird durch Geschlechtsverkehr übertragen, Partner mitbehandeln lassen.
Scheidenjucken, Brennen in der Scheide, dünnflüssiger weißlicher Ausfluß, keine entzündlichen Erscheinungen.	*Weißfluß* (Fluor albus) Häufig in den Wechseljahren ◆ Gynäkologe ◆ evtl. Hormon-(Östrogen-)behandlung.
Lokalisierter starker Juckreiz, besonders nachts, in der Haut feine, leicht erhabene Linien, durch Kratzen Infektionen (Pusteln usw.).	*Krätze* (Skabies) Arzt (Hautarzt) ◆ medikamentöse Behandlung, an aufeinanderfolgenden Tagen wiederholte Einreibung des ganzen Körpers.
Starker Juckreiz, besonders nachts (Nacken, Streckseiten von Arm und Unterschenkel, äußere Geschlechtsorgane), trockene Hautflecken.	*Juckflechte* (Lichen simplex) Hautarzt ◆ symptomatische Behandlung, keine ursächliche Therapie bekannt.
Starker Juckreiz (Beugeseite der Unterarme, Innenseite der Oberschenkel,	*Knötchenflechte* (Lichen ruber planus) Hautarzt ◆ symptomatische Behand-

Symptome	Verdacht auf / Maßnahmen
Hüften, Gesäß, Geschlechtsorgane), rote, bis reiskorngroße Knötchen, oft im Zentrum eingedellt.	lung ◆ keine ursächliche Therapie bekannt.
Starker Juckreiz, Knötchen mit spitzer Verhornung, unter Zurücklassung dunkler Flecken abheilend, bei Kopfhautbefall lokaler Haarausfall.	*Knötchenflechte* (Lichen ruber follicaris) Hautarzt ◆ symptomatische Behandlung, keine ursächliche Therapie bekannt.
Starker Juckreiz, Hautbrennen, plötzliches Aufschießen von scharf begrenzten Quaddeln (entzündeten Erhebungen) von Linsen- bis Handtellergröße, verschwinden nach 1 bis 2 Tagen, schubweiser Verlauf.	*Nesselsucht* (Urtikaria) Hautarzt ◆ Ursachenfeststellung (Allergie, Magen-Darm-Störungen, Mykosen usw., aber auch Licht, Kälte, Wärme und sogar seelische Faktoren) ◆ ursächliche und symptomatische Behandlung.
Lokalisierter Juckreiz (hauptsächlich Brust), wasserhelle, hirsekorngroße Bläschen, die meist bald von selbst eintrocknen.	*Schweißdrüsenfriesel* (Miliaria, Sudamina) Kühlende Salben, Wasseranwendungen, viel trinken ◆ ärztliche Versorgung nicht erforderlich.
Lokalisierter Juckreiz (Finger, Zehen), rundliche, teigige, bei Erwärmung brennende und juckende, verfärbte Schwellungen nach Kälteeinwirkung.	*Frostbeulen* (Perniones) Hautarzt ◆ symptomatische Behandlung ◆ verschwinden jedoch in der warmen Jahreszeit von selbst (nicht zu verwechseln mit Erfrierungen, die stets unverzüglich ärztlich versorgt werden müssen).
Lokalisierter Juckreiz (Körperfalten, Analbereich, zwischen den Oberschenkeln, bei Frauen unter den Brüsten), brennende Hautrötung, häufig infiziert.	*Wolf* (Wundsein, Intertrigo) Auf peinliche Sauberkeit achten, Körperpuder, keine Salben verwenden ◆ in schweren Fällen Arzt konsultieren.
Lokalisierter Juckreiz, Brennen und Kribbeln (Nase, Mundschleimhaut), Augen geschwollen und gerötet, Frösteln, Abgeschlagenheit, oft gleichzeitig Hautausschlag.	*Heufieber* (Pollinosis) Arzt ◆ Tests auf auslösende Allergene durch Provokationsproben ◆ medikamentöse Behandlung (z. B. Antihistaminika), Versuch einer langzeitigen Desensibilisierung ◆ Pollenwarndienst im Rundfunk beachten.

Symptome	Verdacht auf / Maßnahmen
Juckreiz, Kopf- und Gliederschmerzen, Fieber, schubweise auftretende linsengroße rote Flecken, aus denen juckende Knötchen und flüssigkeitsgefüllte Bläschen werden, die verkrusten, eintrocknen und ohne Narbenbildung abfallen.	*Windpocken* (Varizellen) Achtung, sehr ansteckend ◆ Ausschlag mit Puder, Lotionen oder Salbe (Apotheke) behandeln, Fieberzäpfchen nur bei mehr als 39° C Fieber ◆ von Windpocken befallene Schwangere sollten unverzüglich einen Arzt konsultieren (Gefahr einer Fruchtschädigung).
Generalisierter Juckreiz, trockene Haut, Infektanfälligkeit, starker Durst, Ausscheidung großer Harnmengen, Müdigkeit, Gewichtsverlust trotz gutem Appetit, Muskelschwäche.	*Zuckerkrankheit* (Diabetes mellitus) Hausarzt oder Internist ◆ Laboruntersuchungen, evtl. Röntgen oder Computer-Tomographie (Bauchspeicheldrüsentumoren mögliche Ursache) ◆ Behebung organischer Ursachen, Insulinzufuhr, Diät nach ärztlicher Vorschrift, gezielte Physiotherapie.
Lokalisierter Juckreiz und Brennen (Zunge, Mundschleimhaut, Handteller, Fußsohlen) nach wiederholter Injektion von Serum oder Medikament, Atemnot, Hautrötung, fahlbläuliche Hautverfärbung, extremer Blutdruckabfall, Krämpfe, Kreislaufkollaps, Bewußtlosigkeit.	*Anaphylaktischer Schock* Da Injektionen in der Regel beim Arzt oder in der Klinik verabreicht werden, sind dort Notmaßnahmen möglich ◆ ansonsten sofort Rettungswagen, Klinik (Intensivstation) ◆ Therapie mit Adrenalin, Kortison, Antihistaminika u. a. ◆ mit dem Arzt vorbeugend jede Unverträglichkeitserscheinung nach Medikamenteninjektionen abklären.
Generalisierter Juckreiz, Nachtschweiß, Fieberschübe, Lymphknotenschwellungen, sich ausdehnend, zunehmend schmerzhaft, rasche Vergrößerung der Knoten, Abgeschlagenheit, deutlicher Gewichtsverlust.	*Hodgkin-Krankheit* (Lymphogranulomatose) Internist oder Klinik ◆ Lymphknotenpunktion, Laboruntersuchungen, Szintigraphie, Röntgen ◆ je nach Stadium der Erkrankung Zytostatika (Kombinationstherapie), Strahlentherapie, ggf. Bluttransfusionen ◆ im Frühstadium sind vollständige Heilungen möglich.
Generalisierter Juckreiz, gelbliche Hautfarbe, Gewebsschwellungen (Ödeme), dunkler Harn, heller Stuhl, Widerwille gegen Fett und Fleisch, Völlegefühl, Verstopfung, Schmerzen im	*Schrumpfleber* (Leberzirrhose) Internist oder Klinik ◆ Blutanalyse (Transaminasen, Leberwerte), Laparoskopie mit Leberpunktion, Sonographie ◆ Bettruhe, Diät, medikamentöse

Symptome	Verdacht auf / Maßnahmen
rechten Oberbauch, deutlicher Gewichtsverlust, oft Hautausschläge.	Therapie ◆ eine Wiederherstellung der geschädigten Leber ist nicht möglich.
Generalisierter Juckreiz, Gelbverfärbung von Haut und Augen, Abgeschlagenheit, Übelkeit, dunkler Harn, heller Stuhl.	*Gallenstauung* (Cholestasesyndrom) Internist oder Klinik ◆ Laboruntersuchungen, Röntgenkontrastdarstellung, ggf. Laparoskopie ◆ ursächliche Behandlung, medikamentös oder operativ.

Knochenschmerzen

Knochen werden nicht nur durch äußere Gewalteinwirkung geschädigt (z. B. Brüche), sondern auch durch infektiöse und andere Erkrankungen. Meist deuten freilich weniger eindeutige Knochenschmerzen als vielmehr schmerzhafte Schwellungen in der betroffenen Skelettregion auf eine solche Schädigung hin.

Symptome	Verdacht auf / Maßnahmen
Starke bohrende Schmerzen und Schwellungen nach Prellungen, Quetschungen und anderen Verletzungen oder nach Infektionen.	*Knochenhautentzündung* (Periostitis) Arzt ◆ klinischer Befund, Röntgen u. a. Untersuchungen ◆ Behandlung je nach Ursache, bei eitriger Entzündung operative Eröffnung, Antibiotika.
Vom Knochen ausgehende harte, große oder kleine Geschwulst, mehr oder weniger schmerzhaft.	*Knochentumor* (Osteom), auch *Knochenkrebs* (Osteosarkom) Klinik oder Orthopäde ◆ Röntgen, Biopsie ◆ operative Entfernung, Nachbehandlung.
Starke Schmerzen, gerötete Schwellung, hohes Fieber mit Schüttelfrost.	*Knochenmarkentzündung* (Osteomyelitis) oder *Knochenmarktuberkulose* Orthopädie ◆ Blutbild, Tuberkulintest, Röntgen ◆ medikamentöse Behandlung, selten Operation.
Schmerzen in Beinen und Rücken, abnorme Ermüdbarkeit, später Skelettdeformierungen.	*Osteomalazie* Orthopäde ◆ Röntgen, Laboruntersuchungen ◆ Vitamin-D-Zufuhr, evtl. Hormonbehandlung.

Knotenbildung

Jede Knotenbildung im Gewebe sollte, auch wenn sie nicht schmerzhaft ist, ärztlich abgeklärt und ggf. behandelt werden, denn stets kann sie Zeichen einer bösartigen Erkrankung (z. B. Krebs) sein. Als häufig schmerzhafte Knoten machen sich auch krankhaft vergrößerte Lymphknoten bemerkbar; siehe das Suchwort »Lymphknotenschwellungen«.

Symptome	Verdacht auf / Maßnahmen
Knotenbildung im Bereich der Hand- oder Kniegelenke oder am Fußrücken, weich oder hart.	*Überbein* (Ganglion) Gutartige Kapselgeschwulst, vergeht oft von selbst ◆ vorsichtshalber Arzt befragen ◆ ggf. operative Entfernung.
Gelblicher, kleiner bis mittelgroßer Knoten, gut auf der Unterlage beweglich, in der Regel schmerzlos.	*Talgdrüsenvergrößerung* (falsches Atherom) Hausarzt oder Dermatologe, besonders wenn sich der Knoten zu entzünden beginnt.
Halbkugeliger, prallelastischer, auf der Unterlage gut verschieblicher Knoten (bis Apfelgröße).	*Grützbeutel* (Atherom) Hausarzt oder Dermatologe ◆ meist harmlos, ggf. medikamentöse Behandlung, selten Operation.
Geschwulstartige Knotenbildung, weich, schmerzlos, langsam wachsend.	*Fettgeschwulst* (Lipom) Hausarzt oder Dermatologe ◆ harmlos, falls störend oder entstellend, operative Entfernung.
Mittelharter Knoten, auf der Unterlage gut verschieblich, schmerzlos.	*Bindegewebsgeschwulst* (Fibrom) Hausarzt oder Dermatologe ◆ gutartige Wucherung, aber Probeexzision ratsam ◆ operative Entfernung.
Bildung weicher Knoten verschiedener Größe am ganzen Körper, meist schmerzlos, gleichzeitig bräunliche Flecken an Brust, Becken, Achseln.	*Recklinghausen-Krankheit* (Neurofibromatosis generalisata) Internist oder Neurologe ◆ Blutuntersuchungen, Probeexzision auf Gutartigkeit ◆ medikamentöse Behandlung.
Rote, druckschmerzhafte Knoten in der Haut (etwa Linsengröße), Neigung zu Gewebsblutungen, Herz- und Gelenkschmerzen, Appetitlosigkeit, Gewichtsverlust.	*Herzinnenhautentzündung* (Endocarditis lenta) Internist oder Klinik ◆ Laboruntersuchungen (u. a. Blutkulturen) ◆ medikamentöse Behandlung der Ursache.

Symptome	Verdacht auf / Maßnahmen
Gelbliche Knoten in der Haut, auf der Unterlage gut verschiebbar, oft Übergewicht, unterschiedliche Beschwerden.	*Fettstoffwechselstörungen* (Hyperlipoproteinämie) Internist ◆ Laboruntersuchungen ◆ in der Regel Gewichtsreduktion, Diät, auch medikamentöse Behandlung.
Knotenbildung an den Gelenken nach teigiger Schwellung und Rötung, Gelenkschmerzen, mäßiges Fieber, Herzjagen, Bluthochdruck.	*Gicht* (Hyperurikämie) Hausarzt oder Internist ◆ Laboruntersuchungen (Blut, Harn), Röntgen ◆ medikamentöse Behandlung, Ruhigstellung, Umschläge, Diät.
Derber, blasser, schmerzfreier Knoten im Augenlid, meist spontane Rückbildung, gelegentlich entzündet.	*Hagelkorn* (Chalazion, Entzündung der Meibom-Drüsen) Sanfte Massage zum Lidrand hin ◆ bei Entzündung Augenarzt ◆ ggf. Ausschälung des Entzündungsherds.
Bläulich durch die Oberhaut schimmernder eindrückbarer Knoten, kann an allen Körperteilen auftreten.	*Blutgefäßgeschwulst* (Haemangioma subcutaneum) Spontane Rückbildung möglich, andernfalls Hausarzt oder Dermatologen befragen.
Von Blutungen durchsetzte bräunlich-livide Knoten besonders an den Beinen, später auch Geschwürbildung in Mund und After, Abgeschlagenheit, Gewichtsverlust, Lymphknotenschwellungen.	*Kaposi-Sarkom*, bei uns meist Symptom für AIDS Internist oder Klinik ◆ Laboruntersuchungen (AIDS-Test) ◆ Chemotherapie, Bestrahlung, Operation ◆ bei AIDS dadurch allerdings keine Heilung möglich.
Derbe, gegenüber der Haut nicht verschiebliche Knoten von unregelmäßiger Form, in der Regel schmerzlos.	*Krebs oder Krebsmetastasen* Internist ◆ Laboruntersuchungen, Röntgen, Probeexzision ◆ meist Operation erforderlich.

Koliken (siehe Bauchschmerzen)

Kopfschmerzen

Kopfschmerzen sind keine Krankheit, sondern ein Krankheitszeichen, das auf die unterschiedlichsten Organ- oder Allgemeinleiden hinweisen kann (mehrere hundert Zuordnungen sind möglich). Manchmal ist die Ursache der Schmerzen offenkundig, etwa bei Kopfverletzungen, Nikotin- oder Alkoholmißbrauch oder auch bei seelischem Streß. Anfallsweise auftretende oder anhaltend starke Kopfschmerzen sind immer ein Warnsignal, das ärztlicher Abklärung bedarf. Siehe auch die Suchwörter »Gesichtsschmerzen« und »Ohrschmerzen«.

Symptome	Verdacht auf / Maßnahmen
Kopfschmerzen, Hautrötung, Neigung zum Schwitzen, feuchte kalte Hände, Übererregbarkeit, häufig Übergewicht.	*Wirklicher Bluthochdruck* (essentielle Hypertonie) Arzt ◆ EKG, Blutdruckmessen, Laboruntersuchungen ◆ ggf. blutdrucksenkende Medikamente.
Kopfschmerzen, Blässe, Ohrensausen, Atemnot, Abgeschlagenheit, Schlafstörungen, trockene Haut, brüchige Fingernägel.	*Blutarmut* (Anämie) Hausarzt oder Internist ◆ Laboruntersuchungen zur Ursachenfeststellung ◆ ursächliche Behandlung, meist Chemotherapie (Eisen-, Vitamin- u. a. Präparate).
Kopfschmerzen im Stirn- und Augenbereich, Sehstörungen, Lichtscheu, Tränenfluß, Übelkeit, auch Erbrechen, Fieber, Augapfel gerötet, Pupille starr.	*Grüner Star* (Glaukom) Bei akutem Anfall sofort Augenarzt oder Augenklinik ◆ medikamentöse Senkung des Augeninnendrucks und meist Operation (bei chronischem Glaukom medikamentöse oder operative Druckeinstellung).
Anfallsweise starke Kopfschmerzen (Stirn, Schläfe, Hinterkopf), meist einseitig, abends oder nachts, Tränenfluß, Rötung von Auge und Gesichtshälfte, Schweißausbruch.	*Histaminkopfschmerz* (Horton-Syndrom) Internist oder Neurologe ◆ Laboruntersuchungen, ggf. Röntgen oder Computer-Tomogramm ◆ medikamentöse Behandlung ◆ betroffen sind von diesen Kopfschmerzattacken in der überwiegenden Mehrzahl Männer.
Anfallsweise starke (meist einseitige) Kopfschmerzen im Stirn- und Schläfenbereich, in die ganze Kopfhälfte ausstrahlend, Licht- und Geräuschempfindlichkeit, Blässe, Übelkeit, Schweißausbruch.	*Halbseitenkopfschmerz* (Migräne) Hausarzt oder Internist ◆ klinische Diagnose ◆ symptomatische (schmerzlindernde) Behandlung, keine ursächliche Therapie bekannt, ggf. psychotherapeutische Betreuung ◆ Bei Anfall in ruhigem, verdunkeltem Raum hinlegen.
Starke Kopfschmerzen im Schläfenbereich, Berührungsempfindlichkeit,	*Schläfenarterienentzündung* (Arteriitis temporalis)

Symptome	Verdacht auf / Maßnahmen
Blässe, Sehstörungen, oft schweres Krankheitsgefühl.	Arzt ◆ Laboruntersuchung, röntgenologische Gefäßdarstellung, ggf. Probeexzision ◆ medikamentöse Behandlung (Glukokortikoide).
Kopfschmerzen in der Stirnregion oder unterhalb des Auges, hartnäckiger Schnupfen mit grünlichem Sekret, Blässe, Fieber, Krankheitsgefühl.	*Nasennebenhöhlenentzündung* (Sinusitis) Hals-Nasen-Ohren-Arzt ◆ Sonographie, Röntgen, ggf. Computer-Tomographie ◆ Inhalationen, Wärmeanwendungen, Antibiotika, ggf. Ausräumung der Höhlen unter örtlicher Betäubung.
Starke Kopfschmerzen, pulsierender Klopfschmerz im Ohr, Fieber, wäßriger, dann eitriger Ohrenfluß, Schwerhörigkeit, Krankheitsgefühl.	*Mittelohrentzündung* (Otitis media) Hals-Nasen-Ohren-Arzt ◆ Ohrspiegelung, Laboruntersuchungen, ggf. Röntgen ◆ Bettruhe, Wärmeanwendungen (Heizkissen, Rotlicht usw.), Chemotherapie.
Kopfschmerzen, Abgeschlagenheit, Schwellung der Halslymphknoten, Rötung des Rachens mit grau-weißlichem Belag, Schluckbeschwerden, süßlicher Mundgeruch.	*Halsbräune* (Diphtherie) Arzt ◆ klinischer Befund, bei Diphtherieverdacht sofort Injektion von Heilserum, ggf. Diagnose durch Laboruntersuchungen absichern ◆ strenge Bettruhe, ggf. Antibiotika ◆ auch nach Abklingen der Symptome ärztliche Überwachung.
Kopfschmerzen, Schluckbeschwerden, Fieber, grippeähnliche Symptome, Lymphknotenschwellung oder -entzündung, besonders am Hals.	*Toxoplasmose* Arzt ◆ Laboruntersuchungen ◆ Chemotherapie ◆ oft verlaufen Toxoplasmosen auch mit uncharakteristischen Erscheinungen (Abgeschlagenheit, Krankheitsgefühl). Vorsicht bei Schwangeren.
Kopfschmerzen, Übelkeit, Atemnot, schmutziggelbe Hautfarbe, dunkler Urin, Mundgeruch nach Urin, Abgeschlagenheit, manchmal Bewußtseinstrübung und Krämpfe.	*Harnvergiftung* (Urämie) Urologe oder Klinik ◆ umfangreiche Laboruntersuchungen, Gerätediagnostik ◆ Entgiftungsmaßnahmen, Hämodialyse (»Blutwäsche«), ggf. Operation ◆ Fortschreitendes Nierenversagen ist nicht heilbar.

Symptome	Verdacht auf / Maßnahmen
Kopfschmerzen, Sehstörungen, Magendruck, Brechreiz, klonisch-tonische Krämpfe mit und ohne Bewußtseinsverlust (bei Frauen in der späten Schwangerschaft oder nach der Entbindung).	*Eklampsie* Arzt bzw. Klinik ◆ Notfalldiagnostik und Sofortmaßnahmen, um schwere Schädigungen abzuwenden ◆ Vorbeugend regelmäßige Untersuchungen während der Schwangerschaft mit Blutdruckkontrolle und Harneiweißbestimmungen.
Kopfschmerzen, nach plötzlicher Atemnot Muskelkrämpfe am ganzen Körper, Schaum vor dem Mund, nach kurzem Aufschrei Fall auf den Boden, tiefer Schlaf.	*Fallsucht* (großer epileptischer Anfall, Grand mal) Vor Sturzverletzungen bewahren, Kopf hochlagern, nach Anfalldauer von über 3 Minuten Arzt ◆ EEG u. a. Untersuchungen ◆ organische Ursachen ausschalten, ansonsten medikamentöse Langzeittherapie, die oft anfallfrei macht.
Kopfschmerzen, Atemnot, Krampf zunächst der Kiefer- und Zungenmuskulatur (verzerrtes Grinsen), dann der Nacken- und Rückenmuskulatur, Schüttelkrämpfe durch Sinneseindrücke (Licht, Geräusch).	*Wundstarrkrampf* (Tetanus) Sofort Notarzt, Klinik (Intensivstation) ◆ Serumtherapie ◆ Vorbeugend Schutzimpfung, die schon ab dem 3. Lebensmonat möglich ist, aber auch im Erwachsenenalter regelmäßig wiederholt werden sollte (Tetanusgefahr bei Unfällen).
Kopfschmerzen, schlagartige Lähmung einer Körperhälfte, Seh- und Sprachstörungen, Verwirrtheitszustand oder Bewußtlosigkeit.	*Schlaganfall* (Apoplexie, apoplektischer Insult) Sofort Notarzt, Klinik (Intensivstation) ◆ klinischer Befund, Computer-Tomographie, Hirnszintigraphie, EEG ◆ konservative Therapie, ggf. Neurochirurgie.
Kopfschmerzen, Blässe, Atemnot, Abgeschlagenheit, Nachtschweiß, Lymphknotenschwellungen, Neigung zu Haut- und Schleimhautblutungen, erhöhte Infektanfälligkeit.	*Blutkrebs* (Leukämie) Internist oder Klinik ◆ Laboruntersuchungen (Blut und Liquor), Szintigraphie ◆ Bluttransfusionen, Langzeit-Chemotherapie je nach Form der Krankheit (Antibiotika, Zytostatika, Hormonpräparate usw.).
Starke Kopfschmerzen, Übelkeit, Erbrechen, Sehstörungen, Licht- und Ge-	*Hirnabszeß* (Encephalitis purulenta) Neurologe oder Klinik ◆ Lumbalpunk-

Symptome	Verdacht auf / Maßnahmen
räuschempfindlichkeit, hohes Fieber.	tion, Blut- und Liquoruntersuchung, Szintigraphie, Computer-Tomographie ◆ Behandlung mit Antibiotika oder Neurochirurgie.
Kopfschmerzen, Erbrechen, plötzliches hohes Fieber, tonische Gesichtskrämpfe, Nackensteifigkeit, Lichtscheu, Sehstörungen.	*Hirnhautentzündung* (Meningitis) Sofort Arzt oder Klinik ◆ umfangreiche Laboruntersuchungen (Blut, Liquor, Harn, Stuhl) zur Feststellung der Erreger ◆ spezifische Chemotherapie, ggf. Symptombehandlung.
Kopfschmerzen, Benommenheit, Lichtscheu, oft Sehstörungen, vorübergehende Lähmungen, Übelkeit, Erbrechen, Fieber.	*Hirnentzündung* (Enzephalitis) Klinik ◆ Laboruntersuchungen zur Feststellung der Erreger ◆ Chemotherapie, ggf. eine (oft vorhandene) Grundkrankheit beheben ◆ ärztliche Überwachung auch nach Abklingen der Symptome.
Kopfschmerzen, die ganze Körpermuskulatur befallende Krämpfe, zunehmende Ausfallserscheinungen (Seh-, Sprach-, Sensibilitäts-, Bewegungsstörungen), oft psychische Veränderungen.	*Hirntumor* Klinik ◆ neurologische und ophthalmologische Untersuchungen, EEG, Hirnszintigraphie, Karotisarteriographie, Computer-Tomographie ◆ manchmal medikamentöse Behandlung, meist jedoch Neurochirurgie.

Kopf- und Gliederschmerzen

Solche Schmerzen werden ganz allgemein als Abgeschlagenheit oder Krankheitsgefühl empfunden. Ursache kann ein vorübergehender grippaler Infekt sein, doch meist sind sie eine Begleiterscheinung ernsthafter Allgemeinerkrankungen.

Symptome	Verdacht auf / Maßnahmen
Kopf-, Glieder-, Hals- und Brustschmerzen, Schnupfen, Husten, Atem- und Schluckbeschwerden, leichtes, manchmal auch hohes Fieber.	*Grippaler Infekt* Bettruhe, Vitamin-C-Zufuhr, Obstsäfte, Inhalationen, Rauchverbot ◆ bei Kindern, älteren Menschen und Fieber über 39,5° C Arzt.
Kopf-, Glieder- und Brustschmerzen, plötzlich einsetzendes hohes Fieber,	*Grippe* (Influenza) Arzt ◆ klinischer Befund, ggf. Blut- und

Symptome	Verdacht auf / Maßnahmen
Frösteln, Schluckbeschwerden, Heiserkeit, trockener Reizhusten, manchmal Bauchschmerzen, Durchfälle.	Harnuntersuchung ◆ strenge Bettruhe, vornehmlich symptomatische Behandlung (fieber- und entzündungshemmende Mittel, ggf. Antibiotika) ◆ wegen der Vielfalt möglicher Erreger ist eine vorbeugende Schutzimpfung nur bedingt wirksam.
Kopf- und Gliederschmerzen, Müdigkeit, Magendruck, Verstopfung, Bauchkrämpfe, blaßfahle Hautfarbe, schmerzfreie Nervenlähmungen (meist Hände).	*Bleivergiftung* Arzt oder Klinik ◆ umfangreiche Laboruntersuchungen ◆ Entgiftungsmaßnahmen (Chemotherapie) ◆ Die meist gewerblich bedingte Vergiftung entwickelt sich schleichend.
Kopf- und Gliederschmerzen, krampfartige Bauchschmerzen, Durchfälle, Übelkeit, erhöhte Temperatur, manchmal auch Übelkeit und Erbrechen.	*Darmentzündung* (Darmkatarrh, Enteritis) Bei Durchfallbeginn Saftfasten (nur Tee und Säfte), ab 2. bis 3. Tag geriebene Äpfel und Zwieback, viel trinken (täglich 2 Messerspitzen Salz in die Getränke), danach Magenschonkost.
Kopf- und Gliederschmerzen, Schwindel, Magendruck, Herzbeklemmung, Unruhe, Schlaflosigkeit, Abgeschlagenheit, feuchtkalte Hände und Füße.	*Vegetative Dystonie* Hausarzt oder Psychotherapeut (meist liegen seelische Ursachen vor) ◆ mögliche organische Ursachen abklären und behandeln, ggf. Psychopharmaka oder Psychotherapie.
Kopf- und Gliederschmerzen, Schwindel, Herzjagen, Brechreiz, Durchfälle, Muskelschmerzen, bräunliche Hautverfärbung, Schwächegefühl.	*Nebennierenrindenversagen* (Addison-Krankheit) Internist oder Klinik ◆ umfangreiche Laboruntersuchungen, Belastungstests, mögliche organische Ursache abklären ◆ medikamentöse Therapie, ggf. chirurgischer Eingriff.
Kopf- und Gliederschmerzen, Fieber, Anschwellung der Ohrspeicheldrüse (abgehobenes Ohrläppchen), meist zunächst einseitig, häufig Entzündung der Mundschleimhaut.	*Mumps* (Ziegenpeter, Parotitis epidemica) Andere (besonders Kinder) wegen hoher Ansteckungsgefahr fernhalten, Bettruhe ◆ Arzt ◆ klinischer Befund und Überwachung auf mögliche Zweiterkrankungen (bes. Hirnhautentzün-

Symptome	Verdacht auf / Maßnahmen
	dung) ◆ medikamentöse Behandlung ◆ Vorbeugung durch Schutzimpfung.
Kopf- und Gliederschmerzen, belegte Mundschleimhaut, Lymphknotenschwellungen am ganzen Körper (Knoten derb, beweglich, wenig schmerzhaft), manchmal Hautausschlag, immer Fieber.	*Pfeiffer-Drüsenfieber* (Mononucleosis infectiosa) Arzt ◆ klinischer Befund, ggf. Blut- u. a. Laboruntersuchungen ◆ medikamentöse Behandlung ◆ ohne (seltene) Komplikationen ist die Krankheit in zwei bis drei Wochen überstanden.
Kopf- und Gliederschmerzen, hohes Fieber, Schüttelfrost, Lymphknotenschwellung, Rachen und Zunge rot geschwollen und belegt, ab 2. Tag feinfleckiger roter Ausschlag, am 3. Tag Himbeerzunge.	*Scharlach* (Scarlatina) Andere (besonders Kinder) wegen hoher Ansteckungsgefahr fernhalten, strenge Bettruhe ◆ Arzt ◆ klinischer Befund, ggf. Rachenabstrich und Labordiagnose ◆ Antibiotika ◆ wegen möglicher Komplikationen ärztliche Beobachtung auch nach Abklingen der Symptome.
Kopf- und Gliederschmerzen, Fieber, schubweise auftretender Hautausschlag, linsengroße rote Flecken, aus denen juckende Knötchen und flüssigkeitsgefüllte Bläschen werden, die verkrusten, eintrocknen und ohne Narbenbildung abfallen.	*Windpocken* (Varizellen) Hohe Ansteckungsgefahr ◆ Ausschlag mit Puder, Lotionen oder Salben behandeln (Apotheke), Fieberzäpfchen nur bei mehr als 39° C ◆ Schwangere, die von Windpocken befallen sind, sollten unverzüglich den Arzt konsultieren (Gefahr einer Fruchtschädigung).
Kopf-, Glieder- und Kreuzschmerzen, Fieber, Übelkeit, blasses, aufgedunsenes Gesicht, fleischwasserfarbener Harn.	*Nierenentzündung* (Pyelonephritis) Arzt oder Klinik (ständige ärztliche Überwachung ratsam) ◆ Laboruntersuchungen, Röntgen, Zystoskopie ◆ Bettruhe, reichlich Flüssigkeit, Chemotherapie.
Kopf- und Gliederschmerzen, Schüttelfrost, Übelkeit, schubweise hohes Fieber (bis 41° C), 3 bis 7 Tage dauernd, dann fieberfreie Zwischenzeit, 1–12 immer kürzer werdende Rückfälle.	*Rückfallfieber* (Febris recurrens) Arzt, Klinik ◆ umfangreiche Labordiagnostik ◆ chemotherapeutische Behandlung mit langsam steigender Dosierung (Penizillin, Tetrazykline u. a.) ◆ Diese Krankheit tritt heute bei uns kaum mehr auf.

Krämpfe

Als Krämpfe bezeichnet man unwillkürliche, teils schmerzhafte Muskelzusammenziehungen. Man unterscheidet zwischen klonischen (rasch aufeinanderfolgenden, kurzzeitigen Muskelzuckungen) und tonischen (starken, langdauernden Zusammenziehungen) Krämpfen; beide Erscheinungsformen können vermischt sein (klonisch-tonische Krämpfe). Tonisch sind meist die sogen. Beschäftigungskrämpfe (Schreibkrampf, Klavierspielerkrampf usw.), während seelisch bedingte Muskelzuckungen (Tic) fast immer klonisch sind.

Symptome	Verdacht auf / Maßnahmen
Schmerzhafte Muskelkrämpfe, besonders in den Beinen (Wadenkrämpfe) und Armen.	*Überanstrengung* Leichte Massage der betroffenen Muskeln zum Herzen hin, warme Bäder oder Umschläge.
Anfallsartiger, meist einseitiger Krampf in Wade und/oder Zehen, oft nachts oder in den Morgenstunden.	*Krampus-Syndrom* unterschiedlicher Ursache Bei Krampfanfall Fuß kräftig abstützen, Muskelmassage zum Herz hin ◆ bei häufigen Krämpfen Arzt ◆ Ursache feststellen lassen (Bandscheibenvorfall, venöse Stauung u. a.).
Klonisch-tonische Krämpfe mit oder ohne Bewußtseinsverlust gegen Ende der Schwangerschaft oder nach Entbindung, Kopfschmerzen, Sehstörungen, Magendruck, Brechreiz.	*Eklampsie* Arzt bzw. Klinik ◆ Notfalldiagnostik und Sofortmaßnahmen, da schwere Schädigungen möglich sind ◆ Vorbeugend regelmäßige Schwangerschaftsuntersuchungen mit Blutdruckkontrolle und Harneiweißbestimmung.
Nach plötzlicher Atemnot Bewußtseinsverlust, Muskelkrämpfe am ganzen Körper, oft Schaum vor dem Mund und Sturz nach kurzem Aufschrei, danach tiefer Schlaf, nach Aufwachen Kopfschmerzen.	*Fallsucht* (großer epileptischer Anfall) Vor Sturzverletzungen bewahren, liegen lassen, Kopf etwas höher lagern, nach Anfalldauer von mehr als 3 Minuten Arzt rufen ◆ Elektroenzephalographie, Feststellung der genauen Ursache, diese nach Möglichkeit beseitigen, medikamentöse Langzeittherapie.
Gesichtszuckungen, schmerzhafte tonische Muskelkrampfanfälle, bes. an Armen und Beinen, Gähnkrämpfe, Gesichtsmuskelstarre, Durchblutungsstörungen (blau-kalte Hände und	*Muskelkrampfneigung* (Tetanie) Internist ◆ elektrische und mechanische Überregbarkeitstests, umfangreiche Laboruntersuchungen, Ursache feststellen und beseitigen ◆ medika-

Symptome	Verdacht auf / Maßnahmen
Füße), vor den Anfällen oft Muskelziehen.	mentöse Behandlung.
Tonischer Krampf zunächst der Kiefer- und Zungenmuskulatur (verzerrtes Grinsen), dann der Rücken- und Nackenmuskulatur, Schüttelkrämpfe durch Sinnesreizungen (Licht, Geräusche), Atemnot.	*Wundstarrkrampf* (Tetanus) Sofort Notarzt oder Klinik ◆ Serumtherapie ◆ Vorbeugend empfehlen sich regelmäßige Tetanus-Schutzimpfungen, die schon ab dem 3. Lebensmonat erfolgen können und auch im Erwachsenenalter wiederholt werden sollten.
Nach Rötung einer Bißwunde Kopfschmerzen, Speichelfluß, tonische Krämpfe der Schlund-, Kehlkopf- und Atemmuskulatur, Atemnot, qualvoller Durst.	*Tollwut* (Rabies, Lyssa) Sofort Arzt bzw. Klinik ◆ Liquor-, Speichel- und Blutuntersuchungen ◆ beim Auftreten eindeutiger Symptome oft keine Rettung mehr möglich ◆ Nach Tierbiß im Zweifelsfall immer zum Arzt, Schutzimpfung.
Verstärkte Krampfneigung nach Kopfschmerzen, Übelkeit, Abgeschlagenheit, Schwindel, Verwirrtheitszuständen, schmutziggelbe Hautfarbe, dunkler Harn, Atem und Schweiß riechen nach Urin.	*Harnvergiftung* (Urämie) Urologe bzw. Internist ◆ Ursache der Niereninsuffizienz feststellen und behandeln (meist medikamentös), ggf. Hämodialyse (Blutwäsche) oder Nierentransplantation.
Tonische Krämpfe der Gesichts- und Nackenmuskulatur (Kiefer- und Nackenstarre), Kopfschmerzen, Erbrechen, plötzliches hohes Fieber, Lichtscheu, Sehstörungen.	*Hirnhautentzündung* (Meningitis) Sofort Arzt bzw. Klinik ◆ umfangreiche Laboruntersuchungen (Blut, Liquor, Harn, Stuhl) ◆ Behandlung mit Chemotherapeutika je nach Art der Erreger oder symptomatisch (bei abakteriellen Meningitiden).
Krampfanfälle am ganzen Körper, Kopfschmerzen, häufig psychische Veränderungen, zunehmende Ausfallserscheinungen (Seh-, Sprach-, Sensibilitätsstörungen).	*Hirntumoren* Neurologe bzw. Klinik ◆ neurologische und ophthalmologische Untersuchungen, EEG, Hirnszintigraphie, Karotisarteriographie, Computer-Tomographie ◆ Behandlung medikamentös-konservativ, aber meist Neurochirurgie, Strahlenbehandlung, Zytostatika.
Tonischer oder tonisch-klonischer einseitiger Krampf der Nackenmuskulatur	*Spastischer Schiefhals* (Torticollus spasticus)

Symptome	Verdacht auf / Maßnahmen
mit Schief- und Seitwärtsdrehung des Kopfes.	Arzt bzw. Klinik ◆ Ursache (auch psychisch möglich) feststellen und behandeln, Röntgen (Wirbelsäule) ◆ Behandlung je nach Ursache, evt. Operation.

Kreuzschmerzen

Als Kreuzschmerzen bezeichnet man Schmerzen im mittleren und unteren Lendenbereich, während Schmerzen in der oberen Lendengegend den Rückenschmerzen (siehe dieses Suchwort) zugerechnet werden. Kreuzschmerzen können offenkundige Ursachen haben, z. B. Überanstrengung oder Überlastung von Muskeln, Bändern und Gelenken durch schweres Heben oder durch Schwangerschaft, aber auch eine Begleiterscheinung von Unterleibs- oder Wirbelsäulenerkrankungen sein.

Symptome	Verdacht auf / Maßnahmen
Schlagartig einsetzende Schmerzen im Bereich der Lendenwirbelsäule, ausgelöst durch ungeschickte Bewegung oder Heben einer schweren Last.	*Hexenschuß* (Lumbago) Wärmeanwendungen, Massage, schmerzlindernde Mittel ◆ in hartnäckigen Fällen Orthopäde ◆ Röntgen ◆ in schwersten Fällen ggf. Bandscheibenoperation notwendig.
Gewöhnlich einseitige Kreuzschmerzen, über das Gesäß in die Rückseite des Oberschenkels, ggf. bis zum Fuß ausstrahlend, oft Kribbeln, Taubheits- und Frostgefühl.	*Ischias* Bettruhe, lokale Wärmeanwendungen ◆ in hartnäckigen Fällen Orthopäde ◆ Röntgen (Wirbelsäule), genaue Feststellung der Ursache ◆ ursächliche Behandlung, manchmal Bandscheibenoperation erforderlich.
Schmerzen und morgendliche Steifigkeit im Bereich der Lendenwirbelsäule, oft auch in den Fußgelenken, fortschreitende Einschränkung der Wirbelsäulenbeweglichkeit.	*Bechterew* (Spondylitis) Orthopäde ◆ Ultraschalldiagnostik, Röntgen, Blutuntersuchungen ◆ Physiotherapie (Krankengymnastik), medikamentöse Behandlung ◆ der Krankheitsprozeß kann verlangsamt, aber nicht gestoppt werden.
Kreuzschmerzen, Schmerzen beim Stuhlgang, Blasenentleerungsstörungen, nächtlicher Harndrang, manchmal Blutharnen, Müdigkeit, Gewichtsab-	*Vorsteherdrüsenkrebs* (Prostatakarzinom) Urologe ◆ rektale Untersuchung, Ultraschalldiagnostik, Prostatazytologie ◆

Symptome	Verdacht auf / Maßnahmen
nahme.	Da es nur wenige Frühsymptome gibt, sind regelmäßige Vorsorgeuntersuchungen dringend anzuraten.
Ziehende Kreuz- und Rückenschmerzen, Kopfschmerzen, Abgeschlagenheit, oft brennende Schmerzen beim Wasserlassen, Durst, Blässe, manchmal Fieber.	*Nierenbeckenentzündung* (Pyelonephritis) Urologe ◆ Harn- und Blutuntersuchungen, Ultraschalldiagnostik, Röntgen, ggf. Zystoskopie, Nierenfunktionsdiagnostik ◆ Bettruhe, reichlich Flüssigkeit, chemotherapeutische Behandlung.
Akut einsetzende, sehr heftige oder auch ständige ziehende Schmerzen in der Lendengegend, oft ausstrahlend, bei akuten Anfällen Bauchdeckenverspannung, Erbrechen, Harndrang, Frostgefühl oder Schüttelfrost, manchmal Blutharnen.	*Nierensteinleiden* (Nephrolithiasis) Urologe ◆ Sonographie, Röntgendiagnostik, Computer-Tomographie, Zystoskopie ◆ Versuch des Ausschwemmens, Lithotripsie (Steinzertrümmerung), Schlingenextraktion, notfalls operative Entfernung der Steine ◆ Vorbeugend Diät oder Dauermedikation entsprechend der Steinanalyse.
Dumpfer Druck oder Schmerzen im Kreuz und Analbereich, Stuhldrang, aber Stuhlverhaltung, oft eitriger oder blutig-eitriger Abgang aus dem After.	*Mastdarmentzündung* (Proktitis) Arzt ◆ Rektoskopie, Laboruntersuchungen, Feststellung der genauen Ursache ◆ ursächliche medikamentöse Behandlung.
Kreuz- und Unterleibsschmerzen bei Frauen, Druck- und Völlegefühl, Menstruationsstörungen.	*Eierstocksgeschwulst* (Ovarialtumor) Frauenarzt ◆ Sonographie, Röntgen, Computer-Tomographie ◆ stets operative Behandlung erforderlich.
Ziehende oder bohrende Kreuzschmerzen während der Regelblutung, Beeinträchtigung des Gesamtbefindens.	*Schmerzhafte Regelblutung* (Dysmenorrhoe) Frauenarzt ◆ Ursache (organisch, hormonell usw.) feststellen und behandeln lassen ◆ siehe auch das Suchwort »Menstruationsstörungen«.
Dumpfe Kreuzschmerzen bei Frauen, oft verbunden mit nervösen Verspannungen, Harndrang, Stuhlverstopfung.	*Nervöse Erschöpfung* (neurasthenisches Syndrom) Hausarzt, Frauenarzt, Internist oder Psychotherapeut ◆ genaue Ursache

Symptome	Verdacht auf / Maßnahmen
	feststellen, organische Ursachen behandeln, ggf. psychotherapeutische Behandlung.

Kribbeln und Brennen

Diese unangenehmen Sensibilitätsstörungen (Parästhesien) können psychisch-vegetativ oder durch toxische Nervenschädigungen bedingt sein, aber auch im Verein mit weiteren Symptomen auf bestimmte Erkrankungen hinweisen.

Symptome	Verdacht auf / Maßnahmen
Kribbeln und Ameisenlaufen im Bereich der unteren Körperhälfte, bei Belastung (Heben oder Tragen schwerer Gegenstände) ischiasartige Schmerzen.	*Bandscheibenvorfall* (Diskusprolaps) Orthopäde ◆ klinischer Befund, Röntgen ◆ physikalische und medikamentöse Therapie, in schweren Fällen chirurgischer Eingriff.
Kribbeln, Taubheits- und Frostgefühl (meist einseitig) vom Kreuz bis zur Rückseite des Oberschenkels, bis zum Fuß ausstrahlende Kreuzschmerzen.	*Ischias* Bettruhe, lokale Wärmeanwendungen ◆ Orthopäde ◆ Röntgen ◆ ursächliche medikamentöse, ggf. physikalische Therapie, in schweren Fällen chirurgischer Eingriff.
Kribbeln, Spannungs- und Taubheitsgefühl in der Muskulatur, Muskelschmerzen, Augenzittern, überbetonte Sprache, manchmal unwillkürliches Muskelzittern und Krämpfe.	*Multiple Sklerose* (MS) Internist ◆ Punktion, Liquor- und Blutuntersuchungen ◆ medikamentöse Behandlung (Kortikosteroide, Interferon, Immunsuppressiva u. a.), Physiotherapie (gezielte Krankengymnastik), psychische Betreuung.
Kribbeln und Taubheitsgefühl in Armen und Beinen, Schwäche, Appetitlosigkeit, strohgelbe Hautfarbe, Neigung zu Nasenbluten und Entzündung der Mundschleimhaut, Himbeerzunge, Verdauungsstörungen, Müdigkeit.	*Perniziöse Anämie* (Biermer-Anämie) Internist oder Klinik ◆ Magenbiopsie, Laboruntersuchungen, Szintigraphie ◆ abgestimmte medikamentöse Dauerbehandlung (Vitamin B_{12}, Folsäure, Leberextrakte, Salzsäure usw.), häufig genügen monatliche Injektionen.
Kribbeln und Taubheitsgefühl in Armen und Beinen, vorübergehende schlaffe Lähmungen, Abschwächung	*Nervenerkrankung* (Polyneuropathie, Polyneuritis) Neurologe ◆ Elektromyographie, ge-

Symptome	Verdacht auf / Maßnahmen
oder Fehlen der Muskelreflexe, vegetative Ausfallserscheinungen.	naue Ursachenfeststellung ◆ je nach Form und Ursache Wärme-, Strahlen-, medikamentöse Behandlung, nach Abklingen akuter Symptome Physiotherapie.
Nach wiederholter Injektion von Seren bzw. Medikamenten Brennen, Kribbeln und Jucken (Zunge, Rachen, Handteller, Fußsohlen), Atemnot, Hautrötung, Husten, fahlblaue Hautverfärbung, rascher Blutdruckabfall, Krämpfe, Bewußtlosigkeit.	*Anaphylaktischer Schock* Da Injektionen in der Regel beim Arzt oder in der Klinik verabreicht werden, sind Notfalldiagnostik und Sofortmaßnahmen dort möglich ◆ ansonsten unverzüglich klinische Intensivstation ◆ Therapie mit Adrenalin, Kortison, Antihistaminika u. a. ◆ Vorbeugend stets Unverträglichkeitsreaktionen auf Injektionen mit dem Arzt besprechen.
Kribbeln und Jucken in der Nase, Brennen im Mund, Augen gerötet und geschwollen, Tränenfluß, Schleimhautschwellungen, dadurch Schnupfen, Abgeschlagenheit, Frösteln, häufig allergischer Hautausschlag.	*Heufieber* (Pollinosis) Arzt ◆ Tests auf auslösende Allergene durch Provokationsversuche ◆ medikamentöse Behandlung (Antihistaminika, Kortison, dabei jedoch auf Nebenwirkungen achten!), Versuch einer langzeitigen Desensibilisierung, Pollenwarndienst im Rundfunk beachten.

Kurzatmigkeit (siehe Atembeschwerden, Atemnot)

Lähmungen

Unter Lähmung versteht man die Herabsetzung oder den Verlust der Fähigkeit, einen Muskel oder mehrere Muskeln willkürlich zu bewegen. Eine vollständige Lähmung heißt Paralyse, eine lähmungsartige Muskelschwäche Parese. Bei einer spastischen Lähmung sind die Muskelreflexe gesteigert, bei einer schlaffen Lähmung abgeschwächt oder erloschen.

Symptome	Verdacht auf / Maßnahmen
Vorübergehende (bis zu 30 Minuten dauernde) schwache halbseitige Lähmung, Kopfschmerzen, von der Stirn-Schläfen-Region ausgehend, Blässe, oft auch Erbrechen, Schwitzen, Herzjagen.	*Hemiplegische Migräne* Internist ◆ Laboruntersuchungen, evtl. Röntgen, Szintigraphie ◆ ursächliche Behandlung nicht möglich, symptomatische Therapie, evtl. Psychotherapie.

Symptome	Verdacht auf / Maßnahmen
Spastische Lähmung einer Körperhälfte, Kopfschmerzen, Erbrechen, Seh- und Sprachstörungen, Verwirrungszustand oder vorübergehende Bewußtlosigkeit.	*Schlaganfall* (Apoplexie, apoplektischer Insult) Sofort Notarzt oder Klinik ◆ allgemeine und neurologische Untersuchung, Computer-Tomographie, Hirnszintigraphie, EEG, ggf. Lumbalpunktion ◆ konservative Therapie, Krankengymnastik.
Spastische Lähmungen, Muskelschmerzen, Verstopfung, Harndrang (besonders nachts), Blutdruckerhöhung, Ödeme (Wasseransammlungen im Gewebe).	*Nebennierenfunktionsstörung* (Hyperaldosteronismus) Internist, Klinik ◆ Laboruntersuchungen, genaue Ursache feststellen ◆ ursächliche Therapie.
Schmerzfreie Nervenlähmungen (Hand, seltener Gesicht) nach Müdigkeit, Magendruck, Kopf- und Gliederschmerzen, Verstopfung, krampfhaften Bauchschmerzen, blaßfahler Hautverfärbung.	*Bleivergiftung* Arzt bzw. Klinik ◆ umfangreiche Laboruntersuchungen ◆ medikamentöse Behandlung ◆ Die meist gewerblich bedingte Vergiftung verläuft schleichend.
Meist vorübergehende schlaffe Lähmungen, Sensibilitätsstörungen (Kribbeln in Armen und Beinen, Taubheitsgefühl), Abschwächung oder Fehlen der Muskelreflexe, vegetative Ausfallserscheinungen.	*Nervenerkrankung* (Polyneuropathie bzw. Polyneuritis) Neurologe ◆ Elektromyographie, Feststellung der genauen Ursache ◆ Wärmebehandlung, Ruhigstellung, medikamentöse Behandlung je nach Ursache, nach Abklingen akuter Erscheinungen Bewegungsgymnastik.
Schließmuskellähmung von Darm und Blase, Lähmungen in bestimmten Nervenversorgungsbereichen, Sensibilitätsstörungen, in den schmerzhaften Zonen trockene Haut, Neigung zu Geschwürsbildungen.	*Rückenmarkserkrankungen* (Tumoren, Syringomyelie) Arzt bzw. Klinik ◆ Röntgen, Computer-Tomogramm, Liquorpunktion ◆ medikamentöse Behandlung, Bestrahlung, bei Tumoren meist Operation.
Schlaffe Lähmungen nach Fieber, Kopfschmerzen, Halsentzündung, Durchfall, starkem Schwitzen, Nackensteifigkeit, Bewußtseinsstörungen, später Atemlähmung, bei Kindern Wachstumsstörung der gelähmten Gliedmaße.	*Spinale Kinderlähmung* (Poliomyelitis) Arzt ◆ Stuhl-, Blut- und Liquoruntersuchung, Röntgen ◆ vorbeugend Schutzimpfung (Schluckimpfung), auch noch im Erwachsenenalter wichtig (erhöhte Ansteckungsgefahr in tropischen Ländern).

Symptome	Verdacht auf / Maßnahmen
Schlaffe Lähmungen, die nach einigen Tagen spastisch werden (verstärkte Reflexe), meist hoher Blutdruck, unterschiedliche Begleiterscheinungen, z. B. Bewußtseinstrübung, Verwirrtheitszustände, Persönlichkeitsveränderung.	*Diabetische Entgleisung, Hirntumor*, bei Frauen *Embolie* durch Pille, nach Abtreibung usw., Venenentzündung (Thrombophlebitis) Internist, Neurologe oder Klinik ◆ umfangreiche Laboruntersuchungen, Computer-Tomogramm, Röntgen, evtl. Hirnszintigramm ◆ ursächliche Behandlung.
Mangelhafte oder fehlende Mimik (Maskengesicht), Verlangsamung aller Bewegungen, gebückte Haltung, schlurfender Gang, teils Nackensteifigkeit, Zittern oder Schütteln der oberen Extremitäten, vegetative Störungen.	*Schüttellähmung* (Parkinson-Syndrom) Arzt oder Klinik ◆ umfangreiche Untersuchungen ◆ Heilung in der Regel nicht möglich, medikamentöse Therapie, ggf. Operation, Krankengymnastik und psychische Betreuung.
Bewegungslähmung und Ausfall des Lagesinns unterhalb einer Rückenverletzung, bei einseitiger Lähmung auf der anderen Körperseite Aufhebung der Temperatur- und Schmerzempfindung, Lähmungen zuerst schlaff, dann krampfartig mit gesteigerter Reflextätigkeit.	*Querschnittslähmung durch Rückenmarkverletzung* Verletzten flach auf den Rücken lagern, nur unter ärztlicher Aufsicht von mehreren Helfern so transportieren, daß keine Bewegung oder Abknickung der Wirbelsäule erfolgt ◆ Sofort Rettungswagen zur Einlieferung in eine Spezialklinik anfordern ◆ Langwierige Rehabilitation erforderlich.
Plötzlich auftretendes Schielen (durch Augenmuskellähmung), Doppeltsehen, Orientierungsverlust, Schwindelgefühl, oft schwere Übelkeit.	*Lähmungsschielen* (Strabismus paralyticus) Augenarzt ◆ Ursache (angeboren, Verletzung, Erkrankung des Zentralnervensystems) feststellen ◆ ursächliche Behandlung, ggf. Operation.

Leibschmerzen (siehe Bauchschmerzen, Unterleibsschmerzen)

Leistenschmerzen

Als Leiste bezeichnet man die Körperregion am Übergang des Beines in den Rumpf. Ausstrahlende Leistenschmerzen werden häufig als Unterleibsschmerzen empfunden (siehe dieses Suchwort).

Symptome	Verdacht auf / Maßnahmen
Schmerzhafte Lymphknotenschwellung in der Leistenbeuge, evtl. infizierte Wunde in der Umgebung oder am Bein mit geröteter heißer Haut, manchmal Fieber.	*Leistenlymphknotenentzündung* (Bubo) Hausarzt bzw. Internist ◆ Laboruntersuchungen zur Feststellung der genauen Ursache (Infekte, Geschlechtskrankheiten, Tumoren usw.) ◆ ursächliche Behandlung.
In der Leistenbeuge weich-klumpige Schwellung, die auf Druck verschwindet und sich beim Husten vergrößert, evtl. bis in Hoden bzw. Schamlippen ausstrahlende Schmerzen.	*Leistenbruch* (Hernia inguinalis) Arzt, Klinik ◆ Röntgen, Ultraschalldiagnostik ◆ in der Regel operative Schließung der Bruchpforte, Bruchband.
Schmerzen in der Leistengegend, Stuhlgangsunregelmäßigkeiten, Schwierigkeiten bei Wasserlassen, manchmal Blutharnen.	*Schenkelhalshernie* (Hernia cruralis) Klinik ◆ Ultraschalldiagnostik, Röntgen, Laboruntersuchungen ◆ meist sofortige Operation erforderlich, da schwere Komplikationen möglich sind.
Anfallsweise heftige Schmerzen in der Leistengegend, bei Männern auch im Hodensack, bei Frauen in den großen Schamlippen.	*Nervenschmerzen* (Neuralgia spermatica) Neurologe oder Klinik ◆ umfangreiche neurologische Untersuchungen ◆ medikamentöse Behandlung, ggf. Neurolyse (chirurgische Auslösung des betreffenden Nervs).

Lendenwirbelschmerzen (siehe Kreuzschmerzen)

Lichtscheu

Von Lichtscheu (Photophobie) spricht man, wenn Lichteinfall ins Auge als unangenehm empfunden wird oder gar Schmerzen verursacht. Ursache kann ein ganz gewöhnlicher Kater (z. B. nach übermäßigem Alkohol- und Nikotinkonsum) sein, doch häufig zeigt Lichtscheu Augen- oder Gehirnerkrankungen oder auch schwere Allgemeinerkrankungen an.

Symptome	Verdacht auf / Maßnahmen
Lichtscheu, Tränenfluß, manchmal schleimige Augenabsonderung, Weiß des Auges blutunterlaufen, Bindehaut	*Augenbindehautentzündung* (Konjunktivitis) Augenarzt ◆ nach lauwarmem Auswa-

Symptome	Verdacht auf / Maßnahmen
entzündlich geschwollen.	schen Tropfen oder Augensalbe, bei Verdacht auf ursächliche Grundkrankheit (z. B. Geschlechtskrankheit) auch diese behandeln.
Lichtscheu, Sehstörungen, Augenschmerzen, Augapfel gerötet, oft Oberlid entzündet und herabhängend.	*Regenbogenhautentzündung* (Iritis) Augenarzt ◆ Untersuchung auf auslösende Grundkrankheit, diese behandeln.
Lichtscheu, Tränenfluß, Fremdkörpergefühl und Schmerzen im Auge, oft auch Lidkrampf.	*Hornhautverletzung oder -entzündung* (Keratitis) Augenarzt ◆ Tropfen oder Salben, bei Entzündung Ursache feststellen und beheben.
Lichtscheu, Druckgefühl im Auge, Sehstörungen (Bildunschärfe), Augenlinse grauweiß getrübt.	*Grauer Star* (Katarakt) Augenarzt ◆ evtl. Grundkrankheit feststellen und behandeln ◆ in der Regel Staroperation (Linsenextraktion).
Lichtscheu, anfallsweise Kopfschmerzen mit Sehstörungen, Übelkeit, oft Oberbauchschmerzen und Erbrechen, Tränenfluß, Augapfel gerötet, Hornhaut matt, Pupille reaktionslos.	*Grüner Star* (Glaucoma acuta) Bei akutem Anfall sofort Augenarzt ◆ medikamentöse Senkung des Augeninnendrucks, in der Regel baldige Operation zur Vermeidung einer Erblindung ◆ bei chronischem Glaukom medikamentöse oder operative Druckeinstellung.
Lichtscheu, Kopfschmerzen, Nackensteifigkeit, Benommenheit, oft Sehstörungen, Erbrechen, Fieber, vorübergehende Lähmungen, häufig mit oder nach Masern, Mumps, Grippe, Scharlach, Windpocken u. a. Infekten.	*Hirnentzündung* (Enzephalitis) Klinik ◆ Laboruntersuchungen zur Feststellung der Erreger ◆ evtl. Grunderkrankung behandeln, Chemotherapie, nach überstandener Krankheit weiterhin regelmäßige ärztliche Beobachtung.
Lichtscheu, Nackensteifigkeit, starke Kopfschmerzen, Benommenheit, gewöhnlich hohes Fieber, Übelkeit, Erbrechen, Geräuschempfindlichkeit, Schläfrigkeit bis zur Bewußtlosigkeit.	*Hirnhautentzündung* (Meningitis) Klinik ◆ Lumbalpunktion zur Feststellung der Erreger, Laboruntersuchungen (Blut, Urin, Stuhl) ◆ chemotherapeutische Behandlung (auch einer eventuell festgestellten Grundkrankheit). Möglichst frühzeitiger Behandlungsbeginn wichtig, strengste Bettruhe.

Symptome	Verdacht auf / Maßnahmen
Lichtscheu durch Augenbindehautentzündung, Katarrh der oberen Luftwege (Schnupfen, Husten), Abgeschlagenheit, Fieber, an Wangenschleimhaut weißliche Stippchen mit gerötetem Hof, danach typischer Ausschlag am ganzen Körper.	*Masern* (Morbilli) Arzt ◆ strenge Bettruhe, Fernhalten von anderen Kindern wegen hoher Ansteckungsgefahr ◆ Blut- und Urinuntersuchungen ◆ bei hohem Fieber fiebersenkende Zäpfchen, dem Patienten viel zu trinken geben, Chemotherapie ◆ Vorbeugung durch Schutzimpfung.
Lichtscheu, Abgeschlagenheit, Schluckbeschwerden, grauweißer Belag auf Mandeln und Gaumen, süßlicher Mundgeruch, Lymphknotenschwellung, meist mäßiges Fieber.	*Halsbräune* (Diphtherie) Arzt ◆ klinischer Befund ◆ bei Diphtherieverdacht unverzüglich Heilserum spritzen, Antibiotika nur unterstützend einsetzen ◆ klinischen Befund ggf. durch bakteriologische Untersuchungen absichern ◆ Vorbeugung durch Schutzimpfung.
Lichtscheu, Augenflimmern, Sehstörungen, trockener Mund, Übelkeit, kalter Schweiß, Erbrechen, sehr starkes Krankheitsgefühl.	*Bakterielle Lebensmittelvergiftung* (Botulismus) Sofort Notarzt oder Klinik ◆ klinischer Befund, Blutuntersuchung ◆ unverzüglich antitoxisches Botulismusserum spritzen, Magen auspumpen, Abführmittel geben, ggf. Schockbekämpfung.
Lichtscheu, Lärmempfindlichkeit, Kopfschmerzen (meist halbseitig), Sehstörungen, Blässe, trockener Mund, Bauchkrämpfe, Schwitzen, oft Übelkeit und Erbrechen.	*Halbseitenkopfschmerz* (Migräne) Vorbeugung medikamentös und durch gesunde Lebensführung ◆ bei Anfällen Ruhe, Wärme, Abdunkelung und Einnahme von ärztlich verschriebenen Medikamenten ◆ eine ursächliche Behandlung ist nicht möglich.
Lichtscheu, motorisch-psychische Unruhe, Herzklopfen, Schwächegefühl, Gewichtsverlust, häufige Durchfälle, Stirnkopfschmerzen, Tränenträufeln.	*Schilddrüsenüberfunktion* (Hyperthyreose) Arzt bzw. Klinik ◆ Bluttest, Radiojodtest, Schilddrüsenszintigramm, ggf. Ultraschalldiagnostik oder Zytodiagnostik ◆ medikamentöse Behandlung (Thyreostatika).
Lichtscheu, Kopf-, Rücken- und Gliederschmerzen, starkes Schwitzen, Nackensteifigkeit, Halsentzündung,	*Spinale Kinderlähmung* (Poliomyelitis) Arzt ◆ Blut-, Stuhl- und Liquoruntersuchungen (Punktion), Röntgen ◆ Vor-

Symptome	Verdacht auf / Maßnahmen
Durchfall, allmählich eintretende Lähmungen, bei Kindern Wachstumsstörungen der betroffenen Gliedmaße.	beugende Schutzimpfung (Schluckimpfung) auch noch im Erwachsenenalter wichtig, da besonders in tropischen Ländern immer noch erhöhte Ansteckungsgefahr besteht.

Lider (siehe Augenlidveränderungen)

Lippen

Veränderungen an den Lippen (Risse, Bläschen, Geschwüre, Ausschläge) können viele Ursachen haben: Kälte, intensive Sonnenbestrahlung (vor allem im Winter über Schneeflächen), Allergien, Infektionen. Ernst zu nehmen sind besonders Ekzeme und Furunkel, da die Blutgefäße, die das Gebiet der Lippen versorgen, mit den zum Hirnbereich gehörenden Venen in Verbindung stehen, so daß Infekte dorthin verschleppt werden können. Eine Blauverfärbung der Lippen, die nicht durch Kälte bedingt ist, zeigt stets einen Sauerstoffmangel im Organismus an; siehe hierzu die Suchwörter »Atemnot« und »Hautverfärbung«.

Symptome	Verdacht auf / Maßnahmen
Lippen geschwollen, ggf. Haut eingerissen und (meist ziemlich starke) Blutung.	*Lippenverletzung* Kalte Kompressen auflegen, Platzwunden ggf. nähen lassen ◆ mit milder Lippensalbe einreiben.
Grauweißer, fleckiger, festhaftender Belag auf Lippen, Zunge und Mundschleimhaut, meist bei Magen-Darm-Störungen oder fiebrigen Erkrankungen.	*Soor* (Candidamykose) Arzt ◆ Behebung der Grundkrankheit, antimykotische Behandlung des Belags, der wegen der Gefahr eines Übergreifens auf innere Organe stets behandelt werden sollte.
Auf den Lippen Bläschen mit meist schmerzhaft entzündetem Wulst, auf der Mundschleimhaut kleine, gelblich belegte Flecken.	*Herpes-Infektion* Spülen bzw. Abtupfen mit Kamillen- oder Salbeiabsud oder Myrrhentinktur ◆ in hartnäckigen Fällen Arzt ◆ medikamentöse Behandlung.
Lippen trocken und rissig, Bildung von entzündlichen, nässenden Hautschäden.	*Lippenekzem* Allergische Reaktion auf Zahnputzmittel, Tabak, Lichtschäden usw. ◆ Ursachen beheben, Abtupfen mit Salbeiab-

Symptome	Verdacht auf / Maßnahmen
	sud, Lippen- und ggf. Lichtschutzsalben auftragen ◆ In schweren Fällen stets Hautarzt.
Wunde Mundwinkel, die nur schlecht heilen; Haut reißt immer wieder zu schmerzhaften Schrunden ein.	*Faulecke* (Angulus infectiosus oris) Scharfe Speisen oder Zahnputzmittel meiden, eintupfen mit Sulfonamid- oder Penizillinsalben (Apotheke) ◆ ggf. Arzt ◆ medikamentöse Behandlung.
Lippe schmerzhaft geschwollen und gerötet, Bildung eines Knotens mit eitriger Einschmelzung im Zentrum.	*Lippenfurunkel* Unbedingt Arzt ◆ klinischer Befund ◆ Antibiotika, ggf. chirurgischer Eingriff.
Bildung von langsam größer werdenden Knötchen mit gerötetem Hof von meist schmerzlosen Wucherungen oder schlecht heilenden Geschwüren.	*Lippenkrebs* Arzt ◆ klinischer und Laborbefund ◆ je nach Stadium zytostatische oder Radiotherapie, ggf. chirurgischer Eingriff ◆ Ungewöhnliche Lippenveränderungen stets dem Arzt zeigen!

Lymphknotenschwellungen

Die Lymphknoten produzieren nicht nur die für die Immunabwehr ungemein wichtigen Lymphozyten, sondern wirken auch als Filter für körperfremde Stoffe und Krankheitserreger, die durch die Lymphe im Körper transportiert werden. Lymphknotenschwellungen bedürfen stets einer ärztlichen Abklärung, da sie sowohl gutartig (z. B. entzündlich) als auch bösartig (z. B. bei Krebs) sein können.

Symptome	Verdacht auf / Maßnahmen
Lymphknotenschwellung oder -entzündung, besonders am Hals, Fieber, Schluckbeschwerden, grippeähnliche Symptome, Kopfschmerzen, manchmal Gelenkschmerzen.	*Toxoplasmose* Arzt ◆ Laboruntersuchungen (Toxoplasmosen verlaufen bei Erwachsenen oft mit uncharakteristischen Erscheinungen) ◆ Chemotherapie ◆ Eine Erkrankung während der Schwangerschaft kann zum Abort oder zur Schädigung des Kindes führen.
Allgemeine Lymphknotenschwellung, punktförmige Blutungen an Haut und Schleimhaut, Vergrößerung der Leber, manchmal tumorartige, meist schmerz-	*Waldenström-Krankheit* (Makroglobulinämie) Arzt oder Klinik ◆ Blutuntersuchungen, Lymphknoten- oder Rückenmark-

Symptome	Verdacht auf / Maßnahmen
lose Ergüsse in der Haut.	punktion ◆ chemotherapeutische Behandlung ◆ Die seltene Krankheit tritt meist im hohen Alter auf.
Lymphknotenschwellung am ganzen Körper (derbe, bewegliche, wenig schmerzhafte Knoten), Kopf- und Gliederschmerzen, Rachenbelag, manchmal Ausschlag, stets Fieber.	*Pfeiffer-Drüsenfieber* (Mononucleosis infectiosa) Arzt ◆ klinischer Befund, Blut- u. a. Laboruntersuchungen ◆ ohne (seltene) Komplikationen ist die Krankheit meist in 2 bis 3 Wochen überstanden.
Schwellung von Lymphknoten und Speicheldrüsen, braunrote Flecken in der Haut, auch unterschiedliche Knoten oder Geschwülste, manchmal Augenentzündungen, Befall von Leber, Milz, Herz.	*Boeck-Krankheit* (Sarkoidose) Arzt ◆ Hauttests, Biopsie ◆ medikamentöse Behandlung. Heilungsaussichten günstig ◆ oft schubweiser Verlauf mit Tendenz zur Selbstheilung, sofern keine Lungenfibrose vorliegt.
Lymphknotenschwellung, zunächst in einem einzigen Lymphknotenbereich, dann sich ausdehnend (schmerzhafte, sich rasch vergrößernde Knoten), Fieberschübe, Nachtschweiß, Hautjucken, Abgeschlagenheit, ungeklärter Gewichtsverlust.	*Hodgkin-Krankheit* (Lymphogranulomatose) Internist ◆ Blutuntersuchungen, Lymphknotenpunktion, Lymphographie (Röntgen) ◆ je nach Stadium der Erkrankung Strahlentherapie, Zytostatika, ggf. Blutübertragung ◆ im Frühstadium sind vollständige Heilungen möglich.
Lymphknotenschwellung im Halsbereich, zuerst meist einseitig, sehr schmerzhafte, mit der Umgebung verbackene Knoten, die sich rasch vergrößern.	*Lymphknotenkrebs* (Lymphosarkom) Internist ◆ Lymphknotenpunktion, Lymphographie, Blutuntersuchungen ◆ Chemotherapie, Bestrahlung oder operative Entfernung.
Schmerzhafte, gerötete Schwellung von Lymphknoten und Schweißdrüse in der Achselhöhle, Eiterpfropfbildung.	*Achselabszeß* (Hidradenitis) Nicht ausdrücken ◆ ggf. chirurgische Öffnung für Abfluß des Eiters.
Nach kleinen, geschwürig zerfallenden Bläschen an den äußeren Geschlechtsorganen schmerzhafte (meist einseitige) Leistenlymphknotenschwellung, die sich rasch vergrößert, in der Umgebung Knotenbildung mit Eiterausscheidung, heilen nach Wochen unter Narbenbildung ab.	*Vierte Geschlechtskrankheit* (Lymphopathia venera) Hautarzt ◆ Laboruntersuchungen ◆ Antibiotika, ggf. Ausräumung der Eiterherde ◆ Diese Geschlechtskrankheit tritt vorwiegend in den Tropen auf, ist aber insgesamt sehr selten.

Symptome	Verdacht auf / Maßnahmen
Meist symmetrische Lymphknotenschwellungen, Kopfschmerzen, Abgeschlagenheit, Blässe, Atemnot, Haut- und Schleimhautblutungen, Oberbauchbeschwerden durch Milzvergrößerung, vermehrte Infektanfälligkeit.	*Blutkrebs* (chronisch-lymphatische Leukämie) Internist ◆ Laboruntersuchungen ◆ Chemotherapie, Bestrahlung, ggf. Zytostatika, Bluttransfusionen ◆ Die in höherem Lebensalter auftretende Erkrankung ist nicht vollständig heilbar.
Lymphknotenschwellung unter der weiblichen Brust, Brustwarzenveränderungen, tastbare derbe Knoten im Brustgewebe, die sich gegenüber der Haut nicht verschieben lassen, Verhärtung und Großporigkeit der Haut, Gewichtsabnahme.	*Brustkrebs* (Mammakarzinom) Frauenarzt ◆ Inspektion, Palpation, Ultraschall- und Röntgendiagnostik, Thermographie, Biopsie ◆ meist Operation: Mastektomie (Radikaloperation heute nicht mehr Standardverfahren), bei Metastasierung danach Chemotherapie ◆ Früherkennung wichtig (Selbstbeobachtung, ärztliche Vorsorgeuntersuchungen).
Lymphknotenschwellung in den Leistenbeugen, schmerzhafte Bläschen an Schamlippen bzw. unter der Vorhaut, in der Umgebung rötlich entzündete Schleimhaut.	*Genital-Herpes* (Herpes genitalis) Hautarzt ◆ Laboruntersuchungen (um Syphilis auszuschließen) ◆ Chemotherapie, bei wiederholten Rückfällen Herpes-Viren-Impfstoffe.
Schwellung der Halslymphknoten nach Abgeschlagenheit, Kopfschmerzen, Schluckbeschwerden, starke Rötung des Rachens mit grau-weißlichem Belag, süßlicher Mundgeruch.	*Halsbräune* (Diphtherie) Arzt ◆ klinischer Befund, ggf. Laboruntersuchungen ◆ sofortige Injektion von Diphtherie-Heilserum, ggf. unterstützend Antibiotika. Strenge Bettruhe und ärztliche Überwachung auch nach Abklingen der Symptome wichtig.
Schmerzhafte Anschwellung der Lymphknoten am Kieferwinkel, Halsschmerzen besonders beim Schlucken, Kopfschmerzen, Fieber, Gaumenmandeln gerötet und geschwollen, häufig Beläge.	*Mandelentzündung* (Angina, Tonsillitis) Bettruhe, feuchtwarme Halswickel, Mund- und Rachenspülungen, Lutschtabletten ◆ bei hohem Fieber Arzt ◆ Blut- und Harnuntersuchungen ◆ Antibiotika, Analgetika ◆ auf mögliche Nacherkrankungen achten.
Lymphknotenschwellung in der Leistenbeuge nach roten, derben, nässenden, zu Blutungen neigenden Knötchen	*Krebs des männlichen Glieds* (Peniskarzinom) Arzt, Laboruntersuchungen, je nach

Symptome	Verdacht auf / Maßnahmen
in Eichel oder Vorhaut, Abgeschlagenheit, Appetitlosigkeit.	Stadium der Erkrankung Strahlentherapie oder Operation (meist Penisamputation) ◆ Früherkennung (Selbstbeobachtung) wichtig.
Nach Ausschlag (blaßrosa Flecken, zuerst im Gesicht, dann am Rumpf) schmerzhafte Lymphknotenschwellung (Nacken, dann Achselhöhlen, Leistenbeugen), Abgeschlagenheit, leichtes Fieber.	*Röteln* (Rubeola) Arzt ◆ klinischer Befund, Blut-, Harnuntersuchung ◆ Bettruhe, möglichst pflanzliche Heilmittel, ärztliche Überwachung wegen möglicher Komplikationen ◆ Vorbeugend Schutzimpfung, bei Frauen besonders vor einer Schwangerschaft ratsam.
Lymphknotenschwellung in den Kieferwinkeln, hohes Fieber, Schüttelfrost, Erbrechen, Schluckbeschwerden, Rachen dunkelrot geschwollen, Zunge geschwollen und belegt, ab 2. Tag feinfleckiger roter Ausschlag, von Hals und Brust ausgehend, am 3. Tag Zunge himbeerrot.	*Scharlach* (Scarlatina) Isolierung wegen hoher Ansteckungsgefahr ◆ Arzt ◆ klinischer Befund, ggf. Rachenabstrich, Blut- und Harnuntersuchungen ◆ hohe Penizillingaben, ärztliche Überwachung wegen möglicher Komplikationen auch noch einige Wochen nach Abklingen der akuten Erkrankung.
An Geschlechtsorganen (auch an Mund oder After) Bildung eines münzgroßen, harten, schinkenfarbenen Knotens, von dunkelrot glänzender Haut überspannt, 1 bis 3 Wochen später Anschwellung der benachbarten Lymphknoten, Kopf- und Gliederschmerzen, nach weiteren 1 bis 3 Wochen hellroter bis braunroter fleckiger Hautausschlag.	*Lues* (Syphilis) Hautarzt ◆ serologische Untersuchungen, ggf. Liquordiagnostik ◆ Penizillin oder andere Antibiotika ◆ bei Neuro-Syphilis stationäre Behandlung nötig. Kontrolle des Therapie-Erfolgs wichtig. Achtung: Wird durch Geschlechtsverkehr übertragen!
Schmerzhafte Schwellung der Leistenlymphknoten nach Bildung rundlich-ovaler, schmerzhafter, weicher Geschwüre an Eichel, Vorhaut oder Schamlippen, Ränder zackig unterhöhlt.	*Weicher Schanker* (Ulcus molle) Hautarzt ◆ Abstrich aus dem Geschwürsrand ◆ Antibiotika oder Sulfonamide. Achtung: Wird durch Geschlechtsverkehr übertragen!
Schmerzhafte Schwellung der Halslymphknoten, Abgeschlagenheit, mäßig erhöhte Temperatur, Krankheitsgefühl.	*Halsdrüsentuberkulose* Arzt ◆ Tuberkulintest, Blutuntersuchungen, Röntgen, ggf. Szintigraphie, Computer-Tomographie ◆ Chemotherapie.

Magenschmerzen (siehe Bauchschmerzen)

Mandeln (siehe Halsschmerzen)

Menstruationsstörungen

Die Menstruation (Menses, Monatsblutung, Periode, Regel), die mit Blutungen einhergehende periodische Abstoßung der Gebärmutterschleimhaut durch die Scheide, wird durch den Hormonhaushalt des weiblichen Organismus gesteuert. Das System der endokrinen Drüsen reagiert ungemein empfindlich auf Einflüsse aller Art, so daß es bei der Menstruation vielerlei Unregelmäßigkeiten und Störungen geben kann. Nur eine von hundert Frauen bekommt ihre Periode pünktlich alle 28 Tage, und Schmerzen oder unterschiedliche Befindlichkeitsstörungen in den ersten Tagen der Menstruation sind eher die Regel als eine Ausnahme. Nicht nur organische Erkrankungen oder Funktionsstörungen, sondern auch seelische Belastungen, Schocks (z. B. durch Unfälle), Mangelzustände (Unter- oder Fehlernährung) und zahlreiche andere Faktoren können zu Menstruationsstörungen führen. Ein Ausbleiben der Menstruation (Amenorrhoe), wenn eine Frau nicht schwanger oder Wöchnerin oder ins Klimakterium eingetreten ist, eine sehr schmerzhafte Menstruation (Dysmenorrhoe), übermäßig starke Blutungen (Hypermenorrhoe) oder Blutungen zwischen den Perioden sollten stets ein Anlaß sein, einen Frauenarzt (Gynäkologen) aufzusuchen.

Symptome	Verdacht auf / Maßnahmen
Ausbleibende Menstruation, Druck und Völlegefühl im Unterleib, ggf. Vergrößerung des Leibesumfangs, später auch Schmerzen im Oberbauch.	*Eierstocksgeschwulst* (Ovarialtumor) Gynäkologe oder Klinik ◆ Tastbefund, Computer-Tomographie, Biopsie, Labordiagnostik ◆ in der Regel Operation ◆ da oft für den medizinischen Laien erkennbare Frühsymptome fehlen, sind regelmäßige Untersuchungen wichtig.
Ausbleibende Menstruation, Ekel vor jeder Nahrungsaufnahme, absichtliches Erbrechen und Abführmittelmißbrauch, starke Nervosität, Schwäche, massive Gewichtsabnahme.	*Magersucht* (Anorexia nervosa) Tritt vor allem bei Mädchen in der Pubertät, seltener bei jungen Frauen auf ◆ Arzt, Psychiater oder Klinik ◆ Abklärung einer möglichen organischen Ursache (Hormonstörungen), ggf. Hormonbehandlung, meist Psychotherapie ◆ Gewichtsrekonstruktion, am sinnvollsten in einer Klinik.
Ausbleibende Menstruation, Heißhunger, Fettleibigkeit, Vollmondgesicht,	*Cushing-Syndrom* (Hormonstörung) Internist oder Klinik ◆ Laboruntersu-

Symptome	Verdacht auf / Maßnahmen
»Fetthöcker« des Nackens, Muskelschwäche, blaurote Hautstreifen.	chungen, ggf. Szintigraphie, Computer-Tomographie ◆ medikamentöse Behandlung mit Hormonpräparaten, meist aber Operation.
Ausbleibende Menstruation, dünne, runzlige, bräunliche Haut, Ausfall der Scham- und Achselhaare, Abgeschlagenheit, Gewichtsverlust.	*Hypopituitarismus* (Hypophysenvorderlappeninsuffizienz) Arzt oder Klinik ◆ Laboruntersuchungen, Funktionsprüfungen, Szintigraphie, Röntgen ◆ medikamentöse Behandlung (Hormonpräparate, Kortikoide usw.).
Ausbleibende Menstruation, bronzefarbene Haut, Abgeschlagenheit, Muskelschwäche, Appetitlosigkeit, Haarausfall, Gewichtsverlust.	*Addison-Krankheit* (Nebennierenrindeninsuffizienz) Arzt oder Klinik ◆ Blut- und Harnuntersuchungen (Hormon- und Elektrolytwerte) ◆ medikamentöse Behandlung, am besten in einer Klinik (Gefahr eines Kreislaufzusammenbruchs, Addison-Krise).
Ausbleibende Menstruation, Haarausfall, Muskelschwäche, Schwund von Muskelpartien (besonders Gesicht, Unterarme, Hände), Abgeschlagenheit, psychische Veränderungen.	*Muskeluntergang* (myotonische Dystrophie) Arzt oder Klinik ◆ Labor- und Gerätediagnostik ◆ komplizierte und langwierige Therapie, deren Erfolg fraglich ist, da es sich um eine Erbkrankheit ungeklärter Ursache handelt.
Ausbleibende Menstruation, Gelbsucht, Schmerzen im rechten Oberbauch, Juckreiz, Widerwille gegen Fett und Fleisch, Abgeschlagenheit, Harnverminderung, dunkler Harn.	*Leberentzündung* (Hepatitis) Internist ◆ Laboruntersuchungen, Gerätediagnostik, ggf. Laparoskopie, Leberpunktion ◆ strenge Bettruhe, Diätvorschriften, medikamentöse Behandlung.
Ausbleibende Menstruation, Abgeschlagenheit, niederer Blutdruck, Appetitlosigkeit, Ausfall der Scham- und Achselhaare, Gewichtsverlust.	*Nebennierenrindentumor* Internist oder Klinik ◆ Laboruntersuchungen, Röntgen, Szintigraphie, Laparotomie, Probepunktion ◆ je nach Art und Stadium der Geschwulst zytostatische Kombinationstherapie oder (meist) chirurgischer Eingriff.

Symptome	Verdacht auf / Maßnahmen
Sehr starke, schmerzhafte Menstruation, Unterleibsschmerzen bei Anstrengungen und Geschlechtsverkehr, schleimiger Ausfluß.	*Eileiter-, Eierstockentzündung* (Salpingitis, Oophoritis) Gynäkologe ◆ klinischer Befund, Endoskopie, Laboruntersuchungen ◆ Bettruhe, Antibiotika, Eisbeutel, Fangopackungen, Kurzwellenbestrahlung.
Starke und schmerzhafte Menstruation, Unterleib schmerzhaft und sehr druckempfindlich, Schwäche, Zwischenblutungen, häufig Fieber.	*Gebärmutterschleimhautentzündung* (Endometritis) Gynäkologe ◆ klinischer Befund, Endoskopie, Laboruntersuchungen ◆ Bettruhe, medikamentöse Behandlung (Antibiotika).
Schmerzhafte, unregelmäßige Menstruation, erst geringfügige, dann stärkere Unterleibsschmerzen, unregelmäßige Blutabgänge aus der Scheide, nach Geschlechtsverkehr und während Stuhlgang fleischwasserfarbener Ausfluß, Abgeschlagenheit, Appetitlosigkeit.	*Gebärmutterkrebs* (Zervix- oder Korpuskarzinom) Gynäkologe, Klinik ◆ Palpation, Endoskopie, Zytodiagnostik, Kolposkopie ◆ chirurgischer Eingriff. Da es nur wenige für den medizinischen Laien erkennbaren Frühsymptome gibt, sind – mindestens einmal jährlich – Vorsorgeuntersuchungen mit zytologischem Abstrich sehr wichtig.
Unregelmäßige Menstruation, trockene, rauhe Haut, struppiges, glanzloses Haar, ödematöse Schwellungen (besonders Gesicht und Beine), verdickter Hals, Bewegungsarmut, Gewichtszunahme, verstärkte Kälteempfindlichkeit.	*Schilddrüsenunterfunktion* (Hypothyreose) Internist ◆ Laboruntersuchungen (Hormonwerte), Schilddrüsenfunktionsprüfung, Szintigraphie, Röntgen ◆ medikamentöse Behandlung mit Schilddrüsenhormonpräparaten unter laufender ärztlicher Dosierungskontrolle.
Sehr schmerzhafte, starke und verlängerte Menstruation, häufig Stuhlgangschmerzen und Schmerzen beim Wasserlassen.	*Schleimhautwucherung* (Endometriose) Gynäkologe ◆ Endoskopie, ggf. Laparotomie, Gewebsprobenentnahme, Labordiagnostik ◆ medikamentöse Behandlung (Hormonpräparate) oder operative Entfernung.
Schmerzhafte, manchmal unregelmäßige Menstruation, zwischen den Perioden keine besonderen Beschwerden.	*Gebärmutterhalsverengung* (Zervixstenose) Gynäkologe ◆ Endoskopie ◆ mechani-

Symptome	Verdacht auf / Maßnahmen
	sche Weitung des Muttermunds, ggf. chirurgischer Eingriff.
Schmerzhafte Menstruation, Unterleibsschmerzen, verstärkter Ausfluß, erst wäßrig, dann auch schleimig-eitrig.	*Beckenbindegewebsentzündung* (Parametritis) Gynäkologe ◆ Endoskopie, Laboruntersuchungen ◆ medikamentöse Behandlung (Antibiotika) ◆ früher Behandlungsbeginn ist wichtig.

Mundgeruch

Unangenehmer Mundgeruch (Foetor ex ore) kann harmlose Ursachen haben (langes Nüchternbleiben, Verzehr stark riechender, z. B. knoblauchgewürzter Speisen, Alkohol- und Nikotinmißbrauch, Abbau von Nahrungsresten im Mund) oder von kariösen Zähnen oder entzündlichen Vorgängen im Mund-Nasen-Rachen-Raum herrühren. Es gibt jedoch auch charakteristische Gerüche, die auf bestimmte Erkrankungen hinweisen.

Symptome	Verdacht auf / Maßnahmen
Schlechter Mundgeruch, Mundschmerzen, entzündliche Schwellung und Rötung der Mundschleimhaut, verstärkter Speichelfluß.	*Mundschleimhautentzündung* (Stomatitis) Mundspülungen mit Kamillentee und anderen entzündungshemmenden Naturprodukten, keine Obstsäfte und harte Nahrung, nicht rauchen.
Aasiger Mundgeruch, Mundschleimhaut mit geschwürigen Belägen, brennende Mundschmerzen, manchmal Halslymphknotenschwellungen und leichtes Fieber.	*Mundfäule* (Stomatitis ulcerosa) Mundspülungen (Kamille u. a.), nicht rauchen, keine Obstsäfte und harte Nahrung, ggf. Antibiotika nach ärztlicher Verschreibung.
Unangenehmer, manchmal fauliger Mundgeruch, Zahnfleisch entzündlich gerötet und geschwollen, Neigung zu Zahnfleischbluten, manchmal geschwüriger Zerfall des Zahnfleischrandes.	*Zahnfleischentzündung* (Gingivitis, Gingivitis ulcerosa) Zahnarzt ◆ klinischer Befund, ggf. Röntgen der Zähne ◆ in leichten Fällen Mundspülen, regelmäßiges Reinigen von Zähnen und Zahnfleisch mit Zahncreme und weicher Zahnbürste, desinfizierende Mundwässer ◆ sonst Maßnahmen nach ärztlicher Vorschrift.

Symptome	Verdacht auf / Maßnahmen
Süßlicher Mundgeruch, Abgeschlagenheit, Kopfschmerzen, Schluckbeschwerden, starke Rötung des Rachens mit grau-weißlichem Belag, mäßiges Fieber, Schwellung der Halslymphknoten.	*Halsbräune* (Diphtherie) Arzt ◆ klinischer Befund, ggf. Laboruntersuchungen ◆ sofortige Injektion von Diphtherie-Heilserum, ggf. unterstützend Antibiotika. Strenge Bettruhe und ärztliche Überwachung auch nach Abklingen der akuten Symptome wichtig.
Schlechter Mundgeruch, Kopfschmerzen, Halsschmerzen besonders beim Schlucken, Gaumenmandeln gerötet und geschwollen, oft gelbweiße Beläge, schmerzhafte Anschwellung der Lymphknoten im Kieferwinkel.	*Mandelentzündung* (Angina, Tonsillitis) Bettruhe, feuchtwarme Halswickel, Mund- und Rachenspülungen, desinfizierende Lutschtabletten ◆ bei vereiterten Mandeln und hohem Fieber Arzt ◆ klinischer Befund, ggf. Blut- und Harnuntersuchungen ◆ Antibiotika, Analgetika ◆ auf mögliche Nacherkrankungen achten.
Säuerlich-apfelartiger (Azeton-)Mundgeruch, besonders bei jungen Mädchen, Appetitlosigkeit, Nervosität, selbst herbeigeführtes Erbrechen, Gewichtsabnahme, ausbleibende Monatsblutung.	*Magersucht* (Anorexia nervosa) Arzt, Psychiater oder Klinik ◆ Maßnahmen zur Stärkung des Organismus, in der Regel psychiatrische Behandlung erforderlich, da diese Krankheit seelisch bedingt ist. Meist Klinikaufenthalt sinnvoll.
Säuerlich-apfelartiger (Azeton-)Mundgeruch bei Zuckerkranken, Schlaffheit, Appetitlosigkeit, Bauchschmerzen, Brechdurchfall, Bewußtlosigkeit.	*Diabetisches Koma* (Coma diabeticum) Sofort Notarzt oder Klinik ◆ Blut- und Harnuntersuchungen ◆ möglichst rasche Insulinzufuhr, ggf. auslösende zusätzliche Erkrankung behandeln.
Mundgeruch nach frischer Leber bzw. Lehmerde, Schmerzen unter dem rechten Rippenbogen, grau-gelbliche Hautfarbe, Juckreiz, Vorliegen einer schweren Lebererkrankung.	*Hepatisches Koma* (Coma hepaticum) Klinik ◆ Blut- und Urinuntersuchungen, ggf. Sonographie, Endoskopie, Computer-Tomographie, Laparoskopie ◆ unverzügliche Entgiftungsmaßnahmen einleiten, dann Behandlung der Grundkrankheit.
Süßlich-eitriger Mundgeruch, schleimig-gelber Auswurf bei chronischem Husten, manchmal auch Blutbeimen-	*Bronchienerweiterung* (Bronchiektase) *oder Lungenabszeß* Internist oder Lungenfacharzt ◆ Labor-

Symptome	Verdacht auf / Maßnahmen
gung, Brustkorbschmerzen, häufig Fieberschübe, manchmal Schüttelfrost.	untersuchungen (Blut, Urin, Sputum), ggf. Tuberkulintest, Ultraschalldiagnostik, Röntgen ◆ in der Regel medikamentöse Behandlung, ggf. (bei Abszeß) Operation.
Urin-Mundgeruch, Kopfschmerzen, Übelkeit, Atemnot, schmutziggelbe Hautfarbe, dunkler Urin, Abgeschlagenheit, Verwirrtheitszustand, manchmal Bewußtseinstrübungen, Krämpfe.	*Harnvergiftung* (Coma uraemicum) Notarzt oder Klinik ◆ unverzügliche Intensivmaßnahmen zur Entgiftung, Blut- u. a. Laboruntersuchungen, ggf. Hämodialyse (»Blutwäsche«) oder Operation ◆ Fortschreitendes Nierenversagen ist meist nicht heilbar.
Schlechter Mundgeruch, Schluckbeschwerden, Aufstoßen, Gewichtsverlust, später Brustkorbschmerzen, Heiserkeit, Brechreiz (auch Bluterbrechen).	*Speiseröhrenkrebs* (Carcinoma oesophagi) Klinik ◆ Ösophagoskopie, Röntgen, Computer-Tomographie, Gewebsprobenuntersuchung ◆ Strahlentherapie, in der Regel Operation.
Fäkaler (kotiger) Mundgeruch, Abgeschlagenheit, Bauchschmerzen, Appetitlosigkeit, Übelkeit bei Vorliegen einer Magenerkrankung (Magengeschwür, Magenkrebs).	*Durchbruch zwischen Magen und Darm* (Gastrokolonfistel) Klinik ◆ Röntgen des Magen-Darm-Trakts, evtl. Endoskopie ◆ in der Regel sofortige Operation erforderlich.
Bittermandelöl-Geruch, Benommenheit oder Bewußtlosigkeit, massive Atemnot, evtl. Spuren von Gifteinwirkung im Mund.	*Blausäure-(Zyankali-)Vergiftung* Sofort Vergiftungszentrale bzw. Notarzt verständigen ◆ bei Bewußtsein Erbrechen herbeiführen, Aktivkohle geben, schnellste Verbringung auf Intensivstation.
Knoblauch-Mundgeruch, Erbrechen, Bauchschmerzen, dünne, wäßrige Durchfälle, oft Wadenschmerzen, nach einigen Tagen Leberschädigung (schmutziggelbe Hautfarbe).	*Phosphorvergiftung* Notarzt oder Klinik ◆ Blut- und Harnuntersuchungen ◆ entgiftende Maßnahmen, bei chronischer Vergiftung (heute sehr selten) Langzeitbehandlung.

Mundschmerzen

Mundschmerzen können allergisch bedingt sein (Nahrungsmittel-, Zahnpflegemittelallergien) oder durch Zahnerkrankungen hervorgerufen werden. In der Regel verweisen sie auf entzündliche Prozesse im Mundraum, doch können sie auch eine Begleiterscheinung von Allgemeinerkrankungen sein.

Symptome	Verdacht auf / Maßnahmen
Mundhöhlenschmerzen, entzündliche Rötung und Schwellung der Mundschleimhaut, unangenehmer Mundgeruch, verstärkter Speichelfluß.	*Mundschleimhautentzündung* (Stomatitis) Mundspülungen mit entzündungshemmenden Mitteln (Kamillenabsud u. a.), evtl. desinfizierende Lutschtabletten, keine Obstsäfte oder harten Speisen, nicht rauchen ◆ in hartnäckigen Fällen Zahnarzt.
Brennende Mundhöhlenschmerzen, Mundschleimhaut gerötet, geschwollen und geschwürig belegt, aasiger Mundgeruch, manchmal Halslymphknotenschwellung, leichtes Fieber.	*Mundfäule* (Stomatitis ulcerosa) Mundspülungen mit Kamillenabsud und anderen entzündungshemmenden Mitteln, keine Obstsäfte und harten Speisen, nicht rauchen ◆ in schweren Fällen Arzt bzw. Zahnarzt, antibiotische Behandlung.
Mundschmerzen, grauweißer, fleckiger, festhaftender Belag auf Mundschleimhaut, Zunge und Lippen, meist im Zusammenhang mit fiebrigen Erkrankungen und Magen-Darm-Beschwerden.	*Soor* (Candidamykose) Arzt ◆ Abstrich ◆ medikamentöse Behandlung ◆ Wegen eines möglichen Übergreifens dieser Pilzinfektion auf Speiseröhre, Nieren usw. ist stets ärztliche Behandlung erforderlich.
Mundschmerzen, kleine rundliche, gelb belegte Flecken auf Mundschleimhaut und Bläschen auf den Lippen, meist mit schmerzhaft entzündetem Wulst.	*Virusinfektion* (Herpes simplex) Spülen bzw. Abtupfen mit Kamillen- und Salbeitee oder Myrrhentinktur, nur in hartnäckigen Fällen ärztliches Eingreifen erforderlich.
Mundschmerzen im Zahnbereich, Zahnfleisch gerötet und geschwollen, Neigung zu Zahnfleischbluten, manchmal geschwüriger Zerfall des Zahnfleischrands.	*Zahnfleischentzündung* (Gingivitis, Gingivitis ulcerosa) Entzündungshemmende Mundspülungen (Kamillenabsud u. a.), regelmäßiges Reinigen von Zähnen und Zahnfleisch mit weicher Zahnbürste und mildem Pflegemittel, desinfizierende Mundwässer ◆ ggf. Zahnarzt und

Symptome	Verdacht auf / Maßnahmen
	Maßnahmen nach ärztlicher Anweisung.
Mundhöhlenschmerzen, Mundgeruch, Rötung und Schwellung der Mundschleimhaut, Beläge bzw. Geschwürbildung, oft Schwellung der Halslymphknoten, auch Befall von Zunge und Mandeln.	*Mundbodeninfektion* (Mundbodenphlegmon) Hausarzt oder Zahnarzt ◆ Abstrich, Blutuntersuchungen ◆ wegen der Gefahr einer Fortleitung des Infekts stets ärztliche Versorgung ratsam, in der Regel antibiotische Behandlung.
Mundhöhlenschmerzen, Mundschleimhaut glasig geschwollen und entzündlich gerötet.	*Allergie* (Medikamente, Zahnpflegemittel, Nahrungsmittel) Arzt ◆ umfangreiche Allergietests zur Feststellung der auslösenden Ursache.
Mundschmerzen im Kieferbereich, Zahnfleischrand entzündlich gerötet und geschwollen, starker Zahnsteinansatz, Bildung von eitergefüllten Zahnfleischtaschen.	*Zahnbettentzündung* (Parodontitis) Zahnarzt ◆ ggf. Zahnfleischeröffnung für Eiterabfluß, entzündungshemmende Maßnahmen, ggf. Operationen an Zahnfleisch und Kieferknochen.
Mundschmerzen, Zahnfleisch gerötet und geschwollen, häufiges Zahnfleischbluten, Zahnausfall, Neigung zu Blutergüssen und Blutungen, verzögerte Wundheilung.	*Scharbock* (Skorbut) Diese heute bei uns höchst seltene Avitaminose (Vitamin-C-Mangel) kann durch gezielte Vitamin-C-Zufuhr behoben werden, doch ist stets eine ärztliche Betreuung ratsam.
Mundschmerzen durch geschwürige Veränderungen auf Mundschleimhaut und Zunge, zuvor Leistungsabfall, Abgeschlagenheit, Gewichtsverlust, Fieber, Durchfälle, Lymphdrüsenschwellungen, Hautausschläge u. a.	*Erworbenes Immundefekt-Syndrom* (AIDS) Arzt oder Klinik ◆ AIDS-Test (wiederholt), umfangreiche Laboruntersuchungen ◆ Bei eindeutig positivem Testergebnis ist nur eine symptomatische, nicht jedoch eine ursächliche Behandlung möglich, da eine spezifische AIDS-Therapie bislang noch nicht gefunden werden konnte.

Muskelkrämpfe (siehe Krämpfe)

Muskelschmerzen

Muskelschmerzen können vielerlei Ursachen haben, beispielsweise Überanstrengung, Kälte, Verletzungen. Schmerzen, die ohne erkennbare Ursache in einzelnen Muskeln oder in der gesamten Muskulatur auftreten, können jedoch Begleiterscheinungen von mehr oder weniger ernsthaften Erkrankungen sein. In solchen Fällen sollten die Ursachen vom Arzt (Hausarzt, Orthopäde) abgeklärt und behandelt werden.

Symptome	**Verdacht auf / Maßnahmen**
Schmerzen in einzelnen Muskeln oder Muskelgruppen nach ungewohnter Anstrengung (körperliche Arbeit, Sport).	*Muskelkater* (Myalgie) Diese Muskelermüdungserscheinung durch Anhäufung von Stoffwechselprodukten im Muskelgewebe kann durch Massage (zum Herzen hin) und heiße Bäder behoben werden.
Plötzliche krampfhafte Schmerzen in Wade und Zehen, meist einseitig, oft nachts oder in den frühen Morgenstunden.	*Krampus-Syndrom* Bei Anfall Fuß kräftig abstützen, Massage zum Herzen hin, bei wiederholten Anfällen mögliche Ursache (Bandscheibenvorfall, Hypothyreose, venöse Stauung usw.) ärztlich abklären lassen.
Schmerzen in einer bestimmten Muskelgruppe, Muskelverhärtung, starker Druckschmerz, oft leichte Lähmungserscheinungen.	*Muskelentzündung* (Myositis) Arzt ◆ Ursache klären, ggf. Biopsie und Laboruntersuchungen ◆ ursächliche Behandlung.
Plötzlich einsetzender heftiger Schmerz, Aufhebung der Muskelfunktion, Schwellung.	*Muskelriß* (Ruptur) Ruhigstellung und Bandage ◆ Arzt ◆ ggf. operative Muskelnaht, Gips- bzw. Zinkleimverband.
Schmerzhafte Knotenbildung in der Muskulatur, starker Druckschmerz, auch druckschmerzhafte Verhärtung eines Muskels.	*Muskelhärte* (Myogelose) *oder Hartspann* Arzt ◆ Ursache abklären und behandeln lassen (Muskelentzündung, infektiöse Allgemeinerkrankung usw.).
Schmerzen in einzelnen Muskelpartien, häufig wandernd, Abgeschlagenheit, manchmal Fieber, Einschränkung der Beweglichkeit.	*Muskelrheumatismus* (intramuskuläre Fibrositis) Arzt ◆ Laboruntersuchungen ◆ medikamentöse Behandlung, Wärme- oder Kälteanwendungen, Fangopackungen, Bewegungstherapie.

Symptome	Verdacht auf / Maßnahmen
Schmerzen, verursacht durch eine Narbe in der Muskulatur, oft Muskelverhärtung, Muskelverknöcherung.	*Muskelschwiele* Arzt ◆ Laboruntersuchungen, Sonographie ◆ meist operative Behebung (tritt häufig nach Muskelriß auf).
Muskelschmerzen, Schwund von Muskelpartien besonders im Gesicht, an Unterarmen und Händen, Hodenschwund bzw. Ausbleiben der Regelblutung, Haarausfall, später psychische Veränderungen.	*Muskeluntergang* (myotonische Dystrophie) Hausarzt, Internist oder Klinik ◆ Laboruntersuchungen, Sonographie ◆ Erbkrankheit ungeklärter Ursache, Behandlung kompliziert und langwierig, Erfolg fraglich.
Muskelschmerzen, Muskelschwäche, Lähmungserscheinungen, Verstopfung, Harndrang (besonders nachts), Blutdruckerhöhung, Gewebsschwellungen (Ödeme).	*Nebennierenfunktionsstörung* (Hyperaldosteronismus) Internist oder Klinik ◆ umfangreiche Labor- und Apparatediagnostik zur Ermittlung der genauen Ursache ◆ medikamentöse oder operative ursächliche Behandlung.
Muskel- und Gelenkschmerzen, plötzlich ansteigendes Fieber, am 3. Tag abfallend, nach 7 Tagen wieder ansteigend, Hautausschläge.	*Siebentagefieber* (Dengue) Arzt ◆ Laboruntersuchungen ◆ Chemotherapie ◆ Diese fieberhafte Erkrankung der Tropen und Subtropen wird durch Mückenstiche übertragen.
Muskelschmerzen, Muskelverhärtung, Lider und Gesicht, dann auch Hände und Füße aufgequollen, hohes Fieber, schweres Krankheitsgefühl.	*Muskel-Trichinose* Arzt oder Klinik ◆ Laboruntersuchungen, Muskelbiopsie, Röntgen ◆ medikamentöse Behandlung der Symptome, aber bis heute keine ursächliche Therapie bekannt.
Schmerzhafte tonische Muskelkrampfanfälle, bes. an Armen und Beinen, Gesichtszucken, Gähnkrämpfe, Durchblutungsstörungen (blau-kalte Hände und Füße), vor Anfällen oft ziehende Muskelschmerzen.	*Muskelkrampfneigung* (Tetanie) Arzt ◆ Laboruntersuchungen, elektrische und mechanische Überregbarkeitstests u. a. ◆ je nach Ursache medikamentöse Behandlung.
Schmerzhafte Krämpfe zunächst der Kiefer- und Zungenmuskulatur (verzerrtes Grinsen), dann der Nacken- und Rückenmuskulatur, Schüttelkrämpfe	*Wundstarrkrampf* (Tetanus) Sofort Notarzt oder Klinik ◆ Serumtherapie ◆ Vorbeugend sind regelmäßige Tetanus-Schutzimpfungen ratsam, die

Symptome	Verdacht auf / Maßnahmen
durch Sinnesreize (Licht, Geräusch), Atemnot.	ab dem 3. Lebensmonat erfolgen können und auch im Erwachsenenalter wiederholt (Tetanusgefahr bei Unfällen) werden sollten.
Muskel- (besonders Waden-)schmerzen, Gelenkschmerzen, Fieber, Schüttelfrost, Gelbsucht, später Nierenschädigung, schweres Krankheitsgefühl.	*Weil-Krankheit* Arzt, besser Klinik ◆ Laboruntersuchungen zur Feststellung des Erregers ◆ Chemotherapie, zunächst intravenös, dann oral ◆ Sehr seltene Infektionskrankheit.

Muskelschwäche

Muskelschwäche ist als Myasthenia gravis eine (seltene) neuromuskuläre Erkrankung, kann aber auch eine Begleiterscheinung vieler anderer Krankheiten sein (symptomatische Myasthenie).

Symptome	Verdacht auf / Maßnahmen
Krankhafte Ermüdbarkeit der Muskulatur (besonders der Lid-, Kau-, Schluck- und Atemmuskulatur), Abschwächung der Muskelzusammenziehungen, nach öfterer Wiederholung völlige Bewegungsunfähigkeit. Schubweises Auftreten über Jahre hinweg.	*Muskelschwäche* (Myasthenia gravis pseudoparalytica) Arzt bzw. Klinik ◆ umfangreiche Labor- und Gerätediagnostik (Elektromyographie u. a.) ◆ ständige ärztliche Behandlung und Überwachung notwendig, damit lebensbedrohende Krisen durch Lähmung der Atemmuskulatur vermieden werden können.
Schwäche und Schwund von Muskelpartien besonders im Gesicht, an Unterarmen und Händen, hormonelle Störungen (Hodenschwund bzw. Ausbleiben der Monatsblutung), Haarausfall, später psychische Veränderungen.	*Muskeluntergang* (myotonische Dystrophie) Hausarzt, Internist oder Klinik ◆ Laboruntersuchungen, Gerätediagnostik ◆ seltene Erbkrankheit ungeklärter Ursache, Behandlung kompliziert und langwierig, Erfolg meist fraglich.
Muskelschwäche, Abgeschlagenheit, Appetitlosigkeit, Gewichtsverlust, abnorme Braunverfärbung der Haut, Durchfälle, Blutunterdruck, Haarausfall.	*Bronzekrankheit* (Addison-Krankheit) Internist oder Klinik ◆ Blut- und Harnuntersuchungen (Elektrolyt- und Hormonwerte) ◆ ständige Überwachung wegen drohendem Kreislaufkollaps (Addison-Krise) ◆ Chemotherapie.

Symptome	Verdacht auf / Maßnahmen
Muskelschwäche, Muskelschmerzen, Lähmungserscheinungen, Verstopfung, nächtlicher Harndrang, starker Durst, Blutdruckerhöhung, Gewebsschwellungen (Ödeme).	*Nebennierenrinden-Überfunktion* (Conn-Syndrom) Internist, besser Klinik ◆ Labor- und Gerätediagnostik zur Ursachenermittlung (Hyperplasie, Tumoren) ◆ meist operative Behandlung.
Muskelschwäche und Muskelschwund, Gewichtsverlust, massige, fettig-breiige Stühle, Abgeschlagenheit, Blutungsneigung, Hautveränderungen.	*Bauchspeicheldrüsenschwäche* (Pankreasinsuffizienz) Arzt ◆ Laboruntersuchungen, Sonographie, Röntgen, Szintigraphie, Computer-Tomographie, ggf. Biopsie ◆ medikamentöse, bei ursächlichen Tumoren operative Behandlung.
Muskelschwäche, Müdigkeit, Kopf- und Gliederschmerzen, Appetitlosigkeit, Magendruck, Verstopfung, blaßfahle Hautfarbe.	*Bleivergiftung* Internist ◆ Blut- und Harnuntersuchungen ◆ medikamentöse Behandlung ◆ Die Vergiftung wirkt sich nur schleichend aus und kann zu Lähmungen führen.
Muskelschwäche, Vollmondgesicht, »Büffelhöcker« des Nackens, Potenz- bzw. Menstruationsstörungen, blaurote Hautstreifen, bei Kindern Wachstumshemmung.	*Hormonstörung* (Cushing-Syndrom) Internist oder Klinik ◆ umfangreiche Laboruntersuchungen, Sonographie, Szintigraphie, ggf. Computer-Tomographie ◆ medikamentöse Behandlung, in der Mehrzahl der Fälle chirurgische Entfernung ursächlicher Tumoren.
Muskelschwäche, Nackensteifigkeit, Kopfschmerzen, Benommenheit, Lichtscheu, Erbrechen, Fieber, Seh- und Sprachstörungen.	*Gehirnentzündung* (Meningoenzephalitis) Internist oder Klinik ◆ Laboruntersuchungen zur Feststellung des Erregers ◆ medikamentöse Behandlung (meist hochdosierte Antibiotika).
Kraftlosigkeit (fehlende Sehnenreflexe), Muskelschwäche, ggf. Muskelabbau, Sensibilitätsstörungen.	*Neurologische Erkrankungen, Vergiftungen* Klinik ◆ stationäre Abklärung der Ursache erforderlich ◆ Behandlung (medikamentös) je nach Ursache.
Schwäche und Schwund einzelner Muskelgruppen oder der gesamten Musku-	*Muskelschwäche* (Polymyositis) Internist ◆ Blutuntersuchungen, ggf.

Symptome	Verdacht auf / Maßnahmen
latur, Hautveränderungen (Verhärtung, Schrumpfung).	Muskelbiopsie ◆ ursächliche Behandlung (medikamentös).
Muskelschwäche, nächtliche Wadenkrämpfe, Abgeschlagenheit, übermäßiger Durst, Harnflut, Anfälligkeit für Hautausschläge, Juckreiz, Sensibilitätsstörungen, schlechte Wundheilung.	*Zuckerkrankheit* (Diabetes mellitus) Hausarzt oder Internist ◆ Blut- und Urinuntersuchungen, Röntgen, Computer-Tomographie, Szintigraphie (Tumoren oder Entzündungen der Bauchspeicheldrüse sind mögliche Ursachen) ◆ Insulinzufuhr, Behebung organischer Ursachen, gezielte körperliche Betätigung, Diät.
Augen- und Gesichtsmuskellähmung, Seh- und Sprachstörungen, Lichtscheu, Schwindelgefühl, Übelkeit, Erbrechen, kalter Schweiß, starkes Krankheitsgefühl.	*Bakterielle Lebensmittelvergiftung* (Botulismus) Sofort Notarzt oder Klinik ◆ klinischer Befund, ggf. Blutuntersuchung, unverzüglich antitoxisches Botulismusserum spritzen, Magen auspumpen, Darm entleeren, ggf. Schockbekämpfung.
Muskelschwäche, Sensibilitätsstörungen (Spannungs- und Taubheitsgefühl), Augenzittern, überbetonte Sprache, manchmal Muskelzittern und Muskelkrämpfe.	*Multiple Sklerose* (MS) Internist ◆ Blut- und Liquoruntersuchungen (Punktion) ◆ medikamentöse Behandlung (Kortikosteroide, Interferon, Immunsuppressiva u. a.), Physiotherapie, psychische Betreuung.
Lähmung der Gesichtsmuskulatur (meist vorübergehend), Schmerzen im Ohr, manchmal Fieber.	*Gehirnnervlähmung* (Fazialisparese) *oder Ohrerkrankung* HNO-Arzt oder Neurologe ◆ Blutuntersuchung, Otoskopie usw. zur Feststellung der Ursache ◆ Chemotherapie.

Nachtschweiß

Starkes nächtliches Schwitzen, für das keine offensichtliche Ursache vorliegt (z. B. zu warmes Bettzeug, überheiztes Schlafzimmer, fieberhafte Erkrankung), kann eine Begleiterscheinung ernsthafter Erkrankungen sein, die sich anhand weiterer Symptome bestimmen lassen.

Symptome	Verdacht auf / Maßnahmen
Nachtschweiß, Abgeschlagenheit, Gewichtsverlust, Leistungsschwäche,	*Blutkrebs* (Leukämie) Internist ◆ Blut- und Liquoruntersu-

Symptome	Verdacht auf / Maßnahmen
Blässe, Atemnot, Haut- und Schleimhautblutungen, Lymphknotenschwellung, Infektanfälligkeit.	chungen, Szintigraphie ◆ Bluttransfusionen, Chemotherapie je nach Form der Leukämie (Antibiotika, Zytostatika, Hormone usw.). Behandlung in der Regel in der Klinik.
Nachtschweiß, Brustkorbschmerzen, Abgeschlagenheit, Appetitlosigkeit, Hustenreiz, Blässe, Durchfälle, Gewichtsverlust, erst leichtes, später hohes Fieber, schweres Krankheitsgefühl.	*Lungentuberkulose* (Phthisis pulmonum) Lungenfacharzt bzw. Klinik ◆ Perkussion, Auskultation, Blut- und Sputumuntersuchung, Tuberkulinprobe, Sonographie, Röntgen ◆ Chemotherapie (Tuberkulostatika), Heilanstalt, ggf. auch Operation.
Nachtschweiß, Juckreiz, unklare Fieberschübe, Abgeschlagenheit, Gewichtsverlust, Lymphknoten (zuerst am Hals) geschwollen und mit der Umgebung verbacken, erst schmerzlos, dann schmerzhaft.	*Hodgkin-Krankheit* (Lymphogranulomatose) Internist, Klinik ◆ Blutuntersuchung, Lymphknotenpunktion, Lymphographie (Röntgen) ◆ je nach Stadium der Erkrankung Zytostatika, Strahlentherapie, ggf. Bluttransfusionen ◆ Heilung nur im Frühstadium möglich.
Nachtschweiß, Schlafstörungen, Zittern, unterschiedliche Organschmerzen, gesteigerte Erregbarkeit, rasche Ermüdbarkeit, Konzentrationsschwäche, Verdauungs-, Potenz- bzw. Menstruationsstörungen.	*Nervöse Erschöpfung* (neurasthenisches Syndrom) Hausarzt oder Psychiater (meist liegen seelische Ursachen vor) ◆ Behandlung der Symptome, Heilungserfolg oft nur bei gleichzeitiger Lebensumstellung bzw. psychotherapeutischer Betreuung.

Nackenschmerzen

Nackenschmerzen, die offenkundige Ursachen haben, z. B. Überanstrengung besonders bei naßkaltem Wetter, lassen sich durch Massage und Wärmeanwendungen beheben. Manchmal weisen solche Schmerzen aber auch auf organische Erkrankungen hin und sollten dann vom Arzt abgeklärt werden. Siehe auch das Suchwort »Nackensteifigkeit«.

Symptome	Verdacht auf / Maßnahmen
Schmerzen im Nacken- und Schulterbereich, Muskelverspannungen, Bewe-	*Schulter-Nacken-Arm-Syndrom* (rheumatischer Formenkreis)

Symptome	Verdacht auf / Maßnahmen
gungseinschränkung, manchmal leichtes Fieber.	Hausarzt oder Orthopäde ◆ Laboruntersuchungen ◆ Rheumabehandlung (Chemotherapie, Wärmeanwendungen usw.).
Nacken- und Kopfschmerzen, Einschränkung der Beweglichkeit, Sensibilitätsstörungen, manchmal starke Berührungsempfindlichkeit.	*Bandscheibenvorfall* (Diskusprolaps) Orthopäde ◆ Röntgendiagnostik ◆ konservativ-orthopädische Behandlung, Chemonukleolyse, ggf. Bandscheibenoperation.
Nacken- und Kopfschmerzen, Nackensteifigkeit, Benommenheit, oft Sehstörungen, Erbrechen, Fieber, vorübergehende Lähmungen, oft während oder nach infektiösen Erkrankungen (Mumps, Masern, Grippe, Scharlach, Windpocken usw.).	*Gehirnentzündung* (Enzephalitis) Klinik ◆ Laboruntersuchungen zur Feststellung des Erregers ◆ Chemotherapie und Behandlung einer eventuellen Grundkrankheit, auch nach überstandener Krankheit zunächst noch weitere ärztliche Beobachtung erforderlich.
Nacken- und Kopfschmerzen, Lichtscheu, Geräuschempfindlichkeit, Nackensteifigkeit, Übelkeit, Erbrechen, Benommenheit oder Schläfrigkeit bis zur Bewußtlosigkeit, gewöhnlich hohes Fieber.	*Hirnhautentzündung* (Meningitis) Klinik ◆ Lumbalpunktion zur Feststellung der Erreger, Liquor-, Blut-, Urin- und Stuhluntersuchung ◆ Chemotherapie, Behandlung einer eventuellen Grundkrankheit ◆ Möglichst frühzeitiger Behandlungsbeginn wichtig.
Nackenschmerzen, manchmal auch Nackensteifigkeit, häufig Verkrampfung weiterer Muskelgruppen, Unruhe, Appetitlosigkeit, Gewichtsverlust, manchmal Fieber, schlechter Allgemeinzustand.	*Tumoren (auch Krebs) im Kopf- und Halsbereich* Internist oder Klinik ◆ Laboruntersuchungen, ggf. Rückenmarkspunktion, Röntgen, Sonographie, Szintigraphie, Computer-Tomographie ◆ je nach Art und Stadium Chemotherapie, Strahlentherapie, Operation.

Nackensteifigkeit

Nackensteifigkeit (Genickstarre) ist ein typisches Symptom bei Hirnhautentzündung und Wundstarrkrampf, kann aber auch auf eine Nackenmuskeldystonie (Abhilfe: Massagen, Wärmeanwendungen) und andere Erkrankungen hinweisen.

Symptome	**Verdacht auf / Maßnahmen**
Nackensteife, starke Kopfschmerzen, Lichtscheu, Geräuschempfindlichkeit, Übelkeit, Erbrechen, Schläfrigkeit bis zur Bewußtlosigkeit, gewöhnlich hohes Fieber.	*Hirnhautentzündung* (Meningitis) Klinik ◆ Liquor-(Punktion) und weitere Laboruntersuchungen zur Feststellung der Erreger ◆ Chemotherapie, Behandlung einer eventuellen Grundkrankheit ◆ möglichst frühzeitiger Behandlungsbeginn ist wichtig.
Nackensteifigkeit, Krämpfe der Gesichtsmuskulatur (verzerrtes Grinsen), dann auch der Rückenmuskulatur, Schüttelkrämpfe durch Sinnesreizungen (Licht, Geräusche), Atemnot.	*Wundstarrkrampf* (Tetanus) Sofort Notarzt oder Klinik ◆ unverzügliche Serumtherapie ◆ vorbeugend Tetanus-Schutzimpfung, die ab dem 3. Lebensmonat erfolgen kann und auch im Erwachsenenalter regelmäßig wiederholt werden sollte.
Nackensteifigkeit, Kopfschmerzen, Benommenheit, oft Sehstörungen, Erbrechen, Fieber, vorübergehende Lähmungen; häufig während oder nach einer infektiösen Erkrankung (Mumps, Grippe, Scharlach usw.).	*Gehirnentzündung* (Enzephalitis) Klinik ◆ Laboruntersuchungen zur Feststellung der Erreger ◆ Chemotherapie, ggf. Behandlung einer vorliegenden Grundkrankheit, auch nach Abklingen der Symptome weitere ärztliche Beobachtung zur Vermeidung von Spätschäden wichtig.
Nackensteifigkeit, Kopfschmerzen, Übelkeit, Brechreiz, Schwindel, Fieber, verschiedene Ausfallserscheinungen, Bewußtseinsstörungen.	*Kleinhirntumoren oder -abszesse* Klinik ◆ neurologische und ophthalmologische Untersuchungen, Röntgen, Elektroenzephalographie, Hirnszintigraphie, Computer-Tomographie ◆ Behandlung je nach Ursache, Neurochirurgie, ggf. Strahlenbehandlung, Zytostatika.
Nackensteifigkeit, Kopfschmerzen, Fieber, Halsentzündung, Durchfall, starkes Schwitzen, schlaffe Lähmungen, Atemnot, später Wachstumsstörungen der gelähmten Gliedmaße.	*Spinale Kinderlähmung* (Poliomyelitis) Internist bzw. Klinik ◆ Stuhl-, Blut-, Liquoruntersuchungen ◆ Physiotherapie ◆ vorbeugend Schutzimpfung, die auch noch im Erwachsenenalter wiederholt werden sollte (erhöhte Ansteckungsgefahr in tropischen Ländern).
Nackensteifigkeit, Gelenk- und Muskel-(Waden-)schmerzen, hohes Fieber,	*Weil-Krankheit* (Leptospireninfektion) Klinik ◆ Laboruntersuchungen ◆ Che-

Symptome	Verdacht auf / Maßnahmen
Schüttelfrost, Augenbindehautentzündung, schwere Gelbsucht, Übelkeit, Erbrechen, Benommenheit.	motherapie (Tetrazykline), möglichst frühzeitiger Behandlungsbeginn wichtig, da diese meldepflichtige Infektionskrankheit meist einen schweren Verlauf nimmt.

Nagelveränderungen

Nagelveränderungen, die am ehesten an den Fingernägeln auffallen, können durch Nagelerkrankungen verursacht sein, aber auch auf krankhafte Vorgänge im Organismus hinweisen, die sich durch weitere Symptome eingrenzen lassen. Abbildungen siehe S. 366 und 399.

Symptome	Verdacht auf / Maßnahmen
Nägel verdickt, schmutzig-bräunlich verfärbt, häufig Juckreiz, fast immer auch Befall der umliegenden Haut (Bläschenbildung, gerötete nässende Flecken, schmerzhafte Hauteinrisse).	*Pilzbefall* (Mykose) Tritt vor allem an den Füßen auf ◆ vorbeugend peinliche Sauberkeit, tägliches Wechseln von Strümpfen und Schuhen ◆ bei Befall antimykotische Mittel (Puder, Spray), luftiges Schuhwerk, ggf. Hautarzt aufsuchen.
Napfförmige Einziehungen, gelbliche Verfärbung, oft feine bräunliche Längsstreifen, auf der Haut scharf begrenzte rote Flecken, teils juckend, mit silberweißen Schuppen bedeckt, beim Abkratzen tautropfenartige Blutung.	*Schuppenflechte* (Psoriasis) Hautarzt ◆ viel Sonnenlicht, ggf. UV-Bestrahlung ◆ meist schubweises Auftreten, oft ausgelöst durch Infektionskrankheiten (Masern, Grippe, Mandelentzündung usw.).
Spröde, brüchige Fingernägel, Blässe, trockene Haut, Kopfschmerzen, Schwächegefühl, Schlafstörungen, Schrunden an den Lippen, oft Haarausfall, starke Müdigkeit.	*Blutarmut* (Eisenmangel-Anämie) Hausarzt oder Internist ◆ Laboruntersuchungen ◆ Eisenpräparate (nur in Ausnahmefällen injiziert), Behandlung einer eventuellen Grundkrankheit.
Schüsselförmige Hohlnägel (Koilonychie), feuchtwarme Haut, Glanzaugen, geschwollener Hals, Abgeschlagenheit, motorisch-psychische Unruhe, Schweißausbrüche, Gewichtsverlust trotz Heißhunger, manchmal Sehstörungen, Tränenträufeln.	*Schilddrüsen-Überfunktion* (Hyperthyreose) Hausarzt oder Internist ◆ Blutuntersuchungen, Schilddrüsendiagnostik, Radiojodtest, Sonographie, Szintigraphie, ggf. Zytodiagnostik ◆ Behandlung je nach Befund, meist medikamentös

Symptome	Verdacht auf / Maßnahmen
	(Thyreostatika), ggf. Radiojodtherapie oder Operation.
Klecksartige Blutungen unter den Fingernägeln, Appetitmangel, Gewichtsverlust, Herz- und Gelenkbeschwerden, Blässe, Müdigkeit, rote, druckschmerzhafte Hautknötchen, niederer Blutdruck.	*Herzinnenhautentzündung* (Endokarditis) Internist oder Klinik ◆ Blutuntersuchungen (wiederholte Blutkulturen) zur Feststellung der genauen Ursache ◆ ursächliche Behandlung.
Flache Nagelbetten, blaurote Hautverfärbung, Abgeschlagenheit, Schwäche, Kurzatmigkeit, geschwollene Knöchel und Beine, Herzrhythmusstörungen.	*Herzmuskelschwäche* (Myokardinsuffizienz) Internist ◆ EKG, Blutuntersuchungen, Röntgen, Funktionsprüfungen, Feststellung einer Herzschädigung ◆ ursächliche Behandlung.
Weißlich-opalisierende Fingernägel mit blassen Nagelspitzen (»Weißnägel«), Abgeschlagenheit, Übelkeit, Fettunverträglichkeit, Bauchbeschwerden, schmutziggraue Gesichtsfarbe, rote »Lackzunge«, rötliche Flecken in der Handfläche.	*Schrumpfleber* (Leberzirrhose) Arzt bzw. Klinik ◆ EKG, umfangreiche Laboruntersuchungen, Laparoskopie, gezielte Leberpunktion ◆ Bettruhe, medikamentöse Behandlung ◆ Eine Wiederherstellung der geschädigten Leber ist nicht möglich ◆ Gefahr von Komplikationen.
Stark gewölbte »Uhrglasnägel«, chronischer Husten mit schleimig-eitrigem, manchmal blutigem Auswurf, Fieberschübe.	*Bronchienerweiterung* (Bronchiektase) Arzt oder Klinik ◆ Sputum- und Blutuntersuchung, Bronchographie, Röntgenkontrastaufnahmen ◆ in der Regel langwierige medikamentöse Behandlung erforderlich, Rauchverbot.
Stark gewölbte »Uhrglasnägel«, Abgeschlagenheit, Appetitlosigkeit, Gewichtsverlust, Brustkorbschmerzen, Nachtschweiß, Husten mit gelbgrünem bis dunklem Auswurf, Fieber.	*Lungentuberkulose* (Phthisis pulmonum) Lungenfacharzt bzw. Klinik ◆ Perkussion, Auskultation, Laboruntersuchungen, Tuberkulinprobe, Sonographie, Röntgen ◆ Chemotherapie (Tuberkulostatika), ggf. Operation, Nachbehandlung in Heilanstalt (Luftkurort).
Stark gewölbte »Uhrglasnägel«, Reizhusten mit oft rostig-rötlichem Auswurf, später auch Blutspucken, Ge-	*Lungenkrebs* (Bronchialkarzinom) Lungenfacharzt oder Klinik ◆ Laboruntersuchungen, Sonographie, Rönt-

Symptome	Verdacht auf / Maßnahmen
wichtsverlust, starke Verfallserscheinungen, Brustkorbschmerzen, die sich allmählich verstärken.	gen, Lungenszintigraphie, Bronchoskopie, Zytodiagnostik (Biopsie) ◆ Behandlung je nach Stadium (Tiefenbestrahlung, Lobektomie, Pneumektomie).
Brüchige, quergerillte Fingernägel, schmerzhafte tonische Muskelkrampfanfälle, besonders an Armen und Beinen, blau-kalte Hände und Füße, oft Gesichtsmuskelstarre, Gähnkrämpfe.	*Muskelkrampfneigung* (Tetanie) Hausarzt oder Internist ◆ umfangreiche Laboruntersuchungen, Überregbarkeitstests, organische Ursache feststellen und beseitigen ◆ in der Regel medikamentöse Behandlung.

Nasenbluten

Nasenbluten (Epistaxis) tritt gehäuft im Kindesalter durch das Reißen kleiner Blutgefäße in der Nasenschleimhaut auf. Verletzungen durch stumpfe Gewalteinwirkung (Schlag, Unfall) können zu Nasenbluten führen. Bei Unfällen kann aber auch die Ursache von Nasenbluten eine gedeckte Schädelverletzung sein, die ärztliche Behandlung erfordert. Bei »gewöhnlichem« Nasenbluten aufrecht hinsetzen, durch den Mund atmen, kühle Umschläge (z. B. nasse Tücher) auf Nacken und Stirn, Nasenflügel der blutenden Seite leicht an die Nasenscheidewand drücken, dann eventuell Wattepfropf in die Nase schieben.

Symptome	Verdacht auf / Maßnahmen
Öfteres heftiges Nasenbluten, Zahnfleischbluten, Neigung zu Blutergüssen (blaue Flecken), besonders an Armen und Beinen, bei Frauen auch Blutungen aus der Scheide.	*Blutplättchenmangel* (Thrombozytopenie) Internist ◆ Blutuntersuchungen, Lumbalpunktion, Liquordiagnose ◆ Ursachen (z. B. Medikamente) ausschalten, Chemotherapie (Kortisonpräparate), ggf. Bluttransfusion, in seltenen Fällen Milzoperation.
Nasen- und Schleimhautblutungen (ggf. Teerstuhl), Fieber, Abgeschlagenheit, Kopfschmerzen, Schluckbeschwerden, Rachen gerötet, geschwollen und mit schmutzigbraunen Belägen, Lymphknotenschwellung, Hals stark angeschwollen, Erbrechen.	*Bösartige Halsbräune* (toxische Diphtherie) Sofort Arzt oder Klinik ◆ klinischer Befund, ggf. Laboruntersuchungen ◆ unverzügliche Heilserum-Injektion, ggf. unterstützend Antibiotika ◆ strenge Bettruhe und Fortdauer der ärztlichen Überwachung auch nach Abklingen der Symptome, um Dauerschädigungen auszuschließen.

Symptome	Verdacht auf / Maßnahmen
Neigung zu Nasenbluten, Entzündung der Mundschleimhaut, Himbeerzunge, strohgelbe Hautfarbe, Schwäche, Appetitlosigkeit, Kribbeln und Taubheitsgefühl in Armen und Beinen, Verdauungsstörungen.	*Perniziöse Anämie* (Biermer-Anämie) Internist bzw. Klinik ◆ Magenbiopsie, Blutuntersuchungen, Szintigraphie ◆ medikamentöse Dauerbehandlung (Vitamin B_{12}, Folsäure, Leberextrakte, Salzsäure usw.), häufig monatliche Injektion ausreichend.
Neigung zu Nasenbluten, Blässe, Nachtschweiß, Abgeschlagenheit, Appetitlosigkeit, Durchfälle, Gewichtsverlust, erst leichtes, dann hohes Fieber, Krankheitsgefühl.	*Tuberkulose* Lungenfacharzt bzw. Klinik ◆ Tuberkulintest, Laboruntersuchungen, Sonographie, Szintigraphie, ggf. Biopsie, Röntgen ◆ Chemotherapie (Tuberkulostatika), ggf. Operation.
Neigung zu Nasenbluten, Kopfschmerzen, langsam ansteigendes Fieber, graugelb belegte Zunge, Herzjagen, Hautausschlag (kleine rote Flecken), nach Verstopfung erbsenbreiartige Durchfälle.	*Typhus* (Typhus abdominalis) Klinik (Isolierstation) ◆ Laboruntersuchungen (Blut, Sternumpunktat, Stuhl), Blutkulturen ◆ Herz- und Kreislaufstützung, Flüssigkeits- und Elektrolytersatz, Chemotherapie ◆ nach überstandener Krankheit meist lebenslange Immunität.
Neigung zu Nasenbluten, Behinderung der Nasenatmung, manchmal Nasen- oder Gesichtsschmerzen.	*Nasenpolyp oder Basalfibroid* Hals-Nasen-Ohren-Arzt ◆ Nasenspiegelung, ggf. Röntgen ◆ meist operative Behandlung.
Neigung zu Nasenbluten, vorher an Penis, Schamlippen, Mund oder After Bildung eines harten dunkelroten Knotens, Lymphknotenschwellungen, dann Kopfschmerzen, Muskel- und Gelenkschmerzen, Schlaflosigkeit, später Hautausschläge (hellrote Flecken oder Knötchen).	*Lues* (Syphilis) Hautarzt ◆ serologische Untersuchungen, ggf. Liquordiagnostik nach Punktion ◆ Behandlung mit Penizillin, ggf. auch anderen Antibiotika, bei Neurosyphilis stationäre Behandlung erforderlich. Nach Abklingen der Symptome regelmäßige Nachuntersuchungen wichtig, um eventuelle Rückfälle rechtzeitig erkennen und behandeln zu können.
Neigung zu Nasenbluten, schmutziggelbe Hautfarbe, Kopfschmerzen, Übelkeit, Abgeschlagenheit, dunkler Urin, Atem und Schweiß riechen nach	*Harnvergiftung* (Urämie) Sofort Arzt oder Klinik ◆ Laboruntersuchungen, Feststellung der organischen Ursache (Schrumpfleber u. a.) ◆

Symptome	Verdacht auf / Maßnahmen
Urin, Verwirrtheitszustände, Atemnot, Durchfälle.	Hämodialyse (»Blutwäsche«), Peritonealdialyse, ggf. Operation (Nierentransplantation).
Neigung zu Nasenbluten und zu Schwindelanfällen, warme Hände, kalte Füße (Bluthochdruck in der oberen, Blutunterdruck in der unteren Körperhälfte).	*Aorta-Verengung* (Coarctatio aortae) Arzt, Klinik ◆ Röntgen (Gefäßdarstellung), Sonographie ◆ meist operative Behebung erforderlich.

Oberbauchschmerzen (siehe Bauchschmerzen)

Ohnmacht (siehe Bewußtlosigkeit)

Ohrenfluß

Ohrenfluß (Otorrhoe) nennt man im Gegensatz zu dem ebenfalls aus dem Gehörgang austretenden Ohrenschmalz (Zerumen) seröse, schaumige, eitrige, manchmal auch blutige Absonderungen, die geruchlos oder übelriechend sein können und stets ärztlicher Abklärung bedürfen.

Symptome	Verdacht auf / Maßnahmen
Übelriechender eitriger Ohrenfluß (meist einseitig), Ohrschmerzen, dann starker Juckreiz und in die Augen- und Kieferregion ausstrahlende bohrende Schmerzen, Fieber.	*Gehörgangekezem, Ohrfurunkel* Hals-Nasen-Ohren-Arzt ◆ Ohrspiegelung, Blutuntersuchung, ggf. Röntgen ◆ konservative Therapie (Rotlicht, Antibiotika), manchmal operative Eröffnung erforderlich.
Eitriger Ohrenfluß (meist einseitig), Ohrschmerzen, Schwellung hinter dem Ohr, Druckschmerz im Inneren des Ohres, Fieber.	*Warzenfortsatzentzündung* (Mastoiditis) Hals-Nasen-Ohren-Arzt ◆ Ohrspiegelung, Laboruntersuchungen (Blutbild), ggf. Röntgen ◆ Behandlung mit Antibiotika, ggf. chirurgische Dränage des Eiters.
Wäßriger, dann eitrig-übelriechender Ohrenfluß (meist einseitig), starke pochende Ohrschmerzen, Kopfschmerzen, Schwerhörigkeit auf dem betroffe-	*Mittelohrentzündung* (Otitis media) Hals-Nasen-Ohren-Arzt ◆ Ohrspiegelung, Blutuntersuchungen, ggf. Röntgen, Blutkulturen ◆ Chemotherapie,

Symptome	Verdacht auf / Maßnahmen
nen Ohr, Fieber, allgemeines Krankheitsgefühl.	Bettruhe, Wärmeanwendungen (Heizkissen, Rotlicht usw.).
Schleimig-eitriger, übelriechender Ohrenfluß, meist keine Ohrschmerzen und keine Beeinträchtigung des Allgemeinbefindens.	*Trommelfelldurchbruch* (Perforation, Ruptur) Hals-Nasen-Ohren-Arzt ◆ Ohrspiegelung, Sekretanalyse ◆ konservative Behandlung, Antibiotika, Ohrentropfen, Spülungen ◆ beim Baden Ohrtamponade.

Ohrgeräusche

Subjektive Ohrgeräusche (Tinnitus aurium) werden nur vom Betroffenen selbst wahrgenommen, und zwar als pulsierendes Klopfen, Sausen, Brummen, Pfeifen oder Zischen.

Symptome	Verdacht auf / Maßnahmen
Leichtes Sausen oder Brummen ohne Schmerzen, keine Beeinträchtigung des Allgemeinzustands.	*Ohrschmalzpfropf* (Zerumen) Mit ölgetränktem Wattebausch (Wattestäbchen) entfernen, ggf. vorher mit Öl etwas einweichen, keine Haarnadeln u. ä. benutzen.
Einseitiges Ohrensausen, Druckgefühl im Ohr, einseitige Schwerhörigkeit, Drehschwindel, Übelkeit, Erbrechen.	*Ménière-Krankheit* Hals-Nasen-Ohren-Arzt ◆ Ohrspiegelung, Laboruntersuchungen ◆ konservative Therapie.
Ohrensausen im Baßton, oft beidseitig, zunehmende Schwerhörigkeit, keine Schmerzen im Ohrenbereich, Allgemeinzustand nicht beeinträchtigt.	*Labyrinthkapselerkrankung* (Otosklerose) Hals-Nasen-Ohren-Arzt ◆ Ohrspiegelung, Schalleitungsuntersuchungen ◆ meist Stapesplastik, ggf. Fensterungsoperation, konservative Behandlung kann nur die Ohrgeräusche beheben ◆ ggf. Hörgerät.
Ohrensausen, Abgeschlagenheit, Blässe, Kopfschmerzen, Schlafstörungen, Atemnot, brüchige Fingernägel, trockene Haut.	*Blutarmut* (Anämie) Hausarzt oder Internist ◆ Laboruntersuchungen zur Feststellung einer eventuellen Grundkrankheit ◆ ursächliche Behandlung, in der Regel Eisengaben.

Symptome	Verdacht auf / Maßnahmen
Pfeifen oder Zischen, manchmal verbunden mit Schwindel, Kopfschmerzen, Hörstörungen.	*Nebenwirkung von Medikamenten, Durchblutungsstörung, Nachwirkung von Schlag oder lautem Knall* Hausarzt ◆ Ursache abklären lassen.
Pfeifen oder Zischen, Anschwellung der Ohrspeicheldrüse (meist einseitig), ansteigendes Fieber, druckempfindliche Ohrschwellung, Ohrläppchen abgehoben, oft Mundschleimhautentzündung.	*Mumps* (Ziegenpeter, Parotitis epidemica) Arzt ◆ Isolierung (Ansteckungsgefahr), strenge Bettruhe und ärztliche Überwachung wegen möglicher Zweitkrankheiten (bes. Hirnhautentzündung) ◆ medikamentöse Behandlung ◆ vorbeugende Schutzimpfung ratsam.
Pulsierendes Klopfen, Kopfschmerzen, Schwindel, Atemnot, Herzklopfen, Angstgefühle.	*Extremer Bluthochdruck* (Hypertonie) Arzt ◆ EKG, Blutdruckmessen, Blutuntersuchungen ◆ medikamentöse Therapie zur Blutdrucksenkung, ggf. chirurgische Behandlung.
Pulsierendes Klopfen, starke Ohr- und Kopfschmerzen, Schwerhörigkeit, wäßriger, dann eitriger Ohrenfluß, Fieber, Krankheitsgefühl.	*Mittelohrentzündung* (Otitis media) Hals-Nasen-Ohren-Arzt ◆ Ohrspiegelung, Laboruntersuchungen, ggf. Röntgen ◆ Bettruhe, Wärmeanwendungen (Heizkissen, Rotlicht usw.), Chemotherapie.
Pulsierendes Klopfen, Druckschmerz im Ohrinneren, Schwellung hinter dem Ohr, eitriger Ohrenfluß.	*Warzenfortsatzentzündung* (Mastoiditis) Hals-Nasen-Ohren-Arzt ◆ Ohrspiegelung, Blutbild, ggf. Röntgen ◆ Antibiotika, ggf. chirurgische Dränage.

Ohrschmerzen

Ohrschmerzen treten im Säuglings- und Kindesalter gehäuft auf. Wenn sie nicht mit Hilfe von Ohrentropfen und Wärmeanwendungen rasch abklingen, sollte die Ursache ärztlich abgeklärt werden. Auch bei Ohrenfluß (siehe dieses Suchwort) ist stets eine ärztliche Untersuchung notwendig.

Symptome	Verdacht auf / Maßnahmen
Stechende oder drückende Ohrschmerzen (meist bei Schnupfen oder Neben-	*Tubenkatarrh* (Verschluß der Ohrtrompete)

Symptome	Verdacht auf / Maßnahmen
höhlenerkrankung), Taubheitsgefühl, Schwerhörigkeit.	Schleimhautabschwellende Nasentropfen, Wärmeanwendungen, ggf. Hals-Nasen-Ohren-Arzt ◆ Ohrspiegelung ◆ Tubendurchblasung, Antibiotika.
Starke Ohrschmerzen (meist einseitig), besonders beim Kauen, in Augen- und Kieferregion ausstrahlend, übelriechender eitriger Ohrenfluß, ggf. Fieber.	*Gehörgangekzem, Ohrfurunkel* Hals-Nasen-Ohren-Arzt ◆ Ohrspiegelung, Blutuntersuchung, ggf. Röntgen ◆ Salbenstreifeneinlagen, Antibiotika, Rotlicht, notfalls Inzision zur Eröffnung des Furunkels.
Meist einseitige Ohrschmerzen (Druckschmerz), Schwellung hinter dem Ohr, eitriger Ohrenfluß, oft Fieber.	*Warzenfortsatzentzündung* (Mastoiditis) Hals-Nasen-Ohren-Arzt ◆ Ohrspiegelung, Laboruntersuchungen (Blutbild), ggf. Röntgen ◆ konservative Behandlung (Antibiotika), notfalls chirurgische Dränage.
Starke pochende Ohrschmerzen (meist einseitig), Kopfschmerzen, wäßriger, dann oft eitriger, übelriechender Ohrenfluß, Schwerhörigkeit auf dem betroffenen Ohr, Fieber.	*Mittelohrentzündung* (Otitis media) Hals-Nasen-Ohren-Arzt ◆ Ohrspiegelung, Blutuntersuchungen, ggf. Röntgen, Blutkulturen ◆ konservative Therapie (Chemotherapie, Bettruhe, Wärmeanwendungen, z. B. Heizkissen, Rotlicht).
Ohrschmerzen (Druck, meist einseitig), Ohrensausen, Schwerhörigkeit, Drehschwindelanfälle, Übelkeit mit Erbrechen.	*Ménière-Krankheit* Hals-Nasen-Ohren-Arzt ◆ Ohrspiegelung, Laboruntersuchungen ◆ konservative Therapie.
Plötzlich einsetzender heftiger Ohrschmerz nach stumpfer Gewalteinwirkung auf das Ohr (Schlag, Unfall, auch lauter Explosionsknall mit Druckwelle), Ohrensausen, Pfeifen, Zischen, Schwerhörigkeit.	*Trommelfellriß* (Ruptur) Nicht im Ohr stochern, keine Einläufe (Ohrentropfen usw.), ggf. nichtdrückenden Schutzverband anlegen, unverzüglich zum Hals-Nasen-Ohren-Arzt ◆ Ohrspiegelung ◆ je nach Größe und Art der Vernarbung bleibt manchmal eine geringe Schwerhörigkeit zurück.
Schmerzhafte Anschwellung der Ohrspeicheldrüse (meist zunächst einsei-	*Mumps* (Ziegenpeter, Parotitis epidemica)

Symptome	Verdacht auf / Maßnahmen
tig), Druckempfindlichkeit, Ohrläppchen abgehoben, pfeifende oder zischende Ohrgeräusche, ansteigendes Fieber, oft Mundschleimhautentzündung.	Arzt ◆ Isolierung des Erkrankten (Ansteckungsgefahr), strenge Bettruhe und ärztliche Überwachung wegen möglicher Zweitkrankheiten (besonders Hirnhautentzündung) ◆ medikamentöse Behandlung ◆ vorbeugende Schutzimpfung ratsam (ab 12. Lebensmonat möglich).
Schmerzen im äußeren Ohrbereich, Kopfschmerzen, Bläschenausschlag auf der Innenseite der Ohrmuschel und im Gehörgang, häufig Gesichtsmuskellähmung, Hör- und Gleichgewichtsstörungen.	*Hunt-Syndrom* (Zoster oticus) Arzt oder Klinik ◆ Labordiagnostik, ggf. neurologische Untersuchungen ◆ symptomatische Therapie, Analgetika, ggf. unterstützend Antibiotika, auch Interferon ◆ Ärztliche Behandlung ist wichtig, da Ertaubung drohen kann.

Penis

Das männliche Glied (Penis) ist von mancherlei Erkrankungen bedroht, die sich zumindest teilweise durch peinliche Sauberkeit (tägliches Waschen bei zurückgeschobener Vorhaut) und regelmäßige Selbstuntersuchung vermeiden bzw. im Frühstadium erkennen lassen.

Symptome	Verdacht auf / Maßnahmen
Öftere schmerzhafte Entzündungen unter der nur unvollständig oder gar nicht zurückschiebbaren Vorhaut, schmerzhafte Erektionen, meist angeboren (tritt schon bei Kleinkindern auf), sehr selten erworben.	*Enge Vorhaut* (Phimose) Bei Kleinkindern Kinderarzt befragen (endgültige Abklärung meist erst im 4. oder 5. Lebensjahr möglich), Behandlung der Entzündung, bei jedem Baden Vorhaut behutsam möglichst weit zurückstreifen ◆ ggf. kleine Operation zur Behebung, in seltenen Fällen völlige Vorhautentfernung (Beschneidung).
Entzündliche Rötung und Schwellung von Eichel und Vorhaut, oberflächliche nässende Erosionen, manchmal auch kleine Geschwüre, gelegentlich Lymphknotenschwellung.	*Eichelentzündung* (Balanitis) Hautarzt ◆ Ursache abklären lassen (oft Begleiterscheinung anderer Erkrankungen) ◆ symptomatische und ursächliche Behandlung.
Runde, rote, weiß umsäumte, Eiter absondernde, übelriechende Gewebsver-	*Geschwürige Eichelentzündung* (Balanitis erosiva)

Symptome	Verdacht auf / Maßnahmen
luste auf der Eichel, oft Schwellung der Vorhaut.	Achtung: Kann durch Geschlechtsverkehr übertragen werden ◆ Hautarzt, unverzügliche Behandlung erforderlich ◆ Chemotherapie (Antibiotika usw.) ◆ auf peinlichste Hygiene achten.
Eichel gerötet, weißliche, abhebbare Auflagerungen, häufig bei Diabetikern anzutreffen.	*Eichelentzündung durch Pilzinfektion* (Balanitis candidamycetica) Achtung: Kann durch Geschlechtsverkehr übertragen werden ◆ Hautarzt, unverzügliche Behandlung ratsam ◆ Chemotherapie (Antimykotika).
Schmerzhafte Bläschen an Eichel und Vorhaut, oft Lymphknotenschwellung in der Leistenbeuge, manchmal erhöhte Temperatur.	*Genitalherpes* (Herpes genitalis) Achtung: Kann durch Geschlechtsverkehr übertragen werden ◆ Hautarzt ◆ Laboruntersuchungen (zur Feststellung der Erreger) ◆ medikamentöse Behandlung.
Bildung tiefbrauner, lackartig glänzender glatter Herde auf Eichel und Vorhautblatt, meist schmerzfrei, im höheren Alter auftretend.	*Eichelentzündung* (Balanitis chronica circumscripta) Hautarzt ◆ ggf. Biopsie ◆ medikamentöse Behandlung.
Brennen in der Harnröhre, Schmerzen beim Wasserlassen, Harndrang, manchmal schleimiger Ausfluß.	*Harnröhrenentzündung* (Urethritis) Hautarzt ◆ Laboruntersuchungen zum Ausschluß von Tripper ◆ Chemotherapie (Tetrazykline).
Brennen in der Harnröhre, manchmal leichte Schmerzen beim Wasserlassen, schleimig-eitriger Ausfluß.	*Trichomonaden-Infektion* (Trichomoniasis) Achtung: Kann durch Geschlechtsverkehr übertragen werden ◆ Hautarzt ◆ Abstrich ◆ Chemotherapie (auch des Partners!).
Auf Eichel und Vorhaut Bildung stecknadelgroßer Knötchen, die zu warzig zerklüfteten Wucherungen werden; sie können auch am After auftreten.	*Feigwarzen* (Condylomata acuminata) Achtung: Können durch Geschlechtsverkehr übertragen werden ◆ Hautarzt ◆ Laboruntersuchungen zum Ausschluß von Geschlechtskrankheit ◆ Chemotherapie, ggf. elektrochirurgische Entfernung.

Symptome	Verdacht auf / Maßnahmen
Brennen in der vorderen Harnröhre, erst wäßriger, dann eitrig-gelblicher Ausfluß, manchmal Harnröhrenöffnung am Morgen verklebt, Morgenurin mit Schleimfäden.	*Tripper* (Gonorrhoe) Achtung: Kann durch Geschlechtsverkehr übertragen werden ◆ Hautarzt ◆ Laboruntersuchungen zum Erregernachweis ◆ Chemotherapie (Standardbehandlung mit Penizillin), nachfolgende Therapiekontrolle wichtig.
Auf der Eichel rundlich-ovale, münzgroße, weiche, schmerzhafte Geschwüre mit gezacktem unterhöhltem Rand.	*Weicher Schanker* (Ulcus molle) Achtung: Kann durch Geschlechtsverkehr übertragen werden ◆ Hautarzt ◆ Abstrich aus dem Geschwürsrand, Laboruntersuchungen ◆ Chemotherapie.
Auf Eichel oder Vorhaut, auch an After und Mund Bildung einer schnell zerfallenden Papel, aus der ein harter, roter, münzgroßer, von straffer Haut überspannter Knoten wird, dann Lymphknotenschwellung, Kopf- und Gliederschmerzen, Fieber, Juckreiz, ggf. Hautausschläge, Krankheitsgefühl.	*Lues* (Syphilis) Achtung: Kann durch Geschlechtsverkehr übertragen werden ◆ Hautarzt ◆ Labordiagnose und Tests zur Erregerfeststellung, ggf. auch Liquordiagnostik ◆ Chemotherapie (Standardbehandlung mit Penizillin), serologische Kontrolle des Therapieerfolgs unerläßlich.
Hautveränderungen (rote harte Knötchen oder unregelmäßig geformte Verhärtungen, Wucherungen oder nässende, leicht blutende Geschwüre) auf Eichel und Vorhaut, manchmal bei Vorhautverengung eitriger, stinkender Ausfluß, schweres Krankheitsgefühl.	*Krebs des männlichen Glieds* (Peniskarzinom) Arzt oder Klinik ◆ Laboruntersuchungen, Biopsie, Feststellung einer Lymphknotenbeteiligung (Metastasierung) ◆ Strahlentherapie, häufig jedoch Teil- oder Totaloperation.

Periode (siehe Menstruation)

Rachenschmerzen (siehe Halsschmerzen)

Regelblutung (siehe Menstruation)

Reizhusten (siehe Husten)

Rückenschmerzen

Da Rückenschmerzen, zu denen auch Schmerzen im oberen Lendenbereich zählen, sehr häufig auftreten, ist eine genauere Diagnose nur aufgrund weiterer Symptome möglich. So können alltägliche Verspannungen und Zerrungen der Rückenmuskulatur ebenso zu Rückenschmerzen führen wie Infektionskrankheiten, organische Erkrankungen, Rheuma oder Veränderungen und Krankheiten der Wirbelsäule. Siehe auch das Suchwort »Kreuzschmerzen«; häufig gehen Rücken- und Kreuzschmerzen ineinander über.

Symptome	Verdacht auf / Maßnahmen
Schlagartig einsetzende Rückenschmerzen im Bereich der Lendenwirbelsäule nach ungeschickter Bewegung oder dem Heben einer schweren Last.	*Hexenschuß* (Lumbago) Wärmeanwendungen, Massage mit schmerzlindernden Mitteln ◆ in hartnäckigen Fällen Orthopäde ◆ Röntgen ◆ ggf. Bandscheibenoperation.
Ziehende Rücken- und Kreuzschmerzen, Kopfschmerzen, Abgeschlagenheit, Blässe, Durst, oft brennende Schmerzen beim Wasserlassen, manchmal Fieber.	*Nierenbeckenentzündung* (Pyelonephritis) Urologe ◆ Harn- und Urinuntersuchungen, Sonographie, Röntgen, ggf. Zystoskopie, Nierenfunktionsdiagnostik ◆ Bettruhe, reichlich Flüssigkeitszufuhr, Chemotherapie.
Rücken- und Kreuzschmerzen, rotbrauner Harn, Kopfschmerzen, Müdigkeit, gedunsenes Gesicht, geschwollene Beine, Abgeschlagenheit.	*Nierenkörperchenentzündung* (Glomerulonephritis) Urologe ◆ Blut- und Harnuntersuchungen, Nierenszintigraphie, Röntgen ◆ häufig Klinikeinweisung nötig, absolute Bettruhe, medikamentöse Behandlung.
Rücken- und Lendenschmerzen, akut krampfartig stark oder ständig ziehend, bei Schmerzanfällen Bauchdeckenverspannung, Erbrechen, Frostgefühl oder Schüttelfrost, manchmal Blutharnen.	*Nierensteinleiden* (Nephrolithiasis) Urologe oder Klinik ◆ Sonographie, Röntgen, Computer-Tomographie ◆ Ausschwemmung der Steine, Schlingenextraktion, Steinzertrümmerung oder offene Operation ◆ vorbeugend Medikamente und Diät je nach Art der Steine.
Rücken- und Kreuzschmerzen bei Frauen, Harndrang, verstärkter Ausfluß, unwillkürlicher Harnabgang beim Niesen, Husten oder Heben schwerer Lasten.	*Gebärmuttersenkung* (Descensus uteri) Frauenarzt ◆ Endoskopie ◆ physiotherapeutische Maßnahmen zur Stärkung des Beckenbodens, nur in schweren Fällen operative Korrektur.

Symptome	Verdacht auf / Maßnahmen
Rücken- und Brustschmerzen (atemabhängig), Nachschleppen der erkrankten Brusthälfte bei der (beschleunigten) Atmung, Atemgeräusche.	*Trockene Brustfellentzündung* (Pleuritis sicca) Hausarzt oder Internist ◆ Auskultation, Sonographie, Röntgen, Ursache feststellen ◆ ursächliche chemotherapeutische Behandlung.
Rücken- und Brustschmerzen, Abgeschlagenheit, Gewichtsverlust, Heiserkeit, Reizhusten (meist nachts) mit himbeergeleeartigem oder blutigem Auswurf, schweres Krankheitsgefühl.	*Lungenkrebs* (Bronchialkarzinom) Lungenfacharzt oder Klinik ◆ Röntgen, Lungenszintigraphie, Bronchographie, Zytodiagnostik ◆ chirurgischer Eingriff je nach Stadium der Behandlung, Radiotherapie.
Rückenschmerzen, Schwäche und Schmerzen in den Beinen, abnorme Ermüdbarkeit, im Lauf der Zeit Knochenverformungen.	*Osteomalazie* (Erwachsenen-Rachitis) Orthopäde ◆ Röntgen, Laboruntersuchungen ◆ Chemotherapie (Vitamin-D-Zufuhr, ggf. Hormonpräparatbehandlung).
Rückenschmerzen, Sensibilitätsstörungen im Versorgungsbereich eines Nervenstranges, hohe Berührungsempfindlichkeit, ggf. Einschränkung der Beweglichkeit.	*Bandscheibenvorfall* (Diskusprolaps) Orthopäde ◆ Röntgendiagnostik ◆ konservativ-orthopädische Behandlung, ggf. neurochirurgische Chemonukleolyse, in schweren Fällen Bandscheibenoperation.
Rückenschmerzen, Aufhebung der Temperatur- und Schmerzempfindlichkeit, manchmal Lähmungserscheinungen, herabhängendes Augenlid, eingesunkenes Auge, abnorme Enge der Pupille.	*Höhlenbildung im Rückenmark* (Syringomyelie) Orthopäde, Neurologe ◆ Röntgen der Wirbelsäule, Sonographie, Computer-Tomographie, Laboruntersuchungen ◆ meist neurochirurgischer Eingriff erforderlich.
Rückenschmerzen, morgendliche Steifigkeit im Bereich der Lendenwirbelsäule, oft auch in den Fußgelenken, fortschreitende Einschränkung der Wirbelsäulenbeweglichkeit.	*Bechterew* (Spondylitis) Orthopäde ◆ Sonographie, Röntgen, Laboruntersuchungen ◆ Physiotherapie (Krankengymnastik), medikamentöse Behandlung zur Verlangsamung des Krankheitsprozesses, der nicht endgültig gestoppt werden kann.
Rückenschmerzen, flacher Rundrücken, abnorm rasche Ermüdbarkeit	*Scheuermann-Krankheit* (Adoleszentenkyphose)

Symptome	Verdacht auf / Maßnahmen
von Rücken und Wirbelsäule, zunehmende Rückenverformung.	Orthopäde ◆ Röntgendiagnostik ◆ konservative physiotherapeutische Aufrichtung des Rückens (Schwimmen, Gymnastik u. a.), ggf. Stützkorsett.
Rückenschmerzen, entweder leicht oder stark und bis in die Beine ziehend, in schwersten Fällen Querschnittslähmung.	*Wirbelgleiten* (Spondylolithese) Orthopäde ◆ Röntgen ◆ Stärkung der Rückenmuskulatur durch Physiotherapie, in schweren Fällen operative Aufrichtung der Wirbelsäule.

Schamlippen

Symptome	Verdacht auf / Maßnahmen
Meist einseitige Schwellung und Rötung des unteren Drittels der großen Schamlippen, oft nur geringer Spannungs- und Druckschmerz, bei nicht rechtzeitiger Behandlung Bildung einer schmerzhaften, bis hühnereigroßen Geschwulst.	*Bartholinitis bzw. Bartholin-Abszeß* Arzt ◆ Laboruntersuchungen zur Feststellung der Ursache (häufig Tripper) ◆ ursächliche Behandlung, bei Abszeß Ablassen des Eiters, in der Regel operative Entfernung der Bartholin-Drüse, um die Bildung einer Bartholin-Retentionszyste zu vermeiden.
Auf den Schamlippen Bildung stecknadelgroßer Knötchen, die zu warzig zerklüfteten (hahnenkammartigen) Wucherungen werden, auch in der Umgebung und am After möglich.	*Feigwarzen* (Condylomata acuminata) Achtung: Können durch Geschlechtsverkehr übertragen werden ◆ Arzt ◆ Laboruntersuchung zum Ausschluß bösartiger Wucherungen und Geschlechtskrankheiten ◆ Chemotherapie, ggf. auch Elektrochirurgie.
Schmerzhafte Bläschen auf den Schamlippen, häufig Lymphknotenschwellung in der Leistenbeuge, manchmal erhöhte Temperatur.	*Genital-Herpes* (Herpes genitalis) Achtung: Kann durch Geschlechtsverkehr übertragen werden ◆ Arzt ◆ unverzügliche Behandlung ratsam ◆ Chemotherapie (Herpes-Virus-Medikamente, z. B. Aciclovir).
Rötung der Schamlippen, weißliche, abhebbare Auflagerungen, häufig durch Zuckerkrankheit (Diabetes mellitus) begünstigt.	*Pilzinfektion* (Candidamykose) Achtung: Kann durch Geschlechtsverkehr übertragen werden ◆ Arzt ◆ unverzüglich behandeln lassen ◆ Chemotherapie (Antimykotika).

Symptome	Verdacht auf / Maßnahmen
Rötung und Schwellung der Schamlippen, quälender Juckreiz, Brennen, manchmal Auflagerungen, unspezifischer Ausfluß usw.	*Schamlippenentzündung* (Vulvitis) Möglichst unverzüglich ärztlich abklären lassen ◆ Behandlung je nach Ursache (Infektion, innere Krankheit usw.).
An den Schamlippen (auch an Mund oder After) schnell zerfallende Papel, aus der ein harter, roter, münzgroßer, von straffer Haut überspannter Knoten wird, danach Lymphknotenschwellung, Kopf- und Gliederschmerzen, Fieber, Juckreiz, Krankheitsgefühl, manchmal Hautausschläge.	*Lues* (Syphilis) Achtung: Kann durch Geschlechtsverkehr übertragen werden ◆ Sofort Arzt ◆ Labordiagnostik zur Feststellung der Erreger, ggf. auch Liquordiagnostik ◆ Chemotherapie (Standardbehandlung mit Penizillin) ◆ auch nach Abklingen der Symptome serologische Kontrolle des Therapieerfolgs wichtig.
An den Schamlippen Bildung von rundlichen, etwa münzgroßen, weichen, schmerzhaften Geschwüren mit gezacktem, unterhöhltem Rand.	*Weicher Schanker* (Ulcus molle) Achtung: Kann durch Geschlechtsverkehr übertragen werden ◆ Hautarzt ◆ Abstrich aus dem Geschwürsrand, Laboruntersuchungen ◆ Chemotherapie mit Erfolgskontrolle.
An den Schamlippen Bildung warzenartiger Wucherungen, kleiner, leicht blutender Knötchen oder weißlicher, leicht erhabener Flecken, vorher oft Schrumpfung der Schamlippen unter Entstehung schmerzhafter, juckender Hauteinrisse (Schrunden).	*Schamlippenkrebs* (Vulvakarzinom) Arzt ◆ Biopsie, umfangreiche Laboruntersuchungen ◆ manchmal konservative Therapie möglich, in der Regel aber Radikaloperation erforderlich ◆ Dieser Krebs tritt (sehr selten) fast ausschließlich bei Frauen über 65 Jahren auf und befällt hauptsächlich die großen Schamlippen.

Schlafstörungen

Einschlafschwierigkeiten und Schlaflosigkeit (Agrypnie) sind neben Kopfschmerzen die häufigsten und gleichermaßen schwer einer einzelnen Ursache zuordenbaren Befindlichkeitsstörungen unserer Zeit. Ebenso falsch und auf Dauer der Gesundheit abträglich ist – wie bei Kopfschmerzen der häufige Griff zu Schmerzmitteln – bei Schlafstörungen eine längerdauernde oder gar ständige Einnahme von Beruhigungs- und Schlafmitteln. Zwar ist ausreichender Schlaf für das körperliche Wohlbefinden, die geistige Leistungsfähigkeit und die seelische Ausgewogenheit wichtig, doch sind vorübergehende Störungen kein Grund zu ernsthafter Beunruhigung. Der komplizierte Regelmechanismus des menschlichen Körpers sorgt dafür, daß bei gelegentlichem Schlafmangel schon innerhalb verhältnismäßig kurzer Zeiträume das – bei jedem Menschen etwas unterschiedliche – Schlafbedürfnis insgesamt befriedigt wird. Nur in ganz wenigen Fällen erfordern Erkrankungen des Zentralnervensystems eine ärztliche Behandlung von Schlaflosigkeit, die bei solchen Ursachen stets in einer Klinik durchgeführt wird.

Schlafprobleme können die unterschiedlichsten Auslöser haben: eine zu späte und allzu üppige Abendmahlzeit, ein aufregendes Fernsehprogramm oder Buch kurz vor dem Zubettgehen, berufliche oder familiäre Probleme, Aufregung über ein vergangenes oder bevorstehendes Ereignis, eine schmerzhafte oder langwierige Erkrankung, aber auch so banale Gründe wie kalte Füße, ein überheiztes, schlecht gelüftetes Schlafzimmer, zu schweres Bettzeug, zuviel Bohnenkaffee, Nikotin oder Alkohol am späten Abend, zuwenig Bewegung tagsüber und vieles anderes mehr.

Wenn Sie nicht nur gelegentlich, sondern häufig unter Schlafstörungen leiden, sollten Sie auf keinen Fall nach eigenem Gutdünken zu irgendwelchen Pillen, Pülverchen oder Tropfen greifen, sondern mit Ihrem Arzt, vielleicht auch mit einem Psychotherapeuten darüber sprechen. Nur in den wenigsten Fällen rechtfertigen krankhafte Störungen des Gesamtzustands eine medikamentöse Behandlung von Schlaflosigkeit; meist helfen ein Anti-Streß-Programm und eine Umstellung unbedachter und unvernünftiger Verhaltensweisen weiter, wobei psychotherapeutische Betreuung sinnvoll oder manchmal sogar dringend geboten sein kann. Stets sollten Sie aber auch Ihrerseits das Nötige dazu beitragen:

- Nehmen Sie eine frühe und leichte Abendmahlzeit ein
- Meiden Sie am Abend Bohnenkaffee, starke Alkoholika und Nikotin
- Sorgen Sie für ein gut gelüftetes, nur mäßig warmes Schlafzimmer
- Ihre Matratze sollte nicht sehr weich, Ihr Bettzeug möglichst leicht sein
- Verzichten Sie vor dem Einschlafen auf aufregende Fernsehprogramme oder Lektüre
- Gehen Sie nie im Zorn zu Bett; schlichten Sie Streitigkeiten stets möglichst umgehend
- Machen Sie kurz vor dem Schlafengehen einen geruhsamen Spaziergang in frischer Luft
- Manchmal wirken kalte oder lauwarme Wasseranwendungen (Fuß- oder Armbäder, Teil- oder Ganzwaschungen, auch ein warmes Halbbad mit Kräuterzusatz) wahre Wunder
- Eine wirksame Einschlafhilfe sind gezielte Atemübungen und autogenes Training.

Schluckauf

Hervorgerufen wird der Schluckauf (Singultus) durch eine krampfartige Zusammenziehung des Zwerchfells. Er ist keine Krankheit, kann aber, wenn er von langer Dauer ist oder immer wiederkehrt, ein Krankheitszeichen sein. Diese Fälle sind unter dem Suchwort »Aufstoßen« dargestellt. Ein kurzdauernder Schluckauf kann durch sehr kalte oder alkoholische Getränke, eine überreichliche Mahlzeit, hastiges Essen, Trinken oder Rauchen oder durch starke Nervosität ausgelöst werden. In solchen Fällen ist keine ärztliche Versorgung notwendig. Entweder wendet man eines der alten Hausmittel an, die freilich nicht immer helfen, oder man wartet ab, bis sich das Zwerchfell wieder beruhigt hat, was am schnellsten geschieht, wenn man sich vom Schluckauf ablenkt oder ablenken läßt.

Hier einige Hausrezepte:

- ◆ Mit beiden Daumen die Ohren zuhalten, gleichzeitig mit den kleinen Fingern die Nasenflügel zusammendrücken und mit geschlossenen Lippen die Backen aufblasen
- ◆ Tief einatmen und schnell etwas trinken oder möglichst laut singen
- ◆ Die Ohren zuhalten und gleichzeitig etwas Wasser trinken
- ◆ Auf den Rücken legen, Knie an den Bauch heranziehen und mit beiden Händen kräftig gegen den Bauch drücken
- ◆ Einen Eßlöffel Zucker essen oder Eis lutschen
- ◆ Künstlich Brechreiz erzeugen (Finger in Rachen stecken oder Rachen mit Feder o. ä. kitzeln)
- ◆ Sehr trockenes Brot essen
- ◆ Handtuch in Wasser tauchen, auswringen, Brust und Bauch damit abklatschen
- ◆ Sitzbad in warmem Wasser nehmen, dabei heißes Wasser zulaufen lassen, so lange man es aushält
- ◆ Brust und Bauch mit Melissengeist einreiben.

Schluckbeschwerden

Schluckbeschwerden (Dysphagie) sind ein Leitsymptom der meisten Erkrankungen der Speiseröhre, können aber auch viele andere Ursachen haben. Siehe auch das Suchwort »Halsschmerzen«.

Symptome	Verdacht auf / Maßnahmen
Schluckbeschwerden, Kratzen und Brennen im Hals, Trockenheitsgefühl, Rachenwand entzündlich gerötet, oft Reizhusten mit zähschleimigem Auswurf, bei Kindern häufig Fieber.	*Rachenschleimhautentzündung* (Pharyngitis) Bettruhe, Gurgeln (Salbeitee u. a.), Salbei-Lutschtabletten ◆ in schweren Fällen (besonders bei Kindern) Arzt ◆ medikamentöse Behandlung.
Schluckbeschwerden, Hals-, Kopf- und Brustschmerzen, Schnupfen, Atembeschwerden, Abgeschlagenheit, häufig erhöhte Temperatur.	*Grippaler Infekt* Bettruhe, Vitamin-C-Zufuhr, Obstsäfte, Inhalationen (Kamillenabsud, ätherische Öle) ◆ bei Kindern, älteren Menschen und Fieber über 39,5° C Arzt.
Schluckbeschwerden, Halsschmerzen, Kopf- und Gliederschmerzen, plötzlich einsetzendes (meist hohes) Fieber, Heiserkeit, trockener Reizhusten, manchmal Bauchschmerzen, Durchfälle, schweres Krankheitsgefühl.	*Grippe* (Influenza) Arzt ◆ klinischer Befund, ggf. Blut- und Stuhluntersuchung ◆ strenge Bettruhe, überwiegend symptomatische Behandlung (fieber- und entzündungshemmende Mittel, ggf. Antibiotika) ◆ wegen der Vielzahl möglicher Erreger bie-

Symptome	Verdacht auf / Maßnahmen
	tet eine vorbeugende Schutzimpfung keine absolute Sicherheit.
Schluckbeschwerden, grau-weißlicher Belag auf den (geschwollenen) Mandeln und auf dem Gaumen, süßlicher Mundgeruch, Lymphknotenschwellungen, Lichtscheu, meist mäßiges Fieber.	*Halsbräune* (Diphtherie) Arzt ◆ bei Diphtherie-Verdacht nach klinischem Befund sofort Heilserum spritzen, ggf. unterstützend Antibiotika ◆ klinischen Befund ggf. durch bakteriologische Untersuchungen absichern ◆ Vorbeugung durch Schutzimpfung.
Schluckschmerzen, Gaumenmandeln gerötet und geschwollen, schmerzhafte Vergrößerung der Lymphknoten im Kieferwinkel, Kopfschmerzen, Fieber, manchmal auf den Mandeln gelbliche Beläge.	*Mandelentzündung* (Tonsillitis, Angina) Bettruhe, feuchtwarme Halswickel, Mund- und Rachenspülungen, Lutschtabletten ◆ bei hohem Fieber Arzt ◆ klinischer Befund, ggf. Blut- und Urinuntersuchung ◆ Antibiotika, Analgetika, auf mögliche Nacherkrankung achten.
Schluckbeschwerden, Rachenbelag, Kopf- und Gliederschmerzen, derbe, bewegliche, wenig schmerzhafte Halslymphknotenschwellung, dann Lymphknotenvergrößerung am ganzen Körper, manchmal Ausschlag, immer Fieber.	*Pfeiffer-Drüsenfieber* (Mononucleosis infectiosa) Arzt ◆ klinischer Befund, ggf. Labordiagnostik ◆ Bettruhe ◆ meist verläuft die Erkrankung komplikationslos und ist dann nach zwei bis drei Wochen überstanden.
Schluckbeschwerden, Sodbrennen, häufig mit Aufstoßen von Speiseresten.	*Speiseröhrenentzündung* (Oesophagitis) Internist ◆ Ösophagoskopie, ggf. Röntgenkontrastaufnahme.
Schluckbeschwerden, Sodbrennen, häufiges Erbrechen, dumpfe Schmerzen hinter dem Brustbein, Beschwerden verstärkt nach den Mahlzeiten und im Liegen.	*Zwerchfellbruch* (Hiatushernie) Kleinere Brüche bedürfen keiner Behandlung, im Liegen Oberkörper hochlagern, mehrere kleine Mahlzeiten täglich einnehmen ◆ vorsichtshalber Arzt ◆ Ösophagoskopie, Sonographie, Röntgen.
Schluckbeschwerden und Fremdkörpergefühl in der Speiseröhre, allmählich zunehmende Stauung von Ver-	*Speiseröhrenwandausbuchtung* (Ösophagusdivertikel) Arzt ◆ Ösophagoskopie, Röntgenkon-

Symptome	Verdacht auf / Maßnahmen
schlucktem in der Speiseröhre.	trastmittelaufnahme ◆ in der Regel chirurgische Exstirpation erforderlich.
Schluckbeschwerden (plötzlich auftretend), akute Atemnot, pfeifendes Einatmen (Stridor), heisere Stimme, Beklemmungsgefühl, Erstickungsgefahr.	*Glottisödem* Bei Anfall sofort Eiskrawatte umlegen ◆ Notarzt oder Klinik ◆ ggf. Intubation oder Tracheotomie ◆ Chemotherapie (Antibiotika, Kalzium, Hydrokortison).
Schluckbeschwerden, Erbrechen, Rachen dunkelrot geschwollen, Zunge geschwollen und belegt, Lymphknotenschwellung in den Kieferwinkeln, ab 2. Tag feinfleckiger Ausschlag, von Hals und Brust ausgehend, am 3. Tag Zunge himbeerrot.	*Scharlach* (Scarlatina) Isolierung wegen hoher Ansteckungsgefahr, strenge Bettruhe, Arzt ◆ klinischer Befund, ggf. Blut- und Harnuntersuchungen ◆ medikamentöse Behandlung, auf mögliche Komplikationen achten ◆ nach 1 bis 2 Wochen Abklingen der Erkrankung.
Schluckbeschwerden, Trockenheitsgefühl im Hals, Lichtscheu, Augenflimmern, Sehstörungen, Übelkeit, kalter Schweiß, Erbrechen, starkes Krankheitsgefühl.	*Bakterielle Lebensmittelvergiftung* (Botulismus) Unverzüglich Erbrechen herbeiführen, Aktivkohle schlucken ◆ sofort Notarzt, Klinik ◆ Magen auspumpen, Darm entleeren, Botulismusserum spritzen, notfalls Schockbekämpfung.
Schlucknot durch tonische Krämpfe der Schlund-, Kehlkopf- und Atemmuskulatur, vorher Rötung einer Bißwunde, Kopfschmerzen, Speichelfluß, zunehmende Atemnot, qualvoller Durst.	*Tollwut* (Rabies, Lyssa) Sofort Notarzt, Klinik (Intensivstation) ◆ Liquor-, Speichel- und Blutuntersuchungen ◆ beim Auftreten eindeutiger Symptome oft keine Rettung mehr möglich ◆ deshalb Tierbisse vorsichtshalber stets ärztlich versorgen lassen.
Schluckbeschwerden, Halsschmerzen, Heiserkeit, Atemnot, pfeifendes Geräusch beim Einatmen (Stridor), knotige Vergrößerung der Schilddrüse, Lymphknotenschwellung, schweres Krankheitsgefühl.	*Schilddrüsenkrebs* (Thyreokarzinom) Arzt, Klinik ◆ Sonographie, Szintigraphie, ggf. Computer-Tomographie, Feinnadelpunktion, Laboruntersuchungen ◆ in der Regel chirurgischer Eingriff erforderlich, ggf. Nachbestrahlung.
Schluckbeschwerden, schmerzhaftes Druckgefühl im Kehlkopf, Heiserkeit,	*Kehlkopfkrebs* (Larynxkarzinom) Hals-Nasen-Ohren-Arzt, Klinik ◆ La-

Symptome	Verdacht auf / Maßnahmen
Trockenheitsgefühl, schmerzhafter Reizhusten, manchmal mit blutigem Auswurf, wachsende Atemnot.	ryngoskopie, Szintigraphie, Probeexzision, Laboruntersuchungen ◆ je nach Art der Geschwulst Chordektomie, Laryngektomie, Nachbestrahlung.
Schluckbeschwerden, Aufstoßen, schlechter Mundgeruch, Heiserkeit, Brechreiz (auch Bluterbrechen), Gewichtsverlust, zunehmende Brustkorbschmerzen.	*Speiseröhrenkrebs* (Carcinoma oesophagi) Klinik ◆ Ösophagoskopie, Röntgenkontrastmittelaufnahmen, Biopsie, ggf. Computer-Tomographie ◆ Laboruntersuchungen ◆ je nach Stadium Strahlentherapie oder (meist) chirurgischer Eingriff.

Schnupfen

Als Schnupfen (Rhinitis), von dem in unseren Breiten kaum jemand verschont bleibt, bezeichnet man einen oberflächlichen akuten oder chronischen Katarrh der Nasenschleimhaut, verursacht durch eine Vielzahl von Viren, aber auch ausgelöst durch nervöse Impulse oder durch allergische Reaktionen auf Blütenpollen. Manche Krankheiten, so Masern und Keuchhusten, beginnen mit einem Schnupfen.

Symptome	Verdacht auf / Maßnahmen
Schnupfen, Husten, Atem- und Schluckbeschwerden, Kopf- und Halsschmerzen, Abgeschlagenheit, häufig erhöhte Temperatur.	*Grippaler Infekt* Bettruhe, Vitamin-C-Zufuhr, Obstsäfte, Inhalationen (Kamillenabsud, ätherische Öle) ◆ bei Kindern, älteren Menschen und Fieber über 39,5° C Arzt.
Schnupfen, Heiserkeit, trockener Husten, Schluckbeschwerden, Kopf-, Hals- und Gliederschmerzen, plötzlich einsetzendes (meist hohes) Fieber, manchmal Bauchschmerzen, Durchfälle, schweres Krankheitsgefühl.	*Grippe* (Influenza) Arzt ◆ klinischer Befund, ggf. Blut- und Urinuntersuchung ◆ strenge Bettruhe, überwiegend symptomatische Behandlung (fieber- und entzündungshemmende Mittel, ggf. Antibiotika) ◆ wegen der Vielzahl möglicher Erreger gewährt eine vorbeugende Impfung keinen absoluten Schutz.
Schnupfen, Kribbeln und Jucken in der Nase, Brennen im Mund, Schleimhautschwellungen, Augen gerötet, Tränen-	*Heufieber* (Pollinosis) Arzt ◆ Tests auf auslösende Allergene durch Provokationsversuche ◆ medika-

Symptome	Verdacht auf / Maßnahmen
fluß, Abgeschlagenheit, Frösteln, häufig gleichzeitig allergischer Hautausschlag.	mentöse Behandlung (Antihistaminika, Kortison, dabei Nebenwirkungen beachten) ◆ Versuch einer langzeitigen Desensibilisierung ◆ Pollenwarndienst im Rundfunk beachten.
Schnupfen mit blutigem Sekret und Krustenbildung, meist bei Säuglingen und Kleinkindern, Müdigkeit, Appetitlosigkeit, leicht erhöhte Temperatur.	*Nasendiphtherie* Arzt ◆ klinischer Befund ◆ bei Diphtherie-Verdacht unverzügliche Seruminjektion, danach rasches Abklingen der Beschwerden.
Hatnäckiger Schnupfen mit gelbgrünlichem Sekret, Schmerzen im Augen- und Stirnbereich, Blässe, erhöhte Temperatur, Krankheitsgefühl.	*Nasennebenhöhlenentzündung* (Sinusitis) Hals-Nasen-Ohren-Arzt ◆ Ultraschalldiagnostik, Röntgen ◆ Inhalationen, Wärmebehandlung, sekretlösende Mittel, ggf. Antibiotika, notfalls Ausräumung unter örtlicher Betäubung.
Schnupfen und Husten, Augenbindehautentzündung, Lichtscheu, Abgeschlagenheit, Fieber, zuerst auf der Wangenschleimhaut weißliche Stippchen mit gerötetem Hof, dann typischer (hellroter, zuerst kleinfleckiger) Ausschlag am ganzen Körper.	*Masern* (Morbilli) Arzt ◆ strenge Bettruhe, Fernhalten anderer Kinder wegen hoher Ansteckungsgefahr ◆ klinischer Befund, ggf. Blut- und Urinuntersuchung ◆ bei hohem Fieber Fieberzäpfchen, dem Patienten viel zu trinken geben, medikamentöse Behandlung ◆ Vorbeugung durch Schutzimpfung.
Schnupfen und Heiserkeit, nächtliches Husten, das sich nach einigen Tagen zu krampfartigen Hustenanfällen steigert, massive Atemnot, oft mit Hervorwürgen von Schleim, häufig auch Erbrechen.	*Keuchhusten* (Pertussis) Arzt, besser Klinik ◆ klinischer Befund, Röntgen, Laboruntersuchungen (Blut, Rachenabstrich) ◆ Inhalationen, ggf. Sauerstoff, medikamentöse Behandlung, vor allem zur Vermeidung von Komplikationen ◆ Vorbeugung durch Schutzimpfung.

Schulterschmerzen

Schulterschmerzen können durch degenerative Prozesse in der Wirbelsäule hervorgerufen werden. Deshalb sollte bei Beschwerden ohne eindeutig erkennbare Ursache stets ein Orthopäde befragt werden. Siehe auch das Suchwort »Gelenkschmerzen«.

Symptome	Verdacht auf / Maßnahmen
Schulterschmerzen, die in die Arm-, Brust- und Rückenmuskulatur ausstrahlen und manchmal die Beweglichkeit des Schultergelenks einengen.	*Muskelkater durch Überbeanspruchung* Ruhigstellen, kühle Umschläge oder ein heißes Bad, sanfte Massage (immer zum Herzen hin), ggf. schmerzlinderndes Gel.
Schultergürtel-Muskulatur schmerzhaft und verspannt, Schmerzen in den Rücken und bis ins Kreuz ausstrahlend.	*Weichteil-Rheumatismus* (Fibrositis-Syndrom) Wärmeanwendungen (Heizkissen, Rotlicht usw.), Massagen, antirheumatisches Gel, bei starken Schmerzen Arzt ◆ Rheuma-Tests ◆ Chemotherapie.
Schulterschmerzen bei seitlichem Liegen, in der entsprechenden Brustseite Beklemmungsgefühl, leicht erhöhte Temperatur.	*Feuchte Brustfellentzündung* (Pleuritis exsudativa) Arzt oder Klinik ◆ Perkussion, Auskultation, Sonographie, Röntgen, Probepunktion, Labordiagnostik ◆ Punktion und Behandlung mit Chemotherapeutika.
Schulterschmerzen, besonders in Seitenlage, auf derselben Seite Brustkorbschmerzen, Atembeschwerden (Kurzatmigkeit), erhöhte Temperatur.	*Brustwassersucht* (Hydrothorax) Hausarzt oder Internist ◆ EKG, Röntgen, Spirometrie, Probepunktion, Laboruntersuchungen ◆ konservative Therapie.
Stechender oder bohrender Schulterschmerz (in der Regel einseitig), Abgeschlagenheit, Gewichtsverlust, trockener Reizhusten, herabhängendes Augenlid, eingesunkenes Auge.	*Lungenspitzenkrebs* (Pancoast-Tumor) Lungenfacharzt, Klinik ◆ Röntgen, Lungenszintigraphie, Zytodiagnostik ◆ in der Regel chirurgischer Eingriff erforderlich.

Schuppen (siehe Hautausschlag, Hautveränderungen)

Schüttelfrost

Schüttelfrost nennt man das vom Schütteln des ganzen Körpers begleitete Frostgefühl, das rasch ansteigendem Fieber vorangeht. Siehe auch das Suchwort »Fieber«.

Symptome	Verdacht auf / Maßnahmen
Schubweise Schüttelfrost mit Herzjagen und hohem Fieber, Schweißausbrüche, graublasse Gesichtsfarbe, Übelkeit, Appetitlosigkeit, schweres Krankheitsgefühl.	*Blutvergiftung* (Sepsis, Septikämie) Sofort Arzt oder Klinik ◆ Labor- und Gerätediagnostik (u. a. mehrere Blutkulturen) zur Feststellung des Vergiftungsherdes (Wunde, Mandeln, oft Urogenitalsystem u. a.) ◆ chirurgische Beseitigung des Herdes, Chemotherapie.
Schüttelfrost, Herzjagen, anhaltendes Fieber, lokale Lymphknotenschwellungen, Geschwürbildung im Rachenraum, im Genital- und Analbereich, schweres Krankheitsgefühl.	*Agranulozytose* (schwere Blutkrankheit) Internist oder Klinik ◆ Punktion, Laboruntersuchungen, Abklärung der Ursache (häufig Medikamente) ◆ Chemotherapie (z. B. Antibiotika) ◆ bei medikamentöser Ursache nach Absetzen meist baldige Normalisierung des Blutbilds.
Schüttelfrost, Fieber, Übelkeit, Erbrechen, krampfartige Schmerzen im rechten Oberbauch, in Schulter und Arm ausstrahlend, Bauchdeckenverspannung, Gelbsucht, starke Druckempfindlichkeit des Bauches.	*Gallenwegsentzündung* (Cholezystitis, Cholangitis) Bei akutem Anfall strenges Fasten, handwarme feuchte Leibauflagen ◆ Arzt oder Klinik ◆ Kontrastmitteldarstellung der Gallenwege, Sonographie, Endoskopie, Laboruntersuchungen ◆ Chemotherapie, ggf. chirurgischer Eingriff.
Schüttelfrost und Fieber, Herzjagen, Übelkeit, Erbrechen, starke Oberbauchschmerzen, Bauchdeckenverspannung, Blähungen, blaßbläuliche Hautverfärbung.	*Bauchspeicheldrüsenentzündung* (Pankreatitis) Internist oder Klinik ◆ Laboruntersuchungen, Sonographie, Röntgen, Computer-Tomographie ◆ medikamentöse Behandlung, ggf. chirurgischer Eingriff ◆ bei akutem Anfall nichts essen oder trinken.
Schüttelfrost, hohes Fieber, Übelkeit, sehr schmerzhafte Gelenkanschwellung (meist ist das Kniegelenk betroffen).	*Gelenkerguß* (Hydrarthrose) Orthopäde oder Klinik ◆ Gelenkpunktion, Laboruntersuchungen ◆ symptomatische Behandlung.
Schüttelfrost, hohes Fieber, Nackensteifigkeit, starke Kopfschmerzen, Lichtscheu, Geräuschempfindlichkeit,	*Hirnhautentzündung* (Meningitis) Sofort Klinik ◆ Laboruntersuchungen zur Erregerfeststellung ◆ Chemothera-

Symptome	Verdacht auf / Maßnahmen
Übelkeit, Erbrechen, Schläfrigkeit bis zur Bewußtlosigkeit.	pie, Behandlung einer evtl. Grundkrankheit ◆ möglichst frühzeitiger Behandlungsbeginn ist wichtig.
Schüttelfrost, hohes Fieber, Druck und Schmerzen im Oberbauch, leichte Gelbsucht, Übelkeit, schweres Krankheitsgefühl.	*Leberabszeß* Internist oder Klinik ◆ Laboruntersuchungen (Stuhl, Urin, Blut), Sonographie, Röntgen ◆ antibiotische Therapie, ggf. Dränage oder Aspiration.
Schüttelfrost, Fieber, atemabhängige Brustschmerzen, Atemnot, Herzjagen, blaue Hautverfärbung, Reizhusten mit eitrig-blutigem Auswurf, flacher Puls.	*Lungenabszeß* Lungenfacharzt, besser Klinik ◆ Notfalldiagnostik ◆ ggf. Sauerstoffzufuhr, Operation, chemotherapeutische Nachbehandlung (Antibiotika).
Schüttelfrost, rasch ansteigendes Fieber, atemabhängige Brustkorbschmerzen, Atemnot, Husten mit schleimigem, gelblichem bis dunklem Auswurf, Abgeschlagenheit.	*Lungenentzündung* (Pneumonie) Arzt ◆ klinischer Befund, ggf. Laboruntersuchungen, Lungenfunktionsprüfung ◆ strenge Bettruhe, für Luftbefeuchtung sorgen, ggf. Sauerstoffzufuhr, medikamentöse Behandlung.
Schüttelfrost, Fieberschübe, Müdigkeit, Schwäche, Atemnot, Kopf- und Gliederschmerzen, Harnverminderung (dunkler Harn), manchmal auch Brechdurchfall, Rückfälle möglich.	*Malaria* Arzt oder Klinik ◆ klinischer Befund, Laboruntersuchungen (Blutausstrich) ◆ medikamentöse Behandlung ◆ bei Reisen in malariagefährdete Gebiete ist medikamentöse Malaria-Prophylaxe sinnvoll (Hausarzt fragen).
Schüttelfrost, schubweise hohes Fieber (bis 41° C, 3 bis 7 Tage dauernd), danach fieberfreie Intervalle, mehrere immer kürzer andauernde Rückfälle, dabei Übelkeit, Kopf- und Gliederschmerzen.	*Rückfallfieber* (Febris recurrens) Arzt, Klinik ◆ klinischer Befund, Labordiagnostik ◆ medikamentöse Behandlung (Penizillin, Tetrazykline u. a.) mit langsam steigender Dosierung ◆ die Erkrankung kommt bei uns praktisch nicht mehr vor.
Schüttelfrost, Fieber, Muskel- (besonders Waden-) und Gelenkschmerzen, Gelbsucht, Nierenfunktionsstörungen, schweres Krankheitsgefühl.	*Weil-Krankheit* (Leptospireninfektion) Arzt, besser Klinik ◆ Laboruntersuchungen zur Erregerfeststellung ◆ Chemotherapie, erst intravenös, dann oral ◆ bei uns sehr seltene Infektionskrankheit.

Symptome	Verdacht auf / Maßnahmen
Schüttelfrost, hohes Fieber, Rachen dunkelrot geschwollen, Zunge geschwollen und belegt, Schluckbeschwerden, Erbrechen, Halslymphknoten geschwollen, ab 2. Tag feinfleckiger roter Ausschlag, von Hals und Brust ausgehend, am 3. Tag Himbeerzunge.	*Scharlach* (Scarlatina) Andere Kinder wegen hoher Ansteckungsgefahr fernhalten ◆ Arzt ◆ klinischer Befund, ggf. Rachenabstrich, Laboruntersuchungen ◆ Chemotherapie (hohe Penizillingaben) ◆ wegen möglicher Komplikationen ärztliche Betreuung auch noch ein bis zwei Wochen nach Abklingen der Erkrankung.
Schüttelfrost, hohes Fieber, scharf begrenzte schmerzhafte, gerötete Hautschwellungen, oft mit Bläschen und flammenförmigen Ausläufern.	*Wundrose* (Erysipel) Arzt ◆ klinischer Befund ◆ medikamentöse Behandlung (Antibiotika) ◆ Rückfälle sind möglich.

Schwächegefühl

Bei zahlreichen Befindlichkeitsstörungen und Erkrankungen fühlt man sich abgeschlagen und schwach. Hier sind nur Krankheiten aufgeführt, bei denen das Schwächegefühl sehr ausgeprägt ist. Siehe auch das Suchwort »Muskelschwäche«.

Symptome	Verdacht auf / Maßnahmen
Schwächegefühl, Schlaf- und Verdauungsstörungen, unterschiedliche Organschmerzen, Kopfschmerzen, feuchtkalte Hände und Füße, Angstzustände, Herzjagen, Zittern.	*Nervöse Erschöpfung* (neurasthenisches Syndrom) Hausarzt oder Psychotherapeut (meist liegen seelische Ursachen vor) ◆ Abklärung evtl. organischer Ursachen ◆ psychotherapeutische Betreuung, ggf. auch Psychopharmaka, Kur.
Schwäche, Nervosität, Gewichtsverlust, Wasseransammlungen (Ödeme) im Gewebe, Ekel vor jeder Nahrungsaufnahme, absichtliches Erbrechen, Abführmittelmißbrauch, Ausbleiben der Menstruation.	*Magersucht* (Anorexia nervosa) Meist bei Mädchen in der Pubertät, seltener bei jungen Frauen, fast immer seelisch verursacht ◆ Psychotherapeut oder Klinik ◆ Ursachenklärung ◆ Psychotherapie oder Hormonbehandlung, Gewichtsrekonstruktion.
Schwächegefühl, starker Durst, trotz gesteigerter Nahrungsaufnahme Gewichtsverlust, Harnflut, Juckreiz, Neigung zu Hautausschlägen, Potenz-	*Zuckerkrankheit* (Diabetes mellitus) Hausarzt oder Internist ◆ Blut- und Harnuntersuchungen, ggf. Röntgen, Computer-Tomographie (Bauchspei-

Symptome	Verdacht auf / Maßnahmen
bzw. Menstruationsstörungen.	cheldrüsenerkrankung mögliche Ursache) ◆ Ursachenbehebung, Insulinzufuhr, Diät, Physiotherapie.
Schwäche, Blässe, Kopfschmerzen, Schlafstörungen, trockene Haut, brüchige Fingernägel, Schrunden an den Lippen, oft Haarausfall, Müdigkeit.	*Blutarmut* (Anämie) Hausarzt oder Internist ◆ Laboruntersuchungen zur Ursachenabklärung, Behebung der Ursache ◆ Chemotherapie je nach Form der Anämie, ggf. Diätvorschriften.
Schwäche, Appetitlosigkeit, blasse bis strohgelbe Hautfarbe, Himbeerzunge, Verdauungsstörungen, Kribbeln und Taubheitsgefühl in Armen und Beinen, Neigung zum Nasenbluten und zu Mundschleimhautentzündung.	*Perniziöse Anämie* (Biermer-Anämie) Internist oder Klinik ◆ Magenbiopsie, Laboruntersuchungen, Szintigraphie ◆ medikamentöse Dauerbehandlung je nach Form (Vitamin B_{12}, Folsäure, Leberextrakte, Salzsäure usw.), oft als monatliche Injektion.
Schwäche, motorisch-physische Unruhe, Lichtscheu, Tränenträufeln, Herzklopfen, häufige Durchfälle, Gewichtsverlust, Stirnkopfschmerzen, Glanzaugen, Halsverdickung.	*Schilddrüsenüberfunktion* (Hyperthyreose) Arzt oder Klinik ◆ Schilddrüsenfunktionstests, Szintigraphie, Sonographie, ggf. Punktionszytologie ◆ medikamentöse Behandlung (Thyreostatika), ggf. chirurgischer Eingriff oder Radiojodtherapie.
Schwäche, Gewichtszunahme, aufgedunsenes Gesicht, verdickte Haut, Halsverdickung, Abgeschlagenheit, Verstopfung, starke Kälteempfindlichkeit, heisere, tiefe Stimme.	*Schilddrüsenunterfunktion* (Hypothyreose) Internist ◆ Schilddrüsenfunktionstests, Szintigraphie, TRH-Test ◆ Behandlung mit Schilddrüsenhormonpräparaten unter ärztlicher Dosierungskontrolle ◆ nur bei starken Beschwerden ggf. Operation.
Schwäche, Abgeschlagenheit, Muskelschwäche und Muskelschwund, Gewichtsverlust, massige, fettig-breiige Stühle, Hautveränderungen, Blutungsneigung.	*Bauchspeicheldrüsenschwäche* (Pankreasinsuffizienz) Arzt ◆ Laboruntersuchungen, Sonographie, Röntgen, Szintigraphie, ggf. Computer-Tomographie, Biopsie ◆ medikamentöse Behandlung, bei Tumoren als Ursache meist chirurgischer Eingriff.

Symptome	Verdacht auf / Maßnahmen
Schwäche, Schwindel, Übelkeit, Brechreiz, Durchfälle, Herzjagen, Herz- und Muskelschmerzen, bräunliche Hautverfärbung.	*Nebennierenrindenschwäche* (Addison-Krankheit) Internist oder Klinik ◆ Blut- und andere Laboruntersuchungen, Belastungstests, mögliche organische Ursache abklären ◆ Chemotherapie, ggf. Operation.
Schwäche, Blasenstörungen, Drehschwindelanfälle, Augenzittern, Sehstörungen, Zittern bei willkürlichen Bewegungen, manchmal Muskelkrämpfe.	*Multiple Sklerose* (MS) Internist ◆ Punktion, Blut- und Liquoruntersuchung ◆ medikamentöse Therapie, Physiotherapie (Krankengymnastik), psychische Betreuung.
Schwäche, Abgeschlagenheit, Schnupfen, Husten, Augenbindehautentzündung, Lichtscheu, Fieber, auf der Wangenschleimhaut weißliche Stippchen mit gerötetem Hof, später roter, dann bräunlicher Hautausschlag.	*Masern* (Morbilli) Arzt ◆ strenge Bettruhe, Fernhalten von Kindern wegen hoher Ansteckungsgefahr ◆ klinischer Befund, ggf. durch Labordiagnostik stützen ◆ medikamentöse Behandlung, viel zu trinken geben, bei hohem Fieber Fieberzäpfchen, Wadenwickel u. a. ◆ Vorbeugung durch Schutzimpfung.
Schwäche, Schweißausbrüche, Frostgefühl, Kopfschmerzen, anfallsweises Herzjagen, Unruhe, Gelenkschmerzen, Fieber, bei Kindern oft Hautausschläge.	*Rheumatisches Fieber* (RF, Febris rheumatica) Arzt ◆ klinischer Befund, Feststellung einer oft vorhandenen Grundkrankheit ◆ ursächliche Behandlung, Chemotherapie, strenge Bettruhe, ggf. Wärmeanwendungen.
Schwäche, Benommenheit, Kopfschmerzen, Nackensteifigkeit, Sehstörungen, Erbrechen, Fieber, teils vorübergehende Lähmungen.	*Gehirnentzündung* (Enzephalitis) Klinik ◆ Laboruntersuchungen zur Feststellung der Erreger ◆ Behandlung einer eventuellen Grundkrankheit, Chemotherapie, auch nach Genesung ärztliche Beobachtung.
Schwäche, Benommenheit oder Schläfrigkeit bis zur Bewußtlosigkeit, Kopfschmerzen, Lichtscheu, Geräuschempfindlichkeit, Übelkeit, Erbrechen, meist hohes Fieber, Nackensteifigkeit.	*Hirnhautentzündung* (Meningitis) Klinik ◆ Lumbalpunktion und Liquordiagnostik zur Erregerfeststellung, Laboruntersuchungen ◆ Behandlung einer eventuellen Grundkrankheit ◆ Chemotherapie ◆ möglichst frühzeitiger Behandlungsbeginn ist wichtig!

Symptome	Verdacht auf / Maßnahmen
Schwäche, Abgeschlagenheit, Kurzatmigkeit, geschwollene Knöchel und Beine, Herzrhythmusstörungen, blaurote Hautverfärbung, flache Fingernagelbetten.	*Herzmuskelschwäche* (Myokardinsuffizienz) Internist ◆ EKG, Blutuntersuchungen, Röntgen, Funktionsprüfungen zur Feststellung einer eventuellen Herzschädigung ◆ ursächliche Behandlung.
Schwäche, Abgeschlagenheit, Blässe, Kopfschmerzen, Lymphknotenschwellungen (meist symmetrisch), Atemnot, Haut- und Schleimhautblutungen, Oberbauchbeschwerden durch Milzvergrößerung, vermehrte Infektanfälligkeit.	*Blutkrebs* (Leukämie) Internist ◆ umfangreiche Laboruntersuchungen zur Feststellung der Verlaufsform ◆ Chemotherapie, Strahlentherapie, Zytostatika, ggf. Bluttransfusionen, evtl. Knochenmarkstransplantation.
Schwäche, Leistungsabfall, Gewichtsverlust, Durchfälle, Fieber, Lymphknotenschwellungen, bräunlich-livide Hautschwellungen, Geschwürbildung im Mund und am After, oft Zungenkrebs, schwerstes Krankheitsgefühl.	*AIDS* (Erworbenes Immundefekt-Syndrom) Internist, Klinik ◆ wiederholte AIDS-Tests, klinischer Befund, Laboruntersuchungen ◆ Behandlung lebensbedrohender Infekte und Wucherungen, psychische Betreuung ◆ die Erkrankung ist bislang noch unheilbar, eine vorbeugende Schutzimpfung gibt es nicht.

Schweißausbruch (siehe Nachtschweiß und Schwitzen)

Schwellungen

Gewebsschwellungen, die auf offenkundige Ursachen (Prellung, Verrenkung, Verstauchung usw.) zurückgehen, sind hier nicht berücksichtigt, da in solchen Fällen die Diagnostik auch für den medizinischen Laien zweifelsfrei ist. Aufgeführt sind nur Schwellungen durch krankhafte Veränderungen, durch infektiöse bzw. entzündliche Prozesse im Zellplasma und durch Schwellungen infolge Flüssigkeitsansammlungen in den Gewebsspalten (Ödeme). Siehe auch die Suchwörter »Hautausschläge« und »Hautveränderungen«.

Symptome	Verdacht auf / Maßnahmen
Weich-klumpige Schwellung in der Leistenbeuge, die auf Druck verschwindet und sich beim Husten vergrößert, evtl.	*Leistenbruch* (Hernia inguinalis) Klinik ◆ Ultraschalldiagnostik, Röntgen ◆ in der Regel operative Schließung

Symptome	Verdacht auf / Maßnahmen
bis in Hoden bzw. Schamlippen ausstrahlende Schmerzen.	der Bruchpforte, ggf. auch Bruchband.
Hodensack stark angeschwollen, von außen tastbare prallelastische Geschwulst, vom Hoden gut abgrenzbar, mehr oder weniger schmerzhaft.	*Wasserbruch* (Hydrozele) Urologe, Klinik ◆ meist sofortige Operation, ggf. Begleiterkrankung beheben.
Gerötete, meist heftig schmerzende Gelenkschwellung, die beim Abtasten knirscht, Bewegungsbehinderung (meist an Ellenbogen, Knie, Achillessehne).	*Schleimbeutelentzündung* (Bursitis) Ruhigstellen, feuchtwarme Verbände, Schmerzlinderung ◆ in schweren Fällen Arzt ◆ ggf. Punktion oder operative Eröffnung.
Sehr schmerzhafte Gelenkschwellung (meist am Knie), Übelkeit, hohes Fieber, Schüttelfrost.	*Gelenkerguß* (Hydrarthrose) Orthopäde oder Klinik ◆ Gelenkpunktion, Labordiagnostik ◆ symptomatische Behandlung.
Scharf begrenzte, schmerzhafte, gerötete Hautschwellung, oft mit Bläschen und flammenförmigen Ausläufern, Schüttelfrost, hohes Fieber.	*Wundrose* (Erysipel) Arzt (Dermatologe) ◆ klinischer Befund ◆ medikamentöse Behandlung (Antibiotika) ◆ diese Erkrankung neigt zu Rückfällen (Rezidiven).
Schwellungen zunächst im Gesicht (vorstehende Augenlider), dann auch an Händen und Füßen, schmerzhafte Muskelverhärtung, hohes Fieber.	*Muskel-Trichinose* Arzt oder Klinik ◆ Muskelbiopsie, Laboruntersuchungen, Röntgen ◆ symptomatische medikamentöse Behandlung (ursächliche Therapie nicht bekannt).
Anschwellen der Ohrspeicheldrüse (abgehobenes Ohr), zunächst meist einseitig, Kopf- und Gliederschmerzen, Fieber, meist gleichzeitig Entzündung der Mundschleimhaut.	*Mumps* (Ziegenpeter, Parotitis epidemica) Ansteckungsgefahr beachten, strenge Bettruhe ◆ Arzt ◆ klinischer Befund ◆ medikamentöse Behandlung, Überwachung auf mögliche Zweiterkrankungen (besonders Hirnhautentzündung) ◆ vorbeugende Schutzimpfung ab 12. Lebensmonat.
Schwellung einer Wunde, plötzlich verstärkter Schmerz, gelbbraune bis blauschwarze Verfärbung, trübbraun-blu-	*Gasbrand* (Gasödem) Sofort Arzt oder Klinik ◆ klinischer Befund, Labordiagnostik ◆ chirurgi-

Symptome	Verdacht auf / Maßnahmen
tige Absonderung, Gasentwicklung, Pulsjagen.	scher Eingriff, Sauerstoffüberdrucktherapie, Chemotherapie, ggf. Schockbekämpfung, Transfusionen oder Hämodialyse.
Schwellungen nach stumpfer Gewalteinwirkung oder durch Infektionen, bohrende starke Schmerzen, Rötung.	*Knochenhautentzündung* (Periostitis) Arzt ◆ klinischer Befund, Röntgen, ggf. Labordiagnostik ◆ symptomatische Behandlung, bei eitriger Entzündung chirurgische Eröffnung, Antibiotika.
Stark schmerzende gerötete Schwellung, hohes Fieber, Schüttelfrost, häufig schubweiser Verlauf.	*Knochenmarkentzündung* (Osteomyelitis) Orthopäde ◆ klinischer Befund, Röntgen, Labordiagnostik ◆ medikamentöse Behandlung, ggf. Operation.
Sehr schmerzhafte Knieschwellung, manchmal mit Bluterguß, Schmerzen beim Drehen des leicht gebeugten Unterschenkels unter Druck gegen Oberschenkel, Streckhemmung.	*Meniskusschaden* (meist Meniskusriß) Orthopäde ◆ Ruhigstellung des Kniegelenks, Punktion, Röntgen, Labordiagnostik ◆ meist chirurgischer Eingriff erforderlich.
Hautschwellungen, kaum juckend, starkes Spannungsgefühl, manchmal auch Schleimhautbefall (Rachen, Kehlkopf).	*Quincke-Ödem* (angioneurotisches Ödem) Bei leichten Schwellungen keine Behandlung erforderlich ◆ bei Schleimhautbefall (Symptome: Erbrechen und Durchfall) sofort Arzt ◆ medikamentöse Therapie.
Schmerzhafte teigige Gelenkschwellungen, Morgensteifigkeit der Gelenke, Müdigkeit, Gewichtsverlust, Appetitlosigkeit, Kältegefühl in Fingern und Händen, vermehrte Schweißbildung, allmählich fortschreitende Einschränkung der Beweglichkeit bis zur Gelenkversteifung.	*Gelenkrheumatismus* (Polyarthritis) Möglichst beim Auftauchen erster Symptome ärztliche Behandlung, da in fortgeschrittenem Stadium nur noch eine symptomatische Behandlung ohne Beseitigung bereits eingetretener Schäden möglich ist ◆ Labordiagnostik (Rheumafaktor), klinischer Befund ◆ medikamentöse Behandlung, Wärmeanwendungen, Physiotherapie.
Beulenförmige Hautschwellungen, Bildung braunroter Flecken in der Haut, Lymphknotenschwellung, Vergröße-	*Boeck-Krankheit* (Sarkoidose) Internist ◆ Hauttest, Laparoskopie, Biopsie, Labordiagnostik ◆ medika-

Symptome	Verdacht auf / Maßnahmen
rung der Speicheldrüsen.	mentöse Therapie (Kortikoide), manchmal Spontanheilung.
Schwellungen besonders der Beine (Ödeme), Nervosität, Gewichtsverlust durch absichtlich herbeigeführtes Erbrechen und Abführmittelmißbrauch, Ekel vor jeder Nahrungsaufnahme.	*Magersucht* (Anorexia nervosa) Tritt besonders bei Mädchen in der Pubertät, seltener bei jungen Frauen auf ◆ Psychotherapeut oder Klinik ◆ Klärung einer möglichen organischen Ursache (Hormonstörung) ◆ Hormonbehandlung oder (meist) Psychotherapie, Gewichtsrekonstruktion (am besten in Klinik).
Allgemeine Gewebsschwellungen (Ödeme), Muskelschmerzen, Lähmungserscheinungen, Verstopfung, starker Durst, nächtlicher Harndrang, erhöhter Blutdruck.	*Conn-Syndrom* (Nebennierenrindenüberfunktion) Internist oder Klinik ◆ Labor- und Gerätediagnostik zur Ursachenfeststellung (Hyperplasie, Tumoren) ◆ ursächliche (meist operative) Behandlung.
Gewebsschwellungen gegen Ende der Schwangerschaft oder nach der Entbindung, Kopfschmerzen, Sehstörungen, Magendruck, Brechreiz, klonisch-tonische Krämpfe mit oder ohne Bewußtseinsverlust.	*Eklampsie* Sofort Arzt bzw. Klinik ◆ Notfalldiagnostik, Sofortmaßnahmen zur Abwendung möglicher schwerer Schädigungen ◆ vorbeugend regelmäßige Untersuchungen während der Schwangerschaft mit Blutdruckkontrolle und Harneiweißbestimmungen.
Allgemeine Gewebsschwellungen (Ödeme), Muskelschmerzen, Schwäche, Lähmungserscheinungen, Verstopfung, nächtlicher Harndrang, Ansteigen des Blutdrucks.	*Hyperaldosteronismus* (Nebennierenfunktionsstörung) Internist, Klinik ◆ Labor- und Gerätediagnostik zur Ursachenermittlung ◆ ursächliche Behandlung, Chemotherapie oder chirurgischer Eingriff.
Schwellung der Augenregion, Glanzaugen, verdickter Hals, Sehstörungen, Schweißausbrüche, Gewichtsabnahme trotz gutem Appetit, Wechsel von Verstopfung und Durchfällen, motorische Unruhe.	*Schilddrüsenüberfunktion* (Hyperthyreose) Internist ◆ Laboruntersuchungen (Hormonwerte), Schilddrüsenfunktionsszintigraphie, Röntgen, Sonographie ◆ meist medikamentöse Behandlung (Thyreostatika), ggf. Radiojodtherapie oder chirurgischer Eingriff.

Symptome	Verdacht auf / Maßnahmen
Allgemeine Gewebsschwellungen (Ödeme), gequollene Augenlider, trockene, rauhe Haut, glanzloses, struppiges Haar, Bewegungsarmut, Schwächegefühl, Gewichtszunahme, Kälteempfindlichkeit.	*Schilddrüsenunterfunktion* (Hypothyreose) Internist ◆ Schilddrüsenfunktionsszintigraphie, Röntgen, Laboruntersuchungen ◆ medikamentöse Behandlung (Schilddrüsenhormonpräparate), nur in Ausnahmefällen chirurgischer Eingriff.
Teigige Anschwellungen (Ödeme; Augenlider, Gesicht, Arme, Beine), Appetitlosigkeit, Abgeschlagenheit, blaßgraue Hautfarbe, Harnverminderung, dunkler Harn.	*Nierenfunktionsstörung* (nephrotisches Syndrom) Urologe oder Internist ◆ Nierenfunktionsszintigraphie, Röntgen des Urogenitaltrakts, Labordiagnostik ◆ ursächliche Behandlung (z. B. mit Nebennierenrindenhormonen), am besten in einer Klinik.
Schwellungen besonders im Gesicht (vorstehende Augenlider), Schmerzen in der Nierengegend, Harnverminderung, rotbrauner Harn, Kopfschmerzen, Müdigkeit, Bluthochdruck.	*Nierenkörperchenentzündung* (Glomerulonephritis) Urologe ◆ Nierenszintigraphie, Sonographie, Röntgen, Laboruntersuchungen ◆ oft Klinikeinweisung angezeigt (strenge Bettruhe, laufende Überwachung), medikamentöse Behandlung.
Schwellung von Gesicht und Händen, trockene Haut, Sehstörungen, Neigung zur Fettsucht, bei Kindern und Jugendlichen Entwicklungsstörungen, bei Frauen Ausbleiben der Menstruation.	*Hypophysentumor* Arzt ◆ Hirnszintigraphie, Computer-Tomographie, Röntgen, Laboruntersuchungen ◆ medikamentöse Behandlung oder neurochirurgischer Eingriff.
Schwellung (Ödeme) von Knöcheln und Beinen, Herzrhythmusstörungen, Atemnot, blaßblaue Hautfarbe, bläuliche Lippen, Schwächegefühl, geringe Belastbarkeit.	*Herzmuskelschwäche* (Myokardinsuffizienz) Internist ◆ EKG, Funktionsprüfungen, Röntgen, ggf. Szintigraphie, Laboruntersuchungen ◆ ursächliche Behandlung, meist medikamentös.

Schwerhörigkeit (siehe Hörstörungen)

Schwindel

Als Schwindel (Vertigo) bezeichnet man das Gefühl des gestörten Gleichgewichts, das häufig von Übelkeit, Kopfschmerzen oder Erbrechen begleitet ist. Häufigste Formen sind der Drehschwindel (bei dem man selbst oder die Umwelt sich zu drehen scheint) und der Schwankschwindel (bei dem der Boden unter den Füßen zu schwanken scheint). Bei einem Schwindelanfall sollte man sich nach Möglichkeiten in einem ruhigen Raum hinlegen und entspannen. Wiederholte Schwindelanfälle bedürfen unbedingt der ärztlichen Abklärung. Siehe auch das Suchwort »Bewegungs- und Gleichgewichtsstörungen«.

Symptome	Verdacht auf / Maßnahmen
Schwindel, Benommenheit, eventuell unsicherer Gang, Seh- und Sprachstörungen, Übelkeit.	*Medikamenten-Nebenwirkung, -Überdosierung, Vergiftungen* Hausarzt oder Klinik ◆ mögliche Ursache angeben, Laboruntersuchungen, Reflexkontrollen ◆ ursächliche Behandlung.
Schwindel durch Doppeltsehen, Schielstellung der Augen, in der Regel keine sonstigen Beschwerden.	*Sehschwindel durch Augenmuskellähmung* Arzt bzw. Augenarzt ◆ genaue Ursache (Verletzung, Muskelentzündung usw.) feststellen ◆ ursächliche Behandlung.
Schwindelanfall nach plötzlicher Atemnot, Krämpfe der Gesichts-, Arm- und Beinmuskulatur, blitzartiger Sturz durch plötzliches Nachlassen der Muskelspannung, Anfalldauer nur wenige Sekunden.	*Fallsucht, kleiner epileptischer Anfall* (Petit mal) Vor Sturzverletzungen möglichst bewahren ◆ Arzt ◆ Elektroenzephalographie, Laboruntersuchungen ◆ Ursachen behandeln, Langzeittherapie mit antikonvulsiven Medikamenten, durch die die meisten Betroffenen anfallsfrei werden.
Schwindel, Übelkeit, Abgeschlagenheit, Kopfschmerzen, schmutziggelbe Hautfabe, Verwirrtheitszustände, dunkler Harn, Atem und Schweiß riechen nach Urin.	*Harnvergiftung* (Urämie) Internist, Urologe, Klinik ◆ Ursache der Niereninsuffizienz feststellen (Laboruntersuchungen, Sonographie, Szintigraphie, Röntgen) ◆ ursächliche Behandlung, ggf. Hämodialyse (Blutwäsche) oder Nierentransplantation.
Schwindelanfälle, Augenzittern, Ohrensausen, Gesichtsnervenschmerzen, unterschiedliche Ausfallserscheinun-	*Kleinhirntumoren* (meist Spongioblastome) Klinik ◆ Hirnszintigraphie, Compu-

Symptome	Verdacht auf / Maßnahmen
gen (z. B. Gehstörungen, Verwirrtheit).	ter-Tomographie, Laboruntersuchungen ◆ chemotherapeutische oder Strahlenbehandlung, ggf. Operation.
Drehschwindel, Augenzittern, Gleichgewichts- und Gehstörungen, Kopfschmerzen, Übelkeit, Erbrechen.	*Labyrinthentzündung* (Labyrinthitis) Ohrenarzt ◆ Bettruhe, konservative Behandlung (Analgetika, Antibiotika u. a.).
Anfallsweiser Drehschwindel mit Übelkeit und Erbrechen, einseitiges Ohrensausen, Augenzittern, einseitige Schwerhörigkeit.	*Menière-Krankheit* Ohrenarzt ◆ Einspritzung von Betäubungsmitteln ins Innenohr, notfalls operative Eröffnung eines Dränagekanals.
Drehschwindelanfälle, Sehstörungen (Doppeltsehen), Augapfelzittern, Zittern bei willkürlichen Bewegungen, Schwächegefühl, ggf. Muskelkrämpfe, Blasenstörungen.	*Multiple Sklerose* (MS) Internist ◆ Blut- und Liquoruntersuchungen (Punktion) ◆ medikamentöse Behandlung, gezielte Physiotherapie (Krankengymnastik), psychische Ermunterung wichtig.
Schwindelanfälle, Brennen im Kehlkopf, einzelne Hustenstöße, Bewußtseinstrübung, Kopfschmerzen, vorübergehende Lähmungserscheinungen und/oder Muskelkrämpfe.	*Larynxschwindel bei Kehlkopfleiden* Arzt oder Klinik ◆ Laryngoskopie, ggf. Probeexzision, Laboruntersuchungen zur Feststellung des Grundleidens ◆ ursächliche Behandlung.
Schwindelgefühl, Kopfschmerzen, Magendruck, Herzbeklemmung, Unruhe, Schlaflosigkeit, Abgeschlagenheit, feuchtkalte Hände und Füße.	*Vegetative Dystonie* Hausarzt oder Psychiater (in der Regel seelische Ursachen) ◆ kreislaufstabilisierende Maßnahmen, auf mögliche organische Ursachen untersuchen ◆ Psychotherapie.
Schwindelanfall, Atemnot, Umklammerungsgefühl des Brustkorbs, rasender Puls, Angstgefühl bis zur Todesangst, Bewußtseinstrübung oder Bewußtlosigkeit.	*Herzinfarkt* (Myokardinfarkt) Sofort Notarzt oder Klinik ◆ beengende Kleidung öffnen, beruhigen, notfalls Atemspende ◆ EKG, Vetrikulogramm, Kine-Angiogramm usw., ggf. Ultraschalldiagnostik, Szintigraphie ◆ sofortige ärztliche Versorgung kann lebensrettend sein.
Schwindelanfälle, Herzjagen, Kopfschmerzen, Erbrechen, Schweißausbrü-	*Nebennierenmarkgeschwulst* (Phäochromozytom)

Symptome	Verdacht auf / Maßnahmen
che, Blässe, Bluthochdruck, starke Angstgefühle.	Klinik ◆ EKG, Blut- und Harnuntersuchungen, Computer-Tomographie, Szintigraphie u. a. ◆ in der Regel Operation erforderlich.
Schwindelgefühl, Muskellähmungen (»Maskengesicht«), Verlangsamung aller Bewegungen, nach vorn gebeugte Haltung, schlurfender Gang, Zittern und Schütteln der Hände und Arme, manchmal Nackensteifigkeit, vegetative Störungen.	*Schüttellähmung* (Parkinson-Syndrom) Arzt oder Klinik ◆ umfangreiche Labor- und Geräteuntersuchungen ◆ medikamentöse Therapie, ggf. Operation, Krankengymnastik und psychische Betreuung ◆ Heilung in der Regel nicht möglich.
Schwindelgefühl durch Doppeltsehen, plötzlich auftretendes Schielen, Übelkeit, Brechreiz, Orientierungsstörungen.	*Lähmungsschielen* (Strabismus paralyticus) Augenarzt ◆ Ursache (angeboren, Verletzung, Erkrankung des Zentralnervensystems) feststellen ◆ ursächliche Behandlung.
Schwindelgefühl, Schlaffheit, Brechreiz, evtl. Brechdurchfall, Bauchschmerzen, Benommenheit oder Bewußtlosigkeit.	*Diabetisches Koma* (Coma diabeticum) bei Zuckerkranken Sofort Notarzt oder Klinik ◆ möglichst rasche Insulinzufuhr, ggf. auslösende Erkrankung feststellen und behandeln.
Schwindel, Übelkeit, Brechreiz, Durchfälle, Abgeschlagenheit, Herzjagen, Herz- und Muskelschmerzen, bräunliche Hautverfärbung, Schwächegefühl.	*Addison-Krankheit* (Nebennierenrindeninsuffizienz) Internist oder Klinik ◆ Blut- und andere Laboruntersuchungen, Belastungstests, mögliche organische Ursache abklären ◆ meist medikamentöse Therapie, ggf. Operation.
Schwindelanfälle, Neigung zum Nasenbluten, warme Hände, kalte Füße (Bluthochdruck in der oberen, Blutunterdruck in der unteren Körperhälfte).	*Aorta-Verengung* (Coarctatio aortae) Arzt bzw. Klinik ◆ Röntgendarstellung der Gefäße, Szintigraphie ◆ meist operativer Eingriff erforderlich.

Schwitzen, kalter Schweiß

Die etwa drei Millionen Schweißdrüsen des menschlichen Körpers sind wichtige Ausscheidungsorgane der Haut, die u. a. für die Temperaturregelung von großer Bedeutung sind. Übermäßiges Schwitzen (Hyperhidrosis) muß nicht unbedingt krankhaft sein, ist aber ebenso wie kalter Schweiß häufig eine Begleiterscheinung von Erkrankungen. Siehe auch die Suchwörter »Fieber« und »Nachtschweiß«.

Symptome	Verdacht auf / Maßnahmen
Neigung zu starkem Schwitzen, Kopfschmerzen, oft Übergewicht, Überregbarkeit, gerötetes Gesicht, feuchtkalte Hände.	*Wirklicher Bluthochdruck* (essentielle Hypertonie) Gewichtsreduktion, Umstellung der Lebensweise ◆ Hausarzt ◆ Blutdruckmessung, ggf. Laboruntersuchungen ◆ blutdrucksenkende Mittel.
Schweißausbrüche, Schwäche, Schlaf- und Verdauungsstörungen, Kopfschmerzen, unterschiedliche Organschmerzen, Herzjagen, feuchtkalte Hände und Füße, Unrast.	*Nervöse Erschöpfung* (neurasthenisches Syndrom) Hausarzt oder Psychotherapeut (meist liegen seelische Ursachen vor) ◆ Abklärung möglicher organischer Störungen ◆ psychotherapeutische Betreuung, Kur.
Schweißausbruch, schwere halbseitige Kopfschmerzanfälle, meist abends oder nachts, Tränenfluß, Rötung von Auge und betroffener Gesichtshälfte.	*Histaminkopfschmerz* (Horton-Syndrom) Internist oder Neurologe ◆ Laboruntersuchungen, Hirnszintigraphie, Röntgen ◆ Chemotherapie (symptomatische Behandlung) ◆ Meist sind Männer betroffen.
Schweißausbruch bei meist halbseitigem Schmerzanfall in Stirn und Schläfe, Lichtscheu, Geräuschempfindlichkeit, Blässe, Übelkeit, Erbrechen.	*Halbseitenkopfschmerz* (Migräne) Hausarzt oder Internist ◆ symptomatische Behandlung, ursächliche Therapie nicht möglich ◆ bei Anfällen in ruhigem, verdunkeltem Raum hinlegen.
Schweißausbrüche und Schwächegefühl, Stirnkopfschmerzen, Tränenträufeln, Herzklopfen, Lichtscheu, Glanzaugen, Halsverdickung, häufig Durchfälle, Gewichtsverlust.	*Schilddrüsenüberfunktion* (Hyperthyreose) Arzt oder Klinik ◆ Schilddrüsenfunktionstests, Szintigraphie, Sonographie, ggf. Punktionszytologie ◆ medikamentöse Behandlung (Thyreostatika), ggf. chirurgischer Eingriff oder Radiojodtherapie.
Schweißausbrüche, Schwächegefühl, Kopfschmerzen, Frösteln, anfallsweises Herzjagen, Gelenkschmerzen, Fieber, bei Kindern oft Hautausschläge.	*Rheumatisches Fieber* (RF, Febris rheumatica) Arzt ◆ klinischer Befund, Feststellung einer oft vorhandenen Grundkrankheit

Symptome	Verdacht auf / Maßnahmen
	◆ ursächliche Behandlung, Chemotherapie, Bettruhe, ggf. Wärmeanwendungen.
Schweißausbrüche, Kopfschmerzen, anfallsweises Herzjagen, Schwindel, Erbrechen, Blässe, Angstgefühle, stark erhöhter Blutdruck.	*Nebennierenmarkgeschwulst* (Phäochromozytom) Klinik ◆ EKG, Provokationstests, Blut- und Harnuntersuchungen, Szintigraphie, Computer-Tomographie, Sonographie ◆ chirurgischer Eingriff erforderlich.
Schweißausbrüche, feuchte Hände, starke Nervosität, Atembeschwerden, Gähnanfälle.	*Nervöse Kurzatmigkeit* (Respirationsneurose). Hausarzt oder Psychiater ◆ Abklärung einer evtl. organischen Ursache, Psychotherapie, ggf. Psychopharmaka.
Schweißausbrüche, Schüttelfrost, schubweise hohes Fieber mit Herzjagen, graublasse Gesichtsfarbe, Übelkeit, schweres Krankheitsgefühl.	*Blutvergiftung* (Sepsis, Septikämie) Sofort Arzt bzw. Klinik ◆ Laboruntersuchungen, Blutkulturen, Lokalisierung des Vergiftungsherds, diesen chirurgisch beseitigen, Chemotherapie.
Kalter Schweiß, Herzjagen, plötzliche akute Atemnot mit Erstickungsgefühl, Brustschmerzen, rasender Puls, Anfälle Sekunden bis wenige Minuten.	*Brustenge* (Angina pectoris, Stenokardie) Bei Anfall ärztlich verordnete Nitrokörper nehmen ◆ Arzt ◆ EKG, Lungenfunktionsprüfung ◆ Behandlung der Grundkrankheit (Arteriosklerose), ggf. Operation zur Vermeidung eines Herzinfarkts, Diät.
Kalter Schweiß, Blässe, Herzjagen, plötzliche akute Atemnot mit Umklammerungsgefühl im Brustkorb, Angst bis zur Todesangst, schmerzhafter Druck hinter dem Brustbein, Bewußseinstrübung oder Bewußtlosigkeit.	*Herzinfarkt* (Myokardinfarkt) Sofort Notarzt oder Rettungswagen rufen, bis zum Eintreffen beengende Kleidung öffnen, beruhigen, ggf. Atemspende ◆ Arzt: Notfalldiagnostik und Sofortmaßnahmen ◆ ggf. Labor- und Gerätediagnostik ◆ Chemotherapie u. a. ◆ sofortige ärztliche Versorgung kann lebensrettend sein.
Kalter Schweiß, Blässe, Zittern, Herzklopfen, Hungergefühl, Seh- und Koor-	*Blutzuckerverminderung* (Hpyoglykämie)

Symptome	Verdacht auf / Maßnahmen
dinationsstörungen, auch Apathie oder Überregbarkeit.	Dieser Zustand kann bei Diabetikern auftreten, läßt sich jedoch sofort durch Glukosezufuhr (z. B. Apfel, Knäckebrot, Zucker) beseitigen.
Schwitzen, hochroter Kopf, Zittern, motorische und psychische Unruhe, Schlaflosigkeit, manchmal Wahnvorstellungen (Halluzinationen).	*Delirium tremens* (»Säuferwahn«) Tritt bei Alkoholkranken vor allem durch Entzug auf ◆ sofort Arzt ◆ Chemotherapie (Tabletten oder Infusion) ◆ am sinnvollsten klinische Entzugstherapie.
Schweißausbrüche, besonders nachts, Abgeschlagenheit, Appetitlosigkeit, Gewichtsverlust, Husten mit Auswurf, Heiserkeit, manchmal dumpfe Schmerzen im Brustkorb.	*Tuberkulose* (Phthisis) Internist, Klinik ◆ Tuberkulintest, Laboruntersuchungen, Röntgendiagnostik ◆ evtl. Einweisung in Tbc-Klinik ◆ Chemotherapie (Tuberkulostatika), auf Nebenwirkungen achten.
Kalter Schweiß, Herzjagen, Atemnot, Hustenanfälle mit wäßrig-schaumigem, dann oft rostig-blutigem Auswurf, Angstgefühl, Krankheitsgefühl.	*Lungenödem* (Flüssigkeitsansammlung in der Lunge) Sofort Notarzt oder Klinik (Intensivstation) ◆ Auskultation, Röntgen ◆ ggf. Sauerstoffzufuhr, Infusionen, Entwässerung des Körpers.
Kalter Schweiß, trockener Mund, Übelkeit, Erbrechen, Augenflimmern, Sehstörungen, Lichtscheu, sehr starkes Krankheitsgefühl.	*Bakterielle Lebensmittelvergiftung* (Botulismus) Sofort Notarzt oder Klinik ◆ Erbrechen herbeiführen, Aktivkohle oder Abführmittel ◆ Arzt: Botulismus-Heilserum spritzen, Magen auspumpen, ggf. Schockbekämpfung.

Sehstörungen

Sehstörungen, zu denen auch eine Verminderung der Sehkraft gehört, sollten stets ein Anlaß sein, mit dem Hausarzt darüber zu sprechen oder einen Augenarzt aufzusuchen. Wer schlecht sieht, gefährdet sich und andere!

Symptome	Verdacht auf / Maßnahmen
Sehstörungen (»fliegende Mücken«), Lichtscheu, Augapfel gerötet, oft Ober-	*Regenbogenhautentzündung* (Iritis) Augenarzt ◆ Untersuchung zur Ursa-

Symptome	Verdacht auf / Maßnahmen
lid entzündet und herabhängend.	chenfeststellung ◆ ursächliche Behandlung.
Sehstörungen (Lichtblitze, Schleier- und Schattensehen, Spinnennetz, Gesichtsfeldverlust), graue Netzhaut.	*Netzhautablösung* (Ablatio retinae) Augenarzt oder Augenklinik ◆ je nach Stadium Kälteanwendung, Laserstrahlenversiegelung oder chirurgischer Eingriff.
Bildunschärfe (verzerrt oder verschleiert), Lichtscheu, Druckgefühl im Auge, Augenlinse grauweiß getrübt.	*Grauer Star* (Katarakt) Augenarzt oder Augenklinik ◆ evtl. Grundkrankheit behandeln, meist Staroperation (Linsenextraktion).
Sehstörungen (Nebel und Farbringe um Lichtquellen, verzerrtes Bild), anfallsweise Kopfschmerzen, Tränenfluß, Augapfel gerötet, Hornhaut matt, Pupille reaktionslos, Übelkeit, Oberbauchschmerzen und Erbrechen.	*Grüner Star* (Glaukom) Bei akutem Anfall sofort Augenarzt oder Augenklinik ◆ medikamentöse Senkung des Augeninnendrucks ◆ meist baldige Operation wegen Erblindungsgefahr ◆ bei chronischem Glaukom medikamentöse oder operative Augendruckeinstellung.
Sehstörungen (Flimmern, Gesichtsfeldhälftenverdunkelung), meist halbseitige Kopfschmerzen, Lichtscheu, Geräuschempfindlichkeit, Blässe, trockener Mund, Schwitzen, Übelkeit, krampfartige Bauchschmerzen.	*Halbseitenkopfschmerz* (Migräne) Bei Anfällen Ruhe, Wärme, abgedunkelter Raum, ggf. Einnahme ärztlich verordneter Medikamente ◆ symptomatische Behandlung, ursächliche Therapie nicht möglich ◆ ggf. psychotherapeutische Betreuung, die Schmerzanfälle sind häufig seelisch bedingt (psychogen).
Sehstörung (Doppeltsehen) durch plötzlich auftretendes Schielen infolge Augenmuskellähmung, Schwindelgefühl, oft Übelkeit.	*Lähmungsschielen* (Strabismus paralyticus) Augenarzt oder Augenklinik ◆ Ursache (oft Störung des Zentralnervensystems) feststellen und behandeln lassen, ggf. chirurgischer Eingriff erforderlich.
Sehstörungen (Doppeltsehen), Lichtscheu, Kopfschmerzen, Nackensteifigkeit, Benommenheit, Erbrechen, Fieber, manchmal vorübergehende Lähmungen.	*Hirnentzündung* (Enzephalitis) Klinik ◆ Laboruntersuchungen zur Erregerfeststellung, meist vorhandene Grundkrankheit (Masern, Mumps usw.) behandeln ◆ Chemotherapie.

Symptome	Verdacht auf / Maßnahmen
Sehstörungen (Doppeltsehen), Lichtempfindlichkeit, starke Kopfschmerzen, Nackensteifigkeit, Übelkeit, Erbrechen, hohes Fieber, Geräuschempfindlichkeit, Schläfrigkeit bis zur Bewußtlosigkeit.	*Hirnhautentzündung* (Meningitis) Klinik ◆ Lumbalpunktion zur Erregerfeststellung, Laboruntersuchungen ◆ chemotherapeutische Behandlung (auch einer eventuellen Grundkrankheit) ◆ möglichst frühzeitiger Behandlungsbeginn wichtig, mancherlei Komplikationsmöglichkeiten (Spätschäden).
Sehstörungen (Flimmern, Doppeltsehen), Augenzittern, Lichtscheu, trockener Mund, Übelkeit, Erbrechen, kalter Schweiß, starkes Krankheitsgefühl.	*Bakterielle Lebensmittelvergiftung* (Botulismus) Sofort zum Erbrechen bringen, abführen ◆ Notarzt, Klinik ◆ Entleerung des Magen-Darm-Trakts, sofort Botulismus-Serum spritzen, ggf. Schockbekämpfung, Kreislaufstützung.

Sodbrennen

Das in der Speiseröhre und am Mageneingang auftretende Sodbrennen (Pyrosis) wird durch den Rückfluß von saurem Magensaft bzw. gesäuertem Speisebrei verursacht. Abhilfe verschaffen neutralisierende Mittel (Brause-, Lutschtabletten), die aber nur ausnahmsweise eingenommen werden sollten (Gefahr der Magenuntersäuerung). Bei häufigem Sodbrennen ist eine ärztliche Abklärung der Ursache notwendig.

Symptome	Verdacht auf / Maßnahmen
Sodbrennen, besonders nach den Mahlzeiten und im Liegen, Schmerzen hinter dem Brustbein, häufiges Erbrechen.	*Zwerchfellbruch* (Hiatushernie) Hochlagern des Oberkörpers, mehrere kleine Mahlzeiten täglich ◆ Arzt ◆ Endoskopie, Ultraschalldiagnostik, Röntgen ◆ kleinere Brüche bedürfen keiner Behandlung.
Sodbrennen, Schluckbeschwerden, Aufstoßen von Speiseresten, dumpfe Schmerzen hinter dem Brustbein.	*Speiseröhrenentzündung* (Oesophagitis) Internist ◆ Röntgenkontrastuntersuchung, Ösophagoskopie, ggf. Biopsie zur Abklärung von Tumoren.
Sodbrennen, saures Aufstoßen, Druck- und Völlegefühl nach den Mahlzeiten,	*Magengeschwür* (Ulcus ventriculi) Arzt ◆ Röntgen, Gastroskopie, ggf.

Symptome	Verdacht auf / Maßnahmen
auch Magenschmerzen, saures Erbrechen, manchmal Blut im Stuhl (Teerstuhl).	Biopsie, Magensaftanalyse ◆ medikamentös-konservative Behandlung (Antiazidotika u. a.), ggf. Operation ◆ Diät, gastroskopische Nachkontrolle.
Sodbrennen, Aufstoßen, Appetitlosigkeit, Erbrechen, krampfartige Oberbauchschmerzen (Nüchternschmerz) bei leerem Magen (besonders nachts), meist Nervosität.	*Zwölffingerdarmgeschwür* (Ulcus duodeni) Arzt ◆ Röntgen, Endoskopie, Magensaftuntersuchung, Stuhluntersuchung ◆ konservative Therapie (Medikamente, Bettruhe, Nikotin- und Alkoholverbot), ggf. Psychotherapie.

Speichelfluß

Vermehrter Speichelfluß (Salivatio, Sialorrhoe, Ptyalismus) kann offenkundige, harmlose Ursachen haben (nervöse Störungen, Schwangerschaft, örtliche Reizungen), aber auch eine Begleiterscheinung von Erkrankungen sein. Nervös bedingt ist häufig auch eine verminderte Speichelsekretion (»trockener Mund«).

Symptome	Verdacht auf / Maßnahmen
Doppelseitige schmerzlose Anschwellung der Speicheldrüsen, besonders der Ohrspeicheldrüsen.	*Speicheldrüsen-Stoffwechselstörung* (Sialose) Hals-Nasen-Ohren-Arzt ◆ Kontrastmitteluntersuchung (Sialographie) ◆ medikamentöse Behandlung.
Verminderter Speichelfluß, Schmerzen in den Speicheldrüsen, manchmal geschwürige Entzündung der Speicheldrüsen-Ausführungsgänge.	*Speichelsteine* (Sialolithen) Hals-Nasen-Ohren-Arzt ◆ Sialographie ◆ Behandlung mit sekretfördernden Mitteln, ggf. mit Spasmolytika, notfalls operative Entfernung von Steinen oder der ganzen Drüse.
Verminderter Speichelfluß, oft beidseitige Schmerzen im Bereich der Speicheldrüsen.	*Speicheldrüsenentzündung* (Sialadenitis) Hals-Nasen-Ohren-Arzt ◆ Sialographie ◆ in der Regel medikamentöse Behandlung.
Verstärkter Speichelfluß, Mundhöhlenschmerzen, entzündliche Rötung und Schwellung der Mundschleimhaut,	*Mundschleimhautentzündung* (Stomatitis) Mundspülungen mit entzündungshem-

Symptome	Verdacht auf / Maßnahmen
unangenehmer Mundgeruch.	menden Mitteln (Kamillenabsud usw.), evtl. desinfizierende Lutschtabletten, keine Obstsäfte oder harten Speisen, nicht rauchen ◆ ggf. Arzt.
Verminderter Speichelfluß, Kopfschmerzen, Schluckschmerzen, Gaumenmandeln gerötet und geschwollen, oft gelbweiße Beläge, schlechter Mundgeruch, schmerzhafte Anschwellung der Lymphknoten im Kieferwinkel.	*Mandelentzündung* (Angina, Tonsillitis) Bettruhe, feuchtwarme Halswickel, Mund- und Rachenspülungen, desinfizierende Lutschtabletten ◆ bei vereiterten Mandeln und hohem Fieber Arzt ◆ klinischer Befund, ggf. Blut- und Urinuntersuchungen ◆ Antibiotika, Analgetika ◆ auf mögliche Nacherkrankungen achten.
Vermehrter, oft unkontrollierbarer Speichelfluß, Maskengesicht (fehlende Mimik), Verlangsamung aller Bewegungen, gebückte Haltung, schlurfender Gang, Zittern oder Schütteln von Händen und Armen, vegetative Störungen.	*Schüttellähmung* (Parkinson-Syndrom) Arzt oder Klinik ◆ umfangreiche Labor- und Gerätediagnostik ◆ Heilung in der Regel nicht möglich, medikamentöse Therapie, ggf. Operation, Physiotherapie (gezielte Krankengymnastik), psychische Betreuung.
Vermehrter Speichelfluß, Tränenfluß, krampfartige Schmerzanfälle im Gesicht, meist einseitig, ausgelöst durch Kauen, Niesen, Sprechen, Gähnen, aber auch durch Aufregung, Hitze und Rötung des Gesichts, starke Beeinträchtigung des Allgemeinzustands.	*Trigeminus-Neuralgie* Bei sekunden- bis minutenlangen Anfällen schmerzlindernde Mittel, Wärmeanwendungen (feuchtheiße Auflagen) ◆ bei wiederholten schweren Anfällen Neurologe ◆ Feststellung und Behebung einer evtl. Grundkrankheit ◆ chemotherapeutische Behandlung, ggf. Operation (Verödung des Gesichtsnervenzweigs).
Vermehrter Speichelfluß, Rötung einer Bißwunde, Kopfschmerzen, tonische Krämpfe der Schlund-, Kehlkopf- und Atemmuskulatur, dadurch Atemlähmung, quälender Durst.	*Tollwut* (Rabies, Lyssa) Sofort Arzt bzw. Klinik ◆ Liquor-, Blut- und Speicheluntersuchungen ◆ beim Auftreten eindeutiger Symptome oft keine Rettung mehr möglich ◆ deshalb Tierbisse vorbeugend immer vom Arzt behandeln lassen.
Verminderter Speichelfluß (trockener Mund), Übelkeit, Erbrechen, Licht-	*Bakterielle Lebensmittelvergiftung* (Botulismus)

Symptome	Verdacht auf / Maßnahmen
scheu, Augenflimmern, Sehstörungen, kalter Schweiß, schweres Krankheitsgefühl.	Sofort Notarzt oder Klinik ◆ Sofortmaßnahmen (antitoxisches Botulismus-Serum spritzen, Magen auspumpen, ggf. Abführmittel), notfalls Schockbekämpfung.
Vermehrter Speichelfluß, Aufstoßen, Schluckbeschwerden, Mundgeruch, später Brustkorbschmerzen, Heiserkeit, Brechreiz (teils mit Bluterbrechen), schweres Krankheitsgefühl.	*Speiseröhrenkrebs* (Ösophag-Karzinom) Klinik ◆ Ösophagoskopie, Röntgen, Computer-Tomographie, Gewebsprobenuntersuchung ◆ ggf. Strahlentherapie, in der Regel jedoch Operation erforderlich.

Sprachstörungen

Sprachstörungen können psychogen (seelisch bedingt), aber auch eine Begleiterscheinung von organischen Störungen oder Erkrankungen sein. Siehe auch das Suchwort »Heiserkeit«.

Symptome	Verdacht auf / Maßnahmen
Sprach-(Wortfindungs-)störungen, Orientierungsstörungen, manchmal Lähmungserscheinungen, Schwäche, Gewichtsverlust, Übelkeit, Erbrechen.	*Gehirntumoren, neurologische Störung* (auch nach Unfällen) Neurologe bzw. Klinik ◆ neurologische Untersuchungen, Hirnszintigraphie, Computer-Tomographie ◆ bei Tumoren in der Regel Operation erforderlich.
Leise Stimme, Teilnahmslosigkeit, Antriebsschwäche, Appetitlosigkeit.	*Depressionen oder andere psychische Erkrankungen* Psychiater ◆ Psychotherapie, ggf. Psychopharmaka.
Leise, monotone Stimme, fehlende Mimik (Maskengesicht), Verlangsamung aller Bewegungen, gebückte Haltung, schlurfender Gang, Zittern und Schütteln von Händen und Armen, vegetative Störungen.	*Schüttellähmung* (Parkinson-Syndrom) Arzt oder Klinik ◆ umfangreiche Labor- und Gerätediagnostik ◆ Heilung in der Regel nicht möglich ◆ medikamentöse Therapie, Physiotherapie (gezielte Krankengymnastik), psychische Betreuung.
Leise, schleppende Stimme, rasche Ermüdbarkeit, Muskelschwäche, Ge-	*Bronzekrankheit* (Addison-Krankheit) Internist oder Klinik ◆ Laboruntersu-

Symptome	Verdacht auf / Maßnahmen
wichtsverlust, abnorme Bronzeverfärbung der Haut, Durchfälle, Haarausfall.	chungen (Elektrolyt- und Hormonwerte), Belastungstests ◆ Chemotherapie ◆ ständige Überwachung wegen drohendem Kreislaufkollaps (Addison-Krise).
Tiefe Stimme bei Frauen, überstarke Körperbehaarung (auch Bartbildung), Gang und Bewegungen leicht maskulin, oft Rückbildung der sekundären weiblichen Geschlechtsmerkmale, Vergrößerung der Klitoris.	*Vermännlichungserscheinungen* (Virilisierung) Internist bzw. Gynäkologe ◆ Blut- und Urinuntersuchungen, Hormontests, ggf. Computer-Tomographie (hormonbildende Tumoren als Ursache möglich), ansonsten meist Begleiterscheinung einer Einnahme von Hormonpräparaten (Anabolika, Gestagene) und Kortison.
Tiefe, rauhe Stimme, aufgedunsenes Gesicht, rauhe, verdickte Haut, Abgeschlagenheit, Gewichtszunahme, Verstopfung, starke Kälteempfindlichkeit, Halsverdickung (Kropf).	*Schilddrüsenunterfunktion* (Hypothyreose, Myxödem) Internist ◆ funktionelle Schilddrüsendiagnostik, TRH-Test ◆ Behandlung mit Schilddrüsenhormonpräparaten unter ständiger ärztlicher Dosierungskontrolle ◆ bei starken Beschwerden ggf. Operation.
Näselnde Stimme, Hals- und Kopfschmerzen, ggf. Fieber, Schnupfen, Husten, Abgeschlagenheit, geröteter Hals.	*Gaumensegellähmung oder entzündliche Prozesse im Nasen-Rachen-Raum* Hals-Nasen-Ohren-Arzt ◆ Halsspiegelung ◆ ursächliche Behandlung.
Sprachstörungen (Aphasie), Benommenheit, Schläfrigkeit bis zur Bewußtlosigkeit, Kopfschmerzen, Nackensteifigkeit, Lichtscheu, Geräuschempfindlichkeit, Übelkeit, Erbrechen, meist hohes Fieber.	*Hirnhautentzündung* (Meningitis) Klinik ◆ Lumbalpunktion zur Feststellung des Erregers, Liquor-, Blut-, Urin- und Stuhluntersuchung ◆ Chemotherapie, Behandlung einer evtl. Grundkrankheit ◆ Möglichst frühzeitiger Behandlungsbeginn wichtig.
Sprachstörungen (Aphasie), Kopfschmerzen, Nackensteifigkeit, oft Sehstörungen, vorübergehende Lähmungen, Benommenheit, Übelkeit, Erbrechen, Fieber.	*Gehirnentzündung* (Enzephalitis) Klinik ◆ Laboruntersuchungen zur Feststellung des Erregers ◆ Chemotherapie und Behandlung einer evtl. Grundkrankheit (Mumps, Masern, Scharlach, Grippe usw.) ◆ auch nach

Symptome	Verdacht auf / Maßnahmen
	überstandener Krankheit ärztliche Beobachtung.
Sprachstörungen, motorische Lähmungen, anfallsweise Halbseitenkopfschmerzen, Sehstörungen, abrupter Wechsel der Stimmungslage, Durchfall, Übelkeit, Erbrechen, häufig Harnflut.	*Halbseitenkopfschmerz* (Migraine accompagnée) Internist oder Neurologe ◆ medikamentöse Behandlung der Symptome, ursächliche Therapie nicht möglich: bei drohenden Anfällen Einnahme ärztlich verordneter Medikamente, während der Anfälle Bettruhe im verdunkelten Zimmer, evtl. Wärmeanwendungen in Absprache mit dem Arzt.
Überbetonte Sprache, Augenzittern, Gliederschwäche, Spannungs- und Taubheitsgefühl in den Extremitäten, Blasenstörungen, ggf. Muskelkrämpfe oder Muskelzittern.	*Multiple Sklerose* (MS) Internist ◆ Punktion, Liquor- und Blutuntersuchungen, Gerätediagnostik ◆ medikamentöse Behandlung, Physiotherapie (Krankengymnastik), psychische Betreuung.
Sprachstörungen, meist einseitige Lähmungserscheinungen (Stirnrunzeln, herabhängendes Unterlid, Augenschluß, Herabhängen des Mundwinkels usw.).	*Gesichtsmuskellähmung* (Fazialisparese bzw. -paralyse) Neurologe bzw. Klinik ◆ Feststellung der genauen Ursache durch neurologische Untersuchungen ◆ ursächliche Behandlung.
Sprachstörungen, Verwirrtheit oder vorübergehende Bewußtlosigkeit, schlagartige Halbseitenlähmung, Kopfschmerzen, Sehstörungen.	*Schlaganfall* (Apoplexie, apoplektischer Insult) Sofort Notarzt oder Klinik ◆ allgemeine und neurologische Untersuchungen, Computer-Tomographie, Hirn-Szintigraphie, EEG ◆ möglichst rasch einsetzende konservative Therapie.

Stuhlgangschmerzen

Vorübergehende Schmerzen beim Stuhlgang können harmlose Ursachen haben (harter Stuhl durch Fehlernährung, mangelnde Flüssigkeitszufuhr und Bewegungsmangel, aber auch nervöse Verspannungen). Bei immer wiederkehrenden Schmerzen ist eine ärztliche Abklärung der Ursachen notwendig.

Symptome	Verdacht auf / Maßnahmen
Stuhlgangschmerzen, oft Verkrampfung des Unterleibs, Blähungen, harter und wenig Stuhl.	*Verstopfung* (Obstipation) Ballaststoffreiche Ernährung, viel Obst, Fruchtsäfte, Bewegung (Gymnastik), Unterleibsmassage (Trockenbürsten) ◆ Dauereinnahme von Abführmitteln ist schädlich!
Schmerzen und Blutungen beim Stuhlgang, Juckreiz, Afterausgang nach außen gestülpt.	*Aftervorfall* (Prolaps ani) Hausarzt oder Proktologe ◆ Rektoskopie, ggf. Röntgen ◆ meist operative Korrektur notwendig.
Bei Stuhlgang plötzlich einsetzende, danach oft anhaltende Schmerzen, Rötung und Brennen des Afters, manchmal leichte Blutungen.	*Afterschrunden* (Analfissuren) Hausarzt ◆ Salben oder Zäpfchen ◆ peinlichste Hygiene, durch ballaststoffreiche Kost für weichen Stuhl sorgen.
Stuhlgangschmerzen, entzündliche Rötung und Schwellung der Aftergegend, ggf. Eiterfluß und Fieber.	*Afterfistel* (Analfistel) Arzt (Proktologe) ◆ Rektoskopie ◆ operative Entfernung des Entzündungsherds (Lokalanästhesie).
Stuhlgangschmerzen, oft hellrotes Blut auf dem Stuhl, am After außen tastbare Knoten, die sich beim Pressen füllen, Juckreiz, Brennen.	*Äußere Hämorrhoiden* Arzt ◆ rektale Untersuchung ◆ konservative Behandlung, ggf. operative Entfernung der Knoten oder Verödung durch Injektion sklerosierender Mittel.
Stuhlgangschmerzen, oft hellrotes Blut auf dem Stuhl, im After tastbare Vorwölbungen, besonders nachts dumpfe Unterleibsschmerzen, manchmal Juckreiz, Brennen und Nässen.	*Innere Hämorrhoiden* Hausarzt oder Proktologe ◆ rektale Tastuntersuchung, Rektoskopie, evtl. Gefäßdarstellung ◆ oft konservative Therapie möglich, notfalls Operation, Vereisung oder Verödung, für weichen Stuhl sorgen.
Krampfartige Stuhlgang- und Unterleibsschmerzen, Blutungen aus dem After, dunkler Stuhl, Durchfälle, Gewichtsverlust, Fieberschübe.	*Crohn-Krankheit* (Enteritis regionalis Crohn) Hausarzt oder Internist ◆ Endoskopie, Blut- und Stuhluntersuchungen, Probelaparotomie ◆ meist konservative Behandlung, ggf. Operation.
Stuhlgangschmerzen, schmerzhafter Stuhldrang bei sehr geringer Entlee-	*Enddarmkrämpfe* (Tenesmen) Hausarzt oder Internist ◆ Ursache ab-

Symptome	Verdacht auf / Maßnahmen
rung, auch Krämpfe des Verschlußmuskels.	klären (entzündliche Reizung, Blasen- oder Enddarmentzündung usw.) ◆ ursächliche Behandlung.
Stuhlgangschmerzen, Störungen und Schmerzen beim Wasserlassen, ggf. Harnsperre, Blutungen, Kreuzschmerzen.	*Vorsteherdrüsenerkrankung* (Vergrößerung, Entzündung, Krebs) Urologe ◆ Blut- und Harnuntersuchungen, Röntgen, Prostatazytologie, Zystoskopie, Szintigraphie ◆ Behandlung je nach Ursache ◆ Früherkennung (Vorsorgeuntersuchung) wichtig!
Stuhlgangschmerzen, oft rosa-wäßriger Ausfluß oder Blutungen zwischen den Perioden bzw. nach Geschlechtsverkehr, Unterleibsschmerzen erst im Spätstadium.	*Gebärmutterkrebs* (Korpus- oder Zervix-Karzinom) Gynäkologe ◆ Spiegelung, Zytodiagnostik, Kolposkopie, Palpation, Sondenprobe ◆ in der Regel Operation erforderlich ◆ da deutliche Symptome erst spät auftreten, ist Früherkennung (Vorsorgeuntersuchungen) wichtig!

Stuhlveränderungen

In seiner Konsistenz (hart, weich, schaumig, flüssig), in Farbe und Geruch verändert sich der Stuhl (Kot, Fäzes, Exkrement) nicht nur durch krankhafte Veränderungen im Organismus, sondern auch durch die aufgenommene Nahrung und durch eingenommene Medikamente. Ein Hinweis auf bestimmte Erkrankungen läßt sich nur aufgrund weiterer Symptome ableiten. Siehe auch die Suchwörter »Durchfall« und »Verstopfung«.

Symptome	Verdacht auf / Maßnahmen
Weißliche Wurmglieder im Stuhl, Gewichtsverlust trotz gesteigertem Appetit, unklare Bauchbeschwerden, Blässe, manchmal Durchfall.	*Bandwurmbefall* (Taeniasis) Arzt ◆ Stuhluntersuchung ◆ Wurmkur nach ärztlicher Verordnung ◆ Wurmkuren sollten stets nach Anleitung und unter Überwachung eines Arztes durchgeführt werden.
Stuhl dünn bis breiig, penetrant faulig riechend, starke Durchfälle, bei längerer Dauer Schwäche und Gewichtsverlust.	*Fäulnisdyspepsie* (Darmfunktionsstörung) Arzt ◆ Stuhluntersuchung ◆ mögliche organische Störung (z. B. Bauchspeicheldrüsenschwäche) feststellen und

Symptome	Verdacht auf / Maßnahmen
	beheben ◆ medikamentöse Behandlung.
Stuhl dünn, schaumig bis breiig, gelblich verfärbt, Durchfälle mit starken Bauchschmerzen; tritt oft nach überreichlichem Obstgenuß auf.	*Gärungsdyspepsie* (gestörte Kohlenhydratverdauung) Fasten, nur Kräutertee und Zwieback, dann Schonkost ◆ ggf. Arzt ◆ Stuhluntersuchung ◆ medikamentöse Behandlung und Diätvorschriften.
Stuhl dünn, mit Schleim-, oft mit Blutbeimengung, Durchfälle, starkes Erbrechen, krampfartige Bauchschmerzen, pötzlich einsetzendes Fieber, Wadenschmerzen, Kreislaufschwäche.	*Infektiöse Lebensmittelvergiftung* (Gastroenteritis, Cholera) Sofort Klinik ◆ klinischer Befund, Laboruntersuchungen (Stuhl, Blut, Harn) ◆ Notfallmaßnahmen (Herz- und Kreislaufstützung, Flüssigkeits- und Elektrolytersatz), medikamentöse Behandlung.
Stuhl mit glasigem, himbeergeleeartigem Schleim, Durchfälle, Bauchschmerzen, Übelkeit, wachsende Abgeschlagenheit, langsamer Beginn, meist ohne Fieber.	*Amöbenruhr* (Amöbiasis) Arzt oder Klinik ◆ Laboruntersuchungen (Stuhl, Harn, Blut) ◆ symptomatische Behandlung durch Chemotherapie ◆ bei Reisen in tropische Länder Vorbeugemittel mitnehmen.
Stuhl wäßrig, dann schleimig, oft blutig, Durchfälle, Erbrechen, krampfartige Bauchschmerzen, plötzlich einsetzendes Fieber, Schockzeichen (Kreislaufkollaps).	*Bakterienruhr* (Shigellose) In schweren Fällen sofort Klinik ◆ klinischer Befund und Laboruntersuchungen (Stuhl, Blut, Harn) ◆ Sofortmaßnahmen (Kreislaufstützung, Flüssigkeits- und Elektrolytersatz), medikamentöse Behandlung.
Stuhl mit Blutbeimengungen (rot oder dunkel), manchmal Blutungen aus dem After, Durchfälle im Wechsel mit Verstopfung, Erbrechen, Übelkeit, Völlegefühl, krampfartige Bauchschmerzen, erhöhte Temperatur.	*Darmausstülpungsentzündung* (Divertikulitis) Arzt oder Klinik ◆ Rektoskopie, Sonographie, Kontrastmittelröntgenaufnahme, Laboruntersuchungen, ggf. Biopsie zum Ausschluß einer Krebserkrankung ◆ medikamentöse Behandlung (Antibiotika), ggf. chirurgischer Eingriff, Diätvorschriften.
Stuhl wäßrig, später schleimig, auch Schleimabgang aus dem After ohne	*Dickdarmentzündung* (Colitis)

Symptome	Verdacht auf / Maßnahmen
Stuhl, Wechsel von Durchfällen und Verstopfung, Blähungen mit reichlichem Abgang von Winden, Völlegefühl.	In leichten Fällen Fasten, Kräutertee, Schonkost ◆ bei Schleimabgang Arzt ◆ Rektoskopie, Stuhluntersuchung, ggf. Röntgenkontrastmittelaufnahme, Biopsie ◆ medikamentöse Behandlung.
Sehr harter Stuhl (kleine Knöllchen oder bleistiftdicke Stränge), starke Bauchschmerzen, plötzlich oder allmählich einsetzend, Aufstoßen, Erbrechen, Stuhl- und Windverhaltung, aufgetriebene weiche Bauchdecke.	*Darmverengung* (Stenose, Obstruktion) Arzt oder Klinik ◆ Sonographie, Röntgenkontrastmittelaufnahme, Endoskopie, Laboruntersuchungen ◆ Behandlung je nach Ursache ◆ meist ist ein chirurgischer Eingriff angezeigt.
Stuhl mit rotem oder kaffeesatzdunklem Blut, oft Blutungen aus dem After, Durchfälle mit krampfartigen Bauchschmerzen, Gewichtsverlust, Fieberanfälle in Schüben.	*Crohn-Krankheit* (Enteritis regionalis Crohn) Internist oder Klinik ◆ Endoskopie, Laboruntersuchungen (Stuhl, Blut), Röntgen (Kontrastmittelaufnahme), ggf. Probelaparotomie ◆ meist konservativ-medikamentöse Behandlung, ggf. chirurgischer Eingriff.
Stuhl voluminös und fettig, häufige Durchfälle, Gewichtsverlust, Appetitlosigkeit, Blässe, glatte Zunge (»Lackzunge«), tritt vorwiegend in tropischen Ländern auf.	*Sprue* (Malabsorptionssyndrom) Arzt ◆ Stuhl- und Blutuntersuchung ◆ symptomatische Behebung von Mangelerscheinungen (gezielte Vitamin- und Eiweißzufuhr), medikamentöse Behandlung zur Stabilisierung des Organismus (z. B. mit Folsäure).
Stuhl erbsenbreiartig, Durchfälle nach mehrtägiger Verstopfung, Fieber, Verschleimung der Atemwege, Abgeschlagenheit, Ausbreitung von blaßrosa Flecken auf dem Rumpf.	*Paratyphus B* Klinik (Isolierstation) ◆ Laboruntersuchungen ◆ Kreislaufstützung, Flüssigkeits- und Elektrolytersatz, spezifische Chemotherapie mit laufender Kontrolle wegen Resistenzbildung.
Stuhl erbsenbreiartig, Durchfälle, häufig erst nach langer Verstopfung einsetzend, Kopfschmerzen, stufenweise bis auf 40 bis 41° C ansteigendes Fieber, starke Benommenheit, Zunge graugelb belegt, Spitze und Ränder himbeerrot, nach 2 Wochen roter Hautausschlag.	*Typhus* (Typhus abdominalis) Klinik (Isolierstation) ◆ Sternalpunktion, Blutkulturen, Laboruntersuchungen ◆ spezifische Chemotherapie (laufende Resistenzbildungskontrolle) und symptomatische Behandlung (Herz- und Kreislaufstützung, Flüssigkeits-

Symptome	Verdacht auf / Maßnahmen
	und Elektrolytersatz) ◆ vorbeugende Schutzimpfung möglich, nach überstandener Krankheit lebenslange Immunität.
Stuhl mit hellrotem oder kaffeesatzartig dunklem Blut, starke Bauchschmerzen, Blässe, Übelkeit, Abgeschlagenheit, manchmal Fieber.	*Ischämische Kolitis* (Darmdurchblutungsstörung) Internist oder Klinik ◆ Laboruntersuchungen, Endoskopie, Röntgenkontrastaufnahme, Funktionsprüfungen ◆ medikamentöse Therapie.
Stuhl dünn, reiswasserartig, plötzlich einsetzende starke Durchfälle, starkes Erbrechen, Blutharnen, Krämpfe, Herzrhythmusstörungen, schnell zunehmende Schwäche, Kreislaufzusammenbruch.	*Cholera* (Gallenbrechdurchfall) Sofort Klinik ◆ klinischer Befund, Bakteriologie ◆ unverzügliche Chemotherapie (Tetrazykline), Herz- und Kreislaufstützung, Flüssigkeits- und Elektrolytersatz ◆ vorbeugende Schutzimpfung möglich.
Stuhl fettig-breiig, Blähungen, unbestimmte Bauchschmerzen, Bauchdeckenverspannung, Übelkeit, Erbrechen, Herzjagen, blaßbläuliche Haut, manchmal Fieber und Schüttelfrost.	*Bauchspeicheldrüsenerkrankung* (Pankreatitis, Insuffizienz) Internist oder Klinik ◆ Röntgen, Sonographie, Computer-Tomographie, Laboruntersuchungen ◆ meist medikamentöse Behandlung, ggf. Laparotomie ◆ beim Einsetzen der Beschwerden nichts essen oder trinken.
Stuhl dunkel (Teerstuhl) durch zersetztes Blut, Oberbauchschmerzen in nüchternem Zustand oder nach den Mahlzeiten, Aufstoßen, Völlegefühl, Sodbrennen, manchmal Bluterbrechen.	*Blutendes Magen- oder Zwölffingerdarmgeschwür* Internist oder Klinik ◆ Röntgen, Endoskopie, Laboruntersuchungen ◆ medikamentöse Behandlung, bei drohendem Durchbruch auch chirurgischer Eingriff (Übernähen, Vagotomie, Resektion usw.).
Stuhl hell, Urin dunkel, Widerwille gegen Fett und Fleisch, Alkoholunverträglichkeit, Schmerzen im rechten Oberbauch, Gelbsucht, Übelkeit, Gewichtsverlust, oft Hautausschlag, meist verfallenes Aussehen.	*Lebererkrankungen bis zum Leberkrebs* Internist, besser Klinik ◆ Laboruntersuchungen, Röntgen, Szintigraphie, bioptische Leberpunktion bzw. Probeexzision ◆ Behandlung je nach gegebener Ursache, medikamentös oder

Symptome	Verdacht auf / Maßnahmen
	operativer Eingriff, Diät nach ärztlicher Vorschrift.
Stuhl schleimig, später kaffeesatzartig dunkel (Teerstuhl), Blähungen, Wechsel zwischen Verstopfung und Durchfällen, dumpfe, später auch krampfartige Unterleibsschmerzen, Gewichtsverlust.	*Dickdarmkrebs* (Kolonkarzinom) Proktologe oder Klinik ◆ Rektoskopie, Gewebsprobenentnahme, Röntgenkontrastuntersuchung, Sigmoidoskopie, Laboruntersuchungen ◆ meist chirurgischer Eingriff (häufig Resektion), Nachbehandlung je nach Stadium (Zytostatika, Strahlentherapie).
Stuhl erst schleimig, dann blutig, Blutungen und Schleimabgang aus dem After, unwillkürlicher Stuhlabgang (Inkontinenz), Unterleibsschmerzen, Appetitlosigkeit, Gewichtsverlust, Wechsel zwischen Verstopfung und Durchfällen.	*Mastdarmkrebs* (Rektumkarzinom) Proktologe oder Klinik ◆ Rektoskopie mit Gewebsprobenentnahme, Röntgenkontrastmitteluntersuchung, Laboruntersuchungen ◆ je nach Stadium der Erkrankung zytostatische Kombinationstherapie oder chirurgischer Eingriff.
Stuhl massiv und dunkel verfärbt (Teerstuhl), dumpfe Schmerzen hinter dem Brustbein, häufig Leberhautzeichen (Sternnävi) in Gesicht und auf Brust, manchmal plötzliches Bluterbrechen.	*Blutende Speiseröhren-Varizen* Bei Bluterbrechen sofort Klinik ◆ klinischer Befund, Ösophagoskopie ◆ Schockbehandlung, unverzügliche Blutungsstillung (Kompressionstamponade), anschließend Laserchirurgie oder Venenverödung.
Stuhl massig, fettig, übelriechend, vorgewölbter schlaffer Bauch, quälender Husten mit zähschleimigem Auswurf, Verdauungsstörungen, erhöhte Infektanfälligkeit, deutliche Gewichtsabnahme, Trommelschlegelfinger.	*Zystische Fibrose* (Mukoviszidose) Klinik ◆ Laboruntersuchungen (u. a. Schweißdiagnostik) ◆ intensive Dauerbehandlung (besonders bei Säuglingen und Kleinkindern), Schleimverflüssigung, Antibiotika, Verdauungsenzyme, Spezialdiät ◆ auch nach überstandener Krankheit wegen Spätschadengefahr weiterhin regelmäßige Kontrolle der Atemwege.

Tränenfluß

Unkontrollierbarer Tränenfluß (Dakryrrhoe) oder Tränenträufeln (Epiphora) ohne offenkundige Ursachen (starke Gemütsbewegungen, Überanstrengung der Augen, Fremdkörper im Auge usw.) sind Begleiterscheinungen von Erkrankungen, die meist ärztlicher Abklärung bedürfen.

Symptome	Verdacht auf / Maßnahmen
Tränenfluß, Lichtscheu, Weiß des Augapfels blutunterlaufen, Augenbindehaut entzündlich angeschwollen.	*Augenbindehautentzündung* (Konjunktivitis) Augenarzt ◆ nach lauwarmem Auswaschen Tropfen oder Augensalbe, evtl. festgestellte Grundkrankheit behandeln.
Tränenfluß, Augen gerötet und geschwollen, eitrig-schleimige Augenabsonderung, Brennen beim Wasserlassen, gelblicher Ausfluß aus Scheide bzw. Harnröhre, Krankheitsgefühl.	*Bindehautentzündung durch Tripper* (Gonoblenorrhoe) Hautarzt ◆ Abstrich, Blut- und Harnkontrolle ◆ Behandlung mit Antibiotika (Penizillin), nachfolgende Erfolgskontrolle wichtig ◆ Achtung: Tripper kann durch Geschlechtsverkehr übertragen werden!
Tränenfluß, Lichtscheu, schmerzhaftes Fremdkörpergefühl im Auge, manchmal auch Lidkrampf.	*Hornhautverletzung oder -entzündung* (Keratitis) Augenarzt ◆ Augentropfen oder -salben, bei Entzündung ursächliche Therapie.
Tränenfluß, Augen gerötet und geschwollen, Schleimhautschwellungen, Kribbeln und Jucken in der Nase, Brennen im Mund, Abgeschlagenheit, Frösteln, oft Hautausschlag.	*Heufieber* (Pollinosis) Arzt ◆ Tests auf auslösende Allergene durch Provokationsproben ◆ medikamentöse Behandlung (Antihistaminika, Kortison, dabei jedoch Nebenwirkungen beachten!), langzeitige Desensibilisierung ◆ Pollenwarndienst im Radio beachten.
Tränenfluß, Lichscheu, Augapfel gerötet, Hornhaut matt, Pupille reaktionslos, anfallsweise Kopfschmerzen, Oberbauchschmerzen, Übelkeit, Erbrechen.	*Grüner Star* (Glaukom) Bei akutem Anfall sofort Augenarzt ◆ medikamentöse Senkung des Augeninnendrucks ◆ meist baldige Operation wegen drohender Erblindung ◆ bei chronischem Glaukom medikamentöse oder operative Augendruckeinstellung.
Tränenträufeln, Lichtscheu, Schwächegefühl, motorisch-psychische Unruhe, Herzklopfen, häufige Durchfälle, Gewichtsverlust, Stirnkopfschmerzen.	*Schilddrüsenüberfunktion* (Hyperthyreose) Arzt oder Klinik ◆ Schilddrüsenfunktionstests, Szintigraphie, ggf. Sonographie oder Zytodiagnostik ◆ medikamentöse Behandlung (Thyreostatika).

Symptome	Verdacht auf / Maßnahmen
Tränenfluß, Schmerzen im inneren Augenwinkel, oft auch in der Nase, Bindehautentzündung, manchmal Rötung der betroffenen Stirnhälfte, anfallsweise Schmerzen, durch Kauen u. a. ausgelöst.	*Nervenschädigung* (Nasoziliar-Neuralgie) Hals-Nasen-Ohren-Arzt ◆ Nasenspiegelung, Blutuntersuchung, ggf. Röntgendarstellung der Gefäße ◆ medikamentöse Behandlung, Kupieren durch lokale Kokain-Applikation.
Tränen- und Speichelfluß, anfallsweise starke, meist einseitige Gesichtsschmerzen, ausgelöst durch Kauen, Niesen, Sprechen usw., Gesichthälfte gerötet und geschwollen.	*Trigeminus-Neuralgie* Bei sekunden- bis minutenlangen Anfällen schmerzlindernde Mittel und Wärmeanwendungen ◆ bei wiederholten Anfällen Neurologe ◆ Feststellung und Behebung einer evtl. Grundkrankheit, ggf. Verödung des betreffenden Nervs.
Tränenfluß durch schwere halbseitige Kopfschmerzanfälle (Stirn, Schläfe, Hinterkopf), meist abends oder nachts, Rötung von Auge und Gesichtshälfte, Schweißausbruch.	*Horton-Syndrom* (Histaminkopfschmerz) Bei akutem Anfall (meist sind Männer betroffen) schmerzlindernde Mittel, bei öfteren Wiederholungen Neurologe oder Internist ◆ Labor- und Gerätediagnostik ◆ Chemotherapie.

Trommelschlegelfinger (siehe Fingerveränderungen)

Uhrglasnägel (siehe Nagelveränderungen)

Unrast

Unter Unrast verstehen wir eine motorisch-psychische Unruhe, die sich als körperliche Rastlosigkeit und emotionelle Aufgeregtheit äußert; Menschen, die solche Symptome zeigen, werden als »nervös« bezeichnet. Unrast kann seelisch bedingt, durch Alkoholmißbrauch oder Drogen (LSD, Meskalin, Psilozybin u. a.) ausgelöst sein oder auch auf Erkrankungen hinweisen.

Symptome	Verdacht auf / Maßnahmen
Unrast, Zittern, geistige Verwirrtheit, hochroter Kopf, Bewegungs- und Koordinationsstörungen, manchmal	*Delirium tremens* (»Säuferwahn«) Tritt bei Alkoholkranken vor allem durch Entzug auf (ähnlich bei Drogen-

Symptome	Verdacht auf / Maßnahmen
Halluzinationen, (Wahnvorstellungen).	abhängigen) ◆ Arzt ◆ Chemotherapie (Tabletten oder Injektionen) ◆ Entzugstherapie.
Unrast, Schwindelgefühle, Magendruck, Kopfschmerzen, Verdauungsstörungen, Schlaflosigkeit, feuchtkalte Hände und Füße, Beklemmung.	*Vegetative Dystonie* Arzt oder Psychotherapeut (meist seelisch verursacht) ◆ Abklärung möglicher organischer Ursachen ◆ kreislaufstabilisierende Maßnahmen, ggf. Psychotherapie, Kur.
Unrast, Ekel vor jeder Nahrungsaufnahme, künstlich herbeigeführtes Erbrechen, Mißbrauch von Abführmitteln, Gewichtsverlust, Wasseransammlungen im Gewebe (Ödeme), bei Frauen Ausbleiben der Menstruation.	*Magersucht* (Anorexia nervosa) Meist bei Mädchen in der Pubertät, seltener bei jungen Frauen ◆ psychische oder hormonelle Ursachen ◆ Arzt, Psychotherapeut oder Klinik ◆ Ursachenfeststellung, Psychotherapie, ggf. Hormonbehandlung, für Gewichtsrekonstruktion sorgen (am besten in Klinik).
Unrast, Atemnot, Blässe, Herzjagen, Beklemmungsgefühl, Appetitlosigkeit, Abgeschlagenheit, Blutdruckabfall.	*Herzmuskelentzündung* (Myokarditis) Internist ◆ EKG, Blutuntersuchungen, Funktionsprüfungen ◆ Feststellung und Behebung einer evtl. Grundkrankheit ◆ Chemotherapie (Antibiotika).
Motorisch-psychische Unrast, Schwächegefühl, Herzklopfen, Lichtscheu, Tränenträufeln, häufige Durchfälle, Gewichtsverlust, Stirnkopfschmerzen, Glanzaugen, Halsverdickung.	*Schilddrüsenüberfunktion* (Hyperthyreose) Arzt oder Klinik ◆ Schilddrüsenfunktionstests, Szintigraphie, Sonographie, ggf. Punktionszytologie ◆ medikamentöse Behandlung (Thyreostatika), ggf. chirurgischer Eingriff oder Radiojodtherapie.
Unrast, Schweißausbrüche, Schwächegefühl, Kopfschmerzen, Gelenkschmerzen, Fieber, bei Kindern oft Hautausschläge.	*Rheumatisches Fieber* (RF, Febris rheumatica) Arzt ◆ klinische Diagnostik zur Erkennung einer möglichen ursächlichen Krankheit (meist vorhanden) ◆ ursächliche Behandlung, Chemotherapie, Bettruhe, ggf. Wärmeanwendungen.

Unterleibsschmerzen

Die Übergänge zwischen Unterleibs-, Kreuz- und Unterbauchschmerzen sind fließend. Wir verstehen hier unter Unterleibsschmerzen Beschwerden, in die auch die Gesäß- und Genitalregion mit einbezogen sind. Siehe auch die Suchwörter »Afterschmerzen«, »Bauchschmerzen« und »Kreuzschmerzen«.

Symptome	Verdacht auf / Maßnahmen
Unterleibsschmerzen, Harndrang, Brennen und andere Störungen beim Wasserlassen, manchmal unwillkürlicher Harnabgang (Harnträufeln).	*Blasenentzündung* (Zystitis) Wärme, reichliche Flüssigkeitszufuhr (Blasentee) ◆ bei starken Schmerzen und längerer Dauer Arzt ◆ medikamentöse Behandlung.
Unterleibsschmerzen besonders im Afterbereich, Stuhldrang, aber Stuhlverhaltung, Blut im Stuhl und Eiter- oder Blutabgang aus dem After.	*Mastdarmentzündung* (Proktitis) Hausarzt oder Proktologe ◆ Endoskopie, ggf. Röntgenkontrastaufnahme, Laboruntersuchungen ◆ in der Regel medikamentöse Behandlung.
Unterleibsschmerzen, Blähungen, reichlicher Abgang von Winden, Wechsel von Verstopfung und Durchfällen, wäßriger oder schleimiger Stuhl, auch Schleimabgang aus dem After ohne Stuhl.	*Dickdarmentzündung* (Colitis) In leichten Fällen Fasten, Kräutertee, dann Schonkost ◆ in schweren Fällen Arzt ◆ Endoskopie, Röntgenkontrastaufnahme, Laboruntersuchungen ◆ medikamentöse Behandlung und Diät nach Vorschrift.
Krampfartige Unterleibsschmerzen, Wechsel zwischen Verstopfung und schleimig-blutigen Durchfällen (Teerstuhl), Appetitlosigkeit, Gewichtsverlust.	*Dickdarmkrebs* (Kolonkarzinom) Arzt oder Klinik ◆ Rektoskopie, Gewebsprobenentnahme, Röntgen (Doppelkontrastmethode), Laboruntersuchungen ◆ je nach Stadium der Erkrankung Chemotherapie (Zytostatika) oder chirurgischer Eingriff (Resektion).
Unterleibsschmerzen, besonders im Afterbereich, Blähungen, Verstopfung im Wechsel mit schleimig-blutigen Durchfällen, Afterblutungen, unwillkürlicher Stuhlabgang, Gewichtsabnahme.	*Mastdarmkrebs* (Rektumkarzinom) Arzt oder Klinik ◆ Rektoskopie mit Gewebsprobenentnahme, Röntgenkontrastaufnahme, Laboruntersuchungen ◆ je nach Stadium zytostatische Kombinationstherapie oder chirurgischer Eingriff.
Krampfartige Unterleibsschmerzen, Stuhlgangschmerzen, Durchfälle mit	*Crohn-Krankheit* (Enteritis regionalis Crohn)

Symptome	Verdacht auf / Maßnahmen
dunkler Blutverfärbung (Teerstuhl), Blutungen aus dem After, merklicher Gewichtsverlust, Fieberschübe.	Arzt ◆ Endoskopie, Röntgenkontrastaufnahme, Laboruntersuchungen, ggf. Probelaparotomie ◆ meist konservativ-medikamentöse Behandlung, manchmal chirurgischer Eingriff.
Schwangerschaft: neben üblichen Beschwerden Unterleibsschmerzen, Schmierblutungen; nach Platzen des Eileiters plötzlich sehr starke Unterleibsschmerzen, prall gespannte Bauchdecke, Ohnmacht, Schock.	*Bauchhöhlen-, Eileiterschwangerschaft* (Extrauteringravidität) Kann bei regelmäßigen Vorsorgeuntersuchungen frühzeitig erkannt und behoben werden (Douglasskopie, Laparotomie) ◆ bei Einsetzen starker Schmerzen sofort Notarzt, Klinik (akute Lebensgefahr) ◆ Schockbekämpfung und sofortige Operation.
Unterleibsschmerzen (ziehend, stechend), bes. bei Menstruation und Geschlechtsverkehr, im akuten Stadium plötzlich sehr stark; eitriger oder eitrig-schleimiger Ausfluß, Menstruationsstörungen.	*Eileiterentzündung* (Salpingitis) Arzt ◆ klinischer Befund, Laboruntersuchungen ◆ Bettruhe, Antibiotika, Eisbeutel, Fangopackungen, Kurzwellenbestrahlung ◆ im akuten Stadium am besten Klinikbehandlung wegen möglicher Komplikationen (Sterilität, Perforation, weitere Unterleibsentzündungen).
Unterleibsschmerzen, bes. bei Anstrengungen, Menstruation und Geschlechtsverkehr, eitriger oder schleimig-eitriger Ausfluß, Menstruationsstörungen, Übelkeit, Erbrechen.	*Eierstockentzündung* (Oophoritis) Tritt meist zusammen mit einer Eileiterentzündung (siehe oben) auf, selten als primäre Erkrankung ◆ Diagnostik und Therapie siehe »Eileiterentzündung«.
Unbestimmte Unterleibsschmerzen (Druck und Völlegefühl), Menstruationsstörungen, ggf. Vergrößerung des Leibesumfangs, dann häufig auch Schmerzen im Oberbauch.	*Eierstockgeschwulst* (Ovarialtumor) Gynäkologe oder Klinik ◆ Tastbefund, Computer-Tomographie, Biopsie, Laboruntersuchungen ◆ in der Regel chirurgischer Eingriff ◆ da charakteristische Frühsymptome fehlen, sind regelmäßige Vorsorgeuntersuchungen wichtig.
Unterleibsschmerzen und Druckempfindlichkeit, starke, schmerzhafte, verlängerte Menstruation, ggf. Zwischenblutungen, Schwächegefühl, häufig Fieber.	*Gebärmutterschleimhautentzündung* (Endometritis) Gynäkologe ◆ klinischer Befund und Laboruntersuchungen ◆ Bettruhe, medikamentöse Behandlung (Antibiotika).

Symptome	Verdacht auf / Maßnahmen
Unterleibsbeschwerden, zunächst nur sehr geringfügig, unregelmäßige Blutabgänge aus der Scheide, fleischwasserfarbener Ausfluß nach Geschlechtsverkehr und während Stuhlgang, schweres Krankheitsgefühl.	*Gebärmutterkrebs* (Zervix- bzw. Korpuskarzinom) Gynäkologe oder Klinik ◆ Spiegelung, Zytodiagnostik, Kolposkopie, Palpation ◆ chirurgischer Eingriff notwendig ◆ Da es keine für den Laien erkennbaren Frühsymptome gibt, sind mindestens einmal jährlich gynäkologische Untersuchungen (mit zytologischem Abstrich) sehr wichtig.
Unterleibsschmerzen, Harndrang, verstärkter Scheidenausfluß, unwillkürlicher Harnabgang beim Husten, Niesen oder Heben schwerer Gegenstände.	*Gebärmuttersenkung* (Descensus uteri) Gynäkologe ◆ Endoskopie ◆ physiotherapeutische Maßnahmen zur Stärkung des Beckenbodens, nur in schweren Fällen chirurgischer Eingriff, evt. Ringpessar.
Schwere- und Hitzegefühl im Unterleib, Juckreiz und Brennen in der Scheide, verstärkter Ausfluß, dünn- oder dickflüssig, schaumig oder eitrig.	*Scheidenentzündung* (Kolpitis, Vaginitis) Gynäkologe ◆ Abstrich, Laboruntersuchungen, ggf. Gesamtuntersuchung der Geschlechtsorgane zum Ausschluß eines Karzinoms ◆ medikamentöse Behandlung (Antibiotika).
Plötzlich (bei Spiel, Sport usw.) auftretende Unterleibsschmerzen, auf einen Hoden ausstrahlend, Hodensack gerötet und geschwollen, Übelkeit.	*Hodengefäßstildrehung* (Hodentorsion) Sofort Notarzt oder Klinik ◆ unverzügliche Operation, da sonst die Gefahr eines Absterbens des Hodens besteht ◆ tritt meist bei Knaben, selten in späteren Jahren auf.

Urin (siehe Harn)

Verstopfung

Die Häufigkeit der Darmentleerung kann in weiten Grenzen (von mehrmals täglich bis zu drei bis vier Tage) schwanken. Von Verstopfung (Obstipation) spricht der Mediziner erst, wenn eine Darmentleerung nur nach vier oder fünf Tagen möglich ist. Seelische Verspannungen, starker Bewegungsmangel (z. B. langes Krankenlager) und Fehlernährung (Ballaststoffmangel) können Ursache einer Verstopfung sein, aber ebenso Schwangerschaft, Medikamente (Nebenwirkung) und Aufregungen (Reisen, Umstellungsschwierigkeiten usw.). Abhilfe schaffen Entkrampfung, Ernährungsumstellung, Gymnastik, Wandern, Bauchmassagen und andere natürliche Methoden. Eine ständige Einnahme von Abführmitteln ist schädlich, nicht zuletzt deshalb, weil sie die Darmträgheit eher fördert als behebt. Bei sehr hartnäckiger Verstopfung sollte der Arzt befragt werden, denn sie kann Symptom einer organischen Erkrankung sein.

Symptome	Verdacht auf / Maßnahmen
Verstopfung im Wechsel mit Durchfällen, Blähungen, Völlegefühl, Appetitstörungen, Übelkeit, unbestimmte Unterbauchschmerzen.	*Darmneurose* (Reizkolon) Meist nervös bedingt (neuromuskuläre Störung des Verdauungstrakts) ◆ in hartnäckigen Fällen Psychotherapie, notfalls unterstützt durch Psychopharmaka.
Verstopfung, nervöse Verspannungen, dumpfe Kreuz- und Unterleibsschmerzen, Harndrang, manchmal Harnträufeln, besonders bei Frauen.	*Nervöse Erschöpfung* (neurasthenisches Syndrom) Hausarzt oder Psychotherapeut ◆ mögliche organische Ursachen feststellen und behandeln ◆ Maßnahmen zur Entkrampfung und Kräftigung, ggf. medikamentös unterstützt, Kur.
Verstopfung, Stuhlgangschmerzen, dumpfe Unterleibsschmerzen, Afterblutungen, im After (Enddarm) tastbare Knoten, manchmal Juckreiz, Brennen und Nässen.	*Innere Hämorrhoiden* Hausarzt oder Proktologe ◆ rektale Untersuchung, Endoskopie, ggf. Probeexzision ◆ in der Regel konservative Behandlung, ggf. Operation, Vereisung oder Verödung ◆ für weichen Stuhl sorgen.
Wechsel von Verstopfung und wäßrigen oder schleimigen Durchfällen, Blähungen, Völlegefühl, reichlicher Abgang von Winden, auch Schleimabgang ohne Stuhl, Bauchschmerzen.	*Dickdarmentzündung* (Colitis) In leichten Fällen Fasten und Kräutertee, dann Magenschonkost ◆ in schweren Fällen Arzt ◆ Rektoskopie, Stuhluntersuchung, ggf. Röntgen ◆ konservativ-medikamentöse Behandlung.
Verstopfung trotz starkem Stuhldrang, dumpfer Druckschmerz im After- und Kreuzbereich, häufig eitrige oder blutig-eitrige Abgänge aus dem After.	*Mastdarmentzündung* (Proktitis) Arzt (Proktologe) ◆ Endoskopie, Laboruntersuchung zur Ursachenfeststellung ◆ ursächliche chemotherapeutische Behandlung.
Verstopfung, blaßfahle Gesichtsfarbe, Kopf- und Gliederschmerzen, Benommenheit, Muskelschwäche, Müdigkeit,	*Bleivergiftung* Internist oder Klinik ◆ umfangreiche Laboruntersuchungen ◆ entgiftende

Symptome	Verdacht auf / Maßnahmen
Magendruck.	Chemotherapie ◆ unbehandelt führt die Vergiftung schleichend zu Lähmungen.
Verstopfung, Harndrang, Gewebsanschwellungen (besonders Gesicht und Beine), Muskelschwäche, Lähmungserscheinungen, Blutdruckanstieg.	*Nebennierenfunktionsstörung* (Hyperaldosteronismus) Internist oder Klinik ◆ umfangreiche Labor- und Gerätediagnostik zur Ursachenermittlung ◆ ursächliche Behandlung, in der Regel medikamentös.
Verstopfung, Gewichtszunahme, Abgeschlagenheit, aufgedunsenes Gesicht, rauhe, verdickte Haut, heisere, tiefe Stimme, Halsverdickung, starke Kälteempfindlichkeit.	*Schilddrüsenunterfunktion* (Hypothyreose) Internist ◆ funktionelle Schilddrüsendiagnostik, TRH-Test ◆ medikamentöse Behandlung mit Schilddrüsenhormonpräparaten unter ärztlicher Dosierungskontrolle ◆ bei starken Beschwerden ggf. Operation.
Verstopfung, starker Durst, nächtlicher Harndrang, Muskelschmerzen, Lähmungserscheinungen, aufgedunsenes Gesicht, geschwollene Beine.	*Nebennierenrindenstörung* (Conn-Syndrom) Internist oder Klinik ◆ Labor- und Gerätediagnostik zur Ursachenfeststellung (Hyperplasie, Tumoren) ◆ in der Regel chirurgischer Eingriff erforderlich.
Verstopfung, Blähungen, Übelkeit, Erbrechen, schmutziggraue Hautfarbe, Muskelschwäche, quälender Durst, Ausscheidung großer Harnmengen, häufig Nierenschmerzen.	*Hyperkalzämie-Syndrom* Häufig verursacht durch akutes oder chronisches Nierenversagen ◆ Hausarzt, Urologe oder Klinik ◆ Blut- und Urinuntersuchungen, Gerätediagnostik zur Ermittlung der Ursache ◆ ursächliche Behandlung, medikamentös oder operativ.
Wechsel von Verstopfung und Durchfällen, Widerwille gegen Fett und Fleisch, Alkoholunverträglichkeit, schmutziggraue Hautfarbe, rote Lackzunge, Ausfall der Körperbehaarung, Schmerzen unter dem rechten Rippenbogen.	*Schrumpfleber* (Leberzirrhose) Arzt oder Klinik ◆ umfangreiche Laboruntersuchungen, EKG, Laparoskopie, gezielte Leberpunktion ◆ strenge Bettruhe, Diät, medikamentöse Behandlung ◆ eine Wiederherstellung der geschädigten Leber ist nicht möglich, Komplikationen können den Zustand verschlechtern.

Symptome	Verdacht auf / Maßnahmen
Wechsel zwischen Verstopfung und Durchfällen, Widerwille gegen Fett und Fleisch, Alkoholunverträglichkeit, Dauerschmerz im rechten Oberbauch, gelbgraue Hautfarbe, starker Gewichtsverlust.	*Lebertumor, oft Leberkrebs* Klinik ◆ umfangreiche Laboruntersuchungen, Röntgen, Laparoskopie, Leberbiopsie bzw. Probeexzision, Szintigraphie ◆ fast immer operativer Eingriff erforderlich ◆ bei Karzinomen häufig Metastasierung.
Verstopfung, Stuhl in Form kleiner Knollen oder bleistiftdünner Stifte, Windverhaltung, Aufstoßen, Übelkeit, Erbrechen, plötzlich oder allmählich einsetzende Krampfbauchschmerzen.	*Darmverengung* (Stenose, Obstruktion) Bei Koliken und Koterbrechen droht Darmverschluß, sofort Klinik (Intensivstation) ◆ sonst Arzt ◆ Kontrastmittelröntgenaufnahme, ggf. Endoskopie zur Ursachenermittlung ◆ Dehnungsmaßnahmen, notfalls operativer Eingriff.
Völlige Verstopfung, Windverhaltung, Aufstoßen, Erbrechen galligen Darminhalts, dann Koterbrechen, Krampfbauchschmerzen, aufgetriebene weiche Bauchdecke, Puls- und Fieberanstieg, Kreislaufkollaps.	*Darmverschluß* (Ileus) Sofort Klinik (Intensivstation) ◆ Notfalldiagnostik ◆ in der Regel unverzügliche Operation erforderlich ◆ beim ersten Auftreten der Symptome kann als konservativer Therapieversuch eine Dekompressionsbehandlung durchgeführt werden.
Wechsel zwischen Verstopfung und Durchfällen, Blähungen, Blutungen und Schleimabgänge aus dem After, auch unwillkürlicher Stuhlabgang, schweres Krankheitsgefühl.	*Mastdarmkrebs* (Rektumkarzinom) Internist, Klinik ◆ Rektoskopie, Röntgenkontrastuntersuchungen, Biopsie bzw. Probeexzision ◆ zytostatische Kombinationstherapie oder Operation.

Verwirrtheit

Als Verwirrtheit bezeichnet man eine Bewußtseinstrübung mit Verkennung der Umgebung, dem Begehen sinnloser Handlungen und psychisch-motorischer Unruhe. Ursachen können Alkohol-, Drogen- oder Medikamentenmißbrauch, degenerative Alterungsprozesse (Hirnarteriosklerose, Hirnschrumpfung), Hirnschädigungen durch Gewalteinwirkung (Unfälle) oder auch organische Erkrankungen sein.

Symptome	Verdacht auf / Maßnahmen
Verwirrtheit, Übelkeit, unterschiedliche Ausfallserscheinungen (Seh-, Bewegungsstörungen), Erbrechen (auch Bluterbrechen).	*Medikamentenvergiftung* (z. B. durch Aspirin, Kortison) Sofort Notarzt, Klinik (Intensivstation) ◆ möglichst eingenommene Medikamente nennen, Entleerung des Magen-Darm-Trakts, Entgiftungsmaßnahmen, Kreislaufstützung.
Verwirrtheit, Bewegungs- und Gleichgewichtsstörungen, verworrene Sprache, Augenzittern, flache Atmung, feuchtkalte Haut.	*Schlafmittel-(Barbitursäure-)vergiftung* Sofort Notarzt, Klinik (Intensivstation) ◆ eingenommenes Mittel nennen, Entleerung des Magen-Darm-Trakts, Entgiftungsmaßnahmen, Kreislaufstützung.
Verwirrtheit, Müdigkeit, Kopf- und Gliederschmerzen, Muskelschwäche, blaßfahle Hautfarbe, Magendruck, Verstopfung.	*Bleivergiftung* Internist oder Klinik ◆ umfangreiche Laboruntersuchungen ◆ medikamentöse Behandlung ◆ unbehandelt führt die Vergiftung schleichend zu Lähmungen.
Verwirrtheit, Zittern, motorische und psychische Unruhe, hochroter Kopf, Schlaflosigkeit, manchmal Wahnvorstellungen.	*Alkoholvergiftung* (»Säuferwahn«, Delirium tremens) Tritt bei Alkoholkranken vor allem durch Entzug auf (ähnlich auch bei Drogenabhängigen) ◆ Arzt ◆ Chemotherapie (Tabletten oder Injektionen) ◆ Entzugstherapie.
Verwirrtheit, manchmal auch Krämpfe, Kopfschmerzen, Übelkeit, schmutziggelbe Hautfarbe, dunkler Urin, Atem und Schweiß mit Uringeruch, Atembeschwerden.	*Harnvergiftung* (urämisches Koma, Coma uraemicum) Notarzt oder Klinik (Intensivstation) ◆ Notfalldiagnostik ◆ sofortige Entgiftungsmaßnahmen, ggf. Hämodialyse (Blutwäsche), manchmal Operation (Nierentransplantation) ◆ im fortgeschrittenen Zustand nicht reversibel.
Verwirrtheit oder Bewußtlosigkeit, Schlaffheit, Brechreiz, manchmal Brechdurchfall, unbestimmte Bauchschmerzen, Azeton-Mundgeruch.	*Diabetisches Koma* (Coma diabeticum) Tritt bei Zuckerkranken durch Insulinmangel auf ◆ sofort Notarzt bzw. Klinik ◆ Insulinzufuhr ◆ ggf. Ursache der Störung feststellen und beheben.

Symptome	Verdacht auf / Maßnahmen
Verwirrtheit, Schwindelgefühl, bräunliche Hautfarbe, Übelkeit, Brechreiz, Herzjagen, Herz- und Muskelschmerzen, Schwäche.	*Nebennierenrindenversagen* (Addison-Krankheit) Internist oder Klinik ◆ Laboruntersuchungen, Belastungstests ◆ mögliche organische Ursache abklären und behandeln, meist Chemotherapie, ggf. Operation.
Verwirrtheit oder vorübergehende Bewußtlosigkeit, schlagartige schlaffe Lähmung einer Körperseite, Kopfschmerzen, Erbrechen, Seh- und Sprachstörungen.	*Schlaganfall* (Apoplexie, apoplektischer Insult) Sofort Notarzt, Klinik (Intensivstation) ◆ allgemeine und neurologische Untersuchung, Computer-Tomographie, EEG, Hirnszintigraphie, ggf. Lumbalpunktion ◆ konservative Therapie ◆ unverzügliche Behandlung ist wichtig!
Verwirrtheit, oft Sehstörungen und vorübergehende Lähmungen, Kopfschmerzen, Nackensteifigkeit, Erbrechen, Fieber.	*Gehirnentzündung* (Enzephalitis) Klinik ◆ Laboruntersuchung zur Ursachenfeststellung (oft Grundkrankheit wie Masern, Scharlach usw.) ◆ ursächliche medikamentöse Behandlung.
Verwirrtheit oder Schläfrigkeit bis zur Bewußtlosigkeit, Kopfschmerzen, Nackensteifigkeit, Lichtscheu, Geräuschempfindlichkeit, Übelkeit, Erbrechen, meist hohes Fieber.	*Hirnhautentzündung* (Meningitis) Klinik ◆ Lumbalpunktion zur Erregerfeststellung, Laboruntersuchungen ◆ Behandlung einer evtl. Grundkrankheit, Chemotherapie ◆ möglichst frühzeitiger Behandlungsbeginn ist wichtig.
Verwirrtheit, Gleichgewichtsstörungen, Drehschwindelanfälle, Augenzittern, Ohrensausen, unterschiedliche Ausfallserscheinungen.	*Hirntumoren* Klinik ◆ Hirnszintigraphie, Computer-Tomographie, Laboruntersuchungen ◆ Chemotherapie, Strahlenbehandlung oder Neurochirurgie.
Verwirrtheit, ruckartige unkoordinierte Bewegungen, Grimassieren, schleppender Gang, verzögertes Sprechen, Nachlassen der geistigen Leistung, Lähmungserscheinungen.	*Veitstanz* (Chorea) Internist, Neurologe oder Klinik ◆ Labor- und Gerätediagnostik ◆ Chemotherapie (Neuroleptika, Penizillin, ggf. Hormonpräparate) ◆ in unheilbaren Fällen (Chorea chronica progressiva) ist Anstaltspflege erforderlich.

Völlegefühl

Ein unangenehmes Völlegefühl kann durch eine Nahrungsmittelunverträglichkeit bedingt sein, aber auch – mit und ohne gleichzeitige Blähungen und Verstopfung (siehe diese Suchwörter) – auf Erkrankungen besonders des Verdauungstrakts hinweisen.

Symptome	Verdacht auf / Maßnahmen
Völlegefühl, Blähungen, Verstopfung im Wechsel mit Durchfällen, Appetitstörungen, Übelkeit, unbestimmte Unterbauchschmerzen.	*Darmneurose* (Reizkolon) Meist nervös bedingt (neuromuskuläre Störung des Verdauungstrakts) ◆ in hartnäckigen Fällen Psychotherapie, unterstützt notfalls durch Psychopharmaka.
Völlegefühl, Blähungen, reichlicher Abgang von Winden, Verstopfung im Wechsel mit wäßrigen oder schleimigen Durchfällen, auch Schleimabgang ohne Stuhl, Bauchschmerzen.	*Dickdarmentzündung* (Colitis) In leichten Fällen Fasten, Kräutertee, dann Magenschonkost ◆ in schweren Fällen Arzt ◆ Rektoskopie, Stuhluntersuchungen, ggf. Sonographie, Röntgen ◆ medikamentöse Behandlung.
Völlegefühl, Aufstoßen, Appetitlosigkeit, Abgeschlagenheit, Durchfälle, manchmal Erbrechen, Druckschmerzen im Oberbauch (Magenbereich).	*Magenschleimhautentzündung* (Magenkatarrh, Gastritis) Fasten, Kamillentee, zur Schmerzlinderung feuchtwarme Auflagen oder Heizkissen, dann Magenschonkost ◆ in schweren Fällen Arzt ◆ ggf. Gastroskopie, Röntgen ◆ konservativ-medikamentöse Therapie.
Völlegefühl, Widerwille gegen Fett, Milch, Süßspeisen, Alkoholunverträglichkeit, Blähungen, fettig-massige Stühle, Gewichtsverlust.	*Bauchspeicheldrüsenentzündung* (chronische Pankreatitis) Arzt ◆ Laboruntersuchungen, Röntgen usw. zur Ursachenfeststellung ◆ ggf. Behebung einer ursächlichen Erkrankung, strenge Diät, Verdauungsenzyme, Antiazidotika.
Völlegefühl, Übelkeit, Erbrechen, Wechsel zwischen Verstopfung und Durchfällen, krampfartige Bauchschmerzen, Fieber, manchmal Blut im Stuhl oder Blutungen aus dem After.	*Darmausstülpungsentzündung* (Divertikulitis) Arzt ◆ Rektoskopie, Sonographie, Kontrastmittelröntgenaufnahme, ggf. Biopsie zum Ausschluß von Krebs ◆ Chemotherapie (Antibiotika), Diätvorschriften.

Symptome	Verdacht auf / Maßnahmen
Völlegefühl, Fettunverträglichkeit, Abgeschlagenheit, Verstopfung, Druck unter dem rechten Rippenbogen, graugelbe Hautfarbe, Gewichtsverlust, Gesicht und Beine oft aufgedunsen.	*Leberschrumpfung* (Leberzirrhose) Hausarzt, Internist oder Klinik ◆ Blutuntersuchung (Transaminasen, Leberwerte), Laparoskopie mit Leberpunktion, Sonographie ◆ Bettruhe, medikamentöse Behandlung, Diät ◆ eine Wiederherstellung der geschädigten Leber ist nicht möglich.
Völlegefühl, Widerwille gegen Fett und Fleisch, Alkoholunverträglichkeit, Übelkeit, Abgeschlagenheit, unregelmäßiger Stuhlgang, starke Gewichtsabnahme, Dauerschmerz im rechten Oberbauch.	*Lebertumoren, meist Leberkrebs* Internist oder Klinik ◆ umfangreiche Laboruntersuchungen, Szintigraphie, Röntgen, Laparoskopie mit Leberbiopsie bzw. Probeexzision ◆ in der Regel operativer Eingriff, ggf. Nachbestrahlung, Zytostatika.
Völle- und Druckgefühl im Unterleib (bei Frauen), Kreuzschmerzen, Menstruationsstörungen.	*Eierstockgeschwulst* (Ovarialtumor) Frauenarzt ◆ Sonographie, Röntgen, Laparoskopie ◆ operative Entfernung der Geschwulst.
Völlegefühl, dumpfe Oberbauchschmerzen, Kopfschmerzen, Abgeschlagenheit, Lymphknotenschwellungen (meist symmetrisch), Neigung zu Haut- und Schleimhautblutungen, vermehrte Infektanfälligkeit.	*Blutkrebs* (chronisch-lymphathische Leukämie) Internist ◆ Laboruntersuchungen ◆ Chemotherapie, Bestrahlungen, ggf. Bluttransfusionen ◆ Diese in höherem Lebensalter auftretende Form von Blutkrebs ist nicht mehr vollständig heilbar.

Wadenschmerzen

Schmerzhafte Wadenkrämpfe haben oft harmlose Ursachen (Überanstrengung, Erkältung); wenn sie gehäuft auftreten, können sie nervöse Störungen anzeigen oder auch eine Nebenwirkung bestimmter Medikamente sein. Hingegen sind heftige, länger andauernde Wadenschmerzen fast immer eine Begleiterscheinung von Erkrankungen, die ärztlicher Abklärung und Behandlung bedürfen.

Symptome	Verdacht auf / Maßnahmen
Wadenschmerzen bei gleichzeitigen Fußschmerzen und Gehstörungen durch Fußverformungen.	*Skoliose, X-Beine, Plattfüße usw.* Orthopäde ◆ klinischer Befund, Röntgen ◆ Behandlung je nach Ursache.

Symptome	Verdacht auf / Maßnahmen
Plötzliche krampfhafte Schmerzen in Wade und Zehen, meist einseitig, besonders nachts oder am frühen Morgen auftretend.	*Krampus-Syndrom* Bei Krampfanfall Fuß kräftig abstützen, Wade zum Herzen hin massieren, ggf. heißes Bad ◆ bei häufigen Anfällen Arzt ◆ Ursache abklären lassen.
Wadenschmerzen nach plötzlich einsetzendem Fieber mit starkem Erbrechen, krampfartigen Bauchschmerzen und häufigen dünnen Stühlen, oft mit Schleim- und Blutbeimengung, Kreislaufschwäche.	*Infektiöse Lebensmittelvergiftung* (Gastroenteritis, Cholera) Sofort Klinik ◆ klinischer Befund, bakteriologische Untersuchungen (Urin, Stuhl, Blut) ◆ Herz- und Kreislaufstützung, Flüssigkeits- und Elektrolytersatz, Chemotherapie, Diät.
Wadenschmerzen, Gelenkschmerzen, Fieber, Schüttelfrost, Gelbverfärbung von Haut und Augen, Nierenschmerzen, Blasenentleerungsstörungen, Krankheitsgefühl.	*Weil-Krankheit* (Leptospireninfektion) Internist oder Klinik ◆ klinische Diagnostik und Laboruntersuchungen ◆ Chemotherapie intravenös, später oral (Tetrazykline).
Nächtliche Wadenkrämpfe, Blasenstörungen, bei Männern Potenzschwäche, bei Frauen Menstruationsstörungen; Bestehen einer Zuckerkrankheit (Diabetes mellitus).	*Diabetische Neuropathie* Internist oder Klinik ◆ Labordiagnostik und neurologische Untersuchungen ◆ medikamentöse Behandlung, die am sinnvollsten in einer Klinik erfolgt.

Wasserlassen

Brennen oder Schmerzen beim Wasserlassen (Strangurie) sind meist durch entzündliche Erkrankungen der ableitenden Harnwege verursacht. Eine ärztliche Abklärung (Hausarzt oder Urologe) ist immer erforderlich.

Symptome	Verdacht auf / Maßnahmen
Brennen und Schmerzen beim Wasserlassen, Harndrang, durch Schmerzen manchmal Harnverhalten.	*Harnröhrenentzündung* (Urethritis) Urologe ◆ Harnuntersuchung (zum Ausschluß von Tripper u. a. Ursachen) ◆ Chemotherapie (Tetrazykline).
Schmerzen beim Wasserlassen, dünner Harnstrahl, auch Harnstottern, Blutharnen.	*Harnröhrenabszeß* Urologe ◆ Urethrographie ◆ Antibiotika, ggf. chirurgischer Eingriff.

Symptome	Verdacht auf / Maßnahmen
Brennen in der Harnröhre, manchmal Schmerzen beim Wasserlassen, schaumiger oder schleimig-eitriger Ausfluß.	*Trichomonaden-Infektion* (Trichomoniasis) Achtung: Kann durch Geschlechtsverkehr übertragen werden ◆ Urologe ◆ Abstrich, Chemotherapie (auch des Partners!).
Brennen in der Harnröhre, erst wäßriger, dann eitrig-gelblicher Ausfluß, Morgenurin mit Schleimfäden, bei Männern Harnröhrenöffnung am Morgen oft sichtbar verklebt.	*Tripper* (Gonorrhoe) Achtung: Kann durch Geschlechtsverkehr übertragen werden ◆ Hautarzt ◆ Abstrich ◆ Chemotherapie (Penizillin), nachfolgende Therapiekontrolle wichtig.
Brennen und Schmerzen beim Wasserlassen, Harnstottern, manchmal Blutharnen, Stuhlgangschmerzen, häufig Kreuzschmerzen.	*Vorsteherdrüsenentzündung* (Prostatitis) Urologe ◆ rektale Untersuchung, Zystoskopie, Laboruntersuchungen ◆ medikamentöse Behandlung ◆ bei allen Prostatabeschwerden grundsätzlich untersuchen lassen!
Brennen und Schmerzen beim Wasserlassen, Stuhlgangschmerzen, Kreuzschmerzen, nächtlicher Harndrang, manchmal Blutharnen.	*Vorsteherdrüsenkrebs* (Prostatakarzinom) Urologe ◆ rektale Untersuchung, Prostatazytologie ◆ meist chirurgischer Eingriff ◆ Da es keine eindeutigen Frühsymptome gibt, ist Früherkennung (Vorsorgeuntersuchung) wichtig!
Brennen und Schmerzen beim Wasserlassen, starker Harndrang, manchmal Harnträufeln (unwillkürlicher Harnabgang).	*Blasenentzündung* (Zystitis) Wärme, reichlich Flüssigkeitszufuhr (Blasentee) ◆ bei starken Beschwerden Urologe ◆ Laboruntersuchung (Harn) ◆ Chemotherapie (Antibiotika).
Schmerzen beim Wasserlassen, Harnstottern (Blasenentleerung in Etappen), manchmal Harnverhaltung, auch Blutharnen.	*Eingeklemmter Nieren- oder Blasenstein* Urologe ◆ klinischer Befund, Röntgen oder Sonographie ◆ Ausschwemmen des Steins oder transurethrale Entfernung mit der Schlinge, ggf. offene Operation.
Brennende Schmerzen beim Wasserlassen, Harndrang, ziehende Kreuz- und	*Nierenbeckenentzündung* (Pyelonephritis)

Symptome	Verdacht auf / Maßnahmen
Rückenschmerzen, Blässe, Kopfschmerzen, Abgeschlagenheit, Durst, manchmal Fieber.	Urologe ◆ Harn- und Blutuntersuchungen, Sonographie, Röntgen, Zystoskopie, Nierenfunktionsdiagnostik ◆ Bettruhe, reichliche Flüssigkeitszufuhr, antibakterielle Chemotherapie.

Widerwille (siehe Ekel)

Zittern, Zuckungen, unwillkürliche Bewegungen

Diese Erscheinungen faßt man unter dem Begriff Hyperkinesen zusammen. Sie können durch Streß, (Metall-)Vergiftungen, Alkohol- oder Drogenmißbrauch und durch organische Erkrankungen bedingt sein.

Symptome	Verdacht auf / Maßnahmen
Zittern, motorische und psychische Unruhe, Schwitzen, hochroter Kopf, Schlaflosigkeit, manchmal Wahnvorstellungen.	*Delirium tremens* (»Säuferwahn«) Tritt bei Alkoholkranken durch Alkoholentzug, aber auch bei Drogenabhängigen auf ◆ Arzt ◆ Chemotherapie (Tabletten oder Injektionen) ◆ Entzugstherapie.
Zittern, kalter Schweiß, Unruhe, Blässe, Herzjagen, Sehstörungen, Hungergefühl.	*Blutzuckerverminderung* (Hypoglykämie) Tritt bei Diabetikern auf ◆ sofortige Behebung durch Glukosezufuhr (Apfel, Zucker, Knäckebrot u. a.).
Zittern, gesteigerte Erregbarkeit, unterschiedliche Organschmerzen, Schlafstörungen, Nachtschweiß, rasche Ermüdbarkeit, Konzentrationsschwäche, Verdauungs-, Potenz- bzw. Menstruationsstörungen.	*Nervöse Erschöpfung* (neurasthenisches Syndrom) Hausarzt oder Psychotherapeut (meist liegen seelische Ursachen vor) ◆ Abklärung und ggf. Behandlung einer möglichen organischen Ursache, meist jedoch psychotherapeutische Maßnahmen zur Entkrampfung und Umstellung der Lebensweise, Kur.
Zittern bei willkürlichen Bewegungen, Drehschwindelanfälle, Augapfelzittern, Sehstörungen, Schwächegefühl, Blasenstörungen, ggf. Muskelkrämpfe.	*Multiple Sklerose* (MS) Internist ◆ Punktion, Liquor- und Blutuntersuchungen ◆ medikamentöse Behandlung, Physiotherapie (gezielte

Symptome	Verdacht auf / Maßnahmen
	Krankengymnastik), seelische Betreuung.
Unwillkürliches Zittern und Schütteln der Hände und Arme, Muskellähmungen (»Maskengesicht«), Verlangsamung aller Bewegungen, nach vorn gebeugte Haltung, schlurfender Gang, Schwindelgefühl, vegetative Störungen.	*Schüttellähmung* (Parkinson-Syndrom) Arzt oder Klinik ◆ umfangreiche Labor- und Gerätediagnostik ◆ medikamentöse Therapie, Physiotherapie, ggf. Operation, wichtig ist seelische Betreuung ◆ eine Heilung ist praktisch nicht möglich.
Zittern, motorisch-psychische Unruhe, Schwächegefühl, Herzklopfen, Lichtscheu, Tränenträufeln, häufige Durchfälle, Gewichtsverlust, Glanzaugen, Halsverdickung, Stirnkopfschmerzen.	*Schilddrüsenüberfunktion* (Hyperthyreose) Arzt oder Klinik ◆ Sonographie, Szintigraphie, Schilddrüsenfunktionsprüfungen, ggf. Punktionszytologie ◆ medikamentöse Behandlung (Thyreostatika), ggf. operativer Eingriff oder Radiojodtherapie.

Zungenbrennen

Zungenbrennen (Glossalgie) kann seelisch bedingt (psychogen) sein, aber auch durch Reizungen (scharfe Gewürze, Nikotin, schadhafte Zähne, Zahnfüllungen oder schlecht angepaßte Prothesen) oder durch Nahrungsmittelallergien hervorgerufen werden. Manchmal ist es auch eine Begleiterscheinung von Erkrankungen.

Symptome	Verdacht auf / Maßnahmen
Zungenbrennen, Brennen und Jucken im Rachen, in den Handtellern und auf den Fußsohlen, Hautrötung, Atemnot, Husten, fahlbläuliche Hautverfärbung, starker Blutdruckabfall, Krämpfe, Verwirrtheit, Bewußtlosigkeit.	*Anaphylaktischer Schock* (Allergische Reaktion auf wiederholte Injektion von Seren oder Medikamenten) Da die Injektionen in der Regel beim Arzt oder in der Klinik verabreicht werden, sind dort Sofortmaßnahmen möglich ◆ ansonsten Rettungswagen, Klinik (Intensivstation) ◆ Adrenalin, Kortison, Antihistaminika u. a. ◆ Unverträglichkeitsreaktionen auf Injektionen immer mit dem behandelnden Arzt besprechen!
Zungenbrennen, Mundschleimhautentzündung, »Himbeerzunge«, Appe-	*Perniziöse Anämie* (Biermer-Anämie) Internist oder Klinik ◆ Magenbiopsie,

Symptome	Verdacht auf / Maßnahmen
titlosigkeit, Kribbeln und Taubheitsgefühl in Armen und Beinen, Verdauungsstörungen, blasse, dann strohgelbe Haut.	Laboruntersuchungen, Szintigraphie ◆ medikamentöse Dauerbehandlung (Vitamin B_{12}, Folsäure, Leberextrakte, Salzsäure usw.), häufig genügen monatliche Injektionen.
Zungenbrennen, Schwindel- und Schwächegefühl, Brechreiz, manchmal Brechdurchfall, Bauchschmerzen, Benommenheit oder Bewußtlosigkeit.	*Diabetisches Koma* (Coma diabeticum) Tritt bei Zuckerkranken auf ◆ sofort Arzt oder Klinik ◆ Insulinzufuhr, ggf. auslösende Krankheit feststellen und behandeln.
Zungenbrennen, Fremdkörpergefühl, Knoten, Verhärtungen oder nicht heilende Geschwüre meist an Spitze und Rand der Zunge, manchmal Blut im Speichel.	*Zungenkrebs* Arzt oder Klinik ◆ klinischer Befund, Zytodiagnostik ◆ Behandlung mit Zytostatika, chirurgischer Eingriff, Strahlentherapie.

Zungenveränderungen

Schon vorübergehende Störungen im Verdauungstrakt oder leichte Infekte können eine weiß belegte, trockene Zunge zur Folge haben. Aus einer belegten Zunge allein lassen sich keine Rückschlüsse auf bestimmte Erkrankungen ziehen; nur deutliche Zungenveränderungen können im Verbund mit weiteren Symptomen diagnostische Hinweise geben. Als atrophische Zunge oder Lackzunge bezeichnet man eine auffallend glatte Zunge mit abgeflachten Papillen, eine Himbeerzunge ist deutlich, eine Erdbeerzunge sehr stark gerötet.

Symptome	Verdacht auf / Maßnahmen
Himbeerzunge, Kopf- und Gliederschmerzen, plötzlich einsetzendes hohes Fieber, Frösteln, Schluckbeschwerden, Heiserkeit, trockener Reizhusten, manchmal Bauchschmerzen und Durchfälle, starkes Krankheitsgefühl.	*Grippe* (Influenza) Arzt ◆ klinischer Befund, ggf. Harn- und Blutuntersuchung ◆ strenge Bettruhe, hauptsächlich symptomatische Behandlung (fieber- und entzündungshemmende Mittel, ggf. Antibiotika) ◆ eine vorbeugende Grippeimpfung bietet wegen der Vielzahl möglicher Erreger keinen absoluten Schutz.
Himbeerzunge (erst ab 3. Krankheitstag, vorher geschwollen und belegt), hohes Fieber, Schüttelfrost, Halslymphknotenschwellung, Schluckbe-	*Scharlach* (Scarlatina) Andere Kinder wegen hoher Ansteckungsgefahr fernhalten, strenge Bettruhe ◆ Arzt ◆ klinischer Befund,

Symptome	Verdacht auf / Maßnahmen
schwerden, Rachen dunkelrot geschwollen, ab 2. Tag feinfleckiger roter Hautausschlag, von Hals und Brust ausgehend.	ggf. Rachenabstrich, Laboruntersuchungen ◆ medikamentöse Behandlung (hohe Penizillingaben) ◆ auch nach Abklingen der Erkrankung wegen möglicher Komplikationen für einige Wochen ärztliche Überwachung.
Knallrote Lackzunge, schmutziggelbliche Haut, oft Hautausschläge, Oberbauchschmerzen, Übelkeit, Gewichtsverlust, Widerwille gegen Fett und Fleisch, dunkler Harn, heller Stuhl, schweres Krankheitsgefühl.	*Schrumpfleber* (Leberzirrhose) Internist oder Klinik ◆ EKG, Laparoskopie, Leberbiopsie, Laboruntersuchungen ◆ strenge Bettruhe, Diät, Chemotherapie, ggf. chirurgischer Eingriff ◆ eine Wiederherstellung der geschädigten Leber ist nicht möglich.
Rote Lackzunge (Erdbeerzunge), blasse, später strohgelbe Hautfarbe, Neigung zu Nasenbluten und Mundschleimhautentzündungen, Schwäche, Abgeschlagenheit, Kribbeln und Taubheitsgefühl in Armen und Beinen, Verdauungsstörungen, erhöhte Infektanfälligkeit.	*Perniziöse Anämie* (Biermer-Anämie) Internist oder Klinik ◆ Magenbiopsie, Laboruntersuchungen, ggf. Szintigraphie ◆ medikamentöse Dauerbehandlung je nach Form der Anämie (mit Vitamin B_{12}, Folsäure, Leberextrakten, Salzsäure usw.), häufig in Form monatlicher Injektionen.
Himbeerzunge, Mittel- und Unterbauchschmerzen, Völlegefühl, Blähungen, Wechsel zwischen Verstopfung und Durchfällen, auch Schleimabgang aus dem After (ohne Stuhl).	*Magen-Darm-Entzündung* (Enterocolitis) Arzt ◆ Gastroskopie, Endoskopie, Laboruntersuchungen ◆ medikamentöse Behandlung ◆ oft nervös bedingt, dann psychotherapeutische Betreuung sinnvoll.
Lackzunge, Blässe, häufige Durchfälle mit voluminösen Stühlen, Appetitverlust, Gewichtsabnahme; tritt vornehmlich in tropischen Ländern auf.	*Sprue* (Malabsorptionssyndrom) Arzt ◆ Laboruntersuchungen ◆ symptomatische Behebung von Mangelerscheinungen (Zufuhr von Vitaminen, Eiweiß usw.), medikamentöse Behandlung (z. B. Folsäure).
Zunge tiefrot (Erdbeerzunge) und rissig, Durchfälle, Rückenschmerzen, Schwäche, Hautentzündungen mit schuppender Blasen- und Pustelbildung, Schleimhautentzündung, zunehmende Depressionen.	*Pellagra* (Vitaminmangelsyndrom) Arzt ◆ klinischer Befund, Laboruntersuchungen ◆ symptomatische Behandlung (Vitamin-B_2-Zufuhr) ◆ die Erkrankung tritt vornehmlich in Maisanbaugebieten bei einseitiger Ernährung auf.

Symptome	Verdacht auf / Maßnahmen
Zunge graugelb belegt, Spitze und Ränder himbeerrot, zunächst Abgeschlagenheit, stufenweise auf 40 bis 41 °C ansteigendes Fieber, Verstopfung, starke Benommenheit, nach etwa 2 Wochen roter Hautausschlag, nach 2 bis 3 Wochen erbsbreiartige Durchfälle, Schwäche, Kreislaufzusammenbruch.	*Typhus* (Typhus abdominalis) Klinik (Isolierstation) ◆ Laboruntersuchungen (Blut, Sternalpunktat, Harn, Stuhl) ◆ spezifische Chemotherapie (laufende Resistenzentwicklungs-Kontrolle) und symptomatische Behandlung (Herz- und Kreislaufstützung, Flüssigkeits- und Elektrolytersatz) ◆ spezielle Diät ◆ vorbeugende Schutzimpfung möglich ◆ überstandene Krankheit bringt lebenslange Immunität.
Zunge entzündlich gerötet und geschwürig verändert, Geschwürbildung auf Mund- und Afterschleimhaut, Leistungsabfall, Gewichtsverlust, Hautausschläge mit bräunlich-lividen Schwellungen, Lymphknotenschwellungen, hohe Infektanfälligkeit, schweres Krankheitsgefühl.	*AIDS* (Erworbenes Immundefekt-Syndrom) Internist oder Klinik ◆ wiederholte AIDS-Tests, weitere Labortests ◆ Bekämpfung lebensbedrohender Infektionen und Wucherungen, seelische Betreuung ◆ bislang ist weder eine spezifische Therapie noch eine wirksame vorbeugende Immunisierung bekannt ◆ heilbar ist die Erkrankung nicht; sie endet je nach Gesamtzustand in Monaten oder Jahren tödlich.
Auf Zunge und Mundschleimhaut (auch auf den Lippen) grauweißer, fest haftender fleckiger Belag, manchmal auch kleine oberflächliche Geschwüre.	*Soor* (Candidamykose) Arzt ◆ Antimykotika, für Kleinkinder als Suspensionen, die in den Mund geträufelt werden, ansonsten auch als Lutschtabletten.
Auf Zunge und Mundschleimhaut kleine, gelblich belegte, oberflächliche Geschwüre mit entzündlich gerötetem Hof.	*Aphthen* Treten oft im Verein mit Verdauungsstörungen oder während der Menstruation auf ◆ Spezialtinkturen (Apotheke, Arzt), mit Wattestäbchen betupfen, in hartnäckigen Fällen spezielle Medikamente.
Zunge glatt und dunkelrot, meist gleichzeitig Entzündung der Mundschleimhaut oder Vorliegen einer generellen Infektionskrankheit.	*Zungenentzündung* (Glossitis) Mundspülungen mit desinfizierenden Mitteln, Behandlung der Schleimhautentzündung bzw. der Infektion ◆ ggf. ärztliche Abklärung.

Symptome	Verdacht auf / Maßnahmen
Zungenrücken und -seiten mit bläulich-weißen Flecken belegt, Flecken werden zunehmend weiß und rauh, um schließlich zu verhornen.	*Weißschwielenkrankheit* (Leukoplakie) Arzt ◆ Ursache der Erkrankung feststellen und beheben, chirurgische Entfernung der verhornten Beläge.
Fremdkörpergefühl in der Zunge, Bildung von Verhärtungen, Knoten oder nicht heilenden Geschwüren, meist an der Zungenspitze und am Rand, manchmal blutiger Speichel.	*Zungenkrebs* Arzt oder Klinik ◆ Biopsie, Laboruntersuchungen ◆ je nach Stadium Zytostatika und Strahlentherapie oder chirurgischer Eingriff. Bei allen außergewöhnlichen Veränderungen an der Zunge den Arzt darauf hinweisen.

Zyklusstörungen (siehe Menstruationsstörungen)

Teil III

Medizinisches Lexikon

Der menschliche Körper, Befindlichkeitsstörungen und Krankheiten

Wenn Sie aufgrund der Symptomatik im zweiten Buchteil eine mögliche Ursache Ihrer Beschwerden gefunden haben, können Sie hier weiteres über Gesundheitsstörungen, leichte und schwere Erkrankungen, aber auch über den Aufbau und die Funktionsweise des menschlichen Körpers nachlesen.

Abszeß: Eiteransammlung in durch Entzündung zerstörtem Gewebe, verursacht durch Streptokokken, Staphylokokken oder durch Tuberkelbazillen (sogen. »kalter Abszeß«). Abszesse können an vielen Stellen des Körpers entstehen, unter der Haut *(Furunkel)*, an den Zahnwurzeln, im Ohr, in der Leber, in der Lunge und sogar im Knocheninneren. Zur Behandlung wird der Eiter durch Öffnung des Abszesses entleert und die verursachende Infektion bekämpft.

Adams-Stokes-Syndrom: wiederholt auftretende Bewußtlosigkeit, teils mit Krämpfen verbunden, verursacht durch bestimmte Herzkrankheiten.

Addison-Krankheit (Bronzekrankheit): durch chronische Nebenniereninsuffizienz verursachte Erkrankung, deren Leitsymptom eine bronzeartige Verfärbung von Haut und Schleimhäuten ist. Die Hormonstörung kann tuberkulös, in manchen Fällen auch durch Syphilis bedingt sein. Im fortgeschrittenen Stadium kann es zur *Addison-Krise* (Kreislaufkollaps) kommen.

After (Anus): Mastdarmausgang, an dem die Darmschleimhaut in die äußere Haut übergeht, verschlossen durch einen Ringmuskel, der sich beim Stuhlgang erweitert. Sehr empfindlich gegenüber Verletzungen von innen (harter Stuhl) oder außen (Afterentzündung, Afterschrunden usw.).

Agranulozytose (perniziöse Neutropenie): seltene, aber sehr gefährliche Erkrankung des Knochenmarks, bedingt durch einen Mangel an weißen Blutkörperchen (Leukozyten), der zu einer hochgradigen Abwehrschwäche führt. Die Ursachen sind noch nicht geklärt; vielleicht handelt es sich um eine allergische Reaktion auf bestimmte Giftstoffe, auch Medikamente und chemische Substanzen. Die schwierige und langwierige Behandlung sollte stets in einer Klinik durchgeführt werden, da nur dort der notwendige Schutz gegen jedwede Infektion möglich ist.

AIDS (acquired immune deficiency syndrome, erworbenes Immundefekt-Syndrom): fortschreitende Ausschaltung des menschlichen Immunsystems, entscheidend mitverursacht durch das HIV-Virus. Das Virus wird nach heutigem Wissensstand nur direkt auf dem Blutweg oder durch Geschlechtsverkehr übertragen, z. B. durch Infusionen mit infiziertem Blut, Benutzung infizierter Injektionsnadeln (z. B. bei Fixern), Schleimhautkontakte mit und ohne kleine Verletzungen (Geschlechtsverkehr, besonders bei anormalen Formen der Homosexuellen) usw. Eine Ansteckung läßt sich durch Bluttests nachweisen, meist führt sie nach einer Inkubationszeit, die zwischen ca. 6 Monaten und 10 Jahren liegen kann, zum Vollbild der Erkrankung. Nach einer nur klinisch nachweisbaren latenten Phase treten unbestimmte Erscheinungen wie Leistungsabfall, Gewichtsabnahme, Durchfälle, Fieber und Lymphdrüsenschwellungen auf (*Prä-AIDS*); es folgen eindeutige Ausfälle des Immunsystems und virusbedingte Erscheinungen wie Kaposi-Sarkom (siehe dort), Lymphknoten-, Zungen- und Mastdarmkrebs, die je nach dem Allgemeinzustand des Befallenen in kürzerer oder längerer Zeit zum Tod führen. Eine wirksame Therapie gibt es bislang noch ebensowenig wie einen vorbeugenden Schutz durch Immunisierung (Impfung), weshalb eine ausgebrochene Erkrankung stets tödlich verläuft. Da bei den üblichen sozialen Kontakten keine Ansteckungsgefahr besteht, wäre eine

Isolierung oder Ausgrenzung von AIDS-Kranken unmenschlich, bedürfen sie doch in ihrem hoffnungslosen Zustand seelischer Zuwendung. Die einzig mögliche Vorbeugung besteht im strikten Vermeiden direkter Kontakte mit Blut, Sperma und anderen Körperflüssigkeiten infizierter Personen (beispielsweise durch Kondomschutz bei Geschlechtsverkehr).

Akne: sehr häufige Hautkrankheit, die mit der Bildung von Knoten, Pickeln und Mitessern einhergeht, verursacht wahrscheinlich unter anderem durch Störungen im Hormonhaushalt während der Pubertät, nach der die Akne oft von selbst verschwindet. Sie ist lästig, aber ungefährlich. Gemildert werden die Hauterscheinungen durch sorgfältige Hautpflege, die Vermeidung von Hautreizungen, richtige Ernährung (keine fetten und scharfen Speisen) und die Einschränkung von Nikotin- und Alkoholkonsum; in schweren Fällen sollte ein Hautarzt aufgesucht werden.

Akutes Abdomen: Zustand heftigster Schmerzen im Bauchraum, verbunden mit krankhafter Bauchdeckenspannung, kann durch Erkrankungen verschiedener Bauchorgane bedingt sein, etwa durch Blinddarmentzündung. Oft sind sofortige chirurgische Maßnahmen erforderlich.

Aldosteronismus (Conn-Syndrom): Störung des Hormonhaushalts durch verstärkte Produktion von Aldosteron in der Nebennierenrinde, verursacht durch Entzündungen oder Tumoren, manchmal auch durch andere organische Erkrankungen; führt zu Blutdruckerhöhung, Muskelschwäche, Ödemen, manchmal auch zu Lähmungen. Klinische Beobachtung zur Ursachenfeststellung ist angezeigt.

Allergie: überempfindliche Reaktion des Organismus auf bestimmte Substanzen (*Allergene*), z. B. Blütenstaub (Pollen), bestimmte Nahrungsstoffe, Medikamente, Bakterien, Staub und manche chemischen Verbindungen. Verschiedentlich reagieren Menschen auf Kälte, Wärme, Licht und sogar auf seelische Eindrücke mit Zeichen einer Überempfindlichkeit, die vorwiegend an bestimmten Körperstellen auftreten (Haut, Luftwege, Augen, Nase, Verdauungstrakt). Häufigste Allergien sind Heuschnupfen, Nesselfieber, Ekzem und Asthma. Die Neigung zu allergischen Erkrankungen kann angeboren oder in späteren Lebensjahren erworben sein; die genauen ursächlichen Zusammenhänge sind noch nicht völlig geklärt. Welche Allergene die Auslöser sind, läßt sich in manchen Fällen durch Tests (z. B. Hauttests) feststellen, doch bei Allergien auslösenden Lebensmitteln ist ein genauer Nachweis oft schwer oder unmöglich. Bestimmten Pollenallergien versucht man durch *Desensibilisierung* entgegenzuwirken, indem man den Betroffenen einige Wochen hindurch mit den auslösenden Stoffen in steigenden Mengen impft. In allergisch reagierenden Körperbereichen weist das Gewebe der Organe vermehrt eine bestimmte Substanz auf, das *Histamin*; durch die Verabreichung von *Antihistaminen* lassen sich allergische Erscheinungen vermindern.

Alzheimer Krankheit: etwa ab dem 50. Lebensjahr auftretende Degeneration der kleinen Hirngefäße, die zunächst zum Verfall der Sprechfunktionen und zu vereinzelten epileptischen Anfällen führt und mit starker Verblödung endet. Zwar läßt sich durch medikamentöse Behandlung ein Teil der Symptome erträglicher machen, doch ist eine Heilung nicht möglich. Nach völligem Persönlichkeitszerfall tritt der Tod durch allgemeine Schwäche ein.

Amöbenruhr (Amöbiasis): tropische, durch Amöben verursachte Ruhr, die auch in den Mittelmeerländern auftritt. Nicht jede Infektion muß zur Erkrankung führen. Diese verläuft häufig schleichend, meist fieberlos und unbehandelt oft jahrzehntelang mit Durchfällen, Blässe, Leibschmerzen und Abmagerung. Der Stuhl ist zunächst kotig, dann glasig-schleimig mit Blutbeimengungen. Mögliche Komplikationen sind Darmblutungen, Darmdurchbruch, geschwürige Dickdarmentzündung; manchmal wird auch die Leber in Mitleidenschaft gezogen.

Anämie (Blutarmut): Verminderung der roten Blutkörperchen oder des Blutfarbstoffs (Hämoglobin) im Blut. Da Blutarmut in mehr als 100 verschiedenen Formen auftreten kann, ist stets eine ärztliche Abklärung der Ursache erforderlich, weil sich danach die Behandlung richtet. Den Hauptursachen nach unterscheidet man zwischen Anämien durch Blutverlust, durch verminderte Blutneubildung oder durch vermehrten Blutzerfall. Zu starkem Blutverlust kommt es bei Unfällen, Operationen, Gefäßrissen, durchgebrochenen Magen- oder Zwölffingerdarmgeschwüren, Eileiterschwangerschaft usw. (*Blutungsanämie*). Hier helfen nur eine rasche Stillung der Blutung und der Ersatz des verlorenen Blutes (Bluttransfusion). Bei mäßigen, jedoch sich über lange Zeit hinziehenden Blutungen (verstärkte Menstruation, Sickerblutungen aus Geschwülsten usw.) kommt es zu einem Eisenmangel, durch den die Blutbildung beeinträchtigt wird (*Eisenmangelanämie*). Zu ihrer Behebung muß zuerst die ursächliche Krankheit entdeckt und behandelt werden; zusätzlich werden Eisenpräparate verordnet. Die gefährlichste Form der Blutarmut ist die auf Vitamin-B_{12}- oder Folsäuremangel beruhende *Perniziöse Anämie* (siehe dort). Die Anämien durch vermehrten Blutzerfall (*hämolytische Anämie*) können angeboren oder erworben sein. Im ersten Fall bestehen Defekte der roten Blutkörperchen, die zu schweren Allgemeinstörungen, auch zu Mißbildungen, führen; nur eine Entfernung der Milz kann Abhilfe schaffen. Die erworbenen Formen sind entweder immunologisch (Bildung von Antikörpern gegen die eigenen roten Blutkörperchen) oder toxisch (durch Vergiftungen und bestimmte Medikamente) bedingt.

Aneurysma: örtlich begrenzte Erweiterung einer Arterie, tritt vorzugsweise an den großen Schlagadern unweit des Herzens auf. Ursache sind meist infektiöse (oft durch Syphilis) oder arteriosklerotische Veränderungen der Gefäßwand. Beim Einreißen der ausgebeulten Stelle kommt es zu einer plötzlichen inneren Blutung, die sofortiges operatives Eingreifen erfordert.

Angina pectoris (Brustenge, Stenokardie): schmerzhaftes, beklemmendes, oft von starker Angst begleitetes Gefühl der Enge in der Herzgegend; kann bei den verschiedensten Erkrankungen des Herzens auftreten, meist jedoch bei unzureichender Versorgung des Herzmuskels mit Sauerstoff, z. B. durch krankhafte Verengung der Herzkranzgefäße. Der typische Anfall tritt plötzlich auf und dauert nur wenige Minuten. Bei einer Dauer von mehr als 10 Minuten kann ein Herzinfarkt (siehe dort) vorliegen. Um die Gefahr eines Infarkts zu bannen, ist nicht nur ärztliche Behandlung, sondern meist auch eine Umstellung der Lebensweise erforderlich.

Angina Plaut Vincenti: Erkrankung des Rachenringes, besonders der Gaumenmandeln, verbunden mit Geschwürbildung. Verursacher der Krankheit sind Bakterien und Spirillen. Typisch ist der schmierige gelbliche Belag auf den Geschwüren. Ärztliche Behandlung ist unerläßlich.

Angiom: von einem Blut- oder Lymphgefäß ausgehende geschwulstartige Ausstülpung, die immer gutartig ist (Muttermal, Blutschwamm usw.). Eine Sonderform ist der *Spinnennävus* (spider naevus, Angioma stellatum), bei dem zahlreiche Gefäßerweiterungen strahlenförmig von einem zentralen Punkt ausgehen; dieses Angiom tritt bei chronischen Leberkrankheiten, Bluthochdruck und in der Schwangerschaft auf.

Antibiotika: antiinfektiöse Wirkstoffe, die von Schimmel- und anderen Pilzen, Bakterien und weiteren lebendigen Organismen stammen, heute aber vorwiegend künstlich (synthetisch) erzeugt werden. Das älteste und am häufigsten angewandte Antibiotikum ist Penizillin. Manche Antibiotika sind nur gegen bestimmte Krankheitserreger wirksam; gleichzeitig gegen viele Erreger vorgehen kann man mit den *Breitbandantibiotika*. Bei längerer Verabreichung eines Antibiotikums werden die Bakterien immer resistenter, so daß entweder eine erhebliche höhere Dosierung oder ein anderes Mittel eingesetzt werden muß. Allerdings können Antibiotika auch unerwünschte Nebenwirkungen auslösen, allergische Reaktionen, die bis zum tödlichen Schock reichen können. Obendrein sind Schädigungen von Nerven, Leber, Nieren oder Blut möglich. Zum Schutz der Schleimhäute werden Antibiotika vielfach mit einem Vitamin-B-Präparat kombiniert. Eine unkontrollierte und ungezielte Einnahme von Antibiotika ist sinnlos und auf Dauer schädlich.

Antikörper: im Körper gebildete Eiweißstoffe, die Schutz gegen bestimmte ansteckende Krankheiten bieten, indem sie die Vermehrung eingedrungener Krankheitserreger und damit die Ausbreitung der Krankheit verhindern. Mit dem Blutstrom können die Antikörper zu jeder Eintrittspforte von Krankheitserregern gelangen.

Aphthen: rundlich oder oval begrenzte, entzündliche, etwa linsengroße Schleimhautdefekte, die mit einem weißlichen bis graugelblichen, mehr oder weniger fest haftenden Belag bedeckt sind. Verursacht werden sie durch eine Infektion mit Bakterien, Pilzen oder Viren. Gehäuft treten sie bei Säuglingen und Kleinkindern auf; begünstigt wird ihr Auftreten durch Magenschleimhautentzündung und Salzsäuremangel des Magensaftes.

Appendicitis: fälschlicherweise als »Blinddarmentzündung« bezeichnete Erkrankung des Wurmfortsatzes *(Appendix vermiformis)* am Anfang des Dickdarms. Die Diagnose einer solchen Entzündung ist nicht einfach, da der Wurmfortsatz in der Nähe der Harnblase, des Mastdarms und der weiblichen Geschlechtsorgane liegt, die allesamt ihrerseits erkranken können. Oft treten die Schmerzen einer Appendicitis nicht im rechten Unterbauch, sondern zunächst im Mittelbauch auf und strahlen in den Rücken oder unter die Schulterblätter aus. Erst nach Stunden wandern sie gleichsam zum Ort der Entzündung, also in die rechte Seite des Unterleibs. Weitere Anzeichen sind eine gespannte Bauchdecke und besondere Druckempfindlichkeit in der Mitte zwischen dem Bauchnabel und der vorderen oberen Kante des Hüftbeinknochens (McBurneyscher Punkt). Dazu kommen Schwindel, Erbrechen, manchmal auch Schweißausbrüche. Bestätigt wird der Verdacht, wenn eine Blutuntersuchung eine Vermehrung der weißen Blutkörperchen ergibt. Bei unklaren Bauchschmerzen, die von einer Appendicitis herrühren können, darf man nichts essen, keine Abführmittel und Schmerzmittel einnehmen, muß sich hinlegen und nach mehr als eine Stunde anhaltenden Schmerzen den Arzt rufen. Gefährlich kann eine Appendicitis werden, wenn der entzündete Wurmfortsatz aufbricht (»Blinddarmdurchbruch«), den ganzen Bauchraum mit Bakterien überschwemmt und dadurch eine Bauchfellentzündung hervorruft. Grundsätzlich wird bei einer Appendicitis der Wurmfortsatz operativ entfernt *(Appendektomie)*, heutzutage eine Routineoperation, die kaum Gefahren birgt. Auch ein Durchbruch des Wurmfortsatzes kann operativ und mit Hilfe der Chemotherapie erfolgreich behandelt werden. Wichtig ist ein früher Behandlungsbeginn. Deshalb sollte bei jedem Verdacht auf Appendicitis sofort der Arzt gerufen oder, falls möglich, das Krankenhaus aufgesucht werden.

Arterie: vom Herzen wegführendes Blutgefäß. Die erste und größte Arterie ist die *Aorta*, durch die das Blut vom Herzen in die kleinen Schlagadern und von dort zu allen Körperteilen fließt. Größere Arterien verzweigen sich in kleinere und bilden Arterienverästelungen. Die kleineren Arterien verzweigen sich ihrerseits zu *Arteriolen* und diese zu *Kapillaren*. Diese stehen mit den *Venulen* in Verbindung, über die das Blut durch die Venen wieder zum Herzen zurückkehrt.

Arterieninnenwandentzündung (Endarteriitis): chronische entzündliche Systemerkrankung der Arterien, die gehäuft vor dem 40. Lebensjahr auftritt und wahrscheinlich durch chronische Infekte ausgelöst wird. Meist tritt sie am Unterschenkel und zu 90 Prozent bei Männern auf.

Arterienverkalkung (Arteriosklerose): Gefäßerkrankung, bei der sich Cholesterin, Lipoide und Kalksalze in die Wand der Arterien einlagern, die dadurch dicker und härter wird und schließlich ihre Elastizität verliert, so daß die Blutversorgung verschlechtert wird. Kombiniert ist die Arterienverkalkung oft mit Bluthochdruck, Herzkrankheiten und Schlaganfall. Eine Verkalkung der Hirnarterien setzt die geistige Leistungsfähigkeit herab, durch Verkalkung der Nierenarterien kommt es zu schweren Nierenkrankheiten, Beinarterien können durch Verkalkung zu starren Röhren werden. Verkalken können auch die Herzkranzgefäße und die Arterien in den Armen und im Hals. In fortgeschrittenem Alter setzt bei fast allen Menschen eine mehr oder minder ausgeprägte Arterienverkalkung ein, die bei Männern aus noch unbekannten Gründen 10 bis 15 Jahre früher beginnt als bei Frauen. Bei Zuckerkranken tritt die Arterienverkalkung meist früher auf.

Arthritis: akute oder chronische Entzündung der Gelenkkapsel aus vielen, teils noch ungeklärten Ursachen. Akute Formen sind: *seröse Arthritis*, tritt von selbst (spontan) oder nach Verletzung auf, kann chronisch werden, wobei sich der innere Teil der Gelenkkapsel verdickt; *serofibrinöse Arthritis*, kann zahlreiche Gelenke befallen und gehört zu den rheumatischen Erkrankungen; *eitrige Arthritis (Arthritis purulenta)*,

Folge einer aus Gelenknähe fortgeleiteten Infektion oder einer Infektion auf dem Blutweg (z. B. bei Tripper, Tuberkulose, Sepsis, Typhus), führt durch Gewebszerstörungen nach Ausheilung oft zu Mißbildungen. Eine chronische Arthritis entwickelt sich entweder aus einer akuten oder ist primär chronisch im Sinne eines allgemeinen Degenerationsvorgangs. Die häufigsten Formen sind heute die rheumatoide und die degenerative Arthritis. Bei einer *rheumatoiden Arthritis* handelt es sich um eine Erkrankung des ganzen Körpers, besonders des Bindegewebes, verursacht durch Bakterien, Produkte der Drüsen mit innerer Sekretion, aber auch durch seelische Einflüsse, begünstigt durch Kälte, Feuchtigkeit und unhygienische Lebensverhältnisse. Sie entwickelt sich allmählich oder tritt plötzlich auf und kann alle Gelenke befallen. Außer Schmerzen, Schwellungen und Steifheit kann ein akuter Fieberschub Symptom der Erkrankung sein. Oft kommt es zum Muskelschwund im Bereich der befallenen Gelenke. Bei Kindern wird die rheumatoide Arthritis *Stillsche Krankheit* genannt. Frauen sind von dieser Form der Arthritis weit häufiger betroffen als Männer, wobei vermutlich Hormonveränderungen in den Wechseljahren eine Rolle spielen. Die *degenerative Arthritis* ist bekannter unter der Bezeichnung Arthrose (siehe unten).

Arthrose: chronische Gelenkerkrankung vornehmlich älterer Menschen (selten unter 40 Jahren) als Folge der täglichen Belastung und des altersbedingten Abbaus des Gelenkgewebes, begünstigt durch Übergewicht, langes Stehen und schwere körperliche Arbeit. Die Erkrankung beginnt mit einer Degeneration des Gelenkknorpels, dann kommt es zu Veränderungen an Knochen und Gelenkkapsel, wobei Gelenkergüsse und sogar freie Gelenkkörper (kleine Knochenstückchen, *Gelenkmäuse*) auftreten können. Durch Degeneration der Gelenkkapsel und des darüberliegenden Bindegewebes können sich an den Endgliedern der Finger typische Knötchen *(Heberdensche Knoten)* bilden. Am häufigsten betroffen sind die Knie- und Hüftgelenke, dann die Gelenke der Wirbelsäule, die Hand- und Fingergelenke und das Schultergelenk. Frühsymptome sind leichte Steifheit und Schmerzen in den befallenen Gelenken und ihrer Umgebung, besonders als »Anlaufschmerz« beim ersten Durchbewegen. Später kommt es auch zu Ruhe- und Nachtschmerzen und zunehmender Bewegungseinschränkung bis zur Versteifung. Rückgängig machen lassen sich die Veränderungen von Knorpeln und Knochen nicht, doch lassen sich die Symptome in den meisten Fällen lindern (Schonung, Gewichtsabnahme, Massagen u. a. Physiotherapie). Bei schweren Schädigungen sind chirurgische Eingriffe angezeigt, die besonders bei drohender Versteifung des Hüftgelenks vorgenommen werden.

Asthma: anfallsweise auftretende hochgradige Behinderung der Atmung, ausgelöst durch Allergene oder Infektionen der Atemwege als Bronchialasthma (siehe dort) oder durch Herzfehler als Herzasthma (siehe dort).

Aszites (Bauchwassersucht): schmerzlose Schwellung des Bauches infolge einer Flüssigkeitsansammlung im freien Bauchraum, verursacht zumeist durch Herzschwäche, eine Leber- oder eine Nierenkrankheit.

Atrophie: Abmagerung infolge von Ernährungsstörungen, Schwund von Körpergewebe, Muskeln, Knochen oder in-

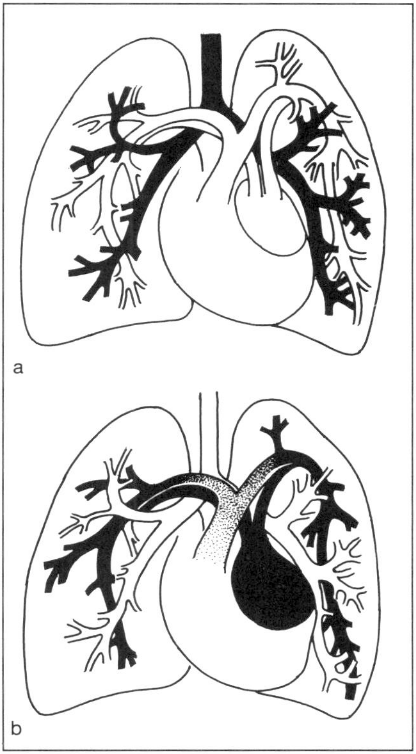

Asthma bronchiale und Asthma cardiale: a) Krampfzustand des Bronchiensystems bei Bronchialasthma;
b) Stauung des Blutes in der Lunge bei Herzasthma.

neren Organen durch Verminderung von Zahl und Größe der Zellen. Die Ursachen können vielfältig sein. Außer abnormen gibt es auch normale Schwundprozesse, so die Verkleinerung der Mandeln mit zunehmendem Alter.

Auge: paarig angelegtes Sinnesorgan, das Licht, Form, Farbe und räumliche Verhältnisse aufnimmt. Das Auge liegt geschützt in der knöchernen *Augenhöhle*, die durch die *Augenlider* verschlossen wird. Ober- und Unterlid sind innen mit Schleimhaut bedeckt; an den Rändern befinden sich Talg- und Schweißdrüsen sowie die Wimpern. Das Auge nimmt wie eine Kamera Licht auf und leitet die gebeugten Lichtstrahlen durch die Linse zu einer empfindlichen Oberfläche, der *Netzhaut* (Retina). Die durchsichtige, gelbliche, gallertartige Linse wird durch den Zug von feinsten Fasern an ihrer derben Kapsel abgeflacht, doch kann sie sich bei der Betrachtung nahegelegener Objekte durch Zusammenziehung des hinter

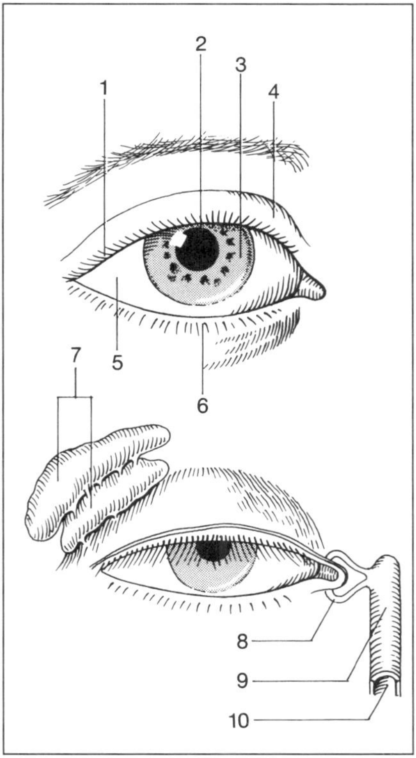

Auge in Aufsicht und Tränenorgane: 1 Wimpern, 2 Pupille, 3 Iris, 4 Oberlid, 5 Hornhaut und Bindehaut, 6 Unterlid, 7 Tränendrüse, 8 Tränenröhrchen, 9 Tränensack, 10 Tränen-Nasen-Kanal.

der *Regenbogenhaut* (Iris) gelegenen Ziliarmuskels stärker wölben. Mit zunehmendem Alter wird die Linse starrer, was zur Altersweitsichtigkeit führt. Die *Pupille* ist die Öffnung in der Regenbogenhaut, die sich je nach der Intensität des einfallenden Lichtes verengt oder erweitert. Hinter der Linse ist der *Augapfel*, gefüllt mit einer klebrigen gallertartigen Substanz, dem Glaskörper; an seiner Rückseite liegt die *Netzhaut*. Sie besteht aus drei Schichten von Nervenzellen mit Lichtrezeptoren (Stäbchen und Zäpfchen). Keine Rezeptoren gibt es an der Stelle, wo der Sehnerv aus dem Auge tritt *(blinder Fleck)*. Die Nervenimpulse werden über den seitlichen Kniehöcker im Tha-

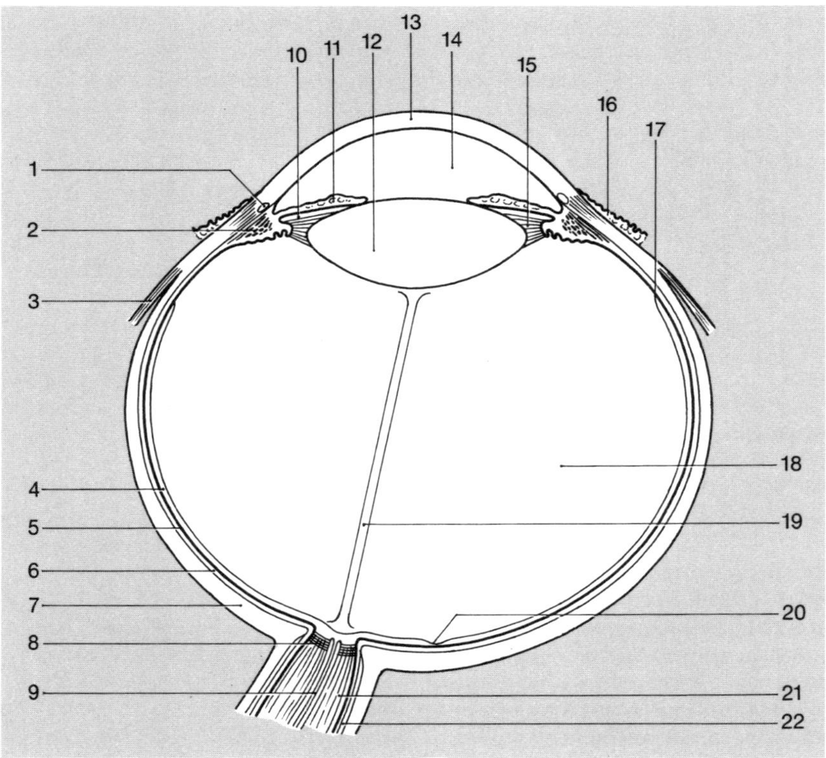

Anatomischer Aufbau des Augapfels: 1 Schlemmerscher Kanal, 2 Ziliarkörper und Muskel, 3 Augenmuskelsehne, 4 Netzhaut, 5 Aderhaut, 6 Raum zwischen Aderhaut und Lederhaut, 7 Lederhaut, 8 Eintritt des Sehnervs in die Netzhaut, 9 Zentralarterie und Vene, 10 hintere Kammer, 11 Regenbogenhaut (Iris), 12 Linse, 13 Hornhaut, 14 vordere Kammer, 15 Aufhängebänder der Linse, 16 Bindehaut, 17 Ende der Netzhaut, 18 Glaskörper, 19 Glaskörperkanal, 20 gelber Fleck, 21 Sehnerv, 22 Fortsetzung der Hirnhaut.

lamus zur Rindenregion des Hinterhauptlappens und zum optischen Zentrum im Mittelhirn geleitet. Außer den unter den jeweiligen Stichwörtern behandelten Augenkrankheiten gibt es eine Reihe von angeborenen oder erworbenen Augenfehlern. Unter *Fehlsichtigkeit* versteht man eine von der Norm abweichende Brechkraft des optischen Systems im Auge: Bei *Kurzsichtigkeit* können entfernte, bei *Über-* oder *Weitsichtigkeit* nahegelegene Objekte nicht scharf wahrgenommen werden. Brillen oder Kontaktlinsen schaffen Abhilfe. Mit diesen Hilfsmitteln können auch *Stab-* und *Alterssichtigkeit* korrigiert werden. *Farbschwäche* oder *Farbenblindheit* nennt man die Unfähigkeit, bestimmte Farben wahrzunehmen bzw. voneinander zu unterscheiden. Beim *Schielen (Strabismus)* weichen die gewöhnlich parallel stehenden Augenachsen von der Parallelen ab; stets ist eine augenärztliche Untersuchung und Behandlung erforderlich. *Nachtblindheit* kann durch bestimmte Erkrankungen begünstigt werden; manchmal helfen Vitamin-A-Gaben.

Augenbindehautentzündung (Konjunktivitis): verursacht durch Infektion mit Bakterien oder Viren, durch Fremdkörper oder ultraviolette Strahlung, aber auch durch allergische Reaktion (z. B. bei Heuschnupfen). Eine durch Tripper bedingte Entzündung bezeichnet man als *Gonoblennorrhoe.* Tropfen, Augenbäder oder Salben schaffen Abhilfe; beim Vorliegen einer Grundkrankheit muß diese behandelt werden.

Augenmigräne (Amaurosis partialis fugax): Schmerzen und Sehstörungen durch Gefäßmißbildungen, entzündliche Prozesse der Hirnhäute oder Tumoren, erfordert stets eine ärztliche Behandlung der auslösenden Erkrankung und medikamentöse Schmerzlinderung.

Augenmuskellähmung: Lähmung eines oder mehrerer der vier Muskeln, die den Augapfel im Gleichgewicht halten, bedingt durch Durchblutungsstörungen, Tumoren, Multiple Sklerose. Führt zu Sehstörungen und Schwindelanfällen und muß stets ärztlich behandelt werden.

Azidose: Übersäuerung des Organismus (Blut, Gewebe) nach Erschöpfung der alkalischen Reserven des Körpers, hervorgerufen z. B. durch anhaltenden Durchfall, Lungenkrankheiten, Nierenversagen, Vergiftungen, Zuckerkrankheit im fortgeschrittenen Stadium. Eine hochgradige Azidose kann zum Tod führen; eine leichte Übersäuerung des Blutes ist ungefährlich.

Bakterien: einzellige, nur unter dem Mikroskop sichtbare Kleinlebewesen, von denen unsere ganze Umwelt erfüllt ist. Die Mehrzahl der Bakterien ist harmlos; manche benötigen wir sogar für unsere Gesundheit (z. B. die Darmbakterien im Verdauungstrakt, die Bakterienflora auf Haut und Schleimhäuten). Andererseits gibt es auch pathogene (Krankheiten hervorrufende) Bakterien, die Erreger der Infektionskrankheiten. Man unterscheidet bei den Bakterien drei Hauptformen: *stäbchenförmige Bakterien* (z. B. die Erreger von Tuberkulose, Lepra, Typhus und Milzbrand); *kugelförmige Bakterien* (z. B. Kokken); *schraubenförmige Bakterien* (z. B. die Erreger von Syphilis, Cholera, Rückfallfieber). Bakterien treten in unterschiedlichen Anordnungen auf, in Paaren (Diplokokken), in Ketten (Streptokokken) oder in Trauben *(Staphylokokken).*

Bakterienruhr (Shigellose): vornehmlich in südlichen Ländern auftretende Darminfektion durch mit Shigellen verseuchte Lebensmittel oder Flüssigkeiten; akuter Beginn mit krampfartigen Bauchschmerzen und Fieber, Erbrechen, blutig-schleimigen bis wäßrigen Durchfällen, manchmal mit Muskelkrämpfen. In leichten Fällen helfen strenges Fasten, ungesüßter Tee, Apfeldiät, in schweren Fällen ist eine klinische Behandlung dringend anzuraten.

Bakterizide: Stoffe, die Bakterien innerhalb und außerhalb des Organismus abtöten, zur äußeren Anwendung als *Desinfektionsmittel* und *Antiseptika*, zur inneren und äußeren Anwendung als *Antibiotika* und *Sulfonamide.*

Bandscheibenvorfall: Austritt des gallertartigen Kerns einer Zwischenwirbelscheibe aus dem natürlichen Lager durch Brüchigkeit des bindegewebigen Faserrings der Bandscheibe, verursacht durch Überbelastung oder degenerative Erkrankung. Schwierige orthopädische Therapie, die medikamentös unterstützt wird; Physiotherapie (heilgymnastische Übungen) fördert die Normalisierung.

Bandwurmbefall (Taeniasis): Wurmbefall durch Aufnahme von Larven des *Rinder-* oder *Schweinebandwurms* mit rohem Fleisch. Aus den Larven entwickeln sich im Darm die eigentlichen Würmer mit einer Länge bis zu 12 m. Unklare Bauchschmerzen, Gewichtsverlust und weißliche Wurmglieder im Stuhl sind Anzeichen eines Wurmbefalls. Gefährlicher ist der mit rohem Fisch aufgenommene *Fischbandwurm*, der zu einer Anämie führen kann. Beim *Hundebandwurm* ist der Mensch nur Zwischenwirt; er beherbergt die Larven oder Finnen, die in Leber, Gehirn, Lunge oder anderen Organen langsam zu *Echinokokken* heranwachsen – eine manchmal gefährliche Situation, die durch Röntgen festgestellt werden und vielfache Symptome (Koliken, Hautausschläge, Gelbsucht u. a.) hervorrufen kann.

Bartflechte: ansteckende Entzündung der Bartfollikel, hervorgerufen durch Eitererreger (Staphylokokken) = *Folliculitis barbae* oder durch Scherpilze (Endothrix- und Novendothrixpilze) = *Trichophytie.*

Bartholinitis: Entzündung der in den kleinen Schamlippen liegenden Bartho-

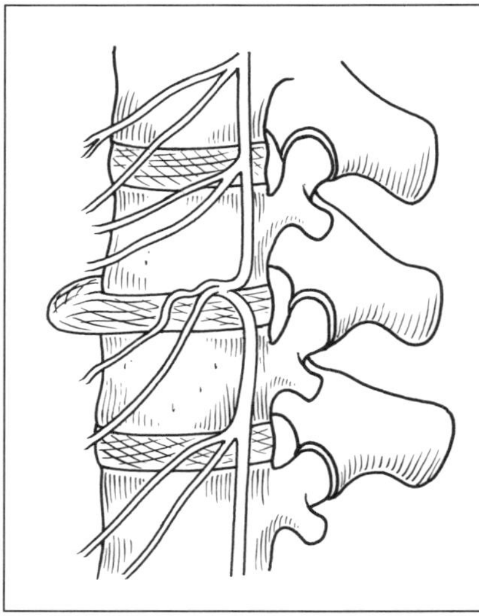

Bandscheibenvorfall: Zwischen den Wirbeln liegen stoßdämpfende Scheiben mit gallertigem Kern in der Mitte; bei wachsender Degeneration des Stützgewebes oder unglücklicher Bewegung kann sich eine Zwischenwirbelscheibe, siehe Bildmitte, aus ihrem Lager bewegen und in irritierenden Kontakt mit einer der zum Grenzstrang gehörenden Nervenfasern geraten.

linischen Drüse durch Gonokokken- oder Staphylokokkeninfektion. Wenn es durch Verklebung des Ausführungsgangs zu Eiterstauungen kommt, besteht die Gefahr der Abszeßbildung *(Bartholin-Abszeß)*.

Basedow-Krankheit: Schilddrüsenvergrößerung *(Kropf, Struma)*, hervortretende Augen *(Glanzaugen)* und Pulsbeschleunigung, verursacht durch eine Überfunktion der Schilddrüse *(Hyperthyreose)*, die allerdings nur in schweren Fällen zu diesen markanten Krankheitserscheinungen führt. Siehe auch Schilddrüse.

Bauchfell (Peritoneum): dünne, feuchte, mit zahlreichen Nervenfasern ausgestattete Haut, die den Bauchraum auskleidet; eine Art Schürze des Bauchfells hängt als *großes Netz* vor dem querliegenden Abschnitt des Dickdarms herab.

Bauchfellentzündung (Peritonitis): verursacht durch Eindringen von Kolibakterien oder Eitererregern in den freien Bauchraum, direkt oder auf dem Blutweg, z. B. bei Darm- oder Magenwanddurchbruch, bei Blinddarmentzündung oder Entzündungen von Unterleibsorganen. Muß unverzüglich in einer Klinik behandelt werden; häufig ist eine operative Eröffnung der Bauchhöhle notwendig, um die Infektionsquelle zu schließen und die auf dem Bauchfell befindlichen Krankheitserreger zu vernichten.

Bauchhöhlenschwangerschaft (Extrauteringravidität): außerhalb der Gebärmutter entwickelte Schwangerschaft durch Einnisten des befruchteten Eies in einem der Eileiter, dessen Wand unter dem Druck der wachsenden Frucht geplatzt ist. Diese *Tubenruptur* führt zu Schmerzanfällen, hochempfindlicher Spannung der Bauchdecke, unregelmäßigen Blutungen aus der Gebärmutter und zum Kollaps. Sofortiges ärztliches Eingreifen (Operation) ist unerläßlich. Bei jeder unregelmäßig verlaufenden Schwangerschaft (Schmerzen, Blutungen, leichtes Fieber) sollte die Möglichkeit einer Bauchhöhlenschwangerschaft ärztlich ausgeschlossen werden.

Bauchspeicheldrüse (Pankreas): Organ an der Hinterfläche der oberen Bauchhöhle, sondert in den Zwölffingerdarm wichtige Verdauungsfermente ab und enthält zwischen den Drüsenzellen kleine Zellgruppen, die wie Inseln eingebettet sind *(Langerhanssche Inseln)* und das Hormon *Insulin* bilden, das für die Steuerung des Kohlehydratstoffwechsels wichtig ist.

Bauchspeicheldrüsenentzündung (Pankreatitis): hervorgerufen meist durch eine Verlegung der galleabführenden Wege (z. B. bei Gallensteinleiden), aber auch durch Zwölffingerdarmerkrankung, Fettstoffwechselstörungen, chronischen Alkoholismus u. a. Die ernsthafte Erkrankung bedarf sofortiger fachärztlicher Behandlung.

Bauchspeicheldrüsenkrebs (Pankreaskarzinom): tritt vorwiegend bei Männern über 60 Jahren mit uncharakteristischen Frühsymptomen auf. Bei Appetitlosigkeit, Gewichtsverlust, Oberbauchbeschwerden, hartnäckigen Blähungen und Verstopfungen sollte die Möglichkeit eines Bauchspeicheldrüsenkrebses frühzeitig abgeklärt werden, weil nur dann eine erfolgreiche operative Behandlung wahrscheinlich ist.

Bechterew-Krankheit (Spondylarthritis ankylopoetica): hochgradig zunehmende Versteifung der Wirbelsäule auf entzündlicher Grundlage. Die eigentliche Ursache ist unbekannt. Im Endstadium kommt es zu einem bambusstabähnlich versteiften Rundrücken. Physiotherapeutische Maßnahmen können den Krankheitsverlauf verlangsamen, aber nicht völlig zum Stillstand bringen; eine ursächliche Therapie gibt es bislang nicht.

Bewußtlosigkeit: Zustand, in dem ein Mensch sich der Umwelt nicht bewußt ist (normal beim Schlaf), kann durch Medikamente, Gehirnschäden, Vergiftung oder Ohnmacht bedingt sein. Bei jeder Bewußtlosigkeit nach Verletzung, im Verlauf einer Erkrankung oder ohne ersichtlichen Grund ist sofortige ärztliche Behandlung erforderlich. Eine sehr tiefe Bewußtlosigkeit wird als *Koma* bezeichnet.

Bindegewebe: von nicht spezialisierten, untypischen, aber sehr wandlungsfähigen Zellen gebildetes Gewebe, das alle Körperorgane (Eingeweide, Muskeln, Gefäße usw.) umhüllt und miteinander verbindet. Es gibt spezielle Erkrankungen, die nur das Bindegewebe betreffen *(Kollagenkrankheiten).*

Blählunge (Lungenemphysem, Emphysema pulmonum): übermäßige Luftfüllung der Lungenbläschen, deren Wandungen ihre Elastizität verloren haben, führt zu Atemnot und hochgradig eingeschränkter Atembreite. Die Emphysembildung wird durch Krankheiten wie Asthma, chronische Bronchitis und Verformungen des Brustkorbs bei Wirbelsäulenmißbildungen begünstigt. Berufsbedingte Emphyseme bilden sich z. B. bei Glasbläsern und Trompetern aus. Bis zu einem gewissen Grad tritt bei allen Menschen ein *Altersemphysem* auf.

Bläschenausschlag (Herpes simplex): durch Herpesviren hervorgerufener Ausschlag vornehmlich an Haut-Schleimhaut-Übergängen (Mund, Nase, äußere Geschlechtsorgane, After), aber auch auf Binde- und Hornhaut des Auges. Bei Kleinkindern kann es durch Herpesviren zu ernsthaften Allgemeininfektionen kommen. In schweren Fällen ist eine ärztliche Behandlung angezeigt.

Blasenentzündung (Zystitis): Entzündung der die Blase auskleidenden Schleimhaut durch Infektion mit Bakterien oder Viren, häufig begünstigt durch seelischen Streß (vor allem bei Frauen). Die Schleimhaut kann so stark angegriffen sein, daß mit dem Harn etwas Blut abgeht; im akuten Stadium kann auch Fieber auftreten. Die Entzündung kann chronisch werden und zeigt dann die tpyischen Beschwerden (Harndrang, Brennen oder Schmerzen beim Wasserlassen) in abgemilderter Form. Wärme, reichliche Flüssigkeitszufuhr (Blasentee) und eventuell Antibiotika nach ärztlicher Verordnung schaffen Abhilfe. Bei längerer Dauer oder öfterer Wiederholung ist eine fachärztliche Behandlung notwendig.

Blasenkrebs: tritt weit häufiger bei Männern als bei Frauen auf. Eine Früherkennung (im Rahmen der mindestens einmal jährlich durchzuführenden Krebsvorsorgeuntersuchung) ist wichtig, da es keine für den Laien eindeutig erkennbaren Symptome gibt. Blutharnen (oft in Intervallen) tritt erst bei fortgeschrittenem Krebs gehäuft auf. Je nach Stadium sind Chemotherapie, Radiotherapie oder Operation angezeigt.

Blasensteine: bilden sich nicht in der Blase, sondern in der Niere, von wo sie mit dem Harn durch den Harnleiter in die Blase gelangen. Meist gehen sie von selbst ab, können aber auch zu Entzündungen der Blasenschleimhaut führen. Größere Steine werden vom Urologen entfernt. Siehe Nierensteinleiden.

Blasensucht (Pemphigus vulgaris): seltene, ernsthafte Hautkrankheit ungeklärter Ursache, bei der plötzlich auf völlig normal aussehender Haut oder Schleimhaut erbsen- bis walnußgroße Blasen entstehen, die mit einer hellen Flüssigkeit gefüllt sind, bald einreißen und kleine Wundflächen hinterlassen, die ohne Behandlung nur langsam abheilen. Gleichzeitig kommt es beim Betroffenen zu einem zunehmenden Kräfteverfall. Die Krankheit läßt sich erst seit neuerer Zeit medikamentös wirksam behandeln. Gutartiger sind der bei Säuglingen auftretende Bläschenausschlag *(Pemphigus neonatorum)* und der *Alterspemphigus.*

Bleivergiftung: akute oder (meist) chronische Vergiftung durch Bleistaub, Bleidampf, bleihaltiges Wasser und Bleiverbindungen, die vielfache Verwendung finden und allesamt mehr oder weniger giftig sind (z. B. auch die Autoabgase aus verbleitem Benzin). Durch Speicherung von Blei im Körper kommt es zu einer chronischen Bleivergiftung, deren Hauptsymptome Koliken, Verstopfung, Muskelschwäche, bläuliche Verfärbung des Zahnfleischrandes (Bleisaum), aber auch Lähmungserscheinungen und geistige Verwirrung sind. Die Ausscheidung von im Körper gespeichertem Blei kann durch bestimmte Medikamente bewirkt werden.

Blinddarmentzündung: übliche, aber falsche Bezeichnung für eine Entzündung des Wurmfortsatzes, einer einseitig geschlossenen, etwa 5 cm langen Fortsetzung des Blinddarms unweit der Stelle, an der der Dünndarm mit einem Knick in den Dickdarm übergeht. Siehe Appendicitis.

Blutarmut: Bezeichnung für eine Verminderung der Zahl der roten Blutkörperchen (Erythrozyten) oder des Blutfarbstoffs (Hämoglobin) im Blut. Siehe Anämie.

Blutdruck: der vom Herzmuskel erzeugte Druck, unter dem die Blutmasse des ganzen Körpers durch die Adern getrieben wird, abhängig von der Schlagkraft des Herzens, der Elastizität der Gefäßwandungen und dem Widerstand der Kapillaren. Er ist am höchsten, wenn sich die Herzkammern zusammenziehen *(Systole)* und am niedrigsten, wenn der Herzmuskel erschlafft *(Diastole)*. Im Alter von 20 Jahren beträgt der Durchschnittswert für den systolischen Blutdruck 120 mm Hg und für den diastolischen 80 mm Hg. Unter gewissen Umständen, z. B. bei Erregung, steigt der Blutdruck an, und mit zunehmendem Alter erhöhen sich allgemein die Blutdruckwerte. Ein anhaltender Bluthochdruck *(Hypertonie)* kann ohne erkennbare Ursache (essentiell) oder durch Erkrankungen der Nieren, des Gefäßsystems, des Herzens oder durch innersekretorische oder nervöse Störungen bedingt sein. Da er oft ernsthafte Folgen hat, ist stets eine ärztliche Abklärung und Behandlung erforderlich. Weniger gefährlich ist ein zu niedriger Blutdruck *(Hypotonie)*, der ebenfalls essentiell, aber auch eine Folge von Herzschwäche, Blutverlust oder Schock sein kann. Dringend zu empfehlen sind regelmäßige Messungen des Blutdrucks.

Bluthochdruck (Hypertonie): Blutdruckwerte von mehr als 160/95 mm Hg, gemessen in Ruhe und über einen längeren Zeitraum hinweg. Eine nur vorübergehende Erhöhung des Blutdrucks über diesen Wert hinaus ist unbedenklich.

Blutkörperchen: rote *(Erythrozyten)* und weiße *(Leukozyten)* Blutkörperchen und Blutplättchen *(Thrombozyten)*. Hauptsubstanz der roten Blutkörperchen ist der rote Blutfarbstoff *(Hämoglobin)*, der den Sauerstoff aus den Lungen aufnimmt und überall im Körper wieder abgibt. Gebildet werden die roten Blutkörperchen im Knochenmark der Wirbelkörper, der Beckenknochen, der Rippen und des Brustbeins; abgebaut werden sie größtenteils in der Milz. Die weißen Blutkörperchen sind die Gesundheitspolizei des Organismus, denn sie vernichten Bakterien und andere Fremdkörper im Blut. Sie wirken bei der Abwehr von Infektionen mit und helfen bei der Wundheilung. Es gibt zwei große Gruppen, die *Lymphozyten*, die im lymphatischen Gewebe gebildet werden, und die *Granulozyten*, die aus dem Knochenmark stammen.

Blutkrebs (Leukämie): schwere Erkrankung häufig unbekannter Ursache, gekennzeichnet durch krankhaft gesteigerte Bildung weißer Blutkörperchen entweder im lymphatischen System *(lymphatische Leukämie)* oder im Knochenmark *(myeloische Leukämie)*. Siehe Leukämie.

Blutplättchenmangel (Thrombozytopenie, Werlhofsche Krankheit): angeborene Autoimmunreaktion, die besonders gehäuft bei Mädchen auftritt. Sie äußert sich in häufig wiederkehrenden heftigen Blutungen aus Nase, Zahnfleisch, Genitalien, aber auch durch das Entstehen von Blutergüssen schon bei leichtester Einwirkung besonders auf Füße und Beine.

Blutungen: entstehen, wenn eine Gefäßwand durch Verletzung, Entzündung, degenerative Erkrankung usw. beschädigt wird. Am häufigsten sind Blutungen durch Verletzung; wenn große Gefäße betroffen sind, können sie sehr gefährlich sein, doch gefährlich sind auch kleine innere Sickerblutungen (z. B. bei Magengeschwür), wenn sie längere Zeit unerkannt bleiben und nicht zum Stillstand kommen. Jede Blutung aus Mund, Nase, Ohren, After, Lunge und Blase, für die kein offensichtlicher Grund gegeben ist, sollte ärztlich abgeklärt werden. Die *Menstruationsblutung* ist eine normale Blutung, wenn sie nicht zu stark ist und nicht regellos auftritt. Häufige (auch schwache) Blutungen aus der Scheide müssen immer vom Arzt auf ihre Ursache hin untersucht werden. Auch *Blutharnen* ist stets ein sehr ernsthaftes Alarmzeichen.

Blutvergiftung (Sepsis, Septikämie): Überschwemmung des gesamten Blutes mit Krankheitserregern (bakterielle Allgemeininfektion). Sie beruht darauf, daß sich innerhalb des Körpers ein Infektionsherd gebildet hat, von dem aus ständig oder in Schüben krankmachende Keime in die Blut- und Lymphbahnen gestreut werden. Fälschlicherweise wird der Ausdruck Blutvergiftung häufig für den roten, schmerzhaften Streifen angewandt, der, von einer infizierten Wunde ausgehend, sich in Richtung Herz ausbildet, doch in Wirklichkeit handelt es sich dabei um eine noch durchaus begrenzte Infektion der aufsteigenden Lymphgefäße, aus der freilich unbehandelt oder unter ungünstigen Umständen eine allgemeine Blutvergiftung werden kann.

Boeck-Krankheit: seltene, in ihren Ursachen ungeklärte, oft geschwulstbildende Erkrankung, die vornehmlich Lungen, Haut, Gelenke und Augen befällt. Sie nimmt meist einen günstigen Verlauf, spricht auf verschiedene Behandlungen an und neigt zur Selbstheilung.

Botulismus: bakterielle *Lebensmittelvergiftung*, verursacht durch das gefährliche Giftstoffe bildende *Clostridium botulinum*, das in schlecht konservierten oder nicht sachgerecht gelagerten Lebensmitteln auftreten kann, besonders in Fleisch- und Gemüsekonserven. Durch die schwere Erkrankung, die tödlich verlaufen kann, wird das zentrale Nervensystem angegriffen. Bei einer Vergiftung sind Magenspülungen, Injektion des Antibotulismusserums und kreislaufstützende Maßnahmen unverzüglich vorzunehmen. Es kann eine längere Nachbehandlung erforderlich sein, da das Serum nur freie Giftstoffe, nicht jedoch das bereits an den Nerven fixierte Toxin wirkungslos zu machen vermag.

Bronchialasthma (Asthma bronchiale): anfallsweise hochgradige Atemnot, die gewöhnlich nur bei Menschen auftritt, die zu Überempfindlichkeitsreaktionen neigen. Ausgelöst werden die Anfälle durch Allergene (allergiebildende Reizstoffe) aus der Luft (Pollen, Staub usw.), durch Infektionen der Atemwege, durch chemische Stoffe wie Jod und Brom, durch bestimmte Nahrungsmittel (z. B. Eier, Schokolade) oder manche Medikamente, gelegentlich auch durch seelische Faktoren. Meist tritt Bronchialasthma erst nach dem 40. Lebensjahr auf; Asthmaanfälle bei Kindern bessern sich im Lauf der Zeit.

Bronchien: Hauptäste der Luftröhre, die in die Lungen führen. Die weiterführenden kleineren Verzweigungen heißen *Bronchiolen*. Zusammen bilden sie den *Bronchialbaum*.

Bronchienerweiterung (Bronchiektase): zylindrische oder sackartige Erweiterung einzelner Bronchien in den Lungen mit Verlust der Elastizität ihrer Wände. Tritt als angeborene Mißbildung auf oder wird im früheren oder späteren Lebensalter erworben, beispielsweise durch chronische Bronchitis, Asthma, Schrumpfungsprozesse der Lunge, Verwachsungen mit dem Rippenfell. Da sich in den Erweiterungen Schleim ansammelt, sind sie ein idealer Brutplatz für Krankheitserreger und deshalb fast immer chronisch entzündet. In schweren Fällen werden besonders am Morgen große Mengen faulig riechenden Schleimes ausgehustet. Eine Rückbildung von Bronchiektasen ist kaum möglich. Die Behandlung richtet sich in erster Linie gegen eine begleitende Entzündung und möglichst auch gegen die Faktoren, durch die es zur Bronchienerweiterung gekommen ist. Wenn die Erweiterung auf einzelne Lungenabschnitte beschränkt ist, werden diese in schweren Fällen chirurgisch entfernt.

Bronchitis (Bronchialkatarrh): Entzündung der Bronchialschleimhaut, verursacht in den meisten Fällen durch eine vom Nasen-Rachen-Raum auf die Bronchien übergreifende Virusinfektion, manchmal aber auch durch das Einatmen von schleimhautreizenden Gasen, Rauch oder Staub. Zeichen einer akuten Bronchitis ist häufiges Husten, das nachts stärker ist als tagsüber; dazu kommen Brustschmerzen, Fieber, Atembeschwerden und Husten mit manchmal zähem eitrigem Auswurf. Die chronische Bronchitis entwickelt sich oft aus einer akuten, wenn diese unbehandelt bleibt. Auch bei manchen

Herzerkrankungen kann es zu einer chronischen *Stauungsbronchitis* kommen. Eine Sonderform der akuten Bronchitis ist die *Bronchitis fibrinosa acuta*, die durch röhrenförmige Fibringerinnsel im Auswurf gekennzeichnet ist.

Bronchopneumonie: eine von den Bronchien ausgehende Lungenentzündung.

Bruch: allgemeine Bezeichnung, mit der sowohl der Bruch eines Knochens *(Fraktur)* als auch ein Eingeweidebruch *(Hernie)*, z. B. ein Leistenbruch oder Hodenbruch, gemeint sein kann. Von *Muskelbruch* spricht man, wenn die den Muskel umhüllende sehnenartige Faszie gerissen ist, so daß der Muskel durch diese Hülle durchtritt.

Brustdrüsenentzündung (Mastitis): gewöhnlich durch bakterielle Infektion kleiner Verletzungen der Brustwarzen hervorgerufene Entzündung, die in der Regel durch Antibiotika behoben werden kann. Kommt es jedoch zur Abszeßbildung, ist ein chirurgischer Eingriff notwendig. Schmerzhafte Schwellungen bilden sich bei der sogenannten *Stauungsmastitis* manchmal zu Beginn der Stillperiode, wenn die Milch »einschießt«. 98 Prozent aller Brustdrüsenentzündungen treten im Wochenbett auf; durch sorgfältige Pflege und antiseptische Behandlung der Brustwarzen kann diese Erkrankung vermieden werden.

Brustfell (Pleura): dünne, feuchte (seröse) Haut im Brustkorb, bestehend aus zwei Blättern, von denen das eine die Lunge überzieht und fest mit ihr verwachsen ist, während das andere anatomisch an Brustbein, Rippen, Wirbelsäule und Zwerchfell angeschlossen ist. Zwischen den beiden Blättern befindet sich ein Spalt mit klarer Flüssigkeit und Unterdruck, die Brustfell- oder Pleurahöhle. Brustfellentzündung *(Pleuritis)* siehe Rippenfellentzündung.

Brustkrebs (Mammakarzinom): kugelige oder flächige Verhärtung der weiblichen Brust, die sich zu einem tiefen Geschwür, einem harten Knoten oder zu einer weit ausgreifenden Schrumpfung entwickelt. Die ganze Umgebung ist hart und geschwulstartig aufgetrieben, oft bis zur Achselhöhle. Bei Früherkennung bestehen gute Heilungsaussichten. Deshalb ist regelmäßig Selbstbeobachtung nach ärztlicher Anleitung wichtig, doch sollte auch mindestens einmal jährlich eine ärztliche Untersuchung durchgeführt werden.

Bubo: entzündliche Schwellung der Lymphknoten in der Leistenbeuge, ein- oder zweiseitig, beispielsweise bei Tripper oder Syphilis.

Candidamykosen (Soormykosen): Sammelbezeichnung für Erkrankungen, die durch Candida-Pilze (vor allem *Candida albicans*) hervorgerufen werden. Befallen werden können Haut und Schleimhäute, aber auch Organe wie die Lunge. Begünstigt wird eine Erkrankung durch Fettsucht und Zuckerkrankheit, ferner durch schwere Allgemeinerkrankungen wie Leukämie oder Krebs.

Cheilitis: Entzündung der Lippen, gelegentlich auch der Mundwinkel, durch starke Sonneneinwirkung, Vitaminmangelkrankheiten, Lippenstift und bestimmte Chemikalien.

Cholera: akut auftretende Infektionskrankheit, hervorgerufen durch Choleravibrionen, die mit infiziertem Trinkwasser oder Nahrungsmitteln aufgenommen werden. In leichteren Fällen kann Durchfall das einzige Symptom sein, doch in schweren Fällen treten ständiges Erbrechen und Dauerdurchfälle mit reiswasserartigem Stuhl auf, begleitet von Bauchkrämpfen, teils sogar von Bewußtlosigkeit. Der Verlust an Körperflüssigkeit und Mineralstoffen ist lebensbedrohend. Heute ist die Cholera auf einzelne Gebiete Asiens beschränkt, wird aber von Zeit zu Zeit auch in andere Regionen verschleppt.

Crohn-Krankheit (Enteritis regionalis Crohn): entzündliche Veränderungen, teils verbunden mit Fistelbildung, Durchbrüchen, Verengungen und Blutungen, im unteren Dünndarm, im Dickdarm oder Mastdarm, kann durch Vermehrung des Bindegewebes und narbige Veränderungen zu Verschlüssen des Darms führen. Die Ursache dieser Erkrankung ist nicht bekannt. Die ersten Krankheitszeichen können bereits im dritten Lebensjahr auftreten und sich danach schubweise in Abständen von Monaten oder Jahren wieder bemerkbar machen. Bei Früherkennung ist eine durch eine bestimmte Diät unterstützte medikamentöse Behandlung möglich, doch im späteren Stadium ist meist ein operativer Eingriff erforderlich, der allerdings nicht immer eine endgültige Heilung bringt.

Cushing-Syndrom: krankhafte Zunahme des Nebennierenhormons Kortisol im Blut bei Überfunktion der Nebennierenrinde, bedingt durch krankhafte Veränderung oder Tumoren der Nebenniere oder der Hirnanhangdrüse. Auch bei übermäßiger Verabreichung von Nebennierenrindenhormonen tritt das Syndrom auf. Unentdeckt führt es in verhältnismäßig kurzer Zeit zum Tod, doch sind die Symptome (Vollmondgesicht, Stammfettsucht, geblähter Bauch mit blauroten Streifen, motorische Schwäche usw.) so deutlich, daß in der Regel ein rechtzeitiges ärztliches Eingreifen möglich ist.

Darm: Teil des Verdauungssystems, ein weiches, in Schlingen gelegtes Rohr, innen mit einer Schleimhaut ausgekleidet, in den Wandungen mit Muskelfaserschichten versehen, die für die Durchmischung des Darminhalts mit den Verdauungssäften und seine Weiterbeförderung sorgen. Der 6 bis 7 m lange *Dünndarm* teilt sich in *Zwölffingerdarm (Duodenum), Leerdarm (Jejenum)* und *Krummdarm (Ileum).* Der etwa 1,5 m lange *Dickdarm* hat folgende Abschnitte: *Blinddarm (Caecum)* mit *Wurmfortsatz (Appendix vermiformis), Grimmdarm (Colon)* mit aufsteigendem, querem und absteigendem Teil und der S-förmigen Schlinge *(Sigmoid).* Daran schließt sich der ca. 20 cm lange *Mastdarm* oder *Enddarm (Rectum)* an, der mit dem Afterschließmuskel endet.

Darmkrebs: kommt gehäuft bei Männern vor und tritt fast nur im Dickdarm oder Mastdarm auf. Frühsymptome sind Störungen der Darmfunktion mit unerklärlichem Wechsel zwischen Verstopfung und Durchfällen, manchmal auch mit unwillkürlichem Schleim- und Stuhlabgang. Bei Früherkennung sind die Heilungsaussichten durch operative Resektion gut.

Darmneurose (Reizkolon, Colon irritabile): Störungen der Darmfunktion, die keine organische Ursache haben, sondern durch nervöse Fehlsteuerung bedingt sind. Die Beschwerden können sehr unterschiedlich sein, reichen von heftigen Durchfällen bis zur hartnäckigen Verstopfung und sind meist von Schmerzen begleitet. Dauerhaften Erfolg bringt in solchen Fällen nur eine psychotherapeutische Betreuung.

Darmverschluß (Ileus): völlige Unwegsamkeit des Darmkanals, die durch dramatische Symptome (z. B. Koterbrechen) deutlich wird und sofortiges ärztliches Eingreifen erfordert. Je nach den Ursachen unterscheidet man zwischen dem *mechanischen Ileus*, der aus dem Darminneren herrührt, etwa durch angeborene Verengungen, durch Narben oder Geschwülste, Fremdkörper usw., den *Strangulationsileus* infolge Darmabschnürung von außerhalb des Darmes, den *paralytischen Ileus* durch

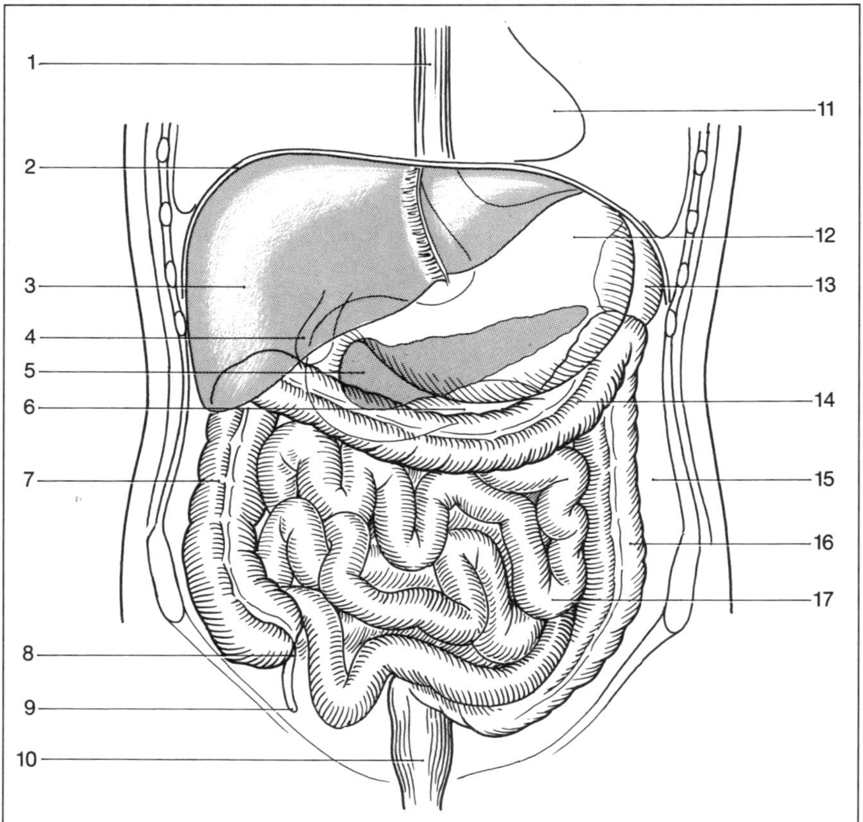

Der Darm und weitere Bauchorgane: 1 Speiseröhre (Oesophagus), 2 Zwerchfell (Diaphragma), 3 Leber (Hepar), 4 Gallenblase (Vesica fellea), 5 Bauchspeicheldrüse (Pankreas), 6 Zwölffingerdarm (Duodenum), 7 aufsteigender Abschnitt des Dickdarms (Colon ascendens), 8 Blinddarm (Caecum), 9 Wurmfortsatz (Appendix), 10 Mastdarm (Intestinum rectum), 11 Herz (Cor, Cardia), 12 Magen (Gaster, Ventriculus), 13 Milz (Lien, Splen), 14 Querdarm (Colon transversum), 15 Bauchfell (Peritoneum), 16 absteigender Abschnitt des Dickdarms (Colon descendens), 17 Dünndarm (Intestinum tenue).

Darmlähmung aus unterschiedlichen Ursachen und den *spastischen Ileus*, der durch Darmkrämpfe verursacht wird.

Delirium: Zustand der Ruhelosigkeit, Erregung und Verwirrung, ist meist nur von kurzer Dauer und tritt manchmal bei hohem Fieber, nach Kopfverletzungen und anderen Erkrankungen auf. Der im Delirium Befindliche redet zusammenhanglos und unkontrolliert, sein Bewußtsein ist getrübt, und es können Wahnvorstellungen auftreten.

Delirium tremens: schwere geistige und körperliche Störung, die bei chronischem Alkoholismus meist bei Alkoholabstinenz (z. B. Entzug) plötzlich auftreten kann. Die Anfälle dauern 3 bis 5 Tage und können tödlich enden, doch kann unverzügliche ärztliche Behandlung den Anfall abkürzen und Lebensgefahr abwenden. Kennzeichen eines Anfalls sind ausgeprägtes Angstgefühl, Unruhe, Mißtrauen und meist auch Redezwang. Der Betroffene leidet unter furchterregenden Halluzinationen und hat das Gefühl, als ob Ungeziefer über ihn kröche.

Diabetisches Koma (Coma diabeticum): lebensgefährliche Stoffwechselentgleisung bei Diabetikern (Zuckerkranken), verursacht durch Insulinmangel, Insulinresistenz, Infektionskrankheiten usw., äußert sich typisch durch Azetongeruch in der Atemluft, kann durch Insulinzuführung in der Regel rasch behoben werden, doch muß bei organischen Ursachen stets nach diesen geforscht werden.

Dickdarmentzündung (Colitis): Entzündung in verschiedenen Formen und mit verschiedenen Ursachen. Bei der *schleimigen Dickdarmentzündung (Colitis mucosa)* kommt es bei kolikartigen Leibschmerzen zur Entleerung von dünnem Stuhl, der von glasigem Schleim umhüllt ist. Als Ursache kommt eine Psychoneurose, oft in Verbindung mit einer Allergie gegen bestimmte Lebensmittel, in Betracht. Die *eitrig-geschwürige Dickdarmentzündung (Colitis ulcerosa)* kann akut oder schleichend beginnen; besonders beteiligt ist hierbei der Enddarm. Die Ursache ist unklar, die Therapie deshalb schwierig und langwierig, und Rückfälle sind häufig.

Diphtherie (Halsbräune): durch das Diphtheriebakterium hervorgerufene Infektionskrankheit, bei der es zur Bildung grauer, häutiger Beläge auf den Mandeln und auf den Schleimhäuten des Rachens, der Nase (selten auch der Scheide) kommt. Früher war die Diphtherie eine der gefürchtetsten Krankheiten, die unbehandelt durch Erstickung oder Herzversagen oft tödlich verlief oder bleibende Schäden des Herzens oder anderer Organe hinterließ. Nach Einführung des Diphtherieserums verlor sie rasch an Gefährlichkeit. Heute kommt sie, wohl als Folge der Schutzimpfung, in Westeuropa kaum noch vor.

Diverticulitis: Entzündung einer krankhaften Ausstülpung eines kleinen Darmabschnitts. Dabei kann sich entweder die Darmwand ausstülpen (direktes Divertikel), oder ein Teil der Schleimhaut stülpt sich durch Lücken in die Muskulatur hinein (indirektes Divertikel). Diese Ausstülpungen können angeboren oder erworben sein. Beim Auftreten zahlreicher Divertikel im Dickdarm spricht man von *Divertikulose*. Beschwerden machen Divertikel nur, wenn sie entzündet sind. Wegen der Möglichkeit eines Divertikeldurchbruchs oder der Fistelbildung sollte die

Diverticulitis ärztlich versorgt und überwacht werden.

Dornwarzen (Verrucae plantares): an der Oberfläche nur wenig vorgewölbte, dornartig in die Tiefe wachsende, oft von einer Schwiele bedeckte Warzen, die vornehmlich an Druckstellen (Fußsohlen, Fersen) auftreten.

Drüse: Organ, das ein Sekret absondert, welches entweder direkt nach außen oder aber in die Blut- bzw. Lymphbahn abgegeben wird und sich auf diesem Weg im ganzen Körper verteilt. Einige Drüsen des menschlichen Körpers sind sehr groß (z. B. die Leber), andere mikroskopisch klein (z. B. die *Schweißdrüsen*, von denen es 2 bis 3 Millionen gibt). Wenn am Hals, in den Achselhöhlen oder in der Leistenbeuge Schwellungen auftreten, handelt es sich meistens um Lymphknoten, die fälschlich oft als Drüsen bezeichnet werden. Neben den Drüsen mit innerer Sekretion (siehe endokrines System) sind vor allem die *Talgdrüsen* der Haut, die *Speicheldrüsen* im Mund und die *Bauchspeicheldrüse* zu erwähnen. In allen Schleimhäuten befinden sich Drüsen, die Schleim absondern. Im Magen gibt es die *magensaftproduzierenden Drüsen*, am Auge die *Tränendrüsen*, in der weiblichen Brust die *Brustdrüsen*, die Muttermilch produzieren.

Dünndarmentzündung (Enteritis): kann akut oder chronisch sein. Die akute Dünndarmentzündung beginnt mit explosionsartig einsetzenden Durchfällen, verbunden mit kolikartigen Leibschmerzen, manchmal mit Fieber, Erbrechen und Mattigkeit; der Unterbauch ist druckempfindlich. Mögliche Ursachen sind bakterielle Infektionen aller Art, Vergiftungen oder Erkrankungen der endokrinen Drüsen. Durch Erbrechen und Durchfälle verliert der Körper Wasser, Kochsalz, Kalium und anderer Mineralien. Die Hauptgefahr der akuten Dünndarmentzündung besteht in Austrocknung und Störung des Mineralhaushalts. Selten erkrankt der Dünndarm allein; meist sind auch der Magen *(Gastroenteritis)* und der Dickdarm *(Enterokolitis)* beteiligt. Bei der Behandlung muß nicht nur die Ursache beseitigt und der Darm ruhiggestellt werden, sondern wichtig ist auch der Ersatz der verlorenen Flüssigkeit und Mineralien (notfalls durch Infusionen).

Durchblutungsstörungen: verschlechterte Versorgung der von den einzelnen Arterien abhängigen Versorgungsgebiete. Sie machen fast immer Beschwerden. Am stärksten sind diese bei der Angina pectoris, weil hier das gegen Sauerstoffmangel besonders empfindliche Herz betroffen ist. Durchblutungsstörungen im Gehirn verursachen Kopfschmerz, Schwindel, Benommenheit, Schlafstörungen; Störungen an Händen und Füßen Kältegefühl, Kribbeln, weißliche oder bläuliche Verfärbung; an den Unterschenkeln Wadenkrämpfe. Ursache der Störungen ist eine Arterienverengung, die unterschiedliche Ursachen (z. B. Arteriosklerose) haben kann; manchmal sind auch die Arterien selbst völlig gesund, aber infolge nervöser Störungen dauernd oder zeitweise enger gestellt (z. B. bei Migräne). Behandelt werden Durchblutungsstörungen mit gefäßerweiternden Mitteln, aber auch durch Physiotherapie (Wechselbäder, Bürstenmassage, Wasseranwendungen nach Kneipp).

Durchfall: häufige und reichliche Entleerung eines dünnen Stuhls. Ist ein Symptom für leichte oder schwere

Darmstörungen, die unterschiedliche Ursachen haben können. In leichten Fällen helfen 1- bis 2tägiges Fasten, bei dem nur ungesüßter Tee getrunken werden darf, anschließend geriebene Äpfel, Zwieback, Reis, Schleimsuppen usw. In schweren Fällen sollte stets der Arzt die Ursache feststellen und eine entsprechende Behandlung durchführen.

Dystonie: fehlerhafter Spannungszustand von Muskeln und Gefäßen. Siehe auch vegetative Dystonie.

Dystrophie: Mangelerscheinungen des ganzen Körpers oder einzelner Organe aufgrund einer zu geringen Versorgung mit Nährstoffen.

Eichelentzündung (Balanitis): eitrige Entzündung der Oberhaut der Eichel, der Kranzfurche und des inneren Vorhautblattes des Penis; keine Geschlechtskrankheit, aber manchmal eine Begleiterscheinung von Tripper, weichem Schanker und Syphilis. Die einfache Eichelentzündung tritt häufig bei Säuglingen mit *Phimose* (verengter Vorhaut) auf. Eine Sonderform ist die geschwürige (gangränöse) *Balanitis* mit übelriechendem Eiter und hohem Fieber (bis 40°C).

Eierstockentzündung (Oophoritis): Entzündung durch Krankheitserreger, die von der Gebärmutter, vom Eileiter, vom umgebenden Bindegewebe oder auf dem Blut- oder Lymphweg in den Eierstock gelangen. Oft sind zugleich der zugehörige Eileiter und das umgebende Bindegewebe entzündet; man spricht dann von einer Entzündung der Anhangsgebilde *(Adnexitis)*. Meist sind die Krankheitssymptome (starke Schmerzen, Menstruationsstörungen, Ausfluß) von Fieber begleitet.

Eierstockgeschwülste: Häufig entstehen geschwulstartige Eierstockvergrößerungen im Gefolge von Eierstockentzündungen; man spricht dann zwar von Tumor, doch hat dies nichts mit Krebs zu tun. Mit der Behebung der Entzündung bildet sich die Vergrößerung zurück. Die häufigsten Eierstockgeschwülste sind Zysten, mit Flüssigkeit gefüllte blasige Auftreibungen, die an sich harmlos sind, aber je nach Größe mehr oder minder starke Beschwerden verursachen können, so daß ein operativer, verhältnismäßig einfacher Eingriff sinnvoll ist.

Eileiterentzündung (Salpingitis): Der Eileiter kann auf den gleichen Wegen entzündet werden wie der Eierstock, der ebenso wie das umgebende Bindegewebe häufig von der Entzündung mit erfaßt wird, so daß es zu einer Entzündung der Anhangsgebilde *(Adnexitis)* kommt.

Eileiterschwangerschaft, Bauchhöhlenschwangerschaft (Tubargravidität, Extrauteringravidität): Dazu kommt es, wenn sich das im Eileiter befruchtete Ei infolge mechanischer Behinderung (Entwicklungsfehler, Entzündungen, Vernarbungen) statt in der Gebärmutterwand im Eileiter einnistet. Da der enge, dünnwandige Eileiter der wachsenden Frucht nur für kurze Zeit genügend Raum bietet, kommt es (meist etwa 6 Wochen nach der letzten Regelblutung) entweder zum Absterben der Frucht, die in die Bauchhöhle ausgestoßen wird *(Tubarabort)*, oder zum Zerreißen des Eileiters *(Tubarruptur)* mit Blutung in die Bauchhöhle. Dieser mit plötzlichen starken Schmerzen, Schwindel und Schockzeichen verbundene gefährliche Zustand bedarf sofortigen ärztlichen Eingreifens, meistens ist eine Operation unerläßlich.

Eisenmangel-Anämie: Diese Form der Blutarmut gehört zu den Krankheiten des roten Blutsystems und kann durch Störungen bei der Aufnahme und Verwertung des für die Blutbildung wichtigen Spurenelementes Eisen, aber ebenso durch Fehlernährung und verschiedene Erkrankungen (z. B. chronische Blutverluste, Infekte, Tumoren) bedingt sein. Auch eine Schwangerschaft kann zu einer Eisenmangel-Anämie führen. Nach der Behebung von eventuellen Grundkrankheiten setzt man zur Behandlung Eisenpräparate ein.

Eiterflechte (Impetigo contagiosa): ansteckende, durch Eitererreger verursachte Infektion der Haut in der Gestalt von kleinen, von schmalem rotem Saum umgebenen Bläschen, die bald aufplatzen und dann dicke, honiggelbe Krusten anreichern. Sie treten besonders bei Kindern im Gesicht und an den Knien auf. Neben dieser durch Streptokokken verursachten Infektion gibt es noch eine vor allem bei Säuglingen vorkommende Form mit größeren Blasen, deren Urheber Staphylokokken sind. Auf größte Sauberkeit ist zu achten.

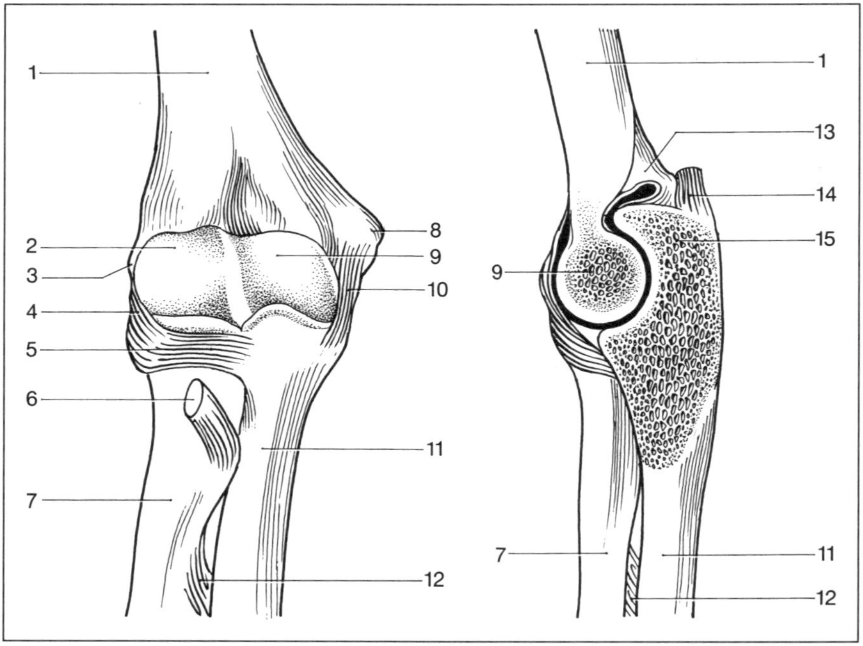

Ellenbogengelenk: 1 Oberarmknochen (Humerus), 2 Gelenkkopf (Capitulum humeri), 3 seitlicher Knochenfortsatz (Epicondylus lateralis), 4 äußeres Seitenband (Ligamentum collaterale radiale), 5 Ringband der Speiche (Ligamentum anulare radii), 6 Sehne des zweiköpfigen Armmuskels (Tendo musculi biceptis brachii), 7 Speiche (Radius), 8 mittlerer Knochenfortsatz (Epicondylus medialis), 9 Gelenkwalze des Oberarmknochens (Trochlea humeri), 10 inneres Seitenband (Ligamentum collaterale ulnare), 11 Elle (Ulna), 12 Zwischenknochenhaut (Membrana interossea antebrachii), 13 Gelenkkapsel (Capsula articularis), 14 Sehne des dreiköpfigen Armmuskels (Tendo musculi triceptis brachii), 15 Hakenfortsatz der Elle (Ellenbogen, Olecranon).

Eklampsie: Krämpfe, die kurz vor oder nach einer Entbindung auftreten können. Die genaue Ursache ist unbekannt; man hält Eklampsie für eine Art der Schwangerschaftsvergiftung, die sich durch verschiedene Symptome ankündigt, doch lassen sich diese lebensbedrohlichen Anfälle durch sorgfältige Schwangerenbetreuung oft verhindern.

Ekzem: Sammelbegriff für krankhafte Veränderungen der obersten Hautschichten, die in der Regel auf einer Allergie beruhen. Ekzeme sind nicht ansteckend. Sie können akut, chronisch oder schubweise verlaufen, juckend, nässend, eitrig, schuppend, blasenbildend oder schrundig sein, treten kleinfleckig, großfleckig, flächig, scharf begrenzt oder verwaschen, symmetrisch oder asymmetrisch, generalisiert oder auf bestimmte Bezirke beschränkt auf; manchmal finden sich mehrere Formen neben- oder durcheinander. Die Behandlung kann sehr langwierig sein.

Ellenbogen: Dieses Gelenk in der Mitte des Armes kann von denselben Erkrankungen wie alle anderen Gelenke befallen oder durch bestimmte Sportarten in Mitleidenschaft gezogen werden *(Tennisellenbogen, Werferellenbogen).* Nicht selten tritt eine Schleimbeutelentzündung (Bursitis) oder eine schmerzhafte Knochenhautreizung auf.

Embolie: Verstopfung eines Blutgefäßes durch in die Blutbahn geratene und mit dem Blutstrom verschleppte körpereigene oder körperfremde Substanzen. Von einer Embolie betroffen werden können nicht nur Gliedmaßen, sondern auch Organe (Lunge, Herz, Leber usw.). Verursacher können ein aus Blutfaserstoff gebildeter Pfropf *(Thrombose)*, Fett, Luft, Geschwulstzellen, Bakterien oder Parasiten sein.

Emphysem: Aufblähung, Luftgeschwulst, Luftansammlung in Geweben oder Organen. Am häufigsten ist die Lungenblähung (Emphysema pulmonum), bei der die Lungenbläschen übermäßig mit Luft angefüllt sind und die Wandungen der Bläschen ihre Elastizität verloren haben. Ein Altersemphysem tritt bis zu einem gewissen Grad bei allen Menschen auf. Begünstigt wird die Emphysembildung durch Krankheiten wie Asthma und chronische Bronchitis, aber auch durch Verformungen des Brustkorbs bei Mißbildungen der Wirbelsäule.

Empyem: Eiteransammlung in einer Körperhöhle oder einem Hohlorgan (Brust, Bauch, Gallenblase, Nierenbecken, Gelenke), sollte möglichst frühzeitig geöffnet und abgeleitet (dräniert) werden. Häufig kommt es durch

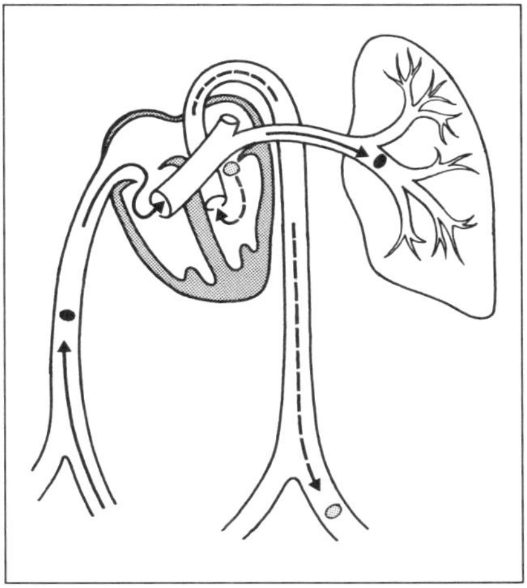

Embolie: Von einer entzündeten Gefäßwand löst sich ein infiziertes Gerinnsel, das durch den Blutstrom an eine mehr oder weniger lebensentscheidende Stelle (Herz, Lunge, Hirn usw.) befördert wird und sich dort festsetzt.

eine verschleppte Lungenentzündung zu einem Pleuraempyem zwischen Lunge und Brustwand. Empyeme der Gelenke können Versteifungen zurücklassen.

Endarteriitis: Entzündung der inneren Arterienwand; von *Endarteriitis obliterans* spricht man, wenn durch die Entzündung die kleinen Blutgefäße blockiert bzw. verschlossen werden.

Endokrines System: zusammenfassende Bezeichnung für alle Drüsen mit innerer Sekretion (Hormondrüsen) und ihr Zusammenwirken: Hypophyse, Zirbeldrüse (Epiphyse), Schilddrüse, Nebenschilddrüse, Thymusdrüse, Nebennieren (Rinde, Mark), Inselorgan der Bauchspeicheldrüse, Keimdrüsen (Hoden, Eierstöcke); der gesamte Funktionskreis ist an das Zwischenhirn angeschlossen. Das endokrine System reguliert den Stoffwechsel, die Organe und den geweblichen Aufbau. Durch den Stoffwechsel gebildet werden Gewebshormone mit lokalchemischer Bedeutung (Verdauungstrakt, Niere und anderes Gewebe).

Entzündung: durch Rötung, Schwellung, Hitze, Schmerz und Funktionsstörung gekennzeichnete Reaktion des Gewebes auf schädliche Reize chemischer, bakterieller, thermischer oder mechanischer Art, wobei die körpereigene Abwehr mobilisiert und im Bereich der Entzündung lokalisiert wird. Am häufigsten werden Entzündungen durch Bakterien verursacht.

Epilepsie (Fallsucht): verhältnismäßig häufiges, durch plötzliche Störungen der Hirnfunktionen gekennzeichnetes Leiden, dessen erste Anzeichen bei der *genuinen* (rezessiv vererblichen) *Epilepsie* gewöhnlich zwischen der Pubertät und dem 20. Lebensjahr auftreten. Hauptmerkmal ist der große epileptische Krampfanfall *(Grand mal)*, bei dem es plötzlich oder nach vorangegangenen Warnzeichen *(Aura)* zu Bewußtseinsverlust und Krämpfen der gesamten Körpermuskulatur kommt und der Kranke mit Schaum vor dem Mund zu Boden stürzt. Der Anfall dauert nur wenige Minuten, danach fällt der Kranke in tiefen Schlaf, aus dem er mit Kopfschmerzen und einem Gefühl der Müdigkeit erwacht. Beim kleinen epileptischen Anfall *(Petit mal)* kommt es zur Bewußtseinstrübung, nicht aber zu merklichen Krampferscheinungen. Neben der genuinen Epilepsie gibt es die *traumatische Epilepsie*, die durch bestimmte Erkrankungen oder Verletzungen des Gehirns bedingt ist.

Erbgrind (Favus): heute bei uns seltene Erkrankung der Kopfhaut, die schon bei Säuglingen beginnt, aber nicht vererbt, sondern durch eine Pilzinfektion verursacht wird und unbehandelt durch Haarausfall nicht nur zu einer narbigen Glatze führen, sondern auch die unbehaarte Haut und die Nägel befallen kann.

Erfrierung: Folge starker Kälteeinwirkung, deren Schweregrad von der Größe der betroffenen Körperoberfläche, der Dauer der Kälteeinwirkung und der Tiefe der Temperatur abhängt. Stets wird in den betroffenen Regionen der Blutkreislauf geschädigt, was zu einer Dauerschädigung oder gar zur Abstoßung des geschädigten Körperteils führen kann. Man unterscheidet 4 Grade: 1. Grad: Haut rot, geschwollen, schmerzhaft; 2. Grad: Haut blaurot, Blasenbildung, starke Schmerzen; 3. Grad: Haut weich, graubläulich oder schwärzlich, kalt und gefühllos; 4. Grad: Totalvereisung, Schwarzfär-

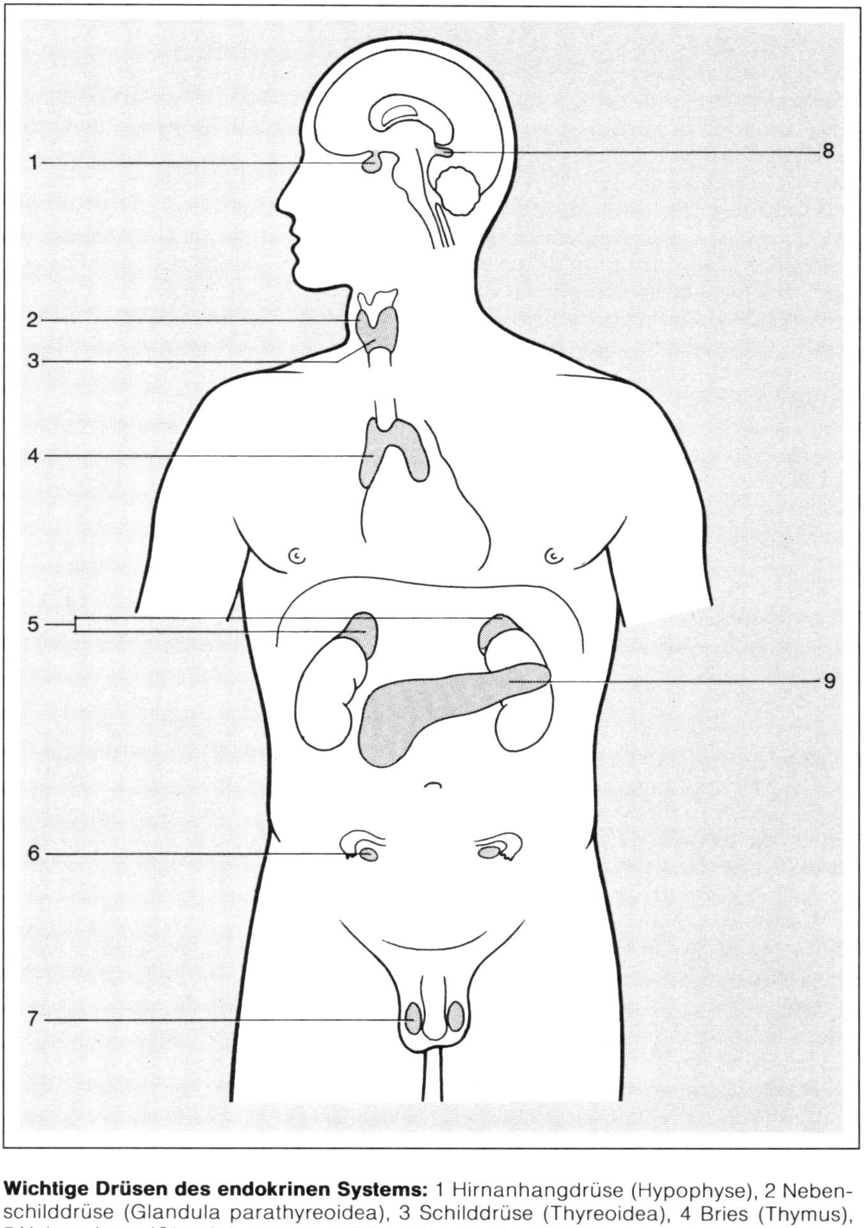

Wichtige Drüsen des endokrinen Systems: 1 Hirnanhangdrüse (Hypophyse), 2 Nebenschilddrüse (Glandula parathyreoidea), 3 Schilddrüse (Thyreoidea), 4 Bries (Thymus), 5 Nebennieren (Glandula suprarenalis), 6 weibliche Geschlechtsdrüsen (Eierstöcke, Ovarien), 7 männliche Geschlechtsdrüsen (Hoden, Testes), 8 Zirbeldrüse (Epiphyse), 9 Bauchspeicheldrüse (Pankreas).

bung, Absterben auch tiefen Gewebes samt Knochen. In jedem Fall ist sofortige ärztliche Hilfe (ab 2. Grad Klinik) erforderlich.

Erkältung: medizinisch überholter Begriff, da Erkältung allein keinen krankhaften Zustand hervorbringt. Genaugenommen handelt es sich bei dem, was volkstümlich als Erkältung bezeichnet wird, um eine virusbedingte Infektionskrankheit, deren Ausbruch freilich durch Kälteeinwirkung begünstigt wird, weil diese die Abwehrkraft des Körpers herabsetzt. Deshalb bietet eine gezielte Stärkung der körpereigenen Abwehrkraft durch Abhärtung, Gymnastik, gesunde Ernährung, Wasseranwendungen usw. den besten Schutz vor den sogenannten Erkältungskrankheiten.

Erythematodes (Schmetterlingsflechte): seltene schwere Hauterkrankung, die symmetrisch auf dem Nasenrücken und den Wangen in Form von geröteten, erhabenen, manchmal schmerzhaften Bezirken auftritt, durch Sonnenlicht verschlimmert wird und häufig einen langwierigen Verlauf nimmt, da es noch keine ursächliche Therapie gibt.

Eß-Brech-Sucht (Bulimia nervosa): seelisch bedingte Ernährungsstörung, bei der auf die übermäßige Aufnahme hochkalorischer Nahrungsmittel absichtlich herbeigeführtes Erbrechen und der Mißbrauch von Abführ- und Entwässerungsmitteln folgen. Psychotherapeutische Behandlung ist erforderlich, damit es nicht zu der oft lebensbedrohlichen Magersucht (siehe diese) kommt.

Exanthem: entzündlich oder nervösgefäßbedingte (allergische) Hautveränderung, die sich über einen größeren Körperbereich ausbreitet.

Faulecke (Angulus infectiosus): durch Bakterien oder Pilze verursachte Mundwinkelentzündung mit Rötung, Einrissen und Krustenbildung, begünstigt durch Vitamin-B-, Eisen- und Magensaftmangel, bei älteren Menschen häufig auch durch schlechtsitzende Prothesen.

Fäulnisdyspepsie: gestörte Eiweißverdauung infolge Ersatz der Enzyme durch Bakterien beim Eiweißabbau, verursacht durch Störungen im Verdauungstrakt oder in benachbarten Organen, führt zu dünnen oder breiigen, penetrant faulig riechenden Stühlen.

Feigwarzen (Condyloma acuminata): warzige, zottige, blumenkohlartige Bindegewebswucherungen, die besonders an den äußeren Geschlechtsteilen und am After auftreten und durch ein Virus hervorgerufen werden. Breite Feigwarzen (Condyloma lata) gehören in das zweite Stadium der Syphilis.

Fettgeschwulst (Lipom): gutartige, langsam wachsende Wucherung des Fettgewebes.

Fettsucht: Neigung zu Ablagerung von Depotfett und zur Fettleibigkeit (Adipositas), verursacht meist durch übermäßige Nahrungsaufnahme, Bewegungsmangel und/oder bestimmte Stoffwechselstörungen. Fettsucht führt zu Kreislauf-, Herz- und Nierenkrankheiten und setzt die Lebenserwartung herab. Vermehrt auftretende Erkrankungen sind Zuckerkrankheit, Rheumatismus, Asthma, Gallensteine und Leberbeschwerden. Seelische Faktoren können ebenso zur Fettleibigkeit beitragen wie Fehlsteuerungen im Verdauungssystem oder im Hormonhaushalt. Deshalb ist stets eine gründliche Abklärung der Ursachen erforderlich, denn nur auf dieser Grundlage ist eine gezielte Therapie möglich. Beim Vorliegen psychogener Ursachen ist eine psychotherapeutische Betreuung angezeigt, aber auch bei offenkundigen nichtorganischen Ursachen (Fehlernährung, Bewegungsmangel) ist es ratsam, unter ärztlicher Anleitung für eine dauerhafte Gewichtsnormalisierung zu sorgen. Unkontrollierte Fastenkuren oder fragwürdige Schlankheitsmittel richten mehr Schaden als Nutzen an und können unter Umständen schwere Gesundheitsschädigungen zur Folge haben.

Feuermal (Haemangioma simplex, Naevus flammeus): gutartige, häufig angeborene Wucherung kleinster Blutgefäße in Form einer deutlich begrenzten, feuerroten bis bläulichroten Hautstelle mit glatter Oberfläche, die bevorzugt in Gesicht und Nacken auftritt.

Fibrin: Eiweißstoff, Bestandteil des Blutes, der bei der Blutgerinnung eine entscheidende Rolle spielt.

Fibrom: gutartige Geschwulst aus Bindegewebe, manchmal mit schleimigem Inhalt *(Fibroma molluscum).*

Fibrositis-Syndrom: zusammenfassende Bezeichnung für verschiedene Arten von Muskel- und Nervengewebsrheumatismus, die in erster Linie die Schultermuskulatur befallen und schmerzhafte Verspannungen hervorrufen.

Fieberbläschen: leichte Virusinfektion, die sich oft im Mundbereich als bläschenförmiger Ausschlag äußert; verursacht wird sie durch Herpes-Viren.

Fischschuppenkrankheit (Ichthyosis): erbliche Hautkrankheit, die meist im 1. oder 2. Lebensjahr beginnt. In leichten Fällen wird die Haut trocken und rauh und schuppt stark, in schweren Fällen kommt es an einzelnen Stellen oder am ganzen Körper zur Bildung dicker Hornschuppen, deren fischschuppenartiges Aussehen der Krankheit den Namen gegeben hat.

Fistel: angeborener oder erworbener Kanal zwischen Körperteilen, zwischen denen normalerweise keine solche Verbindung besteht, oder zwischen einem tiefer liegenden Organ oder Gewebe und einer Oberfläche. Eine erworbene Fistel ist oft das Ergebnis einer Infektion, die mit einer Abszeßbildung einhergeht.

Flachwarzen (Verrucae planae juveniles): gutartige, aber ansteckende Hautwucherungen, die bei Jugendlichen besonders im Gesicht, an Händen und Vorderarmen auftreten und meist von selbst verschwinden.

Flechte: medizinisch ungenaue Bezeichnung für krankhafte Hautveränderungen, die durch Kokken und andere Bakterien, Viren oder Pilze hervorgerufen werden, z. B. Bartflechte, Eiterflechte, Kleienflechte, Fußpilzflechte.

Fokalinfektion (Herdinfektion): von einem chronisch entzündeten Krankheitsherd (z. B. vereiterte Zahnwurzeln oder Mandeln) ausgestreute und unterhaltene Infektion, die auch entfernte Organe schädigen kann und sich nur durch Heilung des Infektionsherds beheben läßt.

Frostbeule (Pernio): schmerzende und juckende Anschwellung und Rötung der Haut besonders an Füßen und Unterschenkeln, die durch die Einwirkung von Kälte und Feuchtigkeit hervorgerufen wird, aber nichts mit Erfrierungen im eigentlichen Sinn (siehe dieses Stichwort) zu tun hat.

Furunkel: von Haarbalg oder Talgdrüse ausgehende Geschwulst, hervorgerufen durch Staphylokokken- oder Streptokokken-Infektion, ein gerötetes Knötchen, in dessen Mitte ein Eiterpfropf zu sehen ist. Zucker- und Nierenkranke sind für diese Infektionen besonders anfällig. Mehrere zusammengeschmolzene Furunkel bezeichnet man als *Karbunkel*; wenn immer wieder neue Furunkel auftreten, spricht man von *Furunkulose*. Man darf Furunkel nicht ausdrücken, feuchte Auflagen und Wärme beschleunigen die »Reifung«. Oberlippen- und Nasenfurunkel müssen stets ärztlich behandelt werden, da die Gefahr einer Infektion der Gehirnhäute besteht.

Fußpilzerkrankungen: Infektion der Füße durch verschiedene Fadenpilzarten, meist im Zehenzwischenraum beginnend und auf Fußsohle und Fußnägel übergreifend, sehr ansteckend (infizierte Holzroste von Bädern und Saunen, Bettvorleger, Hausschuhe, direkter Kontakt usw.), verschlimmert häufig durch Fußschweiß. Vorsorge durch tägliche Fußpflege, Anwendung von trocknendem, desinfizierendem Puder, Tragen von luftdurchlässigen, möglichst täglich gewechselten Strümpfen und Schuhen, Stärkung der körperlichen Abwehrkraft.

Fußschweiß: übermäßige Schweißabsonderung an den Füßen, begünstigt Fußpilz und andere Erkrankungen. Abhilfe schaffen u. a. häufiges Barfußlaufen, tägliche Fußbäder (mit Arzneipflanzenabsud oder Kochsalz), trocknende Puder, täglicher Strumpfwechsel (keine Kunstfasern), luftiges Schuhwerk und regelmäßige Fußpflege.

Gallenblasenentzündung (Cholezystitis): durch Gallensteine begünstigte Entzündung der Gallenblase, die auch auf den Gallengang, den Zwölffingerdarm und den Magen übergreifen kann und stets ärztlicher Versorgung bedarf. Bei einer akuten Entzündung lindern zunächst Bettruhe und Saftfasten, ein Eisbeutel auf die Gallengegend oder örtliche Wärmeanwendungen (Breiumschläge) die Schmerzen. Bei einer chronischen Entzündung treten vor allem nach Ernährungsfehlern oder Aufregungen Beschwerden auf; auch hier sind Gallensteine eine der Hauptursachen.

Gallengangsentzündung (Cholangitis): schmerzhafte Entzündung der Gallengänge, begleitet von Fieber, Schüttelfrost, Abwehrspannung der Bauchdecke und Gelbfärbung der Haut, begünstigt durch Gallensteine, verursacht durch Infektion häufig auf dem Lymphweg, z. B. durch Streuung von Krankheitskeimen bei Leber-, Blinddarm- oder Bauchspeicheldrüsenentzündung. Schmerzlindernde Maßnahmen und ärztliche Versorgung wie bei Gallenblasenentzündung.

Gallenkolik: heftige, sich bis zur Unerträglichkeit steigernde Schmerzanfälle im rechten Oberbauch, in den Rücken und die rechte Schulter ausstrahlend, hervorgerufen durch Verklemmung eines Gallensteins in einem der abführenden Gallengänge, ausgelöst häufig durch Ernährungsfehler oder seelisch-nervöse Belastungen. Eigenmaßnahmen: Bettruhe, Wärme, heiße Umschläge, krampflösende Mittel nach ärztlicher Verordnung.

Gallensteinleiden (Cholelithiasis): ein Leiden, von dem schätzungsweise bis zu 10 Prozent der erwachsenen Menschen (hauptsächlich Frauen) befallen sind, das aber häufig beschwerdefrei bleibt. Die Steine entstehen durch Ausfällung von in der Galle enthaltenen Substanzen, die verklumpen und sich in der Gallenblase ansammeln; begünstigt wird die Steinbildung durch Ernährungsstörungen und Entzündungen. Bemerkbar machen sie sich unter Umständen durch schmerzhafte Koliken (siehe oben). Steine können medikamentös aufgelöst oder operativ entfernt werden; eine ärztliche Beobachtung ist in jedem Fall anzuraten, da sie zu einem Gallenblasenkrebs führen können. Deshalb ist es bei anhaltenden Beschwerden üblich, die ganze Gallenblase operativ zu entfernen. Bei allen Erkrankungen der Galle sollten entsprechende Ernährungsvorschriften beachtet werden.

Ganglion: 1) *Überbein*, Zyste mit zähflüssigem, seltener reiskornartig knorpeligem Inhalt, die sich stets in unmittelbarer Nähe eines Gelenks bildet und bei Beschwerden stets operativ entfernt werden muß; 2) Anhäufung von Nervenzellen zu einem Nervenknoten, der eine Schaltstelle für elektrische Leitungsimpulse nervöser Zellen und Fasern ist.

Gangrän (Brand): sichtbarer, feuchter oder trockener Gewebsuntergang durch so starke Störung der Blutversorgung eines Körperteils, daß dieser nicht mehr ausreichend ernährt wird und seine giftigen Stoffwechselprodukte nicht mehr abgeben kann. Ursachen sind u. a. Verletzungen mit starker Gewebszerstörung, Erfrierungen, Verbrennung, Verätzung, längere Druckeinwirkung, Thrombosen, in seltenen Fällen auch schwere Zuckerkrankheit oder Nieren- und Gefäßerkrankungen. Die letztgenannten Ursachen führen besonders bei alten Menschen zur trockenen Gangrän, die vorwiegend Zehen und Füße befällt. Bei der feuchten Gangrän liegt gleichzeitig eine Entzündung des Gewebes vor, verbunden mit Bläschenbildung, Anschwellung, übler Geruchsbildung und grünlich-bräunlicher Verfärbung. Über die Blutbahn kann sich die Entzündung in anderen Körperregionen ausbreiten. Bei stark verschmutzten Wunden, die abgestorbene Gewebsreste enthalten, tritt gelegentlich der *Gasbrand* auf, verursacht durch bestimmte Bakterien, die sich im Gewebe ausbreiten und ein Gas bilden, wodurch das Gewebe beim Betasten eigenartig knistert. Der Gasbrand wird durch Verbringung des Patienten in ein Sauerstoffzelt mit Überdruck behandelt; beim trockenen oder feuchten Gangrän kann im Frühstadium eine medikamentöse Verbesserung der Durchblutung versucht werden, während im fortgeschrittenen Stadium der betroffene Körperteil operativ entfernt werden muß.

Gärungsdyspepsie: Verdauungsstörung durch Darmreizung infolge von ungewohnt reichlicher Zufuhr zellulosehaltiger Kost (z. B. überreifes Obst), auf die der Darm mit verstärkter Peristaltik (wellenförmig fortschreitende Bewegung der Darmwände) reagiert, so daß der Nahrungsbrei teilweise unverdaut ausgeschieden wird. Die Stühle sind hellgelb, breiig, von vielen Gasbläschen durchsetzt, riechen durchdringend sauer und enthalten häufig unverdaute Speisereste. Nach Fasten, Kräutertee und Schonkost klingt die Störung bald ab.

Gasbrand (Gasödem): siehe Gangrän.

Gaumenmandeln (Tonsillen): bilden zusammen mit Rachen- und Zungenmandel den lymphatischen Schlundring, der aus von einer bindegewebigen Kapsel umgebenem drüsenartigem Gewebe besteht. Dieser Ring ist für die Abwehr von bakteriellen Infekten verantwortlich. Wenn sich jedoch die Gaumenmandeln selbst entzünden, können sie ihrerseits zu einem nicht ungefährlichen Krankheitsherd werden (siehe Fokalinfektion). In diesem Fall wird häufig eine operative Entfernung (meist mit örtlicher Betäubung) vorgenommen.

Gebärmutter (Uterus): weibliches Organ in der Tiefe des Beckens, in dem sich das befruchtete Ei einnistet und die Frucht zum gebärfähigen Kind heranreift. Die Wand des birnenförmigen Organs besteht aus einer dicken Schicht sich durchflechtender Muskelfasern; das untere Ende ist der Muttermund *(Portio)*, an den sich der Gebärmutterhals *(Zervix)* anschließt, der obere und größte Teil heißt Gebärmutterkörper (*Corpus uteri*, Korpus). Zwischen Zervix und Korpus besteht normalerweise ein Knick; in dieser Stellung wird das Organ durch das rechte und linke »Mutterband« festgehalten. Eine Erschlaffung der Bänder kann zu einer krankhaften Knickung führen, die Unterleibsschmerzen und manchmal auch Darmträgheit zur Folge hat. Ausgekleidet ist das Innere der Gebärmutter mit einer samtartigen, sehr blutreichen Schleimhaut *(Endometrium)*, die im monatlichen Kreislauf von Ovulation und Menstruation auf- und wieder abgebaut wird. Erfolgte keine Befruchtung, wird die stark durchblutete und aufgelockerte Schleimhaut abgestoßen (Monatsblutung, Regel, Menstruation). Wenn ein befruchtetes Ei in die Gebärmutter gelangt, so nistet es sich in deren Wand ein.

Gebärmuttergeschwülste: Bei rund 40 Prozent aller Frauen kommt es zur Bildung von gutartigen Muskelgeschwülsten *(Myome)* der Gebärmutter, deren Wachstum an die Eierstockfunktionen gebunden ist; nach den Wechseljahren beginnen sie sich von selbst zurückzubilden. Je nach Art, Sitz und Größe der Myome kann es zu Beschwerden kommen (Blutungsstörungen, Schmerzen durch Druck auf die Nachbarorgane usw.). Ebenfalls gutartige Wucherungen der Gebärmutterschleimhaut sind *Polypen*, die blutigen Ausfluß oder Menstruationsstörungen verursachen können. Während bei Myomen medikamentöse Behandlung, Strahlentherapie und Operation in Frage kommen, pflegt man Polypen stets operativ zu entfernen.

Gebärmutterkrebs: Unter den bösartigen Geschwülsten der Gebärmutter (Krebs, Sarkom, Chorionepitheliom) kommt der Krebs weitaus am häufigsten vor. Das *Sarkom*, eine vom Bindegewebe ausgehende Wucherung kommt zwar nur selten vor, kann aber jeden Teil der Gebärmutter befallen; Blutungen sind das häufigste Anzeichen. Das *Chorionepitheliom* ist eine krebsartige Wucherung von Zellen des Mutterkuchens *(Plazenta)*, die nach Geburten oder Fehlgeburten auftreten kann und stets operiert werden muß. Beim Krebs *(Karzinom)* unterscheidet man zwei Arten, die sich in Häufigkeit und Verlauf deutlich unterscheiden. Bei rund 75 Prozent aller Gebärmutterkrebse handelt es sich um einen Gebärmutterhalskrebs (*Zervix*- oder *Kollumkarzinom*), der mit einer bösartigen Entartung der obersten Schleimhautzellen beginnt, aber bald auf die Tiefe des Gewebes und schließlich auf Nachbarorgane übergreift. Da er zunächst am Muttermund erkennbar wird, bezeichnet man ihn auch als *Portiokarzinom*. Der Gebärmutterkörperkrebs *(Korpuskarzinom)* bietet insofern bessere Heilungschancen, als er nur langsam auf die Umgebung übergreift. Bei beiden Krebsarten gibt es im Frühstadium keine für den medizinischen Laien erkennbaren Symptome; deshalb sollten sich alle erwachsenen Frauen mindestens einmal jährlich einer Vorsorgeuntersuchung unterziehen, bei der durch mikroskopische Untersuchung des Scheidenabstrichs und im Zweifelsfall durch eine Probeexzision eine eindeutige Diagnose gestellt werden kann. Im Frühstadium sind die Operationsbedingungen und Heilungschancen günstig.

Gebärmutterschleimhautentzündung (Endometritis): durch das Eindringen von Krankheitskeimen aus der Scheide verursachte Entzündung, die gelegentlich auch auf die Muskulatur der Gebärmutter übergreifen kann *(Metritis)* und sich in Kreuzschmerzen, Stuhlträgheit, Menstruationsstörungen und verstärktem Ausfluß äußert. Eigenmaßnahmen sind Bettruhe, Eisbeutel und feuchte Umschläge, doch ist stets ärztliche Behandlung erforderlich. Wenn nur die Schleimhaut im Gebärmutterhals betroffen ist, spricht man von einem *Zervikalkatarrh*.

Gebärmutterschleimhautwucherung (Endometriose): gutartige Wucherung einzelner Stücke der Gebärmutterschleimhaut im Muskelgewebe der Gebärmutter oder außerhalb, kann unbehandelt bleiben, doch ist bei stärkeren Beschwerden (vor allem Menstruationsstörungen) Strahlentherapie oder eine operative Entfernung angezeigt.

Gebärmuttersenkung (Descensus uteri): Absinken der Gebärmutter durch Erschlaffung der Mutterbänder, kann durch gleichzeitige Erschlaffung des Scheidenrohrs dazu führen, daß dessen unteres Ende als Wulst zwischen den Schamlippen sichtbar wird; man spricht dann von Scheidenvorfall *(Prolaps)*. Eine Senkung kann manchmal durch Einlegen eines Stützrings (Pessar) behoben werden, doch bei einem Scheidenvorfall ist stets eine operative Behebung des Zustands angezeigt.

Gehirnentzündung (Enzephalitis): meist durch Viren bedingte infektiöstoxische Erkrankung des Gehirns, die früher auch epidemisch aufgetreten ist. Da man das schädigende Virus noch nicht kennt, ist bislang keine ursächliche Behandlung möglich. Bei uns ist die Gehirnentzündung verhältnismäßig selten; sie tritt vor allem als Komplikation bei Masern und Mumps auf. Wegen der Gefahr lebenslanger Schädigungen ist bei Gehirnentzündung stets eine Klinikbehandlung erforderlich; um Rückschläge zu verhindern, sollte eine Genesungszeit von mindestens drei Monaten angesetzt werden.

Gehirnerschütterung (Commotio cerebri): Schädigung des Gehirns durch Gewalteinwirkung auf den Kopf mit oder ohne Verletzung des Schädels. Die Symptome reichen je nach Schwere der Verletzung von geringen Kopfschmerzen und vorübergehendem Schwindelgefühl bis zu Übelkeit, Erbrechen und Bewußtlosigkeit; in diesem Fall besteht auch eine Gedächtnislücke für eine mehr oder minder lange Zeitspanne *(retrograde Amnesie)*. Auch bei einer leichten Gehirnerschütterung ist eine ärztliche Betreuung angezeigt, damit eventuelle verdeckte Schädigungen erkannt werden können.

Gehirnprellung (Contusio cerebri): Gehirnschädigung durch Gewalteinwirkung auf den Kopf mit oder ohne Schädelverletzung, die zu Prellungen des Gehirngewebes führt und stets Bewußtlosigkeit zur Folge hat. Da der Laie eine Gehirnerschütterung nicht von einer Gehirnprellung unterscheiden kann, ist bei Bewußtlosigkeit stets ärztliche Betreuung unerläßlich, da Blutungen ins Gehirn lebensbedrohende Folgen haben können.

Gehirnquetschung (Compressio cerebri): Schädigung des Gehirns durch Quetschungen und Zerreißungen des Gehirngewebes infolge Gewalteinwirkung auf den Kopf mit und ohne Schädelverletzung, äußert sich in Schockzuständen und stunden- bis tagelanger Bewußtlosigkeit. Dabei kann es sowohl zu oberflächlichen Rindenverletzungen als auch zu ausgedehnten Zerstörungen ganzer Hirnlappen und zu Blutungen ins Gehirn kommen; eine Klinikbehandlung ist unerläßlich.

Gehörgangsekzeme, Gehörgangsfurunkel: Aus Entzündungen im äußeren Gehörgang, die sich zunächst durch Spülungen (essigsaure Tonerde), Rotlicht und Wärmeanwendungen behandeln lassen, können sich Ekzeme oder Furunkel entwickeln, die stets ärztlicher Behandlung bedürfen. Zur Furunkelbildung kann es auch bei allgemeiner Furunkulose oder als Komplikation einer eitrigen Mittelohrentzündung kommen. Ein möglichst frühzeitiger Beginn der ärztlichen Behandlung ist bei Ekzemen und Furunkeln im Gehörgang wichtig.

Gelbfieber: akute Infektionskrankheit, die praktisch nur in den tropischen Zonen Zentral- und Westafrikas sowie in Asien, Süd- und Mittelamerika auftritt und durch die Stechmücke *Aedes aegypti* übertragen wird. Schutz gewährt eine Impfung, die bei der Einreise in gelbfiebergefährdete Länder nachzuweisen ist; sie wird 10 Tage nach der Injektion wirksam und macht für 6 bis 10 Jahre immun.

Gelbplatten (Xanthelasma): plattenförmige gelbliche Cholesterinablagerungen in den Augenlidern, die infolge von Fettstoffwechselstörungen bei älteren Menschen (vor allem Frauen) auftreten können und keiner Behandlung bedürfen. Um eine Stoffwechselstörung handelt es sich auch bei den *Xanthomen* (Gelbknoten), die an anderen Körperstellen (Handflächen, Fingergelenke, Knie, Gesäß, Fersen) auftreten und mit der Haut gut verschieblich sind. Da sie meist im Gefolge von Arterienverkalkung, Leberverhärtung und schwerer Zuckerkrankheit auftreten, kann eine entsprechende fettarme Diät Besserung bringen.

Gelbsucht (Ikterus): Gelbfärbung von Haut, Schleimhäuten und Lederhaut der Augen durch den Übertritt von Gallenfarbstoff ins Blut. Dabei handelt es sich nicht um eine Krankheit, sondern um ein ernsthaftes Krankheitssymptom, das viele Ursachen haben kann und deshalb immer vom Arzt abgeklärt werden muß.

Gelenkentzündung (Arthritis): Entzündung einer Gelenkkapsel oder mehrerer Gelenke *(Polyarthritis)* als Folge von Verletzungen *(seröse Arthritis)*, rheumatischen Erkrankungen *(serofibrinöse Arthritis)* oder durch eine direkte oder fortgeleitete Infektion (eitrige Arthritis, *Arthritis purulenta*), über den Blutweg beispielsweise bei Tuberkulose, Tripper, Typhus u. a. Eine akute Arthritis kann chronisch werden, doch gibt es auch die *primär* (von vornherein) *chronische Arthritis* im Sinne eines allgemeinen Degenerationsvorgangs. Bei der primär chronischen Polyarthritis (chronischer Gelenkrheumatismus) handelt es sich nicht um eine entzündliche Gelenkserkrankung, sondern um eine Erkrankung des ganzen Bindegewebes. Siehe Gelenkrheumatismus, chronischer.

Gelenkerguß (Hydrarthrose): durch Verletzungen oder Entzündungen bedingter seröser, fibrinöser, blutiger oder eitriger Erguß im Gelenkinneren, besonders häufig im Kniegelenk, führt zu schmerzhaften Schwellungen, Fieber und Schüttelfrost.

Gelenkrheumatismus, akuter (rheumatoide Arthritis): rheumatischer Gewebsschaden am Herzen und an den Gelenken als allergische Reaktion auf eine durch bestimmte Streptokokken verursachte Angina, eine Zweiterkrankung, von der hauptsächlich Kinder und Jugendliche betroffen sind. Typisch für die Erkrankung ist das Wandern der Schmerzen, aber auch der plötzliche Beginn mit Fieber und schwerer Beeinträchtigung des Allgemeinbefindens. Das fieberhafte Stadium kann nach wenigen Tagen abklingen, aber auch Wochen oder gar Monate dauern. Stets ist das Herz mit be-

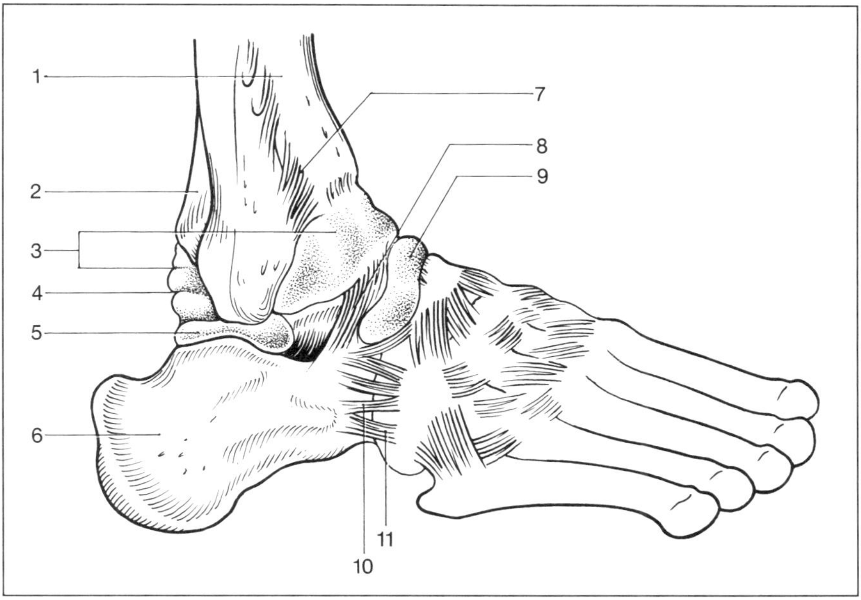

Fußgelenk: 1 Schienbein (Tibia), 2 Wadenbein (Fibula), 3 oberes Sprunggelenk (Articulatio talocruralis), 4 Einbuchtung durch Verstärkungsband (Ligamentum talofibulare posterius), 5 hintere Abteilung des unteren Sprunggelenks (Articulatio subtalaris), 6 Fersenbeinhöcker (Tuber calcanei), 7 Verstärkungsband (Ligamentum tibiofibulare anterius), 8 Verstärkungsband (Ligamentum talocalcaneum interosseum), 9 vordere Abteilung des unteren Sprunggelenks (Articulatio talocalcaneonavicularis), 10 Verstärkungsband (Ligamentum calcaneocuboideum laterale/Pars superior), 11 Verstärkungsband (Ligamentum calcaneocuboideum laterale/Pars inferior).

troffen, was sich in Herzjagen, Atemnot und Blutdruckabfall äußert. Strenge Bettruhe und ärztliche Behandlung sind unerläßlich. Es können Herzklappenfehler, Herzmuskelschäden oder (selten) dauernde Gelenkveränderungen zurückbleiben. Auch nach überstandener Krankheit muß die allmählich zunehmende körperliche Belastung unter ärztlicher Aufsicht erfolgen.

Gelenkrheumatismus, chronischer (chronische Polyarthritis): konstitutionell bedingte, familiär erbliche Erkrankung des Bindegewebes, die die Gelenke und die umliegenden Gewebe befällt und meist zwischen dem 20. und 40. Lebensjahr ausbricht (vor allem bei Frauen). Die Mitwirkung hormonaler Faktoren, aber auch psychischer Momente ist wahrscheinlich. Die Krankheit kann akut oder schleichend beginnen, zunächst nur ein Gelenk oder gleichzeitig mehrere Gelenke befallen. Auch können Lymphgefäße, Augen, Sehnen, Blutgefäße, Nerven oder Schleimbeutel an der Erkrankung beteiligt sein. Auf Morgensteifigkeit (meist der Finger und Hände) und Gelenkschmerzen folgen Anschwellungen und Hautverfärbungen zunächst der kleinen Gelenke, dann Knötchen unter der Haut, Veränderungen und Bewegungseinschränkungen der Gelenke. Nach Jahren werden auch die großen Gelenke betroffen. Vollständige Rückbil-

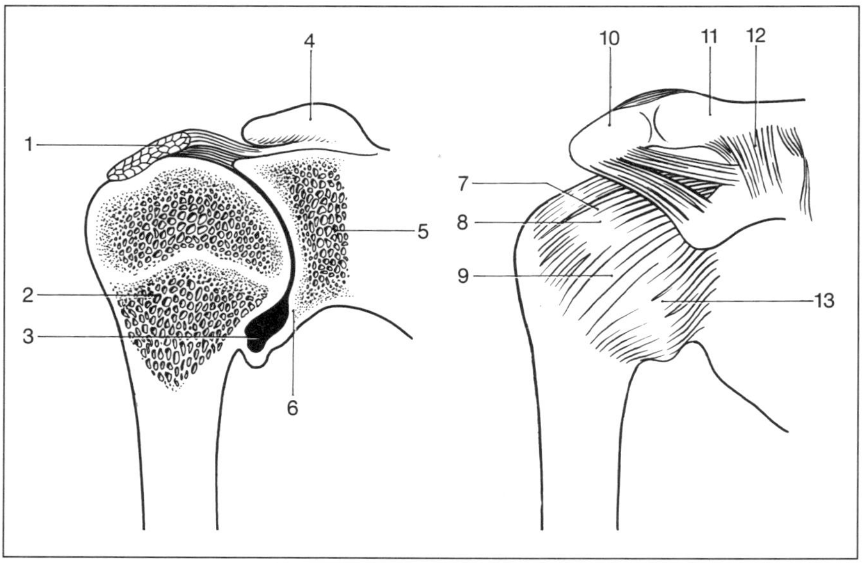

Schultergelenk: 1 Sehne des Unterschulterblattmuskels (Tendo musculi subscapularis), 2 Oberarmknochen (Humerus), 3 Achselspalt (Recessus axillaris), 4 Rabenschnabelfortsatz (Processus coracoideus), 5 Schulterblatt (Scapula), 6 Labrum glenoidale, 7 Verstärkungsband (Ligamentum coracohumerale), 8 Verstärkungsband (Ligamentum coracoacromiale), 9 Verstärkungsbänder (Ligamenta glenohumeralia), 10 Schulterhöhe (Acronion), 11 Schlüsselbein (Clavicula), 12 Verstärkungsband (Ligamentum trapezoideum), 13 Gelenkkapsel (Capsula articularis).

dungen der Krankheitserscheinungen sind möglich, doch können andererseits schwere Gelenkversteifungen das Endergebnis sein. Eine Vorhersage über den Verlauf der Krankheit ist praktisch unmöglich.

Gerstenkorn (Hordeolum): Vereiterung einer oder mehrerer Talgdrüsen an der Innenseite der Augenlider durch Entzündung und Verstopfung des Ausführungsgangs. Das infizierte Gewebe schmilzt zu Eiter, der sich oft von selbst entleert, was durch Wärmeeinwirkung (warme Kamillenumschläge) beschleunigt werden kann; die Ausheilung erfolgt ohne Narbenbildung.

Geschlechtskrankheiten (venerische Krankheiten): Sammelbegriff für eine Reihe von Krankheiten, die hauptsächlich durch Geschlechtsverkehr übertragen werden (siehe *Syphilis, Tripper, Vierte Geschlechtskrankheit* und *weicher Schanker*). Nicht dazu gehört, obwohl ebenfalls hauptsächlich durch Geschlechtsverkehr übertragen, das erworbene Immundefekt-Syndrom (siehe AIDS). Dank der modernen Therapiemöglichkeiten haben die Geschlechtskrankheiten ihren früheren Schrecken weitgehend verloren, doch ist möglichst frühzeitiger Behandlungsbeginn wichtig, und eine neue Gefahr stellt die erhöhte Widerstandskraft der Erreger gegen die vorzugsweise eingesetzten Antibiotika dar. Ein unbehandelter Tripper verursacht Schäden an den Fortpflanzungsorganen, eine unbehandelte Syphilis führt zu einer langdauernden Erkrankung, die tödlich endet. Geschlechtskrankheiten sind meldepflichtig, doch meldet der Arzt nur die Zahl der Erkrankungen, nicht jedoch die Namen der Erkrankten. Dies muß lediglich dann erfolgen, wenn ein nicht ausgeheilter Erkrankter die Behandlung abbricht, damit die Gesundheitsbehörde mit dem Betreffenden Verbindung aufnehmen kann, um ihn zum Abschluß der Behandlung zu veranlassen.

Geschwulst: volkstümliche Bezeichnung für eine Schwellung, im medizinischen Sinn ein Tumor, eine gutartige oder bösartige Geschwulst, die durch eine plötzlich einsetzende unnormale Vermehrung von Körperzellen entsteht. Viele Geschwülste sind gutartig und stellen ihr Wachstum nach einer gewissen Zeit von selbst ein, doch ist es oft angezeigt, sie operativ zu entfernen. Bösartige Geschwülste, die weiterwuchern, müssen in jedem Fall behandelt werden, medikamentös (z. B. durch Zy-

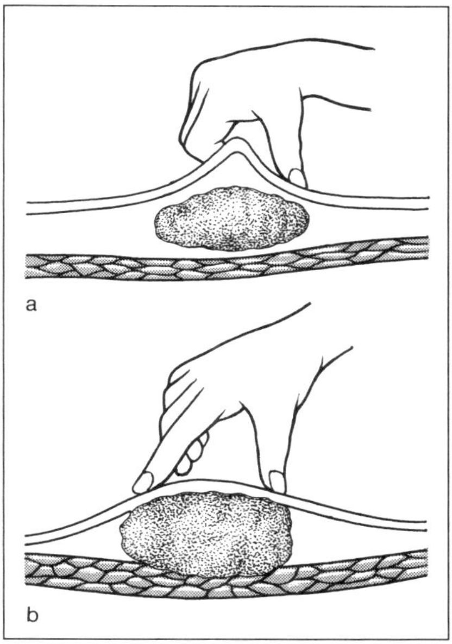

Geschwulst: Eine über der Haut verschiebbare Geschwulst (a) ist in der Regel gutartig. Kennzeichnend für bösartige Geschwülste (b) ist, daß sie mit ihrer Umgebung verwuchert und deshalb über der Haut nicht verschiebbar sind.

tostatika, wachstumshemmende Medikamente), mit Hilfe bestimmter Strahlen (Radiotherapie) oder operativ. Eine Geschwulst kann entzündlichen Ursprungs oder durch einen Fremdkörper bedingt sein, so daß der Begriff »Tumor« nicht mit Krebs gleichbedeutend ist. Je nach der Zellenart, aus der eine Geschwulst hervorgeht, spricht man von Muskelgeschwulst *(Myom)*, Nervengeschwulst *(Neurom)*, Drüsengeschwulst *(Adenom)*, Fettgewebsgeschwulst *(Lipom)*, gutartiger Epithelzellengeschwulst (Polyp), bösartiger Epithelzellengeschwulst (Karzinom, Krebs), gutartiger Bindegewebsgeschwulst *(Fibrom)*, bösartiger Bindegewebsgeschwulst *(Sarkom)*, Knorpelgeschwulst *(Chondrom)*, Knochengeschwulst *(Osteom)* oder Blutgefäßgeschwulst *(Angiom)*. Im Zweifelsfall muß stets ärztlich abgeklärt werden, ob eine Geschwulst gut- oder bösartig ist. Bösartige Geschwülste sind sehr gefährlich, weil sie nicht nur in benachbartes Gewebe hineinwachsen und dieses zerstören, sondern auch in die Blut- oder Lymphwege kleine »Ableger« abgeben, die sich an anderer Stelle im Organismus ansiedeln und dort Tochtergeschwülste *(Metastasen)* bilden.

Geschwür: flächenhafter, häufig infizierter Defekt von Haut oder Schleimhaut, der nicht selten das äußere Zeichen einer tieferliegenden Erkrankung ist, beispielsweise bei Syphilis oder Zuckerkrankheit.

Gesichtslähmung (Fazialisparese, Fazialisparalyse): meist halbseitig auftretende Lähmung der Gesichtsmuskulatur durch Ausfall des Gesichtsnervs *(Nervus facialis)*, entweder als lähmungsähnliche Erschlaffung *(Parese)* oder als vollständige Lähmung *(Paralyse)*.

Gesichtszucken (Tic): fortwährende unwillkürliche Zuckungen im Bereich eines Muskels oder einer Muskelgruppe, die vornehmlich im Gesicht auftreten und in der Regel seelische Ursachen haben. Organisch bedingte Muskelzuckungen, wie sie etwa bei Veitstanz *(Chorea)*, bestimmten Gehirnerkrankungen, Tetanie oder Trigeminus-Neuralgie auftreten, bezeichnet man als *Spasmus*.

Gewebe: Als Gewebe bezeichnet man einen Verband von Zellen ähnlicher Struktur und Funktion. Dabei unterscheidet man zwischen *Epithelgewebe, Binde- und Stützgewebe, Muskelgewebe* und *Nervengewebe*. Epithelgewebe unterteilt sich in Deck-, Drüsen- und Sinnesepithel. Deckepithel bekleidet alle inneren und äußeren Körperoberflächen. Drüsenepithel wird aus drüsigen Zellen gebildet, die ein Sekret bilden. Sinnesepithel vermag Reize aufzunehmen. Sehr unterschiedlich strukturiert kann Binde- und Stützgewebe sein; das weiche und lockere Bindegewebe von Haut und Schleimhäuten gehört ebenso dazu wie das straffe Bindegewebe von Sehnen und Bändern, das Fettgewebe oder das Stützgewebe von Knorpeln und Knochen. Muskelgewebe ist aus drei Arten von Zellen aufgebaut, denen allen gemeinsam ist, daß sie sich zusammenziehen können. Je nach Zellenart unterscheidet man zwischen quergestreifter, Skelettmuskulatur, Herzmuskulatur und glatter Muskulatur. Am höchsten spezialisiert ist das Nervengewebe, das sich im Gegensatz zu den anderen Gewebearten nicht regenerieren kann, weil die Nervenzellen schon in den ersten Lebensjahren die Fähigkeit zur Teilung verlieren.

Gicht (Arthritis urica): erbliche Stoffwechselstörung, die dadurch zur Erkrankung führt, weil der Körper nicht genügend Harnsäure ausscheidet, so daß sich in schlecht durchbluteten Geweben, hauptsächlich in Gelenken, Harnsäurekristalle ablagern. Solche Gichtknötchen *(Tophi)* finden sich auch im Ohrläppchen und in der Umgebung der Fingernägel und des großen Zehs. Die Gicht, die meist erst ab 45 Jahre auftritt, befällt zu 97 Prozent Männer, wobei Dickleibigkeit und Bewegungsmangel begünstigend wirken. Sie verläuft in Schüben; akute Schmerzanfälle können durch übermäßiges Essen, Infekte, Verletzungen, körperliche Überanstrengung, aber auch durch bestimmte Medikamente und durch seelische Belastungen ausgelöst werden und mehrere Wochen dauern. Allmählich kommt es zu Einschränkungen der Beweglichkeit und zu Gelenkverformungen *(chronische Gicht)*, die mit Dauerschmerzen verbunden sind. Die sogenannte *sekundäre Gicht* tritt hauptsächlich als Folgeerkrankung bestimmter Blutbildungsstörungen (z. B. bei Leukämie), nach der Einnahme bestimmter Medikamente und bei Nierenversagen auf. Vorbeugende Maßnahmen sind eine Gewichtsreduzierung und das Vermeiden von Lebensmitteln, die die Bildung von Harnsäure begünstigen.

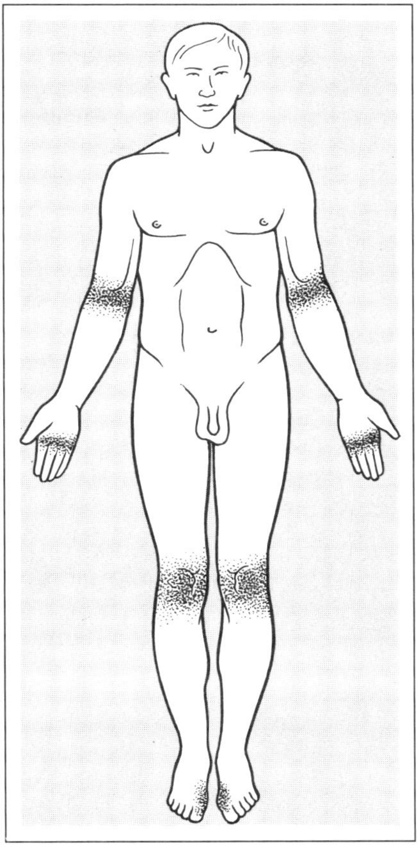

Gicht: Gichtschmerzen treten am häufigsten zunächst in den Grundgelenken der großen Zehen auf, doch befallen sie auch Fingergelenke, Ellenbogengelenke und Kniegelenke.

Glottisödem: sich sehr rasch entwickelnde ödematöse Anschwellung der Kehlkopfschleimhaut, verursacht durch allergische Reaktionen, Virusinfekte und anderes, stellt eine akute Erstickungsgefahr dar und erfordert deshalb sofortiges ärztliches Eingreifen; nach Anlegen einer Eiskrawatte (Eisstückchen aus dem Kühlschrank in Gummibeutel, ggf. Gummiwärmflasche) sofortiger Kliniktransport.

Grauer Star (Katarakt): Trübung der normalerweise klaren und durchsichtigen Linse des Auges, entweder angeboren oder erworben (durch Verletzungen, Strahlenschäden, Ernährungsstörungen der Linse z. B. durch Zuckerkrankheit oder im Alter). Angeborene Katarakte breiten sich nicht aus, bedeuten aber als *Kernstar* Blindheit. Erworbene Katarakte werden größer, so daß sie mit der Trübung der ganzen Linse enden. Der Altersstar beginnt meist zwischen dem 40. und 50. Lebensjahr mit einer Minderung der Sehschärfe, manchmal auch mit Sehstörungen. Wenn beim »reifen« Star die Linse völlig getrübt ist, kann der Betroffene nur noch Hell und Dunkel unterscheiden. Schließlich kommt es zur Auflösung und Verflüssigung der Linsenrinde. Stets ist eine Operation erforderlich, nach der eine Starbrille oder Kontaktlinse getragen werden muß oder bei der eine künstliche Linse eingesetzt wird.

Grindblasen, Grindflechte (Impetigo contagiosa): durch Eiterbakterien verursachte, sehr ansteckende Hauterkrankung, die – vorwiegend bei Kindern und Jugendlichen – hauptsächlich das Gesicht, den behaarten Kopf und das Gesäß befällt. Nach der Ansteckung bilden sich zunächst kleine Eiterpusteln, dann große, eitergefüllte Blasen, die aufplatzen und zu honiggelben Borken verkrusten. Durch Kratzen wird (besonders bei Säuglingen und Kleinkindern) die Infektion auf immer neue Stellen übertragen, was zu einer lebensgefährlichen Allgemeininfektion führen kann.

Grippaler Infekt: Bezeichnung für eine virusbedingte akute fieberhafte Erkrankung der Atemwege, die einen leichteren Verlauf nimmt als die Grippe (siehe unten).

Grippe (Influenza): durch Viren erzeugte Infektionskrankheit, die in erster Linie die Atemorgane befällt und in den Winter- und Übergangsmonaten gehäuft auftritt. Die Grippe kann vereinzelt oder epidemisch vorkommen und wird durch Tröpfcheninfektion von Mensch zu Mensch übertragen. Nach einer Inkubationszeit von 1 bis 4 Tagen bricht die Krankheit plötzlich und heftig aus; auch der Verdauungstrakt kann in Mitleidenschaft gezogen werden *(Darmgrippe)*. Mögliche Komplikationen sind Lungenentzündung, Gehirnentzündung und Beeinträchtigung von Herz und Kreislauf. Eine ursächliche Behandlung kennt man bislang noch nicht. Da es verschiedene Stämme des Grippevirus gibt, bietet eine Schutzimpfung trotz der Verwendung von Mischseren keinen absoluten Schutz, doch ist eine prophylaktische Impfung vor allem bei Kindern, Schwangeren, Zuckerkranken, Menschen mit chronischen Erkrankungen von Herz, Kreislauf oder Atmungsorganen und bei älteren Menschen sinnvoll.

Grüner Star (Glaukom): Augenkrankheit, bei der der Druck im Inneren des Auges infolge eines Störungsabflusses oder durch übermäßige Bildung von Kammerwasser erhöht ist. Beim *angeborenen Glaukom* wird durch den erhöhten Druck auf Netzhaut und Sehnerv die Sehkraft zerstört; eine Trepanation schafft Abhilfe. Das *sekundäre Glaukom* wird durch eine vorangegangene oder gleichzeitig bestehende Erkrankung des Auges verursacht und kann deshalb in der Regel vom Augenarzt rechtzeitig entdeckt und behandelt werden. Das *einfache chronische Glaukom* macht kaum Beschwerden; Kopfschmerzen und unklare Sehstörungen sollten stets Anlaß für eine augenärztliche Untersuchung sein, bei der ein solches Glaukom erkannt werden kann. Das *entzündliche Glaukom* kann chronisch oder akut verlaufen. Der akute Glaukomanfall mit Sehstörungen, Augenrötung, Kopfschmerzen, Übelkeit und Erbrechen erfordert sofortiges augenärztliches Eingreifen, weil sonst eine dauernde Schädigung des Auges eintreten kann. Das chronische entzündliche Glaukom äußert sich in mäßigen Kopfschmerzen und Sehstörungen. In beiden Fällen muß der Augeninnendruck medikamentös oder operativ gesenkt werden; außerdem sind Allgemeinmaßnahmen erforderlich, so das Meiden von Alkohol, Kaffee und Nikotin, aber auch von Aufregungen, schweren geistigen und körperlichen Anstrengungen und die Einschränkung der Flüssigkeits- und Kochsalzzufuhr.

Grützbeutel (Atherom): geschwulstartige Ansammlung von Talg unter der Haut durch Verstopfung des Ausführungsgangs einer Talgdrüse, tritt meist am behaarten Kopf, seltener auf dem Rücken auf. Wirksame Abhilfe schafft nur ein kleiner chirurgischer Eingriff, bei dem der Beutel vollständig ausgeschält wird.

Gürtelrose (Herpes zoster): mit einem Hautausschlag verbundene Nervenerkrankung durch Infektion der Spinalganglien (Schaltzellen der Rückenmarksnerven), oft auch des Gesichtsnervs durch ein Virus, wahrscheinlich dasselbe Virus, das auch die Windpocken verursacht. Im Ausbreitungsgebiet der jeweiligen Nerven heftige, halbseitige Schmerzen und Bildung von kleinen Bläschen auf geröteter Haut (hauptsächlich am seitlichen Brustkorb oder im Gesicht). Manchmal fließen zahlreiche kleine Bläschen zu größeren Blasen zusammen, die unter Narbenbildung abheilen. Bei Befall der Stirn *(Zoster ophthalmicus)* kann das gleichseitige Auge gefährdet sein; ein Befall der Ohrregion *(Zoster oticus)* kann zu einer Schädigung des Ohrs führen. Häufig halten auch nach Abklingen des Ausschlags die Nervenschmerzen während längerer Zeit an, bei alten Menschen manchmal monate- oder jahrelang. Die Krankheit verläuft um so schwerer, je älter der Betroffene ist. Wärmeanwendungen mildern die Beschwerden.

Gynäkomastie: meist einseitige Ausbildung einer weiblichen Brust beim Mann, häufig Folge einer Funktionsstörung der endokrinen Drüsen (siehe endokrines System), besonders bei Tumoren der Nebennieren oder der Hoden.

Haarausfall: Haare fallen ständig aus, doch werden in gleichem Maße neue Haare gebildet, so daß der Haarbestand in etwa gleich bleibt. Erst wenn die Neubildung hinter dem normalen Verlust zurückbleibt, kommt es zum eigentlichen Haarausfall, der bei Männern häufiger ist als bei Frauen. Schütteres Haar und Glatzenbildung sind zumindest teilweise vererbt und können durch sorgfältige Haarpflege verlangsamt, aber nicht völlig aufgehalten werden. Ein wirksames Mittel gegen Glatzenbildung gibt es nicht! Zu krankhaftem Haarausfall kann es nach manchen Infektionskrankheiten (Syphilis, Typhus u. a.), bei Drüsenfunktionsstörungen (z. B. Basedow), durch Vergiftungen, Strahlenschäden oder bestimmte Hautkrankheiten kommen. Dabei können die Haare allgemein oder nur in scharf abgegrenzten Bezirken ausfallen. Im zweiten Fall spricht man von kreisrundem Haarausfall *(Alopecia areata)*, dessen Ursache noch nicht völlig geklärt ist; manchmal setzt an den kahlen Stellen von selbst neues Haarwachstum ein. Ebenso ungeklärt ist die Ursache der *Alopecia totalis*, die zum völligen Verlust der Körperbehaarung (auch Scham- und Achselhaar, Wimpern und Augenbrauen) führt. Auch hier kann, besonders bei jüngeren Menschen, der Haarwuchs nach einiger Zeit wieder einsetzen.

Hackenfuß (Pes calcaneus): angeborene oder durch Verletzung oder Lähmung erworbene Fußmißbildung (steil angehobene Fußspitze, Auftreten nur mit dem Fersenbein), die häufig mit Hohlfuß kombiniert ist. Ein angeborener Hackenfuß kann unmittelbar nach der Geburt nichtoperativ behandelt werden, beim erworbenen Hackenfuß ist stets eine Operation erforderlich. Das gleiche gilt für den Hacken-Hohlfuß (Pes excavatus).

Hagelkorn (Chalazion): knotige Schwellung am oberen oder unteren Augenlid, im Gegensatz zum Gerstenkorn meist in einiger Entfernung vom Lidrand, tritt vereinzelt oder zu mehreren auf. Das Hagelkorn ist an sich nicht schmerzhaft, übt aber durch Vorwölbung auf der Innenseite des Lids einen unangenehmen Druck auf den Augapfel aus. Wenn es sich durch warme Umschläge nicht zurückbildet, sollte es vom Augenarzt ausgeschält werden.

Halbseitenlähmung (Hemiplegie): motorische Lähmung einer Körperseite, meist als Folge eines Schlaganfalls oder einer anderen Schädigung der Blutgefäße des Gehirns. Bei einer Schädigung in der linken Gehirnhälfte tritt die Lähmung auf der rechten Körperseite auf und umgekehrt. Zu einer Halbseitenlähmung kommt es auch durch Schädigung einer Rückenmarkshälfte. Unterhalb der geschädigten Stelle sind auf der Seite der Schädigung die Muskeln gelähmt, während auf der anderen Seite das Schmerz- und Temperaturempfinden aufgehoben ist.

Hämatom (Bluterguß): durch Stoß oder Prellung hervorgerufene Geschwulst, in der sich Blut im Gewebe ansammelt, bildet sich meist unter Farbwechsel (rot – violett – grüngelb) von selbst zurück. Zur Stillung der Blutung zunächst kühle Umschläge oder Eisbeutel, dann zur Beschleunigung des Abbaus Wärmeanwendungen.

Hämorrhoiden: erweiterte oder geschwollene Venengeflechte am Mastdarmende, innerhalb oder außerhalb des Afters (innere und äußere Hämorrhoiden). Oft angeboren oder eine Folge von Bindegewebsschwäche. Begünstigt wird die Bildung durch Fettsucht, sitzende Lebensweise und chronisch harten Stuhl. Manchmal treten Blutungen beim oder nach dem Stuhlgang auf; entzündete Hämorrhoiden verursachen Stuhlgangschmerzen und Juckreiz. Bei organischen Ursachen (z. B. Herz- und Leberkrankheiten) müssen zunächst diese behoben werden. Allgemein ist es wichtig, für einen weichen Stuhlgang zu sorgen; Linderung verschaffen Salben und Zäpfchen. In schweren Fällen kann ein operativer Eingriff erforderlich sein.

Harnröhrenentzündung (Urethritis): Entzündung der Harnröhre durch Bakterien, Pilze oder Trichomonaden, die vor allem bei jungen Männern auftritt und sich in Brennen beim Wasserlassen, Juckreiz und schleimigem bis eitrigem Ausfluß aus der Harnröhre äußert. Stets ist eine ärztliche Untersuchung erforderlich, um einen Tripper auszuschließen, der die gleichen Symptome hat.

Harnvergiftung (Urämie): Vergiftung, die dadurch entsteht, daß sich im Blut Abfallprodukte des Stoffwechsels ansammeln, die normalerweise durch die Nieren ausgeschieden werden. Zu einer solchen Vergiftung kann es zuweilen während einer Schwangerschaft kommen, doch meist ist die Ursache eine Nierenkrankheit. Meist schreitet die

Vergiftung langsam voran: Das Blut wird stärker angesäuert, Stickstoffverbindungen häufen sich an, die Zahl der roten Blutkörperchen nimmt zu. Der Allgemeinzustand verschlechtert sich mehr und mehr, und schließlich kann es zum *urämischen Koma* kommen. Bei der Behandlung steht die Beseitigung ursächlicher Krankheiten im Vordergrund, doch oft kann die versagende Nierentätigkeit nicht mehr gebessert werden, so daß Hämodialyse (Blutwäsche) und oft eine Nierentransplantation erforderlich sind.

Hartspann (Myogelose): örtlich umgrenzte Verhärtungen der Muskulatur an Armen, Beinen und Rücken, verursacht durch ungenügenden Abtransport der durch die Muskelarbeit erzeugten Stoffwechselprodukte (z. B. Milchsäure). Die Verkrampfung kann durch Massage und Heißluft behoben werden.

Haut: Das oberflächengrößte und eines der kompliziertesten Organe des Körpers umschließt diesen und dient ihm als Schutz vor Verletzungen und Krankheitserregern, reguliert durch die in der Haut enthaltenen Blutgefäße und Schweißdrüsen den Wärmehaushalt und stellt als Sinnesorgan mit zahlreichen Nervenendigungen die Verbindung zwischen Körper und Umwelt her. Die Haut setzt sich zusammen aus der Oberhaut *(Epidermis)*, der Lederhaut *(Corium)* und dem Unterhautzellgewebe *(Subcutis)*. Die Oberhaut ihrerseits gliedert sich in vier Schichten: Horn-, Körner-, Stachelzellen- und Keimschicht; diese bringt immer neue Hautzellen hervor und enthält auch die Pigmentzellen, die den Körperfarbstoff Melanin bilden und somit die Hautfarbe bestimmen. Die Lederhaut besteht aus einem zähen, fibrinösen lebenden Gewebe und enthält Blutgefäße, Lymphgefäße, Nervenendigungen, Talg- und Schweißdrüsen sowie Haarfollikel, winzige Röhren, in denen sich die Haarwurzeln befinden. Die kleinsten Blutgefäße *(Kapillaren)* ernähren die Haut und schaffen Stoffwechselprodukte zu den 2 bis 3 Millionen Schweißdrüsen, die Wasser, Salz und Stoffwechselprodukte durch kleine Hautöffnungen (Poren) nach außen ausscheiden. Geschmeidig gehalten wird die Haut durch ein ölartiges Sekret der Talgdrüsen; eine Unter- oder Überproduktion macht die Haut trocken bzw. fettig. Das Unterhautzellgewebe ist eine verhältnismäßig dicke Schicht aus Fettgewebe, das gleichsam eine Art Polster zwischen der Haut und den Knochen darstellt und die Konturen des Körpers abrundet. Für die Gesunderhaltung und Funktionstüchtigkeit des menschlichen Körpers leistet die Haut einen entscheidenden Beitrag; andererseits gibt der Zustand der Haut Aufschluß über die körperliche Verfassung eines Menschen. Wichtig für eine gesunde Haut ist nicht nur regelmäßige Hautpflege, sondern auch Luft und Licht (aber Vorsicht bei Sonnenbädern) und die richtige Ernährung.

Hautblasen: krankhafte Flüssigkeitsansammlungen unter der Haut, wie sie sich beispielsweise bei Fieber *(Fieberbläschen)* oder bestimmten Ekzemen bilden. *Brandblasen* entstehen durch die Einwirkung von Hitze oder hautreizenden Chemikalien. Zur Blasenbildung kommt es auch durch mechanischen Druck oder ständiges Reiben (z. B. an den Füßen). *Wasserblasen* bilden sich in der obersten Hautschicht, *Blutblasen*, wenn die tieferen Hautschichten verletzt sind, so daß sich Kapillarblut und Lymphflüssigkeit mischen.

Hautkrebs: atypische Wucherungen auf der Haut und ihren Anhanggebilden, beispielsweise derbe, hautfarbene oder perlmutterartig glänzende Knötchen mit gerötetem Hof, leicht blutende, schlecht heilende, verkrustete Geschwüre, langsam wachsende Wucherungen, dunkle, plötzlich weiterwachsende Muttermale, an den Lippen auch verkrustete oberflächliche Wunden, aus denen sich ein derber, geschwürig zerfallender Knoten bildet. Bei allen ungeklärten, schlecht heilenden, langsam wuchernden Hautveränderungen sollte der Arzt aufgesucht werden; bei Früherkennung sind die Heilungsaussichten für Hautkrebs sehr gut.

Heiserkeit: Symptom für eine krankhafte Störung am Stimmbandapparat (Entzündung oder Schwellung), doch kann auch eine funktionelle Störung vorliegen, die seelisch bedingt ist (starke Nervosität o. a.). Ursache von Heiserkeit kann eine Reizung der Stimmbänder durch Überanstrengung der Stimme oder starkes Rauchen sein, doch häufig liegt eine infektiöse oder andere Erkrankung des Kehlkopfs vor. Jede länger dauernde Heiserkeit muß ärztlich untersucht werden.

Hernie (Bruch): krankhafte Vorlagerung eines Organteils, das eigentlich durch eine Körperwand zurückgehalten werden müßte, verursacht in erster Linie durch eine Schwäche der Muskulatur oder der Bänder. Manche Brüche sind schon bei der Geburt vorhanden, andere werden im Laufe des Lebens erworben. Die häufigsten Brüche sind der Zwerchfellbruch, der Leisten-, Schenkelhals- und Wasserbruch (siehe diese Stichwörter).

Herz: ein in die Blutbahn eingebauter, dem vorderen und mittleren Teil des Zwerchfells aufsitzender und von den Lungen umschlossener Hohlmuskel, der durch Erweiterung und Zusammenziehung den Blutstrom auf dem Weg zur Lunge und zum Gewebe in rhythmischer Bewegung hält. Diese Bewegung wird durch den autonomen oder vegetativen (vom Willen unabhängigen) Teil des Nervensystems unterhalten. Das Herz weist vier Hohlräume auf: den rechten und den linken Vorhof *(Atrium)* und die rechte und die linke Kammer *(Ventrikel)*. An den Ausströmungsstellen der linken und der rechten Kammer befinden sich die Aorten- und Lungenarterienklappen, während die zweizipfligen (Mitral-) und die dreizipfligen (Trikuspidal-)Klappen die rechte und die linke Kammer von den zugehörigen Vorhöfen trennen. Wenn sich die Klappen schließen, legen sich die Zipfel zusammen und bilden so eine undurchlässige Membran. Das Blut aus den Geweben gelangt durch die Hohlvenen in den rechten Vorhof. Es enthält wenig Sauerstoff und viel Kohlendioxid. Aus dem Vorhof kommt das Blut in die rechte Kammer, von wo es durch die Lungenarterie zu den Lungen strömt. Dort wird das Blut von Kohlendioxid befreit und mit Sauerstoff angereichert. Nun kehrt es durch die Lungenvenen zum linken Vorhof zurück, fließt durch die zweizipflige Klappe in die linke Kammer, von wo es unter hohem Druck in die Aorta gepumpt wird und von dort in den ganzen Körper gelangt. Mit Blut versorgt wird der Herzmuskel durch die rechte und linke Herzarterie, die aus der Aorta entspringen. Die rechte Kranzarterie zieht zwischen Vorhof und Kammer am rechten Herzrand entlang, während die linke Kranzarterie in entgegengesetzter Richtung verläuft. Erkrankungen, die zu einer Verengung oder Blockierung dieser Arterien führen, verursachen Herzanfälle und Infarkte. Erkranken können alle Teile des Herzens, der Muskel selbst, die Klappen, aber auch die Herzinnenhaut. Durch Erkrankungen der Herzklappen werden deren Oberflächen aufgerauht, so daß bei offenen Klappen Vibrationen entstehen können, die zu »Herzgeräuschen« führen. Bei Körperruhe zieht sich das Herz des gesunden Erwachsenen etwa sechzig- bis siebzigmal in der Minute zusammen. Diese Herzschläge können als Puls am Handgelenk, am Hals oder an der Schläfe getastet werden. Mit jedem Schlag werden rund 70 Kubikzentimeter Blut in Aorta und Lungenarterie gepumpt, was einer täglichen Pumpleistung von rund 15 000 Litern entspricht. Reguliert wird die Herztätigkeit durch ein eigenes Reizbildungs- und -leitungssystem, dessen Impulsgeber der sogenannte Sinusknoten ist. Groß ist der Sauerstoffbedarf des Herzens; er beträgt in Ruhe etwa 43 Liter täglich und kann bei Arbeit auf über 200 Liter ansteigen. Ohne ausreichende Sauerstoffzufuhr kann das Herz nur wenige Sekunden normal arbeiten. Mit Hilfe eines Elektrokardiogramms (EKG) läßt sich die Herzaktion aufzeichnen.

Herzasthma (Asthma cardiale): Sauerstoffmangel, der durch eine Schwäche der linken Herzhälfte *(Linksinsuffizienz)* bedingt ist und zu akuter oder

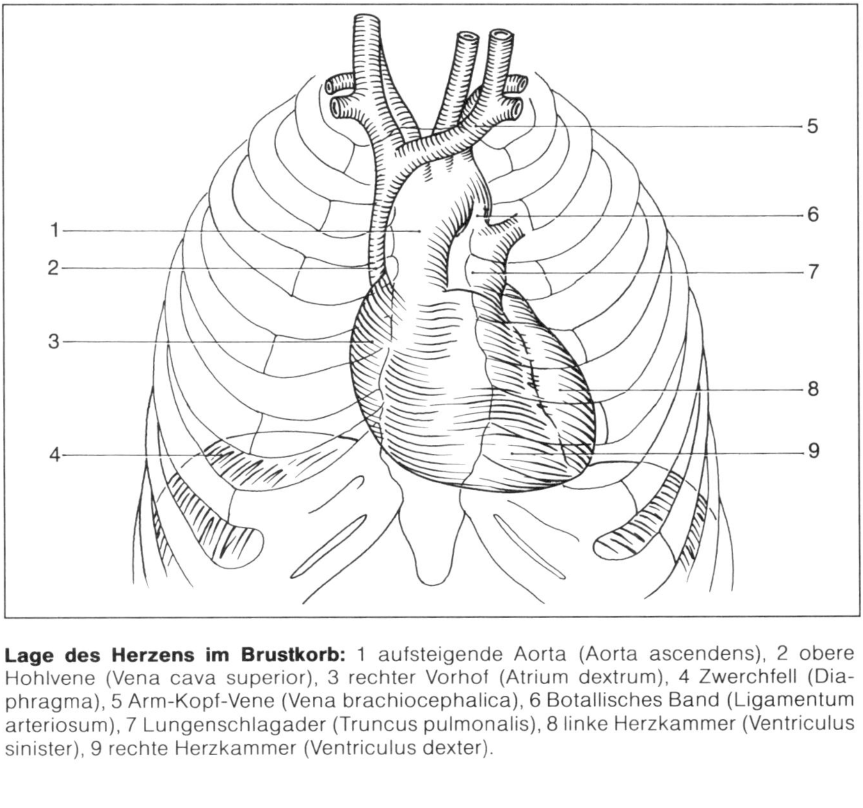

Lage des Herzens im Brustkorb: 1 aufsteigende Aorta (Aorta ascendens), 2 obere Hohlvene (Vena cava superior), 3 rechter Vorhof (Atrium dextrum), 4 Zwerchfell (Diaphragma), 5 Arm-Kopf-Vene (Vena brachiocephalica), 6 Botallisches Band (Ligamentum arteriosum), 7 Lungenschlagader (Truncus pulmonalis), 8 linke Herzkammer (Ventriculus sinister), 9 rechte Herzkammer (Ventriculus dexter).

chronischer Atemnot führt. Da das Blut aus den Lungen infolge der Schwäche vom linken Herzen nicht mehr vollständig aufgenommen werden kann, gibt es einen Rückstau, der in den Lungengeweben zur Ödembildung führt.

Herzbeutelentzündung (Perikarditis): Der Herzbeutel umschließt das Herz als dünne Hülle, deren Innenseite sich entzünden kann. Diese Entzündung tritt nicht selbständig auf, sondern ist eine Begleiterscheinung anderer Erkrankungen, die entweder aus der Nähe auf den Herzbeutel übergreifen oder auf dem Blutweg von entfernteren Körperregionen Krankheitserreger aussenden. Häufigste Ursachen einer Herzbeutelentzündung sind Tuberkulose, Gelenkrheumatismus und Virusinfektionen. Wenn sich nach Abklingen der Entzündung in der Herzbeutelwand

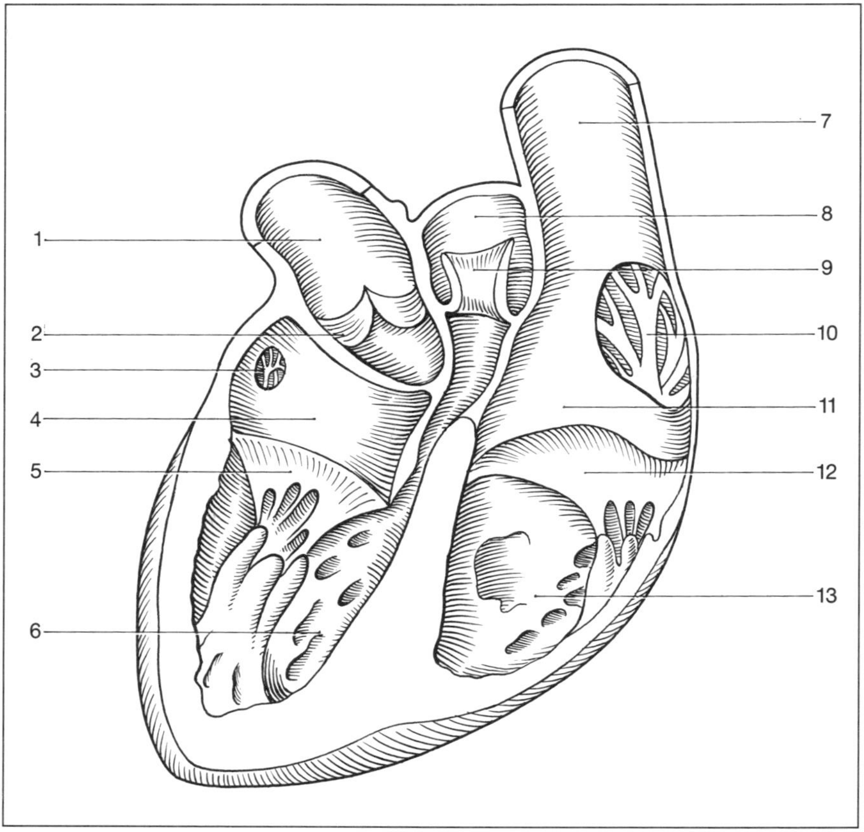

Längsschnitt durch den vorn gelegenen Teil des Herzens: 1 Lungenarterie, 2 Pulmonalklappe, 3 linkes Herzohr, 4 linker Vorhof, 5 Mitralklappe, 6 linke Kammer, 7 obere Hohlvene, 8 Aorta, 9 Aortenklappe, 10 rechtes Herzohr, 11 rechter Vorhof, 12 Trikuspidalklappe, 13 rechte Kammer.

Schwielen bilden und sich darin Kalk ablagert, kommt es zum sogenannten *Panzerherzen*, das von einem festen Kalkpanzer umgeben ist und einen operativen Eingriff erfordert.

Herzerweiterung: Vergrößerung der linken Herzkammer als Folge ständiger körperlicher Anstrengung. Die Kammer erweitert sich, um die Muskulatur ausreichend mit frischem Blut versorgen zu können. Bei gleichzeitiger Kräftigung des Herzmuskels ist eine solche Vergrößerung nicht krankhaft (Sportlerherz). Krankhaft ist dagegen eine Herzerweiterung, die durch einen fehlerhaften Schluß der Herzklappen bedingt ist; wenn nicht gleichzeitig die Muskelwand der Herzkammer verstärkt wird, kommt es zur Herzschwäche mit Schädigungen anderer Organe und Organsysteme.

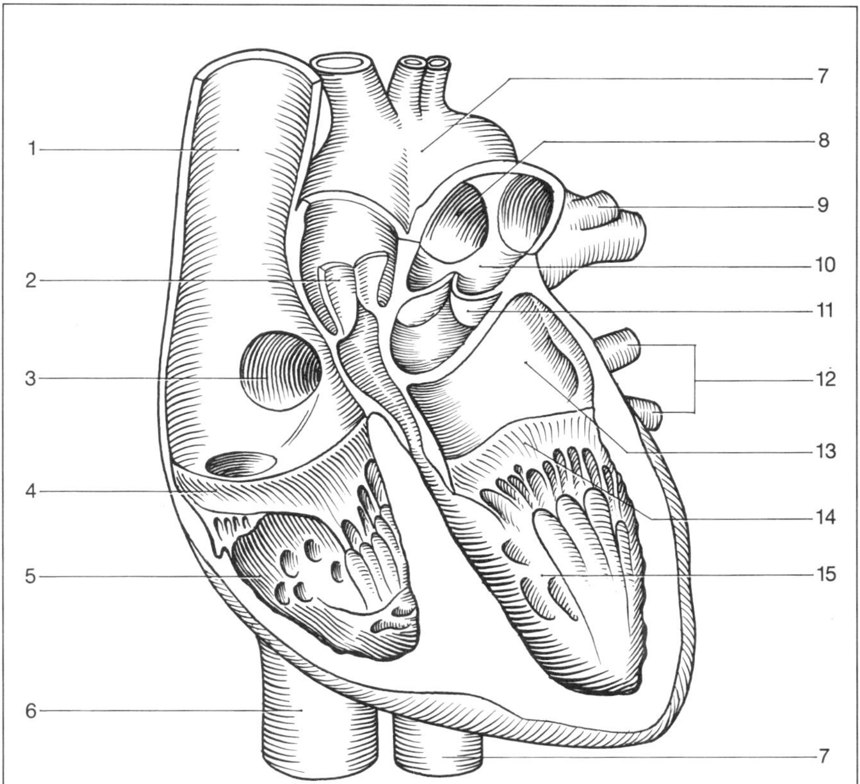

Längsschnitt durch den hinten gelegenen Teil des Herzens: 1 obere Hohlvene, 2 Aortenklappe, 3 rechter Vorhof, 4 Trikuspidalklappe, 5 rechte Kammer, 6 untere Hohlvene, 7 Aorta, 8 rechte Lungenarterie, 9 linke Lungenarterie, 10 Stamm der Lungenarterie, 11 Pulmonalklappe, 12 Lungenvene, 13 linker Vorhof, 14 Mitralklappe, 15 linke Kammer.

Herzfehler: zusammenfassende Bezeichnung für Schäden am Herzmuskel und den Erregungsleitungen oder an den Herzklappen, aber auch für fehlerhafte Form oder Größenverhältnisse des Herzens. Solche Fehler können angeboren sein und werden dann meist schon im frühen Kindesalter entdeckt und behandelt; erworbene Fehler gehen auf infektiöse oder toxische Schädigungen zurück.

Herzinfarkt (Myokardinfarkt): Absterben von Herzmuskelgewebe durch Unterbindung der Blutzufuhr, meist infolge Verschluß eines Herzkranzgefäßes durch ein Blutgerinnsel *(Thrombus)*. Vorboten eines Herzinfarkts können Angina-pectoris-Anfälle sein, doch manchmal tritt er auch ohne Vorwarnung auf. In jedem Fall ist schnellste ärztliche Hilfe erforderlich; am sinnvollsten ist die unverzügliche Verbringung in eine Klinik. Wenn ein Herzinfarkt zum plötzlichen Tod führt, spricht man von *Herzschlag*, aber in rund 85 Prozent der Fälle überlebt der Betroffene den Infarkt und kann nach einer streng einzuhaltenden Genesungszeit und bei gezielter Nachbehandlung, die aktives eigenes Mitwirken erfordert, wieder eine normale Lebensweise aufnehmen. Wichtig ist ein möglichst weitgehender Abbau des den Infarkt verursachenden Cholesterins im Blut, medikamentös und durch entsprechende Ernährung. Nach einem Herzinfarkt sind regelmäßige ärztliche Kontrollen wichtig.

Herzinnenhautentzündung (Endokarditis): Entzündung der Haut an der Innenwand des Herzens und an den Herzklappen, häufig eine Begleiterkrankung des rheumatischen Fiebers. Hervorgerufen wird sie durch eine bakterielle Infektion, deren Erreger auch aus entfernten Körperregionen stammen können. Die Krankheit kann akut oder chronisch verlaufen. Nach ihrer Ausheilung ist eine Vorsorgebehandlung gegen Rückfälle wichtig.

Herzklappenentzündung (Endokarditis valvularis): Entzündung der die Herzklappen überziehenden Haut, tritt isoliert oder zusammen mit einer Herzbeutel- oder Herzmuskelentzündung auf. Die rheumatische Herzklappenentzündung wird durch einen Streptokokkenherd in Mandeln oder Zähnen verursacht. Auslöser der bakteriellen Entzündung können Staphylokokken oder Streptokokken sein. Eine besondere Streptokokken-Art verursacht die *Endokarditis lenta*, die einen schleichenden Beginn nimmt und zur Verformung von Fingern (Trommelschlegelfinger) und Zehen führt. Bei dieser Form der Herzklappenentzündung sind Rückfälle verhältnismäßig häufig.

Herzklappenfehler: kann angeboren oder (meist durch eine Herzklappenentzündung) erworben sein. Bei einer solchen Entzündung kann Narbenbildung zu einem unvollkommenen Verschluß der Herzklappen führen *(Herzklappeninsuffizienz)*, doch können die Herzklappen auch so miteinander verkleben, daß die Herzklappenöffnung verengt wird *(Herzklappenstenose)*. Ein kleiner Herzklappenfehler kann lebenslang ohne störende Beschwerden bleiben, während ein größerer Defekt zur Herzschwäche führt. Die wichtigsten Herzklappenfehler sind: Verengung der Lichtung der Mitralklappe zwischen linkem Vorhof und linker Kammer *(Mitralstenose)*, Schlußunfähigkeit der Mitralklappe *(Mitralinsuffizienz)*, Verengung der Lichtung der Aortenklappe zwischen linker Herzkammer und Aorta *(Aortenstenose)*,

Schlußunfähigkeit der Aortenklappe *(Aorteninsuffizienz)*, Verengung oder Schlußunfähigkeit der Triskupidalklappe zwischen linkem Vorhof und linker Kammer *(Triskupidalstenose, Triskupidalinsuffizienz)*, Verengung oder Schlußunfähigkeit der Pulmonalklappe zwischen rechter Herzkammer und Lungenarterie *(Pulmonalstenose, Pulmonalinsuffizienz)*.

Herzmuskelentzündung (Myokarditis): Entzündung des Herzmuskels, meist eine Folge des rheumatischen Fiebers, aber auch eine mögliche Komplikation von infektiösen Erkrankungen wie Angina, Lungenentzündung und Grippe. Da eine Herzmuskelentzündung stets eine schwere Erkrankung ist, ist es wichtig, die Grundkrankheiten so zu behandeln, daß ein Herzschaden gar nicht erst auftritt. Immerhin sind dank der modernen Chemotherapeutika die Heilungsaussichten recht günstig.

Herzrhythmusstörungen: vorwiegend nervös bedingte Funktionsstörungen des das Herz versorgenden und seine Tätigkeit regulierenden Nervensystems, doch kann dieses autonome Nervensystem auch selbständig erkranken. Rhythmusstörungen treten ein, wenn ein Vorhof isoliert sehr schnelle Zusammenziehungen macht *(Vorhofflattern)* oder wenn die Herzkammern bei fehlerhafter Zuleitung der nervösen Impulse von den Vorhöfen her ganz schnell zu schlagen beginnen *(Kammerflimmern)*. Dazu kann es auch durch Blitz- oder Stromschlag kommen, was häufig einen *Herzstillstand* zur Folge hat. Die Elektrodiagnostik ermöglicht eine genaue Abklärung von Herzrhythmusstörungen.

Herzschwäche: unzureichende Herzleistung (Blutstauung vor dem Herzen und Absinken der vom Herz ausgeworfenen Blutmenge), verursacht u. a. durch Herzklappenfehler, Herzrhythmusstörungen oder Herzmuskelschwäche infolge von Entzündung, Vergiftung, Sauerstoffmangel, Hochdruck usw. Je nach dem Ort des Versagens spricht man von linker oder rechter *Herzinsuffizienz*. Linksherzversagen führt zu Lungenstauung mit Atemnot *(Herzasthma)* durch Ödembildung im Lungengewebe. Da die Widerstandserhöhung im Lungenkreislauf von der rechten Herzkammer ausgeglichen werden muß, kommt es meist nach kurzer Zeit durch Überlastung auch zu einem Rechtsherzversagen *(Rechtsinsuffizienz)*. Dessen Kennzeichen sind prallgestaute Venen an Hals und Armen; es kommt zu schmerzhaften Stauungen in Leber, Nieren und Bauchraum, was sich als Gelbsucht, Harnverminderung, Blähungen, Übelkeit und Entzündungen äußert. Ein typisches Anzeichen sind die langsam zunehmenden Wasseransammlungen *(Ödeme)* um die Knöchel und über dem Schienbein, die anfangs nächtlich ausgeschwemmt werden, so daß nächtlicher Harndrang ein wichtiges Symptom einer beginnenden Herzschwäche sein kann. Die Behandlung richtet sich nach dem Grad des Versagens und dem Allgemeinzustand des Betroffenen und verfolgt das Ziel, zwischen der Herzleistung und den Anforderungen an das Herz wieder ein Gleichgewicht herzustellen. Neben medikamentöser Therapie sind Diätvorschriften, eine auf den Einzelfall abgestimmte Bewegungstherapie und seelische Betreuung wichtig.

Heufieber, Heuschnupfen (Pollinosis): jahreszeitlich auftretende allergische Nasenschleimhautentzündung, die nicht durch Heu, sondern durch den Blütenstaub (Pollen) bestimmter Gräser, Sträucher und Bäume hervorgerufen wird. Außer zu Jucken von Nase, Augen, Rachen und Gaumen mit Niesanfällen und reichlicher Absonderung eines klar-wäßrigen Nasensekrets kann es auch zu Asthmaanfällen, Nesselsucht und hohem Fieber kommen. Eine ursächliche Therapie gibt es bislang noch nicht, doch kann nach genauer Feststellung des auslösenden Allergens eine langzeitige Desensibilisierung versucht werden.

Hexenschuß (Lumbago): plötzlich ins Kreuz einschießender, in die Rückseite des Oberschenkels ausstrahlender Schmerz, der die Bewegung von Rücken und Bein stark einschränkt und durch Muskelrheumatismus, Entzündung des Ischiasnervs oder Bandscheibenvorfall verursacht wird. Linderung verschaffen u. a. Einreibemittel, warme Bäder und Heißluft.

Himbeerzunge: krankhafte Veränderung der Zunge durch rot geschwollene Papillen zwischen weiß belegtem Rand, tritt unter anderem bei Scharlach auf.

Hinken: kann durch Skelettveränderungen (z. B. bei Hüftgelenkleiden), Lähmungen oder neuralgische Schmerzen (z. B. bei Ischias) bedingt sein. Zu anfallsweisem Hinken (intermittierendes Hinken, *Claudicatio*) kommt es bei Durchblutungsstörungen der Unterschenkel: Eine unzureichende Sauerstoffversorgung der Wadenmuskeln zwingt durch starke Wadenschmerzen nach einer bestimmten Zahl von Schritten zum Stehenbleiben. Man spricht in solchen Fällen von »Raucherbein«, doch treten diese Störungen auch bei Nichtrauchern auf.

Hirnabszeß (Encephalitis purulenta): vor allem durch Pneumokokken und Meningokokken verursachte eitrige Entzündung der Hirnhäute, wobei die Krankheitserreger aus eitrigen Lungenerkrankungen oder aus offenen Schädelverletzungen stammen können. Je nach Lage des Abszesses können die Symptome denen eines Hirntumors ähnlich sein. Oft bringen Antibiotika keinen ausreichenden Therapieerfolg, so daß ein chirurgischer Eingriff erforderlich ist.

Hirnanhangsdrüse (Hypophyse): etwa bohnengroßes Organ an der Unterseite des Gehirns, bestehend aus einem Vorderlappen aus Drüsengewebe und einem Hinterlappen aus Nervengewebe. Die Zellen der Hirnanhangsdrüse bilden rund 30 Hormone, die auf fast alle Vorgänge im Körper einen Einfluß haben. Wirkstoffe des Vorderlappens steuern das Körperwachstum, das Eintreten der Geschlechtsreife, aber auch die Tätigkeit anderer Drüsen mit innerer Sekretion (z. B. Schilddrüse, Nebennierenrinde). Die im Hinterlappen erzeugten Hormone haben unter anderem die Aufgabe, den Blutdruck, den Wasserstoffwechsel und die Funktion der Gebärmutter zu regulieren.

Hirnhautentzündung (Meningitis): Entzündung der Hirnhäute im Gefolge von Verletzungen oder (meist) durch die Verschleppung von Krankheitskeimen aus infizierten Nebenhöhlen oder bei Infektionen des Mittelohrs, des Rachenraums oder der Lunge; auch können schwere Furunkulosen als Ansteckungsherde wirken. Eine durch Meningokokken verursachte Hirnhautentzündung (epidemische Genickstarre) setzt meist unvermittelt ein, tritt aber nur gelegentlich epidemisch auf. Andere Formen der Hirnhautentzündung sind die eitrige Entzündung *(Meningitis purulenta)*, die tuberkulöse

Meningitis, die syphilitische Meningitis und die seröse Meningitis, deren Ursache unbekannt ist, die aber meist gutartig verläuft. Eine Hirnhautentzündung muß wegen der Möglichkeit schwerer Schädigungen stets in einer Klinik behandelt werden.

Hirnmetastase: auf dem Blutweg ins Gehirn verschleppte Tochtergeschwulst bei Krebserkrankungen an anderen Stellen des Körpers.

Hirntumor: Geschwulstbildung im Bereich des Gehirns. Häufig handelt es sich um verschleppte Tochtergeschwülste von Krebserkrankungen an anderen Körperstellen *(Hirnmetastasen)*, doch können die Geschwülste auch von der Schädeldecke, der Hirnhaut, vom Stützgewebsanteil des Nervengewebes *(Gliome)*, von der Hypophyse oder von Blutgefäßen *(Angiome)* ausgehen. Angeborene Tumoren sind meist Mischgeschwülste aus embryonalen Geweberesten *(Teratome)* und Bindegewebszysten. Neubildungen treten oft erst nach langer Entwicklungszeit mit uncharakteristischen Symptomen in Erscheinung und haben dann schon eine beträchtliche Größe erreicht. Zunächst verursachen sie durch den zunehmenden Hirndruck Allgemeinbeschwerden wie Kopfschmerzen, Übelkeit und Erbrechen; auch Krampfanfälle, Sehstörungen und andere Ausfallerscheinungen, Schläfrigkeit, Nachlassen der geistigen Leistung, Teilnahmslosigkeit und weitere Wesensveränderungen gehören zu den Symptomen. Die moderne Medizin verfügt über eine Vielzahl von diagnostischen und therapeutischen Möglichkeiten, um Hirntumoren zu erkennen und zu behandeln.

Hitzschlag: plötzlicher Anstieg der Körpertemperatur, oft begleitet von Ohnmacht und Krämpfen, verursacht durch extreme Hitzeeinwirkung bei unzureichendem Schutz (besonders des Kopfes) gegen Sonneneinstrahlung und starkem Flüssigkeits- und Mineralienverlust durch überreichliches Schwitzen, aber auch durch Wärmestau im Körper infolge unzureichender Schweißbildung. Bei Ansteigen der Körpertemperatur über 42°C droht ein lebensgefährliches Kreislaufversagen, das sich durch Blässe und eine Blauverfärbung der Lippen ankündigt. Vorbeugende Maßnahmen sind Schutz vor praller Sonne und ausreichende Flüssigkeitszufuhr; bei eingetretenem Hitzschlag können energische Abkühlung (kalte Wickel, Eisbeutel auf Kopf und Herzgegend) und rasche ärztliche Hilfe lebensrettend sein.

Hodenentzündung (Orchitis): kann durch Gewalteinwirkung auf die Hoden verursacht sein, tritt aber meist bei Kindern und Jugendlichen als Komplikation von Mumps auf. Ärztliche Versorgung ist stets erforderlich. Eigenmaßnahmen: Bettruhe, Hochlagerung des ganzen Hodensacks, kühlende Umschläge.

Hodengefäßstildrehung (Hodentorsion): tritt besonders bei männlichen Kindern und Jugendlichen dadurch auf, daß sich der sehr bewegliche Hoden um die Achse seines Samenstrangs gedreht hat, so daß die Blutzufuhr gedrosselt ist. Angezeigt wird dies durch plötzlich auftretende Schmerzen im rechten Unterbauch, die rasch stärker werden und sich in den betroffenen Hoden verlagern, der gleichzeitig anschwillt. Eine sofortige Operation ist unerläßlich.

Hodengeschwulst, Hodenkrebs: harte (meist schmerzlose) Geschwulst im Hodensack, die sich nicht innerhalb kurzer Zeit zurückbildet. Solche Geschwülste müssen stets unverzüglich ärztlich untersucht werden, da sie fast immer bösartig sind (Hodenkrebs). Hodenkrebs ist deshalb sehr gefährlich, weil er sehr bald Tochtergeschwülste (Metastasen) setzt.

Hodgkin-Krankheit (Lymphogranulomatose): bösartige Schwellung der Lymphknoten, am Hals beginnend und sich über den ganzen Körper ausbreitend, verbunden gewöhnlich mit Blutarmut. Die Ursache der Krankheit ist noch unbekannt, man weiß noch nicht, ob es sich um eine Infektion oder um eine krebsartige Erkrankung handelt. Früher verlief die Krankheit in wenigen Jahren tödlich, doch heute sind bei frühzeitigem Behandlungsbeginn Heilungen durchaus möglich.

Höhenkrankheit, Bergkrankheit: keine eigentliche Krankheit, sondern eine Befindlichkeitsstörung durch Sauerstoffmangel im Blut und Gehirn, der in großen Höhen auftritt. Nur bei langer Dauer dieses Zustands kann es zu nicht mehr gutzumachende Schädigungen kommen; ansonsten gehen die Symptome (Kopfschmerzen, Schwindel, Bewußtseinstrübung usw.) nach ausreichender Sauerstoffzufuhr bald wieder zurück.

Homöopathie: Heilverfahren nach dem Grundsatz, daß Ähnliches durch Ähnliches geheilt werden kann, begründet von Samuel Hahnemann (1755–1842). Das bedeutet, daß Krankheiten mit solchen Mitteln in niedriger Dosierung behandelt werden, die in höherer Dosierung bei gesunden Menschen das gleiche Krankheitsbild hervorrufen. Homöopathische Heilmittel sind dem Pflanzen-, Tier- oder Mineralreich entnommen und werden je nach Ausgangsmaterial mit Wasser, Alkohol oder Verreibungen mit Milchzucker stark verdünnt. Nach Hahnemann soll stets die kleinstmögliche wirksame Dosis verwendet werden; deshalb werden die Mittel meist erst ab tausendfacher Verdünnung angewandt. Wie die Naturheilkunde ist die Homöopathie eine Erfahrungsmedizin, die nur von einem begrenzten Kreis von Ärzten ausgeübt wird.

Hormone: von den Drüsen der inneren Sekretion (siehe endokrines System) in die Gefäßbahnen abgegebene Stoffe, die nur auf Organe wirken, die ihrem jeweiligen Funktionskreis angehören. Praktisch alle Körperfunktionen werden hormonell beeinflußt. In der Regel wirkt ein Hormon nicht allein, sondern steht in Wechselbeziehungen zu den anderen Hormonen, so daß im Hormonhaushalt des gesunden Körpers ein inneres Gleichgewicht besteht. Deshalb wirken sich Störungen dieses Gleichgewichts, beispielsweise durch Über- oder Unterfunktion einer Drüse, nicht nur auf deren Funktionskreis aus, sondern können den gesamten Organismus in Mitleidenschaft ziehen. Krankheiten dieser Art sind das *Myxödem* (Unterfunktion der Schilddrüse), die *Basedow-Krankheit* (Überfunktion der Schilddrüse) und die *Addison-Krankheit* (Unterfunktion der Nebennierenrinde). Von großer Bedeutung sind auch die Sexualhormone. Die Erforschung der Hormone hat zur Herstellung synthetischer Hormonpräparate geführt, die heute von der Medizin vielfach eingesetzt werden.

Hornhautentzündung (Keratitis): kann durch Bakterien von außen (nach Verletzung) oder auf dem Blutweg verursacht werden, aber meist sind die eigentlichen Verursacher Herpesviren, die in das Epithel der Hornhaut kleine Bläschen setzen; wenn diese platzen, entstehen ideale Ansatzstellen für weitere Infektionen. Deshalb handelt es sich bei den meisten Hornhautentzündungen um Mischinfektionen, die unbedingt ärztlicher Versorgung bedürfen.

Hornhautgeschwür: meist eitrige Geschwürbildung in der Hornhaut nach Verletzung (Unfall, Fremdkörper), verursacht durch Bakterien, Herpesviren, Pilze, begünstigt durch Vitamin-A-Mangel, entsteht meist vor der Pupille und breitet sich in wenigen Tagen flächig und in die Tiefe aus. Sofortige Behandlung erforderlich, da sonst Erblindung droht, am besten Überweisung in eine Augenklinik.

Hüftgelenkleiden: Eine angeborene Hüftgelenkverrenkung *(Luxatio coxae)*, die auf einer Fehlbildung der Gelenkpfanne des Hüftgelenks beruht,

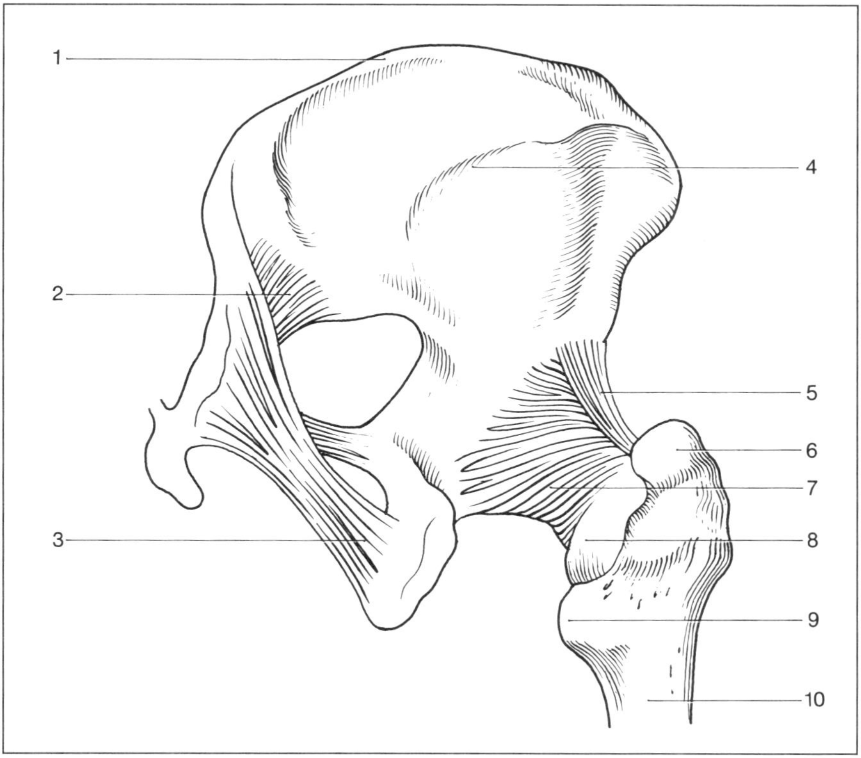

Hüftgelenk: 1 Darmbeinkamm (Crista iliaca), 2 Verstärkungsbänder (Ligamenta sacroiliaca dorsalia), 3 Kreuzbein-Verstärkungsband (Ligamentum sacrotuberale), 4 Darmbeinschaufelleiste (Linea glutea anterior), 5 Bertin-Band (Ligamentum iliofemorale), 6 äußerer Rollhügel (Trochanter major), 7 Verstärkungsband (Ligamentum ischiofemorale), 8 Oberschenkelknochenhals (Collum femoris), 9 innerer Rollhügel (Trochanter minor), 10 Oberschenkelknochen (Femur).

sollte möglichst schon im ersten oder zweiten Lebensjahr in einer orthopädischen Fachklinik behandelt werden; Asymmetrie der Gesäßfalten und ungleiche Länge der Beine sind Anzeichen der Fehlbildung. Eine Operation ist nur bei zu spät einsetzender Behandlung erforderlich. Eine Entzündung des Hüftgelenks *(Coxitis)* kann tuberkulös oder durch Streptokokken oder Staphylokokken bedingt sein. Starke Schmerzen und dadurch verursachtes Hinken sind äußere Symptome; es kann zu Abszessen und eiterausscheidenden Fisteln kommen. Bei älteren Menschen kann eine chronische Hüftgelenkentzündung auftreten; das Krankheitsbild entspricht dem der *Arthrosis deformans*. Heißluft, Massagen und Heilerde-Umschläge lindern die Schmerzen, doch ist stets eine ärztliche Versorgung notwendig.

Hühnerauge (Clavus): durch ständigen Druck erzeugte Schwielenbildung am Fuß, meist an den Zehen, wobei in der Mitte der Schwiele ein tief in die Haut hineinreichender Hornkegel das Hühnerauge verankert. Bequeme, nicht drückende Fußbekleidung beugt der Bildung von Hühneraugen vor. Behandlung nach warmen Fußbädern mit Hühneraugenmitteln aus der Apotheke; bei tiefsitzenden Wurzeln und immer bei gleichzeitig vorliegender Zuckerkrankheit stets von geschulter Fußpflegerin oder vom Hautarzt entfernen lassen.

Husten: reflektorische oder willkürliche Schutzmaßnahme des Körpers bei krankhafter Verlegung der Luftwege durch Fremdkörper, Flüssigkeit, Schleim usw., aber auch ein Symptom für krankhafte Veränderungen im Bereich des Kehlkopfs, der Bronchien und der Lungen. Gelegentlich kann Husten psychisch bedingt oder fixiert sein. Typisch sind die Hustenanfälle bei Keuchhusten und Asthma. Jeder schwere oder länger anhaltende Husten muß ärztlich abgeklärt werden, da er das Zeichen einer ernsthaften Erkrankung sein kann.

Hydrotherapie: Behandlung mit Wasser, das kalt, warm, heiß oder als Dampf angewendet werden kann. Die gebräuchlichsten Anwendungsformen sind Waschungen, Güsse, Bäder und Wickel. Begründet wurde die heute allgemein anerkannte Hydrotherapie von Prießnitz und dem Pfarrer Kneipp. Bei Bädern und Wickeln werden außer dem Wasser auch vielfach Heilkräuter eingesetzt.

Hygiene: Gesundheitslehre, die sich mit der Erkenntnis der Krankheitszusammenhänge und mit der Vorbeugung und Verhütung von Krankheiten befaßt.

Hyperämie: außergewöhnlich starke Blutansammlung in einer Körperregion, als aktive Überfülle (hellrote Haut) durch verstärkte Blutzufuhr beispielsweise bei Entzündungen, im Bad oder bei besonderer Anstrengung, als passive Überfülle (dunkelrote bis violette Haut) durch Blutstauung beispielsweise bei Krampfadern oder durch Abschnüren eines Gliedes.

Hypertonie (Bluthochdruck): vorübergehende oder ständige Blutdruckerhöhung erheblich über den Normalwert von 120/80 mm Hg hinaus. In 95 Prozent der Fälle handelt es sich um eine essentielle oder primäre Hypertonie, also um eine psychisch oder konstitutionell bedingte Regulationsstörung, deren eigentliche Ursache noch unbekannt ist; nur in 5 Prozent ist Bluthochdruck durch organische Erkrankungen (besonders der Nieren) bedingt. Lediglich in diesen Fällen ist eine ursächliche Behandlung möglich; ansonsten begnügt man sich mit einer symptomatischen Therapie. Sehr hoher Blutdruck muß in jedem Fall ärztlich behandelt werden, da er zu gefährlichen organischen Schädigungen vor allem durch Gefäßveränderungen führen kann und bestimmte Erkrankungen begünstigt. Regelmäßige Blutdruckkontrollen, die man heute auch selbst durchführen kann, sind wichtig.

Hypophyse: etwa kleinfingernagelgroße Hirnanhangdrüse mit innerer Sekretion (siehe endokrines System), die vom Boden des Zwischenhirns ausgeht und in die Schädelbasis eingelassen ist. Ihre Absonderungen wirken auf verschiedene andere innersekretorischen Drüsen (u. a. Keimdrüsen, Schilddrüse) steuernd ein. Geschwülste der Hirnanhangdrüse äußern sich infolge des Drucks auf den benachbarten Sehnerv durch eine Einengung des Gesichtsfelds; darüber hinaus wirken sie sich auf Entwicklung und Wachstum aus, verursachen beispielsweise Fettleibigkeit.

Hypotonie (Blutunterdruck): vorübergehende oder dauernde Erniedrigung des Blutdrucks unter den Normalwert von 120/80 mm Hg, muß nur dann behandelt werden, wenn dadurch Beschwerden verursacht werden oder Belastungen des Kreislaufs zu Versagenszuständen führen. Bei bestimmten Erkrankungen, aber auch bei Unterernährung, chronischem Nikotin-, Schmerz- oder Schlafmittelmißbrauch kommt es zu einer sekundären oder symptomatischen Hypotonie, beispielsweise bei Tuberkulose, Myxödem, Magersucht oder nach schweren Infektionskrankheiten.

Hysterie: vom Normalen abweichende seelische Reaktionsweise, die einen bestimmten Zweck verfolgt, aber nicht mehr an die Realität gebunden und von der Vernunft kontrolliert ist und in seelisch wie körperlich krankhaftem Befund ihren Ausdruck finden kann. Meist handelt es sich um Ausweichreaktionen vor irgendwelchen Lebensschwierigkeiten, etwa bei beruflicher oder sonstiger Überforderung. Die Hysterie kann sich praktisch aller Krankheitssymptome bedienen (hysterische Lähmung, Taubheit, Krämpfe, hysterisches Fieber, Erbrechen usw.). Die Hysterie beruht auf einer besonderen charakterlichen Veranlagung, die allerdings nicht unbedingt zum Vorschein kommen muß. Andererseits können auch die Symptome einer schweren Neurose denen einer hysterischen Reaktion sehr ähnlich sein. Eine psychotherapeutische Abklärung ist stets geboten.

Immunität: Schutz vor bestimmten Krankheitserregern und deren Giftstoffen *(Toxinen)* durch das körpereigene Abwehrsystem *(Immunsystem)*. Bei einer Infektion oder durch eine Impfung bildet der Körper gegen den jeweiligen Erreger, eine Erregergruppe oder eine Toxinwirkung spezifische Abwehrstoffe *(Antikörper, Antitoxine)*, die ihn für bestimmte Zeit oder zeitlich unbegrenzt in mehr oder weniger starkem Maße gegen die Einwirkungen unempfindlich (immun) machen. Krankheiten, die einen solchen lebenslangen Schutz hinterlassen, sind z. B. Masern, Pocken und Windpocken. Bei anderen Infektionskrankheiten verschwinden die Schutzstoffe nach einiger Zeit, so daß bei erneuter Ansteckung wiederum eine Erkrankung möglich ist. Eine Immunisierung kann aber auch eintreten, wenn eine Ansteckung erfolgt, diese aber so leicht ist, daß es nicht zum Ausbruch einer Erkrankung kommt, beispielsweise bei der Kinderlähmung, mit der viele Menschen einmal angesteckt wurden, ohne daß Krankheitserscheinungen auftreten, doch reicht eine solche Ansteckung aus, um den Körper zur Bildung genügender Gegenstoffe zu veranlassen, so daß fortan eine Immunität gegen die Erreger besteht. Eine Immunisierung gegen Infektionskrankheiten kann man gezielt durch Impfung (siehe unten) erreichen.

Impfung: Immunisierung gegen bestimmte Infektionskrankheiten durch die absichtliche Einbringung kleiner Mengen der Erreger in den Körper, die ausreichen, um den Körper zur Bildung entsprechender Gegenstoffe zu veranlassen, aber zu keinen ausgeprägten Krankheitserscheinungen führen *(aktive Immunisierung)*. Eine zweite Methode besteht darin, dem Körper schon fertige menschliche oder tierische Antikörper zuzuführen *(passive Immunisierung)*. Die Wirkung einer passiven Immunisierung ist in der Regel zeitlich begrenzt, so daß in bestimmten Abständen die Impfung wiederholt werden muß. Dabei besteht die Gefahr, daß bei der Verwendung tierischer Seren der Körper bei Wiederholungsimpfungen überempfindlich reagiert *(Serumkrankheit)*, was allerdings durch eine Vorprobe verhindert werden kann. Auch bei der aktiven Immunisierung sind vielfach Auffrischimpfungen erforderlich. Zum Schutz von Kindern gegen bestimmte Infektionskrankheiten sind einige Impfungen gesetzlich vorgeschrieben.

Impotenz: sexuelle Unfähigkeit des Mannes, entweder (häufig psychisch bedingte) Beischlafunfähigkeit *(Impotentia coeundi)* oder organisch bedingte Zeugungsunfähigkeit *(Impotentia generandi)*. Auch im ersten Fall können organische Ursachen vorliegen, die einer ärztlichen Behandlung zugänglich sind, so daß eine ärztliche Abklärung stets sinnvoll ist. Wenig ratsam ist es, auf eigene Faust Psychopharmaka und ähnliche Mittel einzunehmen, da diese oft eine potenzmindernde Nebenwirkung haben. Bei der Zeugungsunfähigkeit kann die Fähigkeit zum Beischlaf voll erhalten sein, doch bleibt eine solche Verbindung kinderlos. Eine mikroskopische Untersuchung des Ejakulats gibt Aufschluß über die organischen Ursachen, die heutzutage in manchen Fällen behebbar sind.

Indikation: durch den Zustand des Patienten gegebene Rechtfertigung eines bestimmten therapeutischen Vorgehens (siehe auch Kontraindikation). Von *Indikationslösung* spricht man bei der Freigabe eines Schwangerschaftsabbruchs beim Vorliegen bestimmter medizinischer oder sozialer Gründe.

Infarkt: Ausfall, Absterben und Vernarbung eines Gewebsbezirks infolge unterbrochener Blutzufuhr, beispielsweise nach Verschluß einer Arterie durch verschlepptes Material (Blutgerinnsel) oder durch einen Gefäßkrampf. Solche Infarkte gibt es nicht nur im Herzmuskel, sondern auch in Gehirn, Lungen, Nieren und anderen Organen.

Infektion: Befall des Körpers mit kleinsten Krankheitserregern (Mikroorganismen), durch die jede Stelle des Körpers angesteckt *(infiziert)* werden kann. Die Übertragung der Erreger kann durch Urin, Stuhl, Eiter, Nasentropfen, Auswurf, verseuchtes Wasser, Nahrungsmittel oder Tiere erfolgen; in seltenen Fällen stammen die Erreger auch aus Erde oder anderem natürlichen Material (z. B. Wundstarrkrampf). Zum Ausbruch einer Infektionskrankheit kommt es nur, wenn im Organismus günstige Bedingungen für eine Entwicklung der Krankheitserreger gegeben sind. Mängelzustände oder eine Schwächung des Organismus durch körperliche und seelische Belastungen begünstigen den Ausbruch von Infektionskrankheiten. Eine Infektion kann auf einen bestimmten Körperbereich beschränkt *(lokal)* sein, aber durch Ausbreitung der Erreger auf dem Blut- oder Lymphweg auch allgemein *(generalisiert)* werden. Eine schwere Allgemeininfektion bezeichnet man als *Sepsis*. Eintrittspforten für die Krankheitserreger sind natürliche Körperöffnungen wie Mund, Nase, After, Harnröhre oder Scheide, aber auch Wunden der Haut und der Schleimhäute. *Stumme Infektionen* laufen ohne wahrnehmbare Körperveränderungen ab, wenn das Immunsystem fähig ist, sie unter Kontrolle zu halten. Man bezeichnet dies als *Resistenz* (natürliche Widerstandsfähigkeit), während *Immunität* der erworbene Krankheitsschutz ist, der auch durch Impfung erreicht werden kann. Bei Infektionskrankheiten gibt es stets eine *Inkubationszeit* (Ausbrütungs- oder Vorbereitungszeit), die mit dem Eindringen der Krankheitserreger beginnt und mit dem Auftreten von Krankheitserscheinungen endet. In dieser Zeit bildet der Körper Abwehrstoffe. Gegen Ende der Inkubationszeit können Krankheitserreger durch Atem, Stuhl, Urin usw. ausgeschieden und auf andere übertragen werden, so daß der Betroffene seinerseits zu einer die Mitmenschen gefährdenden Infektionsquelle wird. Deshalb ist bei bestimmten Infektionskrankheiten eine strenge Isolierung der Erkrankten erforderlich.

Infusion: meist tropfenweise Zufuhr von Flüssigkeiten, Salz-, Ernährungs- oder Medikamentenlösungen mittels einer Hohlnadel in das Blutgefäßsystem, entweder in eine Vene *(intravenös)*, unter die Haut *(subkutan)* oder in den Darm. Bei der Infusion von Blut aus Blutkonserven spricht man von *Transfusion*, doch ist dieser Ausdruck veraltet, weil er auf die früher übliche Praxis der direkten Blutübertragungen aus der Vene des Spenders in die Vene des danebenliegenden Empfängers zurückgeht.

Inhalation: Einatmung eines fein zerstäubten oder flüchtigen Heilmittels zur Behandlung von Erkrankungen der Atemwege, aber auch von Betäubungsmitteln *(Inhalationsnarkose)* vor chirurgischen Eingriffen.

Injektion (Einspritzung): Behandlungsart, bei der ein gelöstes Heilmittel mittels einer Hohlnadel in eine Vene *(intravenös)*, in die Haut *(intrakutan)*, unter die Haut *(subkutan)* oder in einen Muskel *(intramuskulär)* eingespritzt wird.

Inkontinenz: Unfähigkeit, Ausscheidungen (Urin, Stuhl) zurückzuhalten, meist verursacht durch eine Schließmuskellähmung.

Inkubationszeit: die Zeit zwischen dem Eindringen eines Krankheitserregers in den Körper und dem Ausbruch einer Infektionskrankheit (siehe Infektion).

Innere Medizin: Fachgebiet der Medizin, das sich mit den Krankheiten der inneren Organe und ihrer nichtchirurgischen Behandlung beschäftigt.

Innere Sekretion: Tätigkeit von Drüsen, die ihre Wirkstoffe (Hormone) unmittelbar ins Blut abgeben; siehe endokrines System.

Intensivpflege: Behandlung auf einer klinischen Intensivstation mit dem Ziel der Wiederherstellung der Vitalfunktionen (Atmung, Kreislauf), der Behebung von lebensbedrohlichen Vorgängen im Organismus und dem Ersatz von Funktionen ausgefallener Organe mit ständiger Überwachung des Patienten durch elektronische Geräte und Apparaturen und laufender Labordiagnostik, erforderlich beispielsweise nach Herzinfarkt, Lungenembolie, schweren Vergiftungen, Atemlähmung, Nierenversagen, schweren Unfällen u. a.

Interferone: in menschlichen und tierischen Zellen gebildete Glykoproteine, die das Immunsystem beeinflussen und möglicherweise das Wachstum bösartiger Tumoren hemmen; die klinischen Erfolgsaussichten einer Interferonbehandlung sind freilich umstritten.

Intubation: Einführung eines Gummi- oder Metallröhrchens in den Kehlkopf zur Freihaltung der Atemwege, wird heute auch zur Beatmung statt Atemspende und Eiserner Lunge gebraucht.

Ischämie: Blutleere in einer bestimmten Körperregion, meist durch schadhafte Blutgefäße verursacht; *künstliche Ischämie* wird bei starken Blutungen durch Abbinden eines Glieds erreicht.

Ischias (Hüftweh): starke Schmerzhaftigkeit im Versorgungsgebiet des Ischiasnervs (Hüfte und Bein), verursacht durch Druckreizung des Nervs (Bandscheibenvorfall), durch Entzündung (Neuritis) des Nervs oder durch Vergiftungen, Stoffwechsel- oder Infektionskrankheiten; begünstigt wird eine Ischialgie durch physikalische Faktoren wie Kälte und Feuchtigkeit. Leichtere Formen können durch eine Gelenkentzündung im Bereich der unteren Wirbelsäule ausgelöst werden. Selbsthilfe: Einreiben mit durchblutungsfördernden Mitteln, Massage, Wärmeanwendungen; in schwereren Fällen immer Bettruhe und ärztliche Behandlung.

Isometrisches Muskeltraining: Methode zur Beseitigung von Muskelverspannungen und zur Erhaltung der Muskelspannkraft durch kurzzeitige, in regelmäßigen Abständen wiederholte Muskelanspannungen gegen hohen Widerstand mit nachfolgender vollständiger Entspannung, wobei jeweils bestimmte Muskelpartien nach einem festgelegten Programm trainiert werden; die über den Tag verteilte Übungszeit beträgt insgesamt 10 bis 15 Minuten.

Juckflechte (Neurodermitis circumscripta): chronisches Hautleiden ungeklärter Ursache, das möglicherweise auf nervöse oder psychische Störungen zurückzuführen ist und sich in charakteristischen trockenen Hautflecken mit starkem Juckreiz äußert, die vornehmlich in den Achselhöhlen und im Bereich der äußeren Geschlechtsorgane auftreten.

Kachexie: fortschreitender Kräfteverfall und Gewichtsverlust bei schweren Erkrankungen von langer Dauer, z. B. bei Krebs und Tuberkulose.

Kammerflimmern: wogende Bewegungen der Herzkammern durch ungleichzeitiges Zusammenziehen der einzelnen Herzmuskelfasern, häufigste Ursache des Herzschlags. Siehe Herzrhythmusstörungen.

Kapillaren: haardünne letzte Verzweigungen der Blut- und Lymphgefäße, die den Stoffwechsel zwischen Blut und Gewebe vermitteln.

Kaposi-Sarkom: von bräunlich-lividen Blutungen durchsetzte Veränderungen von Haut und subkutanem Gewebe, ursprünglich nur in Afrika nachgewiesen, heute im Gefolge von AIDS weltweit verbreitet. Eine symptomatische Behandlung bringt bei AIDS keine nachhaltige Besserung, eine Heilung ist in diesem Fall bislang nicht möglich.

Karbunkel: über mehrere Haarfollikel ausgebreitete Entzündung, die sich aus zusammengeflossenen Furunkeln (siehe dort) bildet.

Karies (Knochenfraß, Zahnfäule): Schädigung der Zähne durch Fehlernährung (Mangel an Phosphor, Kalium, Vitaminen, überreichliche Zufuhr von Zuckerwaren) und dadurch bedingte Erweichung und Beschädigung des Zahnschmelzes, wodurch Bakterien und Schadstoffe in den Zahn eindringen können. Folgeerkrankungen sind Zahnmarkentzündung *(Pulpitis)*, Wurzelhautentzündung *(Periodontitis)*, Wurzelgranulom u. a.

Karzinom: bösartige Geschwulst, häufigste Krebsart, die in den oberflächlichen Schichten von Haut, Drüsen und bestimmten Organen auftritt und sich durch wucherndes Wachstum mit Setzung von Metastasen auszeichnet.

Kehlkopfentzündung (Laryngitis): Entzündung der den Kehlkopf auskleidenden Schleimhaut durch Staub, reizende Gase, übermäßiges Rauchen, Erkältung oder Infektion (auch bei einem allgemeinen Infekt der Luftwege wie Bronchitis, Lungenentzündung u. a.). Selbsthilfe in leichten Fällen: Stimmschonung, Inhalationen, Halswickel, schmerzlindernde und desinfizierende Pastillen; in schweren Fällen Bettruhe und ärztliche Betreuung.

Kehlkopfkrebs: eine besonders bei Männern über 50 Jahre vorkommende Erkrankung, deren Entstehen durch starkes Rauchen begünstigt wird. Meist sitzt der Krebs an den Stimmbändern und verrät sich schon früh durch Heiserkeit; im Frühstadium bereitet die operative Entfernung kaum Schwierigkeiten. Ungünstiger sind die äußeren Krebse, die sich erst spät bemerkbar machen und stark streuen. Jede länger anhaltende Heiserkeit (über 14 Tage) sollte ärztlich abgeklärt werden.

Kehlkopfpolyp: meist an einem Stimmband auftretende harmlose Geschwulstbildung, die verhältnismäßig einfach entfernt werden kann; eine starke Belastung der Stimmbänder begünstigt die Entstehung solcher Wucherungen (»Sängerknötchen«).

Keuchhusten (Pertussis): vorwiegend bei Kindern auftretende Infektionskrankheit, die sich in typischen, im Säuglingsalter sogar lebensbedrohlichen Hustenanfällen äußert und stets ärztlicher Behandlung bedarf. Schutz vor Ansteckung gewährt eine Impfung, die im Alter von 3 bis 6 Monaten erfolgen sollte. Die überstandene Krankheit bewirkt eine bedingte, sich im Laufe der Zeit abschwächende Immunität.

Kleienpilzflechte (Pityriasis versicolor): nicht ansteckender Pilzbefall talgdrüsenreicher Hautbezirke, der sich in linsengroßen schmutziggelben bis bräunlichen Flecken äußert; bildet sich in der Regel von selbst zurück.

Klumpfuß (Pes varus): angeborene oder (selten) erworbene Mißbildung des Fußes, wobei die Fußsohle nach innen verdreht und stark gekrümmt ist. Beim angeborenen Klumpfuß ist eine schon in den ersten Lebenstagen einsetzende orthopädische Korrektur möglich, während ein durch Kinderlähmung, Muskelverkrampfungen oder Narbenbildung (z. B. nach Verbrennungen oder schweren Entzündungen) erworbener Klumpfuß meist operiert werden muß.

Knickfuß (Pes valgus): Fehlform des Fußes, die häufig mit Senk- und Spreizfuß verbunden ist. In jungen Jahren ist eine orthopädische Korrektur möglich, während bei älteren Patienten eine Operation oder Schuheinlagen Abhilfe schaffen.

Knie: größtes Gelenk des menschlichen Körpers, Scharniergelenk zwischen Ober- und Unterschenkel, bestehend aus den Gelenkflächen von Oberschenkel und Schienbein, Kniescheibe (Patella), Gelenkkapsel, Meniskus und vielen Bändern.

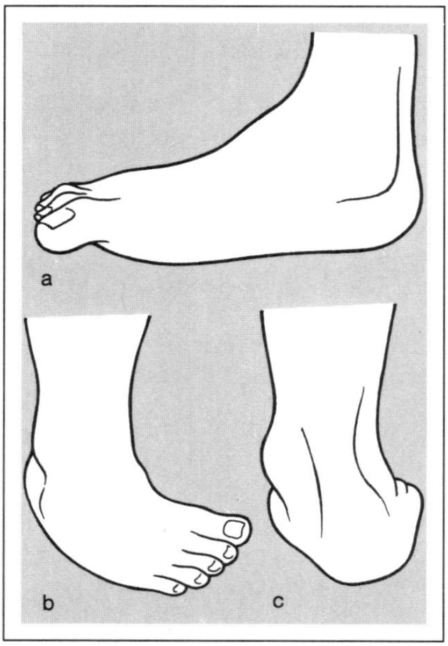

Fußdeformitäten:
a Hammerzehe, b Klumpfuß, c Knickfuß.

Knochen: Gebilde aus hartem Körpergewebe, die in ihrer Gesamtheit (212 Knochen) zusammen mit Knorpeln, Gelenken und Muskeln das durch Sehnen und Bänder zusammengehaltene Muskel-Skelett-System bilden. Die Knochen bestehen aus einer kompakten Außenschicht und einem feinverzweigten Balkensystem, in das das *Knochenmark* eingelagert ist; die Außenfläche ist von der Knochenhaut *(Periost)* überzogen, in der feine Nervenfasern enden. Festigkeit verleihen dem Knochen die in ihn eingelagerten Mineralien, besonders Kalzium und Phosphor. Das Knochenmark bildet die roten und einen Teil der weißen Blutkörperchen. Der Knochen ist ein lebendes Gebilde, das durch feinste Kanäle mit Blut und Lymphe versorgt wird. Muttersubstanz des Knochens ist der Knorpel; die meisten Knochen sind zunächst als Knorpel angelegt und verknöchern später, weshalb die Knochen von Erwachsenen spröder sind als die von Kindern. Knorpelgewebe bleibt zeitlebens an den Gelenkflächen, in der Nasenscheidewand, an den Rippenenden und in den Zwischenwirbelscheiben erhalten.

Knochenentzündung (Ostitis): chronische Entzündungsvorgänge im Knochen, meist verursacht durch Tuberkulose oder Syphilis, manchmal durch eine Überfunktion der Nebenschilddrüse (*Ostitis fibrosa generalisata*, Recklinghausen-Krankheit) oder durch noch nicht erkannte Auslöser (Paget-Krankheit, *Ostitis deformans*).

Knochenerweichung (Osteomalazie, Rachitis der Erwachsenen): allgemeine Skeletterkrankung durch Störung des Knochenstoffwechsels, der vielfältige Ursachen haben kann (Mangelernährung, Nierenschäden, Magen-Darm-Störungen usw.). Eine vermehrte Zufuhr von Vitamin D, Kalzium und Phosphor kann Abhilfe schaffen.

Knochenhautentzündung (Periostitis): schmerzhafte Entzündung der Knochenhaut durch Schlag, Stoß, mechanische Reibung, aber auch durch Infektionen, geht meist nach Ruhe des betroffenen Glieds, kühlen Umschlägen und Einreibung mit entzündungshemmenden Salben bald zurück.

Knochenmarkentzündung (Osteomyelitis): eitrige Entzündung des Knochenmarks durch Eitererreger (Staphylokokken), entweder im Anschluß an eine offene Knochenverletzung oder (meist) durch Verschleppung der Eitererreger auf dem Blutweg von einem Eiterherd im Körper. Die sehr schmerzhafte Erkrankung wird von hohem Fieber begleitet und erfordert nicht selten einen chirurgischen Eingriff.

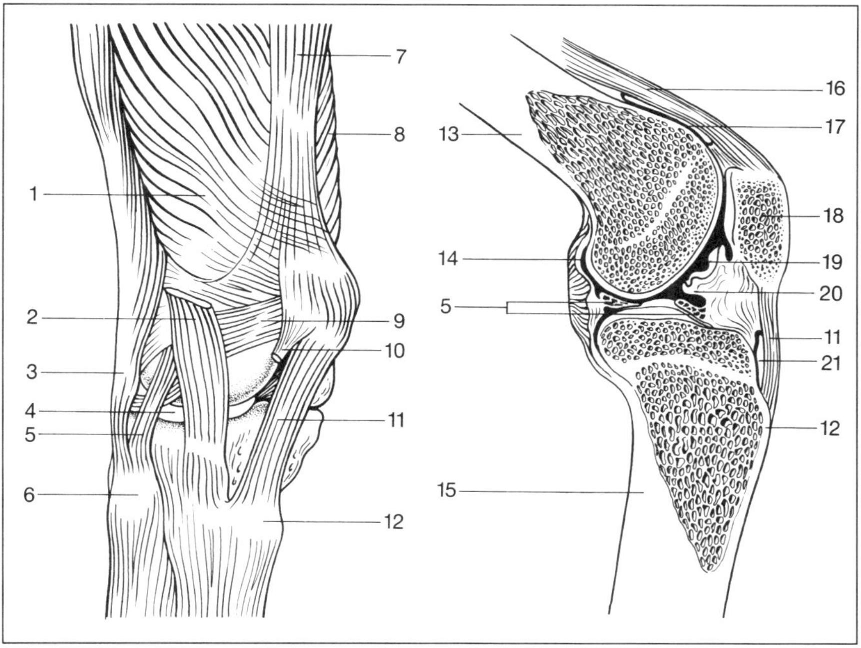

Kniegelenk: 1 äußerer Schenkelmuskel (Musculus vastus lateralis), 2 Maissiat-Streifen (Tractus iliotibialis), 3 zweiköpfiger Schenkelmuskel (Musculus biceps femoris), 4 seitlicher Meniskus (Meniscus lateralis), 5 äußeres Seitenband (Ligamentum collaterale fibulare), 6 Wadenbeinkopf (Caput fibulare), 7 gerader Schenkelmuskel (Musculus rectus femoris), 8 innerer Schenkelmuskel (Musculus vastus medialis), 9 Halteband (Retinaculum patellae transversale laterale), 10 Halteband (Retinaculum patellae longitudinale laterale), 11 Sehne des Schenkelstreckers (Ligamentum patellae), 12 Schienbeinwulst (Tuberositas tibiae), 13 Oberschenkelknochen (Femur), 14 Gelenkkapsel (Capsula articularis), 15 Schienbein (Tibia), 16 Sehne des geraden Schenkelmuskels (Tendo musculi recti femoris), 17 oberer Kniegelenksbeutel (Bursa suprapatellaris), 18 Kniescheibe (Patella), 19 Gelenkspalt (Cavum articulare), 20 Fettfalten (Plicae alares), 21 unterer Kniegelenksbeutel (Bursa infrapatellaris profunda).

Knochenschwund (Osteoporose): örtlicher oder allgemeiner Abbau des Skeletts durch ein Erlahmen der knochenbildenden Zellen *(Osteoblasten)*, tritt gehäuft erst nach den Wechseljahren auf (hauptsächlich bei Frauen) und wird gefördert durch Fehlernährung (besonders Eiweißmangel), Durchfälle, Bettlägrigkeit, aber auch durch langdauernde Kortisonbehandlung. Die Erkrankung kann im fortgeschrittenen Stadium mit Knochenerweichung einhergehen. Ernährungsumstellung, Hormonbehandlung und Physiotherapie sind die wichtigsten Gegenmaßnahmen.

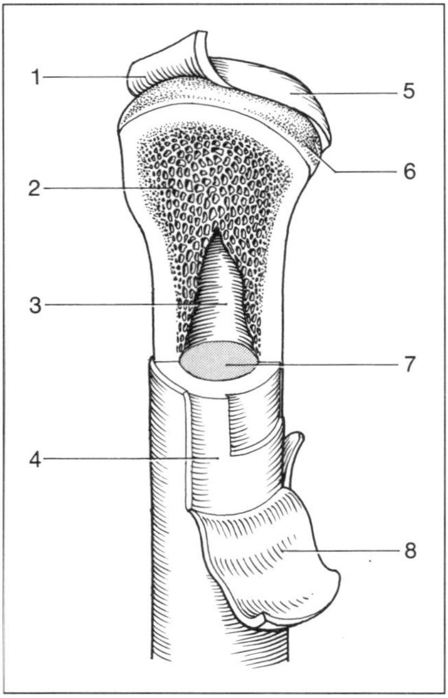

Aufbau eines Röhrenknochens: 1 Gelenkhaut (Membrana synovalis), 2 Schwammgewebe (Substantia spongiosa), 3 Markhöhle, 4 Knochensubstanz (Substantia corticalis), 5 Gelenkschmiere (Synovia), 6 Gelenkknorpel (Chondron), 7 Knochenmark (Medulla ossium), 8 Knochenhaut (Periost).

Knorpel: halbfestes, glasig durchscheinendes Gewebe, die Muttersubstanz des Knochens (siehe oben), der sich aus dem Knorpel im Laufe der Zeit durch Kalkeinlagerung verfestigt. Das feste und zugleich biegsame Knorpelgewebe bleibt an den Gelenkflächen, in der Nasenscheidewand, an den Rippenenden und in den Zwischenwirbelscheiben zeitlebens erhalten.

Knötchenflechte (Lichen ruber planus): rötliche, abgeflachte, bis reiskorngroße, stark juckende Knötchen unbekannter Ursache. Von diesem Ausschlag werden in erster Linie nervöse, psychisch stark belastete Menschen befallen; ein organischer Auslöser konnte bisher nicht gefunden werden.

Kolik: anfallsweiser heftiger, krampfartiger Schmerz in der Bauchregion, ausgelöst u. a. durch Ernährungsfehler (überreichliches, unverträgliches Essen), mechanische Reize (Nieren-, Gallensteine), aber auch durch Vergiftungen, Blinddarmentzündung, Darmverschluß oder seelische Faktoren. Stets ist eine ärztliche Abklärung und Behandlung der Ursache erforderlich.

Kollagenkrankheiten: Sammelbegriff für Krankheiten, die sich am Bindegewebe des Körpers abspielen und dieses krankhaft verändern. Zu diesen Krankheiten zählt man unter anderen die Darrsucht *(Sklerodermie)*, das *rheumatische Fieber* und den *chronischen Gelenkrheumatismus*.

Kollaps: allgemeiner Schwächeanfall durch Versagen des peripheren Blutkreislaufs infolge von Anstrengungen,

Schock, sehr starken Blutverlusten durch schwere Operationen oder Verletzungen.

Koma: tiefe Bewußtlosigkeit, in der der Betroffene auf keinerlei äußere Reize mehr reagiert, tritt auf u. a. bei Kopfverletzungen, Vergiftungen (auch Alkoholmißbrauch), bei Gehirntumoren, Schlaganfall, Harnvergiftung *(urämisches Koma)* schwerer Leberschädigung *(hepatisches Koma)*, Zuckerkrankheit *(diabetisches Koma)* oder Schilddrüsen-Überfunktion *(Basedowsches Koma)*. Sofortige ärztliche Hilfe ist wichtig.

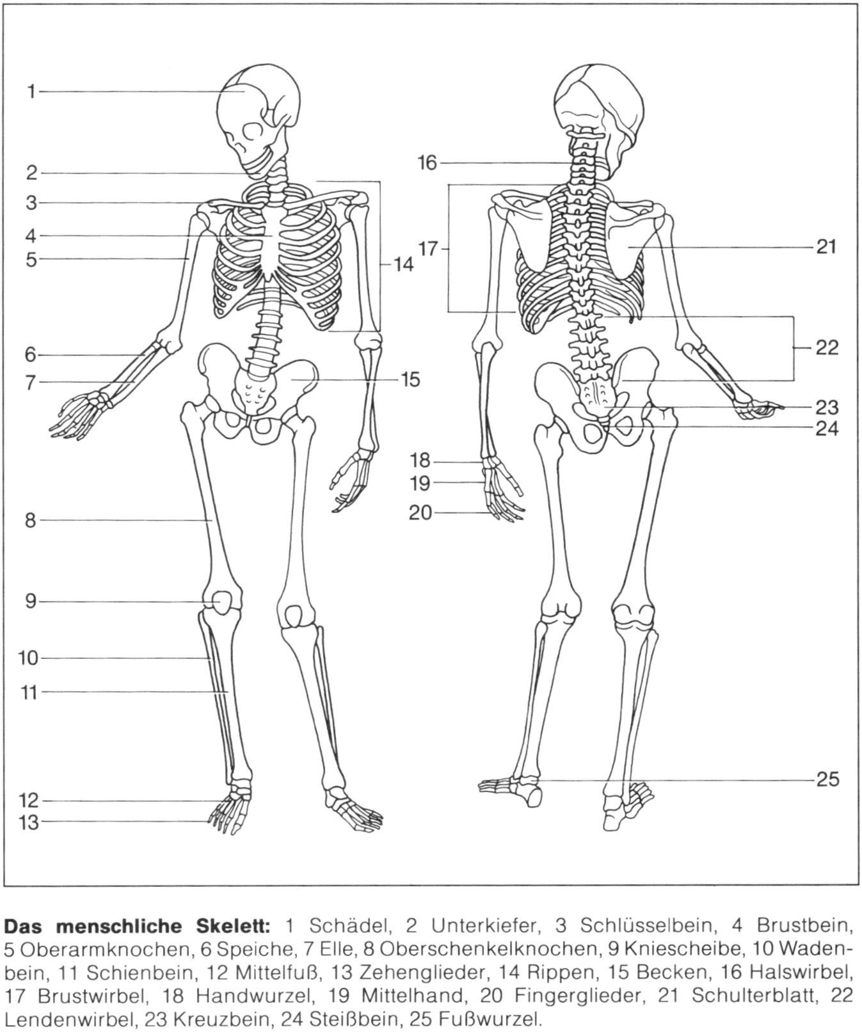

Das menschliche Skelett: 1 Schädel, 2 Unterkiefer, 3 Schlüsselbein, 4 Brustbein, 5 Oberarmknochen, 6 Speiche, 7 Elle, 8 Oberschenkelknochen, 9 Kniescheibe, 10 Wadenbein, 11 Schienbein, 12 Mittelfuß, 13 Zehenglieder, 14 Rippen, 15 Becken, 16 Halswirbel, 17 Brustwirbel, 18 Handwurzel, 19 Mittelhand, 20 Fingerglieder, 21 Schulterblatt, 22 Lendenwirbel, 23 Kreuzbein, 24 Steißbein, 25 Fußwurzel.

Kontaktekzem (Dermatitis venenata): Hautentzündung, die auf einer allergischen Reaktion bei Kontakt mit bestimmten Tieren, Pflanzen oder Substanzen beruht. Es gibt allerdings auch eine nichtallergische Form, die bei extremer Überempfindlichkeit der Haut auftritt.

Kontraindikation (Gegenanzeige): Grund oder Umstand, warum ein bestimmtes Medikament oder eine bestimmte Behandlung nicht angewandt werden darf; so schränken die von den Herstellern (auf den Beipackzetteln) angegebenen Kontraindikationen die Anwendungsmöglichkeiten eines Medikaments wegen möglicher unerwünschter Nebenwirkungen ein.

Konvulsionen: Schüttelkrämpfe, bei denen sich Zusammenziehung und Entspannung von Muskeln oder Muskelgruppen in rascher Folge abwechseln, häufig mit Bewußtseinsverlust verbunden. Die Ursachen können sehr vielfältig sein. Gehäuft kommt es zu solchen Schüttelkrämpfen beim Grand-mal-Typ der Epilepsie *(Fallsucht)*.

Krampfadern (Varizen): erweiterte, mit dunklem Blut gefüllte, geschlängelte Venen, vorwiegend an den Beinen; verursacht durch angeborene Bindegewebsschwäche, funktionsuntüchtige Venenklappen, überwiegend stehende Tätigkeit, Schwangerschaft, Übergewicht, aber auch durch Venenentzündungen. Es kann zu offenen, geschwürartigen, schlecht heilenden Platzwunden kommen; weitere Gefahren sind Entzündung der Venenwand, Thrombose und Embolie. Selbsthilfemaßnahmen sind Hochlagern der Beine, viel Bewegung, Gewichtsabnahme, Schwimmen. Den Blutabfluß durch tiefergelegene Venen erzwingen elastische Binden oder Gummistrümpfe. In schweren Fällen ist eine ärztliche Behandlung ratsam.

Krämpfe: unwillkürliche Muskelzusammenziehungen (Kontraktionen), entweder *klonisch* (kurzdauernde, rasch aufeinanderfolgende Muskelzuckungen) oder *tonisch* (Kontraktionen von starker Intensität und langer Dauer). Beide Formen können auch gemischt sein (klonisch-tonische Krämpfe). Siehe Konvulsionen.

Krätze (Skabies): durch Milben hervorgerufene, stark juckende, übertragbare Hautkrankheit, die besonders die Achselfalten, die Handgelenke, die Nabel- und Leistengegend, bei Frauen die Brüste, bei Männern den Penis befällt. Heute tritt diese Erkrankung nur noch selten bei uns auf; sie wird durch schlechte hygienische Bedingungen begünstigt.

Krebs: Bezeichnung für alle Veränderungen im Organismus, bei denen durch unnormales, unkontrolliert wucherndes Wachstum von Körperzellen gesundes Gewebe verdrängt oder zerstört wird. Jedes Gewebe besteht aus Zellen, die sich nach einem bestimmten Bau- oder Zeitplan vermehren bzw. erneuern. Bei Krebs beginnen einzelne Zellen oder Zellgruppen auf Kosten gesunder Zellen ungeordnet zu wachsen. Solche »wilden Zellen« können manchmal als Geschwulst ertastet werden. Mit fortschreitender Zellwucherung setzt ein Zerfallsprozeß der Krebszellen ein, wobei für den Körper giftige Stoffe (Toxine) entstehen, die ihn zusätzlich schädigen. Krebszellen können sich einzeln oder im Verband von ihrem Entstehungsort lösen und mit dem Blut- oder Lymphstrom in andere Körperregionen wandern, wo sich dann Tochtergeschwülste *(Metastasen)* bilden, die rasch weiterwuchern. Alle Gewebe und Organe des Körpers können von Krebs befallen werden. Eine einheitliche Ursache des Krebses ist noch nicht bekannt, doch kennen wir zahlreiche Bedingungen, die bei langdauernder Einwirkung bösartige Zellwucherungen herbeiführen können. Für krebsartige Gewebe gibt es verschiedene Fachausdrücke. Ein *Karzinom* ist ein Krebs, der aus Epithel besteht, also aus den Oberflächen von Haut, Drüsen, Membranen und Organen. *Sarkom* nennt man eine Krebsgeschwulst, die von Bindegewebe (z. B. Muskeln, Knochen) ausgeht. Als *Melanom* bezeichnet man wuchernde Pigmentzellen der Haut. Früherkennung ist für eine erfolgversprechende Krebsbehandlung wichtig. Man sollte deshalb nicht nur auf alle Warnzeichen achten, die in den entsprechenden Abschnitten dieses Buches genannt sind, sondern auch die – kostenlosen – Krebsvorsorgeuntersuchungen wahrnehmen, die von den Krankenkassen angeboten werden.

Kropf (Struma): Vergrößerung der Schilddrüse aus verschiedenen Ursachen und mit sehr unterschiedlichen Auswirkungen. Ein angeborener Kropf führt zu einer starken Verlangsamung der Entwicklung und wird mit Schilddrüsenhormon behandelt. Kropfbildung im späteren Alter kommt sowohl bei Überfunktion (Basedow) als auch bei Unterfunktion (Myxödem) der Schilddrüse vor. *Endemische Kropfbildung* gibt es gehäuft in kalkreichen Gebirgsgegenden mit jodarmem Trinkwasser, doch spielen auch andere Faktoren eine Rolle. Einer Kropfbildung durch Jodmangel kann man mit jodiertem Kochsalz und jodhaltigen Nahrungsmitteln (Seefische, Lebertran, Kresse, Lauch usw.) vorbeugen. Zur Behandlung des Kropfes werden Schilddrüsenhormone eingesetzt; eine Operation kommt nur bei starken Druckbeschwerden in Frage. Mit dem Kropf nichts zu tun hat die mit einer Schilddrüsenvergrößerung einhergehende Schilddrüsenentzündung. Schnell wachsende Kröpfe können das Symptom eines Schilddrüsenkrebses sein und sollten möglichst früh untersucht und behandelt werden.

Krupp: Kinderkrankheit, die meist im 2. bis 4. Lebensjahr auftritt und sich vornehmlich durch erschwerte Atmung und rauhen, heiser krächzenden Husten äußert. Der *Pseudokrupp* ist mit dem Quincke-Ödem verwandt; er entwickelt sich ohne erkennbaren Anlaß in wenigen Minuten und vergeht von selbst wieder. Ein solcher Krampfhusten kann durch die Zufuhr feuchtwarmer Luft gemildert werden. Beim *echten Krupp*, der sich langsamer ausbildet, handelt es sich um eine Diphtherie mit entzündlich geschwollenem und belegtem Kehlkopf, die ärztlich behandelt werden muß (Diphtherieserum). Ein gegen Diphtherie geimpftes Kind ist vor diphtherischem Krupp geschützt.

Kupferfinne (Rosacea): langwieriges, meist erst im mittleren und höheren Alter vorwiegend bei Männern auftretendes Hautleiden, das u. a. durch Magen-Darm-Störungen und Funktionsstörungen der Keimdrüsen ausgelöst werden kann. Symptome sind eine Hautrötung im Bereich von Nase, Wangen und Stirn, stark erweiterte Blutgefäße und eine Neigung zur Bildung roter Knötchen. Zusätzlich kann im Bereich der Nase eine Vergrößerung der Talgdrüsen und eine Vermehrung von Bindegewebe zur sogenannten Knollennase *(Rhinophym)* führen.

Kyphose: leicht geschwungene Rückwärtskrümmung der Brustwirbelsäule, krankhaft verstärkt bei jungen Männern als *Scheuermannsche Krankheit*, bei sehr alten Männern als *Alterskyphose*.

Labyrinthentzündung (Labyrinthitis): Entzündung des im Innenohr gelegenen Labyrinths, meist Folge einer Mittelohr- oder Hirnhautentzündung. Sie muß unverzüglich ärztlich behandelt werden, da die Gefahr der Ertaubung besteht. Siehe auch Ohr.

Lähmung: Funktionsausfall oder Funktionsschwächung eines Muskels oder einer Muskelgruppe durch Störung der entsprechenden Nervenleitung oder des für die Funktion zuständigen Kerns im Zentralnervensystem. Eine vollständige Lähmung heißt *Paralyse*, eine unvollständige Lähmung, eine lähmungsartige Schwächung, heißt *Parese*. Eine Lähmung kann schlaff oder spastisch (krampfartig verstärkt) sein. Die Lähmung eines einzigen Gliedes bezeichnet man als *Homoplegie*, die Lähmung einer Körperhälfte als *Hemiplegie*.

Landrysche Paralyse: schwere Form der spinalen Kinderlähmung, die durch Übergreifen auf das Atemzentrum meist tödlich verläuft.

Laus: flügelloses Insekt, das auf Tieren und Menschen schmarotzt und sich durch angeklebte Eier (Nissen) vermehrt. Unter normalen hygienischen Zuständen kommt es nur selten zum Befall eines Menschen mit Läusen. *Kopfläuse* siedeln sich vornehmlich auf der behaarten Kopfhaut an, seltener in Augenbrauen, Wimpern oder Bart. Sie werden mit einem Spezialpräparat nach Anweisung vernichtet. Wichtig ist auch die gründliche Reinigung von Bürsten, Kämmen, Hüten usw. *Kleiderläuse*, die in den Nähten und Falten von Wäsche und Bekleidung leben, sind Überträger gefährlicher Krankheiten (z. B. Fleckfieber und Rückfallfieber). Die *Filzlaus* siedelt sich nicht auf dem behaarten Kopf, sondern in den Schamhaaren und anderen behaarten Körperregionen an. Meist erfolgt die Übertragung beim Geschlechtsverkehr, weshalb bei Filzlausbefall stets auch der Partner behandelt werden muß.

Leber: größte Drüse des menschlichen Körpers im rechten oberen Teil des Bauchraums direkt unter dem Zwerchfell; ihr unterer Rand schließt mit dem rechten Rippenbogen ab. An der Unterseite liegt die Gallenblase, die mit der Leber einen gemeinsamen Ausführungsgang in den Zwölffingerdarm hat. Die Leber ist ein lebenswichtiges Laboratorium, dient als Speicher und Entgiftungsstation und bildet täglich einen halben Liter Galle, die für die Verdauung (besonders der Fette) wichtig ist. Gespeichert werden Kohlenhydrate in Form von Glykogen; dieser Reservestoff wird als Glukose (Traubenzucker) an das Blut abgegeben, wenn er an anderer Stelle im Körper benötigt wird. In der Leber vollzieht sich der Fettstoffwechsel. Alle Venen von Magen und Darm gelangen auf dem Weg zum Herzen in die Leber (Pfortader). Die Pfortader teilt sich in der Leber in viele kleine Gefäßverzweigungen. Dort werden schädliche Substanzen, die im Blut vorhanden sind, ans Lebergewebe abgegeben und vernichtet. Beteiligt ist die Leber auch bei der Bildung und dem Abbau von roten Blutkörperchen und bei der Produktion des für die Blutgerinnung unerläßlichen Fibrinogens; sie speichert Eisen und Kupfer, spaltet Eiweiß und erzeugt und speichert Vitamine.

Leberabszeß: verursacht durch entzündliche bakterielle Erkrankungen von Gallenblase und Gallengängen, schwere Erkrankung, die immer einen chirurgischen Eingriff erfordert.

Leberentzündung (Hepatitis): durch Viren verursachte Infektionskrankheit. Das Hepatitisvirus A, das durch Schmierinfektion, verunreinigte Lebensmittel oder Wasser übertragen wird, verursacht die sogen. *infektiöse Gelbsucht*; das durch Injektion oder Bluttransfusionen übertragene Hepatitisvirus B die *Spritzen-* oder *Transfusionshepatitis.* Beide Formen nehmen einen ähnlichen Verlauf und werden auf die gleiche Weise behandelt. Zu einer nicht virenbedingten Leberentzündung kann es infolge einer allgemeinen oder auf die Leber begrenzten Infektion kommen; häufig tritt sie als Komplikation von tropischen Krankheiten wie Malaria, Gelbfieber und Amöbenruhr auf. Leitsymptom einer Leberentzündung ist *Gelbsucht*, die allerdings auch bei anderen Erkrankungen auftreten kann. Deshalb ist bei jeder Gelbsucht eine rasche ärztliche Abklärung der Ursache wichtig.

Leberfleck: durch die Häufung vieler Pigmentzellen braun gefärbtes, gelapptes Muttermal. Wenn es sich plötzlich vergrößert und an der Oberfläche zerklüftet, sollte es einem Hautarzt gezeigt werden, da die Gefahr von Hautkrebs besteht.

Leberkoma: lebensbedrohlicher Zustand durch allgemeines Versagen der Leber bei aktiver gelber Leberatrophie und Leberzirrhose. Sofortiges ärztliches Eingreifen (Klinik) ist unerläßlich.

Leberkrebs: von der Leber ausgehende Krebse sind selten und entwickeln sich fast immer auf dem Boden einer Schrumpfleber. Häufiger sind Krebsmetastasen in der Leber, die von Krebsen anderer Organe stammen.

Leberschwellung (Stauungsleber): schmerzhafte Vergrößerung der Leber mit Bauchblähung und Verdauungsstörungen, verursacht durch eine Schwäche der rechten Herzkammer, die zu einer Blutüberfüllung der Leber führt. Nach Beseitigung der Herzmuskelschwäche verschwindet die Leberschwellung wieder. Allerdings kann der gleiche Zustand auch das erste Stadium einer Leberzirrhose sein.

Leberzirrhose (Schrumpfleber): chronische Lebererkrankung, die vielerlei Ursachen haben kann, eine nicht ausgeheilte Leberentzündung oder Stauungen in Leber und Galle ebenso wie Alkohol- oder Medikamentenmißbrauch oder Mangel- und Fehlernährung. Teile des Lebergewebes gehen zugrunde und werden durch Narbengewebe ersetzt, das nachträglich schrumpft, so daß es zu einer Verhärtung und Schrumpfung der ganzen Leber kommt. Dadurch wird der Blutkreislauf behindert, in den Blutgefäßen des Darms tritt eine Stauung ein, Flüssigkeit sammelt sich im Bauchraum an; es bildet sich ein Wasserbauch, der auch Herz und Lungen in Mitleidenschaft zieht. Erste Anzeichen einer Leberzirrhose sind Magen-Darm-Störungen, später treten Gelbsucht und Milzschwellung hinzu, und auch vielerlei Hautveränderungen weisen auf die Erkrankung hin. Zur Heilung ist eine langdauernde Therapie erforderlich.

Lederhautentzündung (Skleritis): seltene Erkrankung des Auges, die meist durch eine Bindehaut- oder Regenbogenhautentzündung ausgelöst und durch Rheuma, Gicht und Tuberkulose begünstigt wird.

Leistenbruch (Hernia inguinalis): Eingeweidedurchbruch durch den Leistenkanal entlang der Samenstrangscheide, tritt vornehmlich bei männlichen Patienten auf, kann angeboren oder erworben sein.

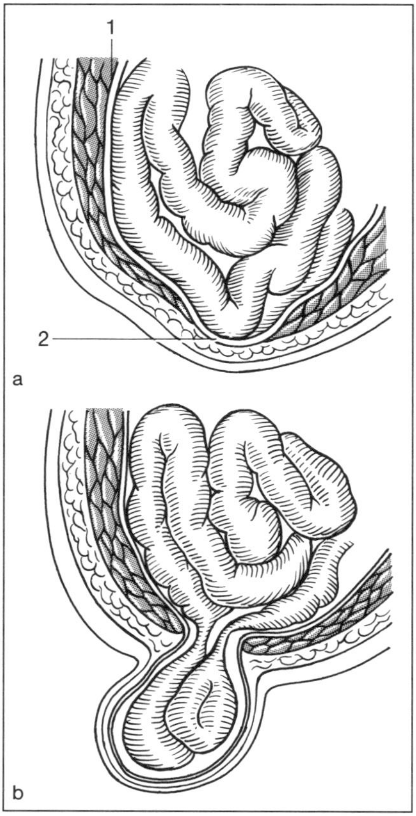

Leistenbruch: 1 Bauchfell, 2 Leistenring. Abb. a zeigt einen reponierten (zurückgeschobenen) Leistenbruch, Abb. b einen akuten Zustand mit vorgefallener Darmschleife. Zurückschiebbare Fälle sind oft harmlos, aber eingeklemmte Brüche müssen immer operiert werden.

Lepra (Aussatz): chronische Infektionskrankheit, die in Europa praktisch nicht mehr vorkommt. Es gibt zwei Formen, die gelegentlich gemischt auftreten können. Bei der einen wird die Haut ungleichmäßig verdickt und mit großen Knoten bedeckt, die geschwürig aufbrechen können; die zweite befällt in erster Linie die Nerven und führt zur Schrumpfung oder zum Abfall von Fingern, Zehen oder auch von Teilen der Extremitäten.

Leukämie (Blutkrebs): Blutkrankheit unbekannter Ursache, die durch eine starke Vermehrung der weißen Blutkörperchen gekennzeichnet ist. Bei der *lymphatischen Leukämie* kommt es zur krankhaften Vermehrung der in Milz und Lymphknoten gebildeten weißen Blutkörperchen, während bei der *myeloischen Leukämie* die Blutkörperchen aus dem Knochenmark vermehrt sind. Wenn diese Vermehrung nur vorübergehend ist und rückgängig gemacht werden kann, spricht man von einer *Leukozytose*, während eine irreversible Leukämie auch als *Leukose* bezeichnet wird.

Leukopenie: krankhafte Verminderung der weißen Blutkörperchen, kommt u. a. bei Masern, Typhus, Leberzirrhose und schweren Vergiftungen vor, kann aber auch durch bestimmte Medikamente ausgelöst werden.

Lidkrebs: seltene Krebsform, die meist am Unterlid im Bereich des Augenwinkels auftritt und bei früher Erkennung gute Heilungsaussichten hat.

Lidrandentzündung (Blepharitis): kann durch Reize wie Rauch und Staub, aber auch durch bakterielle Infektion ausgelöst werden. Häufig ist die Lidrandhaut ekzemartig verändert. In schweren Fällen ist (auch zum Ausschluß eines Lidkrebses) stets fachärztliche Behandlung erforderlich.

Lipom: gewöhnlich schmerzlose, gutartige Fettgeschwulst, kann, falls mechanisch störend oder entstellend, problemlos operativ entfernt werden.

Lippen: Mit Schleimhaut bedeckte Muskeln des Mundes, die ebenso der Pflege bedürfen wie die Haut und vor starker Kälte oder intensiver Sonnenbestrahlung durch entsprechende Salben geschützt werden sollten. Infektionen (z. B. Furunkel) an der Oberlippe müssen ärztlich behandelt werden, da die Gefahr besteht, daß infektiöser Eiter über die Gefäßbahnen direkt zum Gehirn geführt wird.

Liquor: Gehirn und Rückenmark umspülende Flüssigkeit, ein Filtrat des Blutes, das wie das Blut selbst einem Kreislauf unterliegt. Untersuchungen dieser Flüssigkeit, die mittels einer Hohlnadel durch Punktion gewonnen wird, sind ein wichtiges diagnostisches Element.

Lokalanästhesie: örtliche Betäubung einer umgrenzten Körperregion, wobei dort die Schmerzempfindlichkeit unter Beibehaltung des Bewußtseins ausgeschaltet wird.

Luftröhre (Trachea): durch Knorpelringe verstärktes, mit Schleimhaut ausgekleidetes Rohr, das den Mund-Rachen-Raum mit der Lunge verbindet und sich vor den Lungenflügeln in die beiden Hauptbronchien verzweigt.

Luftröhrenschnitt (Tracheotomie): chirurgische Eröffnung der Luftröhre unterhalb des Kehlkopfs, ist notwendig, wenn ein höhergelegenes Hindernis Erstickungsgefahr bringt.

Lunge: paarartiges Atmungsorgan (rechter und linker Lungenflügel) im Brustkorb, umgeben von den Rippen, dem Zwerchfell, den Brust- und Rückenmuskeln. Die rechte Lunge gliedert sich in drei, die linke in zwei Lappen. Überzogen sind beide Lungen von einer dünnen Haut, dem Brustfell *(Pleura)*. In der Lunge verzweigen sich die Bronchien und münden in Lungenbläschen *(Alveolen)*, deren Wandungen von kleinsten Blutgefäßen *(Kapillaren)* durchzogen sind. Hier findet der Gasaustausch statt: Sauerstoff aus der Atemluft wird vom Blut aufgenommen, während Kohlendioxid aus dem Blut in die Alveolarluft wandert und ausgeatmet wird.

Lungenabszeß: örtlich umschriebene eitrige Einschmelzung von Lungengewebe, verursacht durch Krankheitserreger, die durch die Bronchien, auf dem Blutweg oder aus umgebendem Gewebe in die Lungen gelangt sind. Ein Abszeß kann sich auch aus einer Embolie entwickeln oder im Verlauf einer Lungenentzündung entstehen.

Lungenembolie: Verschluß eines Astes der Lungenarterie durch ein verschlepptes Blutgerinnsel *(Thrombus)*, kann nach Operationen oder Entbindungen oder bei Venenentzündungen mit Thrombosen auftreten.

Lungenentzündung (Pneumonie): Entzündung der Lunge, verursacht durch Infektion mit Bakterien, Viren, Rickettsien oder Pilzen, durch Allergien, Zirkulationsstörungen der Lunge, Bronchienveränderungen, Vergiftungen und anderes. Eine *Bronchopneumonie* kann als Komplikation anderer Erkrankungen (Bronchitis, Masern, Keuchhusten usw.) durch Verschleppung von Krankheitserregern auftreten. Bei älteren

Menschen können langes Krankenlager, Operationen oder Narkosen Lungenentzündungen *(Aspirationspneumonie)* nach sich ziehen. Durch Lungenentzündungen gefährdet sind vor allem kleine Kinder und Menschen nach dem 65. Lebensjahr.

Lungenerweiterung (Lungenemphysem): Schädigung der Lunge durch Elastizitätsverlust des Lungengewebes oder Starrwerden des knöchernen Brustkorbs, was zu einer Dehnung des Gewebes und zum Einreißen von Lungenbläschen führt. Folgen sind eine Erschwerung der Ausatmung, Atemnot, aber durch Überlastung des Herzens oft auch eine Herzmuskelschwäche. Zu einem Emphysem kann es bei Überbeanspruchung der Lunge in bestimmten Berufen (Glasbläser, Trompeter usw.) kommen, doch kann auch ein chronischer Bronchialkatarrh die Ursache sein; tritt gehäuft im Alter auf.

Lungeninfarkt: Untergang von Lungengewebe durch Verstopfung eines der kleinen Blutgefäße in der Lunge, die zu einem blutleeren, später abgestorbenen Gewebeteil führt. Eine Behandlung ist nur in der Klinik möglich.

Lungenkrebs (Bronchialkarzinom): Krebs, der meist nicht vom eigentlichen Lungengewebe, sondern von der Bronchialschleimhaut ausgeht oder als Metastase von einem an anderer Stelle ansässigen Haupttumor in die Lunge verschleppt wurde. Heute ist der Lungenkrebs die häufigste Krebsform des Mannes: als Verursacher spielen Tabakrauch, Abgase, Teerprodukte und andere Reizstoffe eine große Rolle. Bei jedem chronischen Reizhusten ist eine Untersuchung der Lunge angezeigt; bei frühzeitiger Erkennung sind die Heilungsaussichten bei Lungenkrebs gut.

Lungenödem: Ansammlung von Flüssigkeit in den Luftbläschen der Lunge, verursacht durch schwere Linksherzinsuffizienz, Lungenerkrankungen, Hirntumoren oder toxisch-infektiöse Einflüsse. Die Behandlung richtet sich nach der auslösenden Ursache.

Lymphe, Lymphgefäße: Bei der Lymphe handelt es sich um eine aus Plasma und Lymphozyten (bestimmte Form der weißen Blutkörperchen) bestehende Körperflüssigkeit, die dem Stoffwechsel und der Infektionsabwehr dient. Sie umgibt jeden kleinen Zellkomplex eines Organs oder Gewebes, sammelt sich in größeren Gewebespalten, die sich zu Lymphgefäßen vereinigen, und gelangt durch diese in die Lymphknoten, wo Bakterien, Krebszellen, Giftstoffe u. a. ausgefiltert und neue Lymphozyten erzeugt werden. Von den Lymphknoten führen größere Gefäße die Lymphe ins Körperinnere, wo sich die Gefäße zum Brustlymphgang vereinigen, der im Brustraum in eine große Vene einmündet.

Lymphgefäßentzündung, Lymphknotenentzündung (Lymphangitis, Lymphadenitis): durch Infektion verursachte schmerzhafte Entzündung, die an jeder allgemeinen Sepsis im Körper beteiligt ist. Eine Lymphbahnentzündung, die sich als roter Streifen unter der Haut zeigt, kündigt oft eine Blutvergiftung (Septikämie) an.

Lymphknotenkrebs (Lymphosarkom): bösartige Wucherung eines Lymphknotens, meist verursacht durch Metastasierung eines an anderer Körperstelle vorhandenen Krebses.

Lymphknotenvergrößerung (Lymphom): gutartige entzündliche Schwellung eines Lymphknotens, die stets

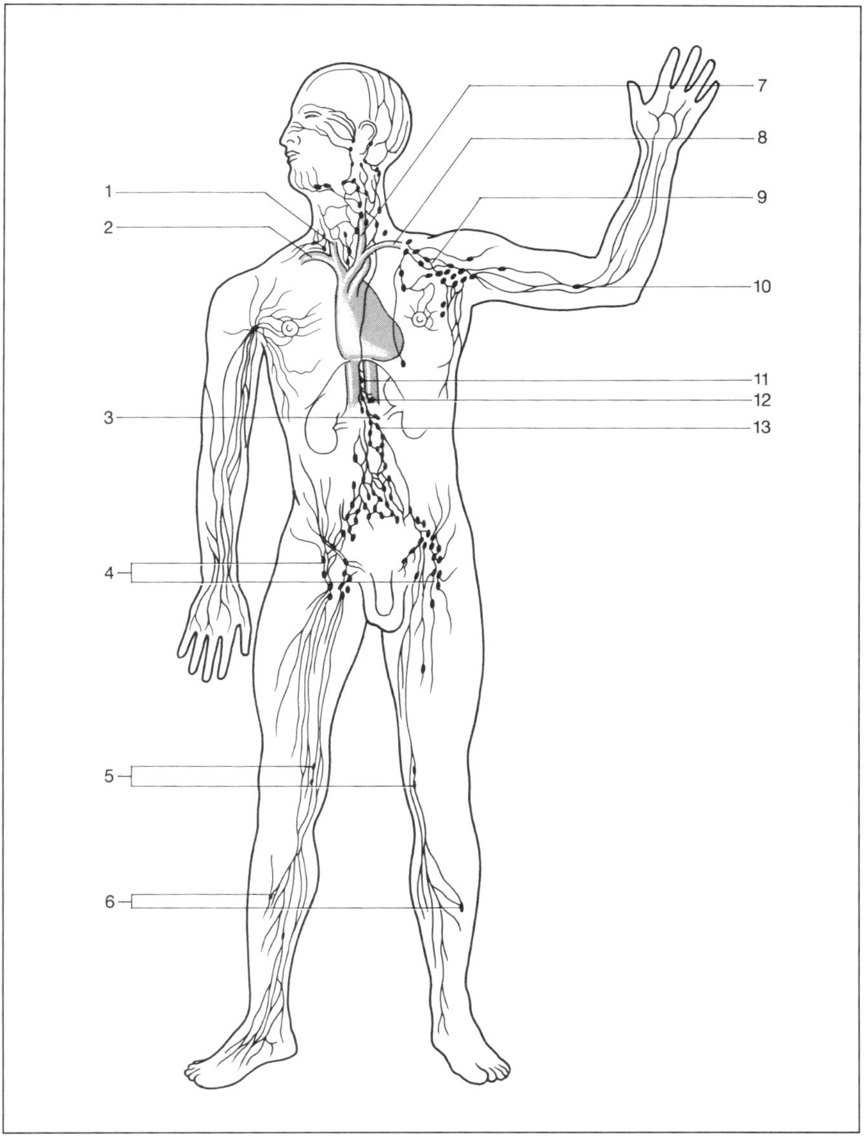

Lymphknoten und Lymphbahnen: 1 Lymphstamm (Truncus jugularis), 2 Lymphstamm (Truncus subclavius), 3 Pecquet'sche Zysteme, 4 Leistenlymphknoten, 5 Kniescheibenlymphknoten, 6 Schienbeinlymphknoten, 7 Lymphstamm (Truncus jugularis), 8 Lymphstamm (Truncus subclavius), 9 großer Lymphgang, 10 Ellenbogenlymphknoten, 11 Brustlymphgang, 12 Bauchlymphstamm (Truncus intestinalis), 13 Unterleibslymphstamm (Truncus lumbalis).

ärztlich untersucht werden muß, um einen Lymphknotenkrebs auszuschließen.

Madenwurmbefall (Enterobiasis): durch Infektion mit Madenwurmeiern *(Oxyuren)* verursachtes Leiden, das besonders bei kleinen Kindern durch ständige Wiederinfektion sehr hartnäckig sein kann.

Magen: muskulöses Hohlorgan von großer Beweglichkeit und wechselnder Form, das zwischen der Speiseröhre und dem Zwölffingerdarm liegt und als Vorstufe zum eigentlichen Verdauungstrakt im Verdauungssystem des Körpers eine wichtige Rolle spielt. In ihm wird aufgenommene Nahrung gespeichert, durchgeknetet, mit Hilfe des Magensaftes vorverdaut und langsam in den Darm abgegeben. Überzogen ist der Magen vom Bauchfell, ausgekleidet ist er mit Schleimhaut. Man unterscheidet zwischen Mageneingang *(Kardia)*, Magengrund *(Fundus ventriculi)*, Magenkörper *(Corpus ventriculi)* und *Antrum*, das am Magenpförtner *(Pylorus)* endet, einem ringförmigen Muskel, der den Magen gegen den Zwölffingerdarm abschließt. Der Magensaft wird von den Magendrüsen gebildet, die sich in der Magenschleimhaut befinden.

Magengeschwür (Ulcus ventriculi): scharfrandige, trichter- und treppenförmige Entzündung der Magenschleimhaut, kann einzeln oder in größerer Zahl auftreten und neigt zu Rückfällen. Es entsteht durch eine Schädigung der Schleimhaut, die verschiedene Ursachen haben kann; Hauptursache ist eine mangelhafte Blutversorgung der entsprechenden Stelle, die wiederum sehr unterschiedliche Gründe haben kann. Vererbung und seelische Faktoren spielen eine große Rolle. Häufig ist das Magengeschwür mit einem Zwölffingerdarmgeschwür kombiniert.

Magenkrampf: Bei einem einmaligen Magenkrampf ohne verdächtige Ursache bringen Ruhe, Heizkissen oder feuchtwarme Umschläge, Kräutertee, Baldriantropfen u. a. rasche Linderung. Bei starken oder immer wiederkehrenden Krämpfen ist eine rasche ärztliche Abklärung wichtig, da es sich um das Symptom einer ernsthaften Magenerkrankung handeln kann.

Magenkrebs (Carcinoma ventriculi): gehäuft nach dem 50. Lebensjahr und bei Männern auftretende Krebsform, begünstigt durch chronische Magenerkrankungen (Geschwür, Schleimhautentzündung) und perniziöse Anämie. Frühdiagnose ist wichtig, aber schwierig, da es keine eindeutigen Symptome gibt. Ohne Metastasierung sind die Heilungsaussichten durch Teiloperation (Resektion) gut.

Magenschleimhautentzündung (Magenkatarrh, Gastritis): Entzündung der Magenschleimhaut durch vielerlei Ursachen, akut z. B. durch überreichliches Essen, sehr kalte Getränke, verdorbene Speisen usw., zu behandeln mit Fasten und ungesüßtem Tee, danach Schonkost. Ein chronischer Magenkatarrh kann sich aus einem akuten entwickeln, aber auch durch ständige Überreizung der Magenschleimhaut (starkes Rauchen, viel starker Kaffee, hastiges Essen) oder durch seelische Faktoren entstehen. In diesem Fall ist stets eine ärztliche Versorgung angezeigt.

Magersucht (Anorexia nervosa): starke Gewichtsabnahme durch psychisch bedingtes Eß-Fehlverhalten, tritt vor allem bei Mädchen in der Pubertät, seltener bei jungen Frauen auf und muß, falls keine Hormonstörung (z. B. Simmondsche Kachexie) vorliegt, psychotherapeutisch (am besten stationär) behandelt werden.

Malaria (Wechselfieber, Sumpffieber): durch die Anopheles-Mücke übertragene fiebrige Infektionskrankheit, die schubweise verläuft und zu Rückfällen neigt. Vorbeugende Maßnahmen bei Reisen in warme Länder, in denen die Krankheit auftritt, sind dringend zu empfehlen.

Mandelentzündung (Tonsillitis, Angina): durch Bakterien verursachte Entzündung der Gaumenmandeln, die durch Schwellung zu einer Verengung des Rachens führt und sich hauptsächlich durch Schluckbeschwerden und ausstrahlende Schmerzen äußert. Sie kann akut oder chronisch sein. Eine *Herpes-Angina* kann gelegentlich bei Kleinkindern auftreten. Vereiterte Mandeln sind als Streuherde für Erkrankungen eine Gefahrenquelle; deshalb ist ihre Entfernung *(Tonsillektomie)* oft geboten.

Mandeln (Tonsillen): Organe aus von einer bindegewebigen Kapsel umschlossenem Lymphgewebe, beidseits der Mundhöhle etwa in Höhe der Zungenwurzel an der Grenze von Mundhöhle und Rachen die beiden Gaumenmandeln *(Tonsillae palatinae)*, die zusammen mit der Rachenmandel *(Tonsilla pharynga)* und der Zungenmandel *(Tonsilla lingualis)* den sogenannten lymphatischen Ring bilden, der für die Abwehr von bakteriellen Infekten verantwortlich ist.

Masern (Morbilli): fieberhafte Infektionskrankheit, die gehäuft bei Kindern zwischen dem 2. und 5. Lebensjahr auftritt. Verursacher ist ein durch Tröpfcheninfektion übertragenes Virus. Werden Erwachsene befallen, ist der Krankheitsverlauf schwerer. Die Erkrankung beginnt mit den Anzeichen einer schweren Erkältung; nach einigen Tagen erscheinen auf der Mundschleimhaut kleine weißliche Flecken, und bald darauf bricht der typische hellrot-fleckige Hautausschlag aus, der hinter den Ohren beginnt und sich über das Gesicht und den ganzen Körper ausbreitet. Mögliche Komplikationen infolge der geschwächten Widerstandskraft des Erkrankten sind Bronchitis, Mittelohrentzündung und Lungenentzündung; auch kann es zu einer Herz- und Kreislaufschwäche kommen. Eine Vorbeugung durch Schutzimpfung ist möglich und ratsam.

Mastdarm (Rektum): unterster Teil des Dickdarms, in den After endend. Die ihn auskleidende Schleimhaut kann sich entzünden *(Proktitis)*. Wenn die Mastdarmschleimhaut durch den After nach außen gestülpt ist, spricht man von Mastdarmvorfall.

Mastoiditis: Entzündung der mit Schleimhaut ausgekleideten, lufthaltigen Zellen des Warzenfortsatzes im Bereich des knöchernen Ohrs, entsteht unter fast gleichen Bedingungen wie eine Mittelohrentzündung und kann gelegentlich als Komplikation nach Diphtherie, Masern und Scharlach auftreten. Bei früh einsetzender Behandlung ist nur selten ein operativer Eingriff erforderlich.

Melanom: bösartige Geschwulst, die aus Pigmentzellen, beispielsweise aus Leberflecken, entstehen kann und ärztlicher Behandlung bedarf.

Ménière-Krankheit: Störung der Flüssigkeitsregulation im Innenohr, führt zu anfallsweisem Drehschwindel mit Übelkeit, Ohrensausen und zunehmender Schwerhörigkeit.

Meniskus: gefäßloser Faserknorpel, eine der paarweise angelegten Zwischengelenkscheiben im Knie, ist durch Unfall oder Überbeanspruchung der Knie (z. B. Bodenleger) mancherlei Schädigungen ausgesetzt, unter denen der *Meniskusriß* am häufigsten vorkommt.

Metastase: Tochtergeschwulst, Ableger einer Hauptgeschwulst, deren Zellen mit dem Blut- oder Lymphstrom verschleppt worden sind. Von Metastase spricht man hauptsächlich bei der Krebsausbreitung, wenn sich z. B. Krebse der Schild- oder Vorsteherdrüse in Lunge und Knochen absiedeln *(metastasieren)*.

Meteorismus: Auftreibung des Bauches durch Gas in den Darmschlingen, Begleiterscheinung verschiedener Verdauungsstörungen und Darmerkrankungen, verschwindet mit der Behandlung des Grundleidens.

Migräne (Hemikranie, Halbseitenkopfschmerz): anfallsweise auftretender, meist einseitiger, heftiger Kopfschmerz mit Licht- und Geräuschempfindlichkeit, Übelkeit, Brechreiz und Augenflimmern, kann durch vielerlei Faktoren ausgelöst werden. Die eigentlichen Ursachen sind unbekannt. Eine ärztliche Behandlung ist stets erforderlich; die üblichen Schmerztabletten verschaffen nur vorübergehende Erleichterung.

Milz: faustgroßes Körperorgan im linken Oberbauch, das Blut speichert und bei Bedarf wieder abgibt, aus dem Blut Giftstoffe und Bakterien ausfiltert, Lymphozyten bildet und an der Entwicklung von Gegenstoffen gegen Krankheitserreger beteiligt ist. Durch bestimmte Infektionskrankheiten kann es zu einer Milzvergrößerung kommen. Ein Milzriß kann zu lebensgefährlichen inneren Blutungen führen.

Milzbrand (Anthrax): Infektionskrankheit der Tiere (besonders Schafe und Rinder), die auf den Menschen übertragen werden kann. Beim Eindringen von Erregern in die Haut bilden sich schwer heilende Geschwüre und Eiterbeulen; in der Lunge verursachen sie den gefährlichen Lungenmilzbrand. Krankenhausbehandlung ist bei Milzbrand, der heute bei uns sehr selten ist, stets erforderlich.

Mitesser (Komedonen): kleine eingedickte Talgpfröpfe, die Ausführungsgänge von Talgdrüsen verstopfen, treten gehäuft bei jungen Menschen auf.

Mittelohrentzündung (Otitis media): durch Infektionen (meist Streptokokken oder Staphylokokken) verursachte Entzündung des Mittelohrs, eines kleinen Raums zwischen Trommelfell und innerem Ohr. Im Mittelohr liegen die drei Gehörknöchelchen; durch die Ohrtrompete ist es mit dem Nasenraum verbunden. Die Entzündung kann mit Vereiterung einhergehen; in diesem Fall muß durch einen kleinen Einschnitt in das Trommelfell *(Parezentese)* ein Abfluß geschaffen werden. Die Erkrankung erfordert sorgfältig ärztliche Behandlung, da sie u. a. auf die Hirnhaut *(otogene Meningitis)* und das Labyrinth *(Labyrinthitis)* übergreifen kann.

Multiple Sklerose (MS): chronische, schubweise verlaufende Erkrankung des Zentralnervensystems, wobei in Gehirn und Rückenmark Zerfallsherde auftreten, deren Lagen die jeweils vorherrschenden Symptome bestimmen. Dieses Leiden unbekannter Ursache tritt oft zwischen dem 20. und 40. Lebensjahr erstmals auf. Sein Beginn ist gewöhnlich schleichend (Schwächegefühl, rasche Ermüdbarkeit, Sehstörungen, Stimmungsschwankungen usw.). Erst allmählich treten eindeutige Symptome auf. Die Krankheit kann sehr unterschiedlich verlaufen, beschwerdefreie Zwischenzeiten können Wochen, Monate oder sogar Jahre dauern, doch im allgemeinen schreitet der Krankheitsprozeß stetig fort. Aufhalten oder heilen läßt sich die Krankheit nicht, doch gibt es viele Behandlungsmöglichkeiten, die den Zustand erleichtern und die Lebenserwartung verlängern.

Mumps (Ziegenpeter, Parotitis epidemica): durch ein Virus verursachte, sehr ansteckende Entzündung der Ohrspeicheldrüse, deren Überstehen meist eine bleibende Immunität hinterläßt. Etwa 18 Tage nach der Ansteckung schwillt, zunächst nur auf einer Seite, die Ohrspeicheldrüse an, nach Abklingen der Schwellung folgt die andere Seite. Die häufigste Komplikation ist eine Mitbeteiligung der Hoden, die besonders bei Erwachsenen nicht selten ist. Weitere Komplikationen sind ein Mitbefall der Bauchspeicheldrüse und eine Gehirn- oder Hirnhautentzündung. Deshalb ist eine ärztliche Betreuung unerläßlich.

Mundfäule (Stomatitis ulcerosa): schmerzhafte Entzündung von Mundschleimhaut und Zahnfleisch, verbunden mit Geschwürbildung. Eine Sonderform ist die *Stomatitis aphthosa*, bei der sich gelblichweiße Flecke und von rotem Hof umgebene, bald platzende Bläschen bilden. Bei beiden Formen tritt übler Mundgeruch auf.

Mundschleimhautentzündung (Stomatitis): Diese nicht geschwürige Entzündung entsteht bei verminderter Abwehrbereitschaft durch Bakterien, kann aber durch Mundspülungen, desinfizierende Mundwässer und Lutschtabletten behoben werden.

Muskeln: Sie machen etwa 40 Prozent des Körpergewichts aus und bilden das sogenannte »Fleisch« des Körpers. Man unterscheidet zwischen *willkürlicher* (quergestreifter) und *unwillkürlicher* (glatter) Muskulatur; zur ersten Gruppe gehört die Skelettmuskulatur, zur zweiten gehören die Muskeln von Eingeweiden, Blutgefäßen und Blase. Eine Besonderheit stellt die Herzmuskulatur dar, die zwar quergestreift, aber unwillkürlich ist. Unwillkürliche Muskeln arbeiten unabhängig von unserem Willen, willkürliche Muskeln können wir absichtlich bewegen. Jeder Muskel hat seine eigene Nervenversorgung und Funktion, ist also ein selbständiges Organ, das durch spezielle Nerven oder eine Nervengruppe mit dem Rückenmark und dem Gehirn verbunden ist. Der Muskel arbeitet mit Hilfe der Energie, die ihm durch die Nahrungsstoffe mit dem Blut zugeführt wird. Dabei verbraucht er fast ausschließlich Kohlenhydrate, also Zucker. Durch die Muskelarbeit fallen Abfallprodukte an, vornehmlich Milchsäure und Kohlendioxid. Wenn diese Abfallprodukte nicht ausreichend schnell abtransportiert werden, ermüdet der Muskel.

Muskelkrampf: schmerzhafte Dauerkontraktion der Muskelmasse als Folge einer Überanstrengung, tritt besonders an den Waden auf.

Muskelrheumatismus: häufigste Form des Weichteilrheumatismus *(Fibrositis)* mit bei Bewegung verstärktem Schmerz bestimmter Muskelgruppen (häufig an Hals, Schulter und Rücken). Bei chronischem Rheumatismus kann ein Bandscheibenschaden die Ursache an.

Muskelriß: Einriß des Muskelgewebes durch plötzliche starke Anspannung eines Muskels, äußert sich durch jähen starken Schmerz; es tritt eine Schwellung auf, und nach einiger Zeit bildet sich ein Bluterguß. Eine operative Versorgung ist nur erforderlich, wenn ein Muskel durch äußere Gewalteinwirkung (Unfall) ganz oder großenteils durchgerissen ist.

Myom: gutartige, weit verbreitete Muskelgeschwulst, die häufig an der Gebärmutter auftritt. Ursache ist in diesem Fall meist eine hormonelle Fehlfunktion der Eierstöcke. Je nach Lage der Geschwulst können unterschiedliche Beschwerden auftreten; eine Behandlung (meist operativer Eingriff) ist nur bei starken Beschwerden erforderlich, da eine bösartige Wucherung sehr selten ist.

Myxödem: hormonelle Störung durch Unterfunktion der Schilddrüse *(Hypothyreose)*. Sie führt zu typischen Erscheinungen, doch bilden sich diese nach der Zuführung von Schilddrüsenhormonen weitgehend zurück. Mit dem Myxödem verwandt ist der *Kretinismus*, der durch angeborenen Mangel an Schilddrüsenhormon verursacht wird; hier kann nur bei sehr frühzeitiger Schilddrüsenhormonbehandlung eine dauerhafte Schädigung vermieden werden.

Nabelbruch (Nabelhernie): Austretung von Darmteilen durch jene Lücke in der Bauchdecke, durch die die Nabelschnur verlief, kann bei Säuglingen durch Heftpflasterverbände, notfalls durch Operation verschlossen werden; tritt bei Erwachsenen vornehmlich in der Schwangerschaft durch Überdehnung der Bauchdecke auf.

Nagelveränderungen: Manche typischen Veränderungen, die besonders an den Fingernägeln auffallen, können Hinweise auf akute oder chronische Erkrankungen geben. Querfurchen treten bei einigen Infektionskrankheiten, aber auch nach Einnahme bestimmter Medikamente auf. Hohlnägel (Löffelnägel, Koilonychie) mit erhöhter Brüchigkeit treten bei chronischem Eisenmangel (z. B. Eisenmangelanämie), aber auch bei anderen Mangelerkrankungen (Pellagra, Sprue usw.) und bei Ekzemen auf. Siehe auch Uhrglasnägel.

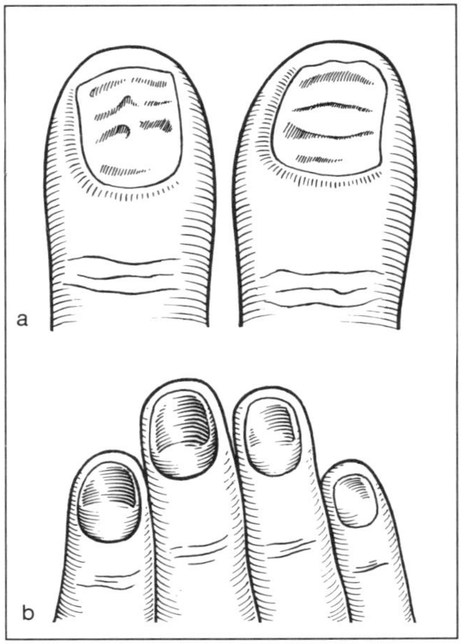

Nagelveränderungen: a quergefurchte Nägel verweisen auf Infektionskrankheiten, b Hohlnägel (Koilonychie) auf Mangelkrankheiten (besonders durch Eisenmangel).

Nahrungsmittelvergiftungen: äußern sich meist durch heftige Bauchschmerzen, Erbrechen und Durchfälle. In vielen Fällen ist es jedoch keine echte Vergiftung, sondern eine allergische Reaktion auf bestimmte Nahrungsmittel. Echte Vergiftungen entstehen vornehmlich durch Salmonellen, manchmal auch durch Staphylokokken und andere Erreger. Die gefährlichste Form der Nahrungsmittelvergiftung ist der *Botulismus* (siehe dort), der allerdings verhältnismäßig selten auftritt.

Nase: Organ des Geruchssinns und Anfangsteil der Atemwege, wärmt, säubert und feuchtet die Atemluft an und schützt die tieferen Luftwege. Das Nasengerüst aus Knochen und Knorpeln ist außen von Haut, innen von reich durchbluteter Schleimhaut bedeckt. Die beiden Nasenhöhlen sind durch die Scheidewand voneinander getrennt. Gänge verbinden die Nase mit den Augen, dem Rachen, den Ohren und den *Nasennebenhöhlen*, luftgefüllten, mit Schleimhaut ausgekleideten Hohlräumen im Knochen des Gesichtsschädels (Stirn-, Kiefer-, Siebbein- und Keilbeinhöhle). Diese Höhlen sind paarig angelegt. Im Inneren der Nase liegt im Bereich der Nasenwurzel eine kleine Region mit Nervenendigungen, die Geruchswahrnehmungen ermöglichen. Die Nase ist mancherlei Verletzungen, vielen Infektionen und andere Schädigungen ausgesetzt.

Nasenbluten (Epistaxis): kann vielerlei Ursachen haben: äußere Gewalteinwirkung, Fremdkörper, örtliche Entzündungen, Niesen, Husten, Tumoren,

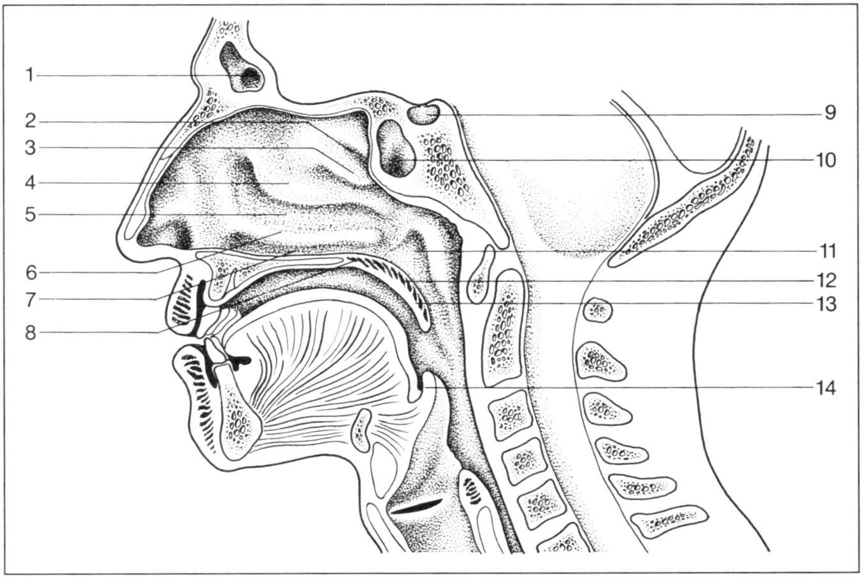

Schnitt durch Nase und Rachen: 1 Stirnhöhle, 2 obere Nasenmuschel, 3 mittlere Nasenmuschel, 4 untere Nasenmuschel, 5 oberer Nasengang, 6 mittlerer Nasengang, 7 unterer Nasengang, 8 harter Gaumen, 9 Hirnanhangdrüse, 10 Keilbeinhöhle, 11 Mündung der Ohrtrompete, 12 weicher Gaumen, 13 Zäpfchen, 14 Kehldeckel.

aber auch Allgemeinerkrankungen wie Blutkrankheiten, Leberschäden, Bluthochdruck u. a. Selbsthilfemaßnahmen: Aufrecht setzen, durch den Mund atmen, kühles Tuch oder Eiskompresse auf den Nacken, Nasenflügel der blutenden Seite gegen die Scheidewand drücken, ggf. Tamponade mit wasserstoffsuperoxidgetränkter Watte. Bei nicht rasch stillbaren Blutungen ist eine ärztliche Versorgung notwendig.

Nasennebenhöhlenentzündung (Sinusitis): akute oder chronische Entzündung der die Nasennebenhöhlen (siehe Nase) auskleidenden Schleimhäute, kann als selbständige Infektion oder im Gefolge anderer Infektionen der oberen Luftwege auftreten. Die Entzündung kann von einer Nebenhöhle auf die anderen übergreifen; welche Höhle entzündet oder am stärksten betroffen ist, läßt sich aus der Lokalisation der stets auftretenden Kopfschmerzen schließen. Die chronische Sinusitis kann auch schleimig oder eitrig sein. Mögliche Komplikationen sind Mittelohrentzündung, Lymphknotenentzündung, Bronchitis und Asthma. Vereiterte oder stark verschleimte Nasennebenhöhlen müssen meist gespült werden.

Nasenpolypen: gutartige gestielte Geschwülste, die auf der chronisch entzündeten Schleimhaut von Nase oder Nasennebenhöhlen entstehen; auch allergische Bildungen sind möglich. Die dadurch verursachten Beschwerden werden durch eine operative Entfernung der Polypen rasch behoben.

Nebenhodenentzündung (Epididymitis): sehr schmerzhafte Entzündung der auf den Hoden aufsitzenden Nebenhoden, meist einseitig, verursacht durch verschleppte Krankheitskeime (Prostataentzündung, Tripper usw.).

Nebennieren: paariges, auf den Nieren aufsitzendes Organ, bestehend aus Mark und Rinde. Es handelt sich um zwei Hormondrüsen mit unterschiedlichen Funktionen. Das Mark erzeugt *Adrenalin*, die Rinde *Costicosteroide*, und auch *Geschlechtshormone* werden hier gebildet. Die insgesamt rund 30 Hormone beeinflussen den Kohlenhydrat-, Wasser-, Mineral- und Fettstoffwechsel, aber auch die Geschlechtssphäre. Wechselwirkungen bei der Hormonproduktion bestehen besonders mit der Hirnanhangdrüse *(Hypophyse)*. Störungen können deutliche Auswirkungen haben. Eine Überfunktion führt u. a. zur Vermännlichung von Frauen bzw. zur Verweiblichung von Männern. Eine Unterfunktion *(Nebenniereninsuffizienz)* hat u. a. Muskelschwäche, Blutdrucksenkung und leichte Ermüdbarkeit zur Folge. Bei erheblicher Unterfunktion, oft bedingt durch Tuberkulose, kommt es zur *Addison-Krankheit*. Im Nebennierenmark kann sich ein gutartiger Tumor *(Phäochromozytom)* bilden, der durch übermäßige Hormonbildung (Adrenalin und Noradrenalin) anfallsweisen oder dauernden Bluthochdruck sowie mehr oder weniger starke Herzrhythmusstörungen auslöst und operativ entfernt werden muß.

Nebenschilddrüsen (Glandulae parathyreoideae): vier linsengroße Hormondrüsen an den Polen der Schilddrüse, deren Hormone u. a. den Kalziumspiegel des Blutes und den Erregungszustand der Muskulatur regulieren. Überfunktion führt zur Entkalkung der Knochen, Unterfunktion u. a. zur Tetanie (Muskelkrampfneigung).

Nekrose: Absterben eines Gewebebezirks im lebenden Körper, beispielsweise das Gangrän (siehe dort) oder das Wundliegen bei langem Krankenlager.

Nephrose: degenerative Erkrankung der Nieren, die gehäuft bei Kindern und Jugendlichen auftritt.

Nervenentzündung (Neuritis): Schädigung eines einzelnen Nervs, mehrerer Nerven oder vieler Nerven gleichzeitig *(Polyneuritis)*, verursacht durch mechanische Faktoren (Quetschung, Verletzung, Krämpfe usw.), Gefäßerkrankungen (u. a. Arteriosklerose), Infektionskrankheiten (z. B. Diphtherie, Malaria, Tuberkulose, Mumps, chronische Eiterherde an Zähnen und Mandeln), Vergiftungen (Blei, Mangan, Alkohol, manche Medikamente usw.) oder Stoffwechselstörungen (perniziöse Anämie, Gicht, Zuckerkrankheit), aber auch Schwangerschaft u. a. Es kann dadurch auch zu einer allgemeinen Schädigung des Zentralnervensystems kommen. Eigenmaßnahmen in leichten Fällen: Bettruhe, Wärmeanwendungen, Schwitzpackungen, Vitamin-B_1-Zufuhr, Heilgymnastik, Massage. Schmerzen, die im Versorgungsbereich eines Nervs auftreten, bezeichnet man als *Neuralgie*.

Nervöse Erschöpfung (Neurasthenie): Nervenschwäche, die sich als allgemeiner körperlicher und geistiger Schwächezustand unter Verlust jeglicher Energie und Spannkraft äußert, häufig eine Form der Psychose, die psychotherapeutischer Betreuung bedarf, doch können auch naturheilkundliche Maßnahmen viel zur Stabilisierung des Nervensystems beitragen. Eine mögliche organische Ursache, etwa eine schleichende schwere Erkrankung, muß ärztlich abgeklärt und behandelt werden.

Nervosität: volkstümlicher Sammelbegriff für Symptome, die oft im Grund nichts miteinander zu tun haben. Bei starker Nervosität ist eine psychotherapeutische Behandlung angezeigt; eine Selbstbehandlung mit Beruhigungsmitteln bringt keinen dauerhaften Erfolg und kann sogar zu schweren Schädigungen führen.

Nesselsucht (Nesselfieber, Quaddelsucht, Urticaria): allergische Reaktion der Haut auf Nahrungsmittel, Blütenstaub, Arzneimittel, Insektenstiche, kosmetische Mittel, Lichtreize, Wärme, Kälte usw. Typisch sind plötzlich aufschießende, stark juckende Quaddeln, die in Schüben entstehen und vergehen; weitere Krankheitserscheinungen können dazutreten. Nach Abklingen der Erscheinungen sollte das auslösende Allergen festgestellt werden.

Netzhautablösung (Ablatio retinae): Die Netzhaut (Retina) kleidet die Hinterwand des Augapfels aus; ihre lichtempfindlichen Zellen nehmen die von der Linse projizierten Bilder auf. Von der darunterliegenden Aderhaut kann sie sich ablösen, bedingt durch Gewalteinwirkung (Schlag, Stoß), eine Aderhautgeschwulst oder durch Altersabbau. Sehstörungen (Lichtblitze, Schleier- und Schattensehen u. a.) weisen auf eine Ablösung hin, die in seltenen Fällen spontan heilt, meist jedoch in einer Augenklinik behandelt werden muß.

Netzhautentzündung (Retinitis): verursacht u. a. durch Bluthochdruck, Zuckerkrankheit oder Arteriosklerose, verschwindet nach der Behebung des Grundleidens.

Neurose: seelisches Leiden, das nicht immer als Krankheit bezeichnet werden kann; eine abnorme Erlebnisreaktion, der ein oder mehrere innerlich nicht ausreichend verarbeitete Konflikterlebnisse zugrunde liegen. Fast immer ist der Ursprung von Neurosen in der Kindheit zu suchen. Manchmal werden psychische Spannungen in scheinbar organische Erkrankungen umgewandelt *(Organneurosen)*. Dazu gehört die Herzneurose ebenso wie die hysterische Lähmung. In allen diesen Fällen muß neben die ärztliche eine psychotherapeutische Behandlung treten.

Nieren: zwei große Organe, die an der Rückwand des Bauchraums beiderseits der Lendenwirbelsäule liegen. Aufgesetzt sind die als Hormonlieferanten wichtigen Nebennieren. Jede von einer Kapsel umgebene Niere besteht aus der Nierenrinde und dem Nierenmark, in dem Harnkanälchen verlaufen. Diese münden in dem der Körpermitte zuge-

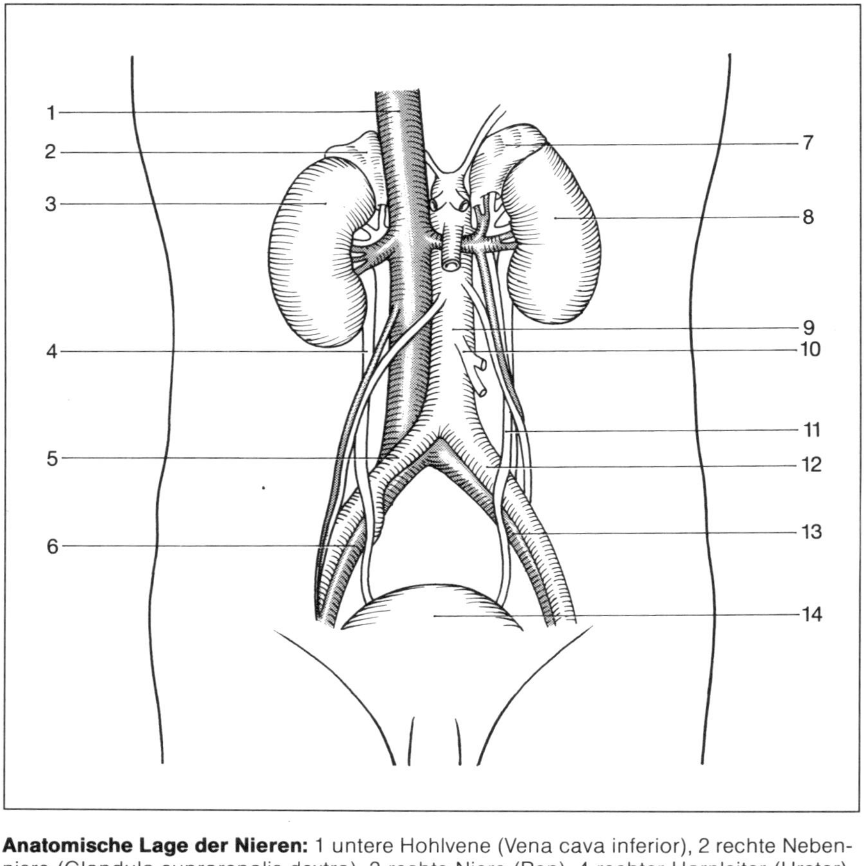

Anatomische Lage der Nieren: 1 untere Hohlvene (Vena cava inferior), 2 rechte Nebenniere (Glandula suprarenalis dextra), 3 rechte Niere (Ren), 4 rechter Harnleiter (Ureter), 5 rechte Hüftschlagader (Arteria iliaca communis), 6 rechte Hüftblutader (Vena iliaca communis), 7 linke Nebenniere (Glandula suprarenalis sinistra), 8 linke Niere (Ren), 9 Bauchschlagader (Aorta abdominalis), 10 untere Gekröseschlagader (Arteria mesenterica inferior), 11 linker Harnleiter (Ureter), 12 linke Hüftschlagader (Arteria iliaca communis), 13 linke Hüftblutader (Vena iliaca communis), 14 Harnblase (Vesica urinaria).

wandten *Nierenbecken*, aus dem der in der Niere gebildete Harn durch den Harnleiter der Blase zugeführt wird. Aufgabe der Niere ist es, aus dem Körper Schlackenstoffe zu entfernen, die in der Nierenrinde aus dem Blut gefiltert werden. Hauptbestandteil des *Harns* ist Wasser, in dem die Abfallstoffe und andere überschüssige Substanzen (harnpflichtige Substanzen) gelöst sind. Die Beziehung zwischen dem Zustand der Nieren und der Höhe des Blutdrucks wird durch ein von bestimmten Zellen des Nierengewebes erzeugtes Hormon *(Renin)* geregelt.

Nierenabszeß: eitrige Entzündung der Niere und der Nierenkapsel durch auf dem Blutweg von nierenfernen Eiterherden verschleppte Erreger oder durch Übergreifen eines eitrigen Prozesses vom Darm oder von der Bauchhöhle her. Eine Klinikbehandlung ist nötig, da es zu einer gefährlichen Allgemeininfektion (Sepsis) kommen kann.

Nierenbeckenentzündung (Pyelitis): akute, häufig beidseitige eitrige Infektion des Nierenbeckens, an der meist auch das angrenzende Nierengewebe beteiligt ist (dann spricht man von *Pyelonephritis*). Die Ansteckung erfolgt von der Harnblase aus oder auf dem Blut- oder Lymphweg von anderen Entzündungsherden im Körper. Gehäuft tritt eine Nierenbeckenentzündung in der Schwangerschaft und bei Zuckerkrankheit auf; begünstigt wird ihr Auftreten auch durch Nierensteine, Prostata-Erkrankungen, Gicht, schwere Allgemeinerkrankungen, Medikamentenmißbrauch und Störungen im Mineralhaushalt des Körpers. Eine akute Nierenbeckenentzündung spricht auf

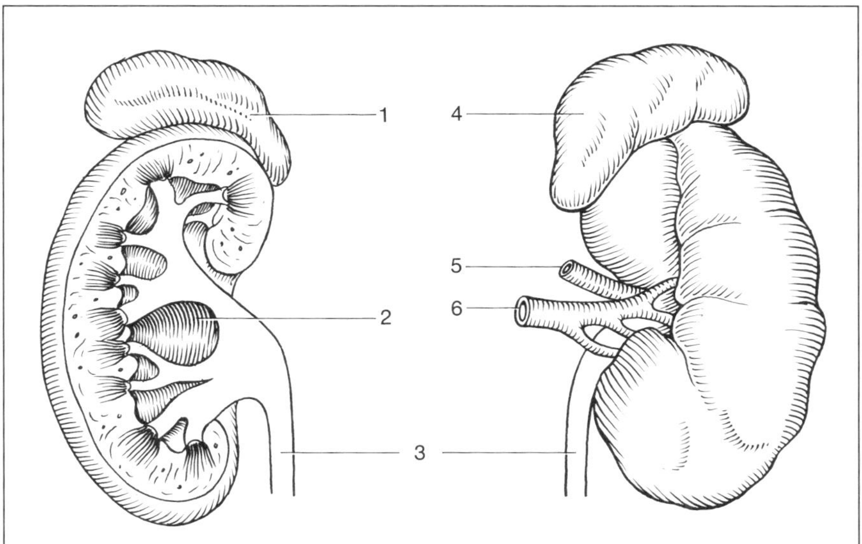

Schnittbild und Außenansicht einer Niere: 1 rechte Nebenniere (Glandula suprarenalis), 2 Nierenbecken (Pyelon), 3 Harnleiter (Ureter), 4 linke Nebenniere (Glandula suprarenalis sinistra), 5 Arterie, 6 Vene.

Antibiotika in der Regel gut an, während bei einer chronischen Entzündung die Behandlung in den meisten Fällen langwierig ist.

Nierenentzündung (Nephritis): Die mit Nierenschmerzen, Temperaturerhöhung, Harnverminderung und (oft) fleischwasserfarbenem Harn plötzlich beginnende akute Nierenentzündung ist eine Komplikation bei Infektionskrankheiten wie Scharlach oder Angina und wird durch verschleppte Erreger verursacht. Sie kann (auch ohne akutes Vorstadium) in eine chronische Nierenentzündung übergehen, die sich manchmal über Jahre hinzieht, oft durch Bluthochdruck gekennzeichnet ist und zu einer Nierenschrumpfung führen kann. Außer der medikamentösen Therapie ist beim chronischen Verlauf strenge Diät mit Beschränkung der Flüssigkeitszufuhr wichtig.

Nierenfunktionsstörung (nephrotisches Syndrom): nichtentzündliche, degenerative Schädigung des Nierengewebes, verbunden mit hochgradigen Ödemen (Wasseransammlungen im Gewebe), aber ohne Erhöhung des Blutdrucks. Manchmal eine Folge überstandener Nierenentzündungen oder von Diphtherie, Typhus, Ruhr, kann nach Quecksilbervergiftungen oder im Verlauf einer Schwangerschaft auftreten. Zur medikamentösen Behandlung muß stets ergänzend eine eiweißreiche Diät treten.

Nierenkörperchenentzündung (Glomerulonephritis): durch Bakterien verursachte Entzündung der kleinen Gefäßknäuel in den Nieren, die den sogenannten Primärharn absondern, kann auch allergisch bedingt sein und führt zu ödematösen Schwellungen besonders im Gesicht.

Nierenkrebs (Nierenkarzinom, Nierentumor): bösartige Wucherung aus Zellen des Nierengewebes, die sich durch plötzlich auftretendes schmerzloses Blutharnen ankündigt; beim häufigsten Nierentumor, dem *Hypernephrom*, tritt gleichzeitig hohes Fieber auf. Die einzige erfolgversprechende Behandlungsmöglichkeit ist die operative Entfernung der betroffenen Niere; wenn die zweite Niere gesund ist, übernimmt sie die Aufgaben der ausgefallenen problemlos.

Nierensteinleiden (Nephrolithiasis): Nierensteine bilden sich aus Stoffen, die gewöhnlich im Harn gelöst sind. Kleinere Klumpen bezeichnet man als Sand oder Grieß. Die Ursache der Steinbildung ist noch ungeklärt; eine Vorbedingung sind Stoffwechselstörungen. Nach der chemischen Zusammensetzung unterscheidet man zwischen Kalziumoxalatsteinen, Harnsäuresteinen (Uratsteinen), Phosphatsteinen und Zystinsteinen. Steine bilden sich im Nierenbecken, wo sie sich entweder ruhig verhalten oder sich durch Schmerzen und Blut im Urin bemerkbar machen. Wenn sie im Harnleiter eingeklemmt werden, können sie die äußerst schmerzhaften *Nierenkoliken* hervorrufen. Durch den Harnleiter gelangen die Steine in die Blase, wo sie als Blasensteine gewöhnlich keine Beschwerden verursachen. Wenn festgestellt ist, um welche Steine es sich handelt, ist eine medikamentöse Auflösung manchmal möglich. Andere Therapiemöglichkeiten sind Ausschwemmung durch Nierenspülung, Steinzertrümmerung, Entfernung mit der Schlinge oder Operation. Man kann die Neubildung von Steinen durch bestimmte Medikamente, reichliche Flüssigkeitszufuhr und in bestimmtem Umfang auch durch Diät verhindern.

Nierentuberkulose: entsteht häufig durch Infektion beider Nieren auf dem Blutweg von einem Lungenherd aus; die Krankheit nimmt einen schleichenden Verlauf. Nach Durchbruch des Krankheitsprozesses in einen Nierenkelch bzw. in ein Nierenbecken kommt es zur offenen Nierentuberkulose, wobei auch Harnleiter, Harnblase und Geschlechtsorgane infiziert werden *(Urogenitaltuberkulose)*. Da bei Nierentuberkulose stets eine tuberkulöse Allgemeinerkrankung vorliegt, ist eine Gesamtbehandlung erforderlich, die sich über Jahre hinziehen kann.

Ödem: Anschwellung von Körpergewebe als Folge einer Flüssigkeitsansammlung. Ursachen sind u. a. Verletzungen, Prellungen, Allergien, Unterernährung, Herz-, Leber- oder Nierenkrankheiten. Ein Ödem schwerer und bedrohlicher Art wird *Wassersucht* genannt. Ein Ödem besonderer Art ist das an umschriebener Körperstelle auftretende, allergisch bedingte und auf einer besonderen vasoneurotischen Gefäßdurchlässigkeit beruhende Quincke-Ödem. Die Behandlung eines Ödems richtet sich nach der Ursache; die Ausschwemmung von Flüssigkeitsansammlungen läßt sich durch bestimmte Medikamente *(Diuretika)* beschleunigen.

Ohr: Sinnesapparat, der für das Hören und die Erhaltung des Gleichgewichts zuständig ist. Das *äußere Ohr* besteht aus Ohrmuschel und Gehörgang; das *Mittelohr* aus dem Trommelfell, der

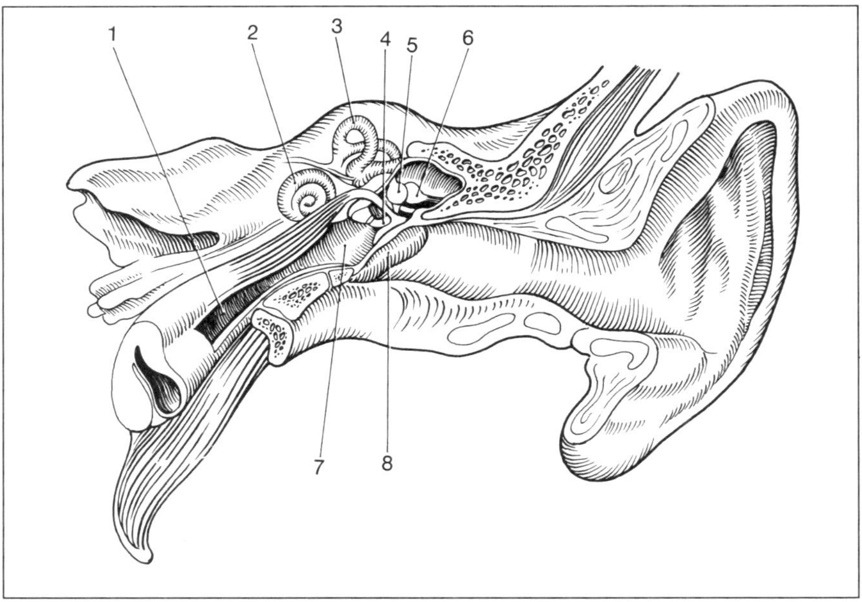

Schnittbild eines Ohres: 1 Ohrtrompete (Tuba audativa/Eustachii), 2 Schnecke (Cochlea), 3 Bogengänge (Canales semicirculares), 4 Amboß (Incus), 5 Hammer (Malleus), 6 Steigbügel (Stapes), 7 Paukenhöhle (Cavum tympani), 8 Trommelfell (Membrana tympani).

Paukenhöhle mit den Gehörknöchelchen (Hammer, Amboß, Steigbügel) und den lufthaltigen Zellen des Warzenfortsatzes; durch die Ohrtrompete (Eustachische Röhre) ist es mit dem Nasenrachen verbunden. Das *Innenohr* (Labyrinth) beherbergt die Sinnesorgane Schnecke (Gehörgang) und Bogengänge (Gleichgewichtsorgan) sowie die Endfasern des VIII. Hirnnerven. Diese leiten die von Gehör- und Gleichgewichtsorgan aufgenommenen Reize als Impulse an die Zentrale im Gehirn weiter. Der Gehörgang ist mit einer Haut ausgekleidet, deren Drüsen das *Ohrenschmalz (Zerumen)* absondern, durch das Staub und Schmutz abgefangen werden. Das *Trommelfell* ist eine fest gespannte Membran, die Schwingungen von Geräuschwellen aufnimmt und an die Gehörknöchelchen weiterleitet. Das mit Schleimhaut ausgekleidete Mittelohr ist durch eine dünne knöcherne Wand mit zwei kleinen Öffnungen (ovales und rundes Fenster) vom Innenohr getrennt. Durch das ovale Fenster werden die Schwingungen des Trommelfells in den Gehörgang übertragen. Das Innenohr ist mit einer lymphähnlichen Flüssigkeit gefüllt. In der *Schnecke* reizen feinste Haarzellen einer geräuschempfindlichen Membran *(Cortisches Organ)* entsprechend den Schwingungen der Lymphflüssigkeit bestimmte Fasern des Hörnerven; die Reize werden ins Gehirn geleitet und dort zu entsprechenden Geräuschempfindungen umgeformt. Die drei Bogengänge des Gleichgewichtsorgans stehen zueinander senkrecht und sind teilweise mit Flüssigkeit gefüllt, in die Flimmerhaare ragen. Jede Veränderung der Kopflage versetzt die Flüssigkeit in Bewegung, und diese überträgt sich auf die Härchen, die mit Nervenendigungen verbunden sind. Deren Impulse gelangen ins Kleinhirn, wo das Körpergleichgewicht koordiniert wird. Durch sehr starke Erregung der Nervenenden können die das Gleichgewicht aufrechterhaltenden Reflexe durcheinanderkommen, was Schwindel, Übelkeit und Erbrechen auslöst (z. B. Reisekrankheit, Seekrankheit).

Otosklerose: erbliche, fortschreitende Mittelohrschwerhörigkeit oder Taubheit, die vor allem bei Frauen zwischen dem 20. und 40. Lebensjahr auftritt und auf eine Verknöcherung der Labyrinthkapsel und eine Fixation des Steigbügels (siehe Ohr) zurückgeht. Wenn das Innenohr nicht beteiligt ist, bestehen sehr gute Heilungschancen durch operative Therapie.

Panaritium (Umlauf): Sammelbegriff für eitrige Entzündungen an der Grifffläche von Hand und Fingern, hervorgerufen durch eine Infektion mit Eitererregern, oft durch geringfügige Hautverletzungen. Die Infektion kann in die Tiefe bis zum Knochen vordringen; wenn der Eiter nicht abfließen kann, kommt es zu einer schmerzhaft geröteten Schwellung. Am gefährlichsten ist das *Sehnenscheidenpanaritium*, das zum Gewebstod der Innenhandsehnen und dadurch zu dauerndem Funktionsverlust führen kann. Wenn Salbenverbände nicht helfen, sollte ein Panaritium ärztlich versorgt werden.

Papageienkrankheit (Psittakose): aus Südamerika eingeschleppte Virusinfektion, die durch Papageien, Kanarienvögel, Wellensittiche, aber auch durch Tauben und Hühner auf Menschen übertragen werden kann. Die Anfälligkeit für die Krankheit nimmt mit dem Lebensalter zu. Das Krankheitsbild entspricht dem einer Lungenentzündung, wozu Durchfall, Gelbsucht und Delirien treten können. Die Krankheit kann 3 bis 4, aber auch bis zu 12 Wochen dauern; mögliche Komplikationen sind Thrombosen, Lungenembolie und Kreislaufversagen. Die Papageienkrankheit wird auch von Mensch zu Mensch übertragen.

Papillom: meist gutartige, zottige Geschwulst aus gefäßreichem Bindegewebe.

Paratyphus: dem Typhus ähnliche, aber durch andere Erreger hervorgerufene und weniger schwer verlaufende Infektionskrankheit, die nach 3- bis 8tägiger Inkubationszeit mit Schüttelfrost, Fieber, rosa Hautausschlag, Husten, Erbrechen und Durchfall ausbricht. Eine vorbeugende Impfung (durch Injektion oder oral) verleiht einen Impfschutz für etwa ein Jahr.

Parodontose: weit verbreitete Erkrankung des Halteapparats der Zähne (Zahnfleisch, Wurzelhaut, Zahnbett, Alveolen). Durch eine chronische Entzündung des die Zahnwurzel umgebenden Gewebes (Parodontium) wird der in den Fächern sitzende Zahnkörper gelockert; das Zahnfleisch schwillt an, entzündet sich und weicht zurück, es kommt zum Verlust von Zähnen. Die eigentliche Ursache der Parodontose ist noch nicht bekannt; begünstigt wird sie vermutlich durch Allgemeinerkrankungen wie Leukämie, Vitaminmangelkrankheiten und Zuckerkrankheit. Zur Verhütung sind sorgfältige Zahnpflege und regelmäßige zahnärztliche Überwachung und Behandlung (Zahnsteinentfernung) erforderlich.

Pellagra: durch Vitamin-B_2-Mangel verursachte Krankheit, die besonders in Maisanbaugebieten bei einseitiger Ernährung mit Maisprodukten auftritt. Tiefrote rissige Zunge, Hautentzündungen mit Blasen- und Pustelbildung, Durchfälle und Schwächezustände sind Hauptsymptome, doch sind auch Störungen des Nervensystems möglich. Gelegentlich kommt es zu Pellagra-Erscheinungen, wenn bei Darmerkrankungen, nach Magen-Darm-Operationen oder durch Alkoholmißbrauch die Vitamin-B_2-Aufnahme im Körper gestört ist. In diesem Fall schaffen Vitamin-Injektionen rasche Abhilfe, während bei der primären Pellagra eine entsprechende Umstellung der Ernährung erforderlich ist.

Pemphigus (Blasenausschlag, Blasensucht): Sammelbezeichnung für verschiedene Hautausschläge blasigen Charakters und meist unbekannter Ursache. Nach Abheilen der Blasen bleiben in der Regel Flecken zurück. Die Haut brennt und juckt, der Betroffene fühlt sich krank. Oft kann man am Rand der Blasen die oberen Hautschichten durch seitlichen Druck abschieben. Da die Erkrankung mit tiefreichenden Störungen des Allgemeinbefindens verbunden sein kann (Fieber, Appetitlosigkeit, Durchfälle usw.), ist in jedem Fall eine ärztliche Behandlung erforderlich.

Perniziöse Anämie: Form der Blutarmut, verursacht durch eine Reifungsstörung der roten Blutkörperchen und verbunden mit Symptomen des Magen-Darm-Kanals und des Nervensystems. Die Reifungsstörung ist bedingt durch einen Mangel an Vitamin-B_{12}, an Folsäure und an dem für die Vitamin-B_{12}-Aufnahme zuständigen *Intrinsic factor* in der Magenschleimhaut. Während die Erkrankung früher stets tödlich verlief (daher der Ausdruck »gefährliche Blutarmut«), kann sie heute durch Dauertherapie (Vitamin-B_{12}-Zufuhr) erfolgreich behandelt werden.

Dies ist genauso eine Ersatztherapie wie die Behandlung der Zuckerkrankheit mit Insulin. Wenn die Behandlung unterbrochen wird, kann es zu schweren Rückfällen kommen; ansonsten ist der Betroffene praktisch beschwerdenfrei.

Pfeiffer-Drüsenfieber (infektiöse Mononukleose): bei jüngeren Menschen ziemlich häufig auftretende Virusinfektion mit hohem Fieber, Entzündung der oberen Luftwege und Drüsenschwellungen am ganzen Körper. Milz und Leber können mitbetroffen und geschwollen sein, doch sind Komplikationen sehr selten. Während das Fieber gewöhnlich nach einer Woche abklingt, dauern die Schwellungen oft noch Wochen oder gar Monate fort. Feuchte Umschläge auf die geschwollenen Drüsen (besonders am Hals) bringen Linderung, eine ärztliche medikamentöse Therapie kürzt den Krankheitsverlauf ab.

Phäochromozytom: seltener, gutartiger Tumor des Nebennierenmarkes, der eine schubweise Überproduktion von Adrenalin und Noradrenalin verursacht, was sich besonders durch Blutdruckerhöhung und Herzrhythmusstörungen bemerkbar macht. Zur Behebung der Störungen ist stets eine operative Entfernung des Tumors erforderlich.

Phimose: angeborene oder durch Krankheit (Eichelentzündung, Tripper) erworbene Verengung der Vorhaut (Praeputium) des männlichen Glieds. Sie bewirkt, daß die Vorhaut nicht über die Eichel zurückgeschoben werden kann. Wegen der möglichen Krebsgefahr ist eine Phimose stets zu beseitigen, was durch Dehnung (Lösung der Verwachsungen) oder einen Schnitt über den Rücken des Gliedes geschehen kann. In Frage kommt auch eine teilweise oder völlige Entfernung der Vorhaut *(Zirkumzision)*. Bei einer *Paraphimose* ist die Vorhaut bei entblößter Eichel hinter die Kranzfurche zurückgeschoben und dabei durch Schwellung festgeklemmt. Wenn kalte Bäder und feuchte Umschläge keine Abhilfe schaffen, ist ebenfalls ein chirurgischer Eingriff notwendig.

Phlegmon: durch Bakterien (Streptokokken) verursachte Entzündung des Zellgewebes, bei der sich im Unterhautgewebe eitrige Abszesse bilden. Nach Einbruch der Bakterien in die Lymphbahnen kommt es zur Bildung eines roten Streifens unter der Haut, der auf eine beginnende allgemeine *Sepsis* (Septikämie) hinweist. Rasche ärztliche Hilfe ist geboten.

Physiotherapie, physikalische Therapie: uralte Behandlungsmethode der Heilkunst, die neben der Anwendung von Wärme, Kälte, Wasser (Badetherapie, aber auch Güsse und Umschläge nach Kneipp), Massage, Gymnastik und Leibesübungen heute auch den Einsatz von infrarotem und ultraviolettem Licht, Elektrizität und mechanischen Apparaten umfaßt. Eine besonders große Rolle spielt die Physiotherapie bei der Rehabilitation, der gezielten Wiederherstellung der körperlichen Leistungsfähigkeit und Widerstandskraft nach Krankheiten oder Verletzungen, aber auch bei Erkrankungen des Stütz- und Bewegungsapparats sowie bei Allgemeinerkrankungen wie der Multiplen Sklerose. Obendrein kann sie vielen Erkrankungen vorbeugen.

Pickel: kleinste Abszesse der Hautanhangsdrüsen. Wenn sie mit der Bildung von Mitessern und Hautknoten einhergehen, spricht man von Akne. Diese tritt gehäuft in der Pubertät auf, ist also vermutlich mit den dabei auftretenden hormonellen Umstellungen verknüpft.

Pilzerkrankungen der Haut (Dermatomykosen): oberflächliche Infektionen der Haut und ihrer Anhanggebilde (Haare, Nägel) durch verschiedene Hautpilze, in erster Linie Epidermophyton-, Trichophyton- und Mikrosporon-Stämme. Am weitesten verbreitet sind die Pilzerkrankungen der Füße, weil hier die Ansteckungsmöglichkeiten besonders groß sind. Die Übertragung kann von Mensch zu Mensch, von Tieren auf den Menschen oder über Gebrauchsgegenstände wie Fußböden, Bretterroste in Saunen und Bädern usw. erfolgen. Oft kommt es bei Pilzbefall zu Schuppenbildungen, Hauteiterungen und Borkenbildung, befallene Haare werden brüchig und fallen aus, infizierte Nägel werden brüchig und glanzlos und können zerstört werden. In schweren Fällen ist eine hautärztliche Behandlung unerläßlich.

Pityriasis: Sammelbezeichnung für eigentlich nicht zusammengehörige Hautkrankheiten, deren gemeinsames Merkmal die Schuppenbildung ist. Dazu gehören u. a. die Kleienpilzflechte (siehe dort) und *Pyodermien*, oberflächliche Infekte der Haut schuppenden Charakters. Am häufigsten kommt die *Pityriasis rosea* vor, die in der Regel mit einem münzgroßen, rosafarbenen Fleck auf der Brust beginnt, während sich auf dem Bauch und an den Beinen kleine rote Papeln bilden. Sonnenbäder und Höhensonnenbestrahlung bringen den Ausschlag oft zum Stillstand, doch dauert es manchmal lange, bis er völlig ausgeheilt ist. Die genaue Ursache dieser Erkrankung, die vornehmlich im Frühjahr und Herbst auftritt, ist noch unbekannt.

Plaut-Vincent-Angina: Infektionskrankheit des Mundes, begünstigt durch mangelnde Mundpflege und schlechte Lebensbedingungen (Mangelernährung), führt manchmal zur Geschwürbildung an Gaumen, Rachen und Wangenschleimhaut. Meist wird von dieser mit schlechtem Mundgeruch verbundenen Erkrankung nur eine Halsseite befallen. Das Allgemeinbefinden beeinträchtigt sie in der Regel nur wenig.

Pneumothorax: Ansammlung von Luft im Brustfellraum zwischen Brustwand und Lunge, meist einseitig. Die Lunge fällt in sich zusammen, was zu starken Schmerzen und Atemnot führt. Ursache kann eine Verletzung sein, durch die es zu einer Durchbohrung der Brustwand oder zu einem Lungenriß kommt (Quetschung, Explosion, Stich- oder Schußverletzung, Rippenbruch). Ohne äußeren Anlaß erfolgt der *Spontanpneumothorax* entweder im Verlauf von Lungenkrankheiten, z. B. bei Durchbruch eines tuberkulösen Herdes in den Pleuraraum oder bei Emphysemkranken durch Platzen überdehnter Lungenbläschen bei Husten oder Überanstrengung. Schnellste ärztliche Hilfe ist bei einem *Spannungspneumothorax* erforderlich, wenn die Ränder einer Rippenfellwunde ein Ventil bilden, durch das beim Einatmen Luft in den Brustfellraum gelangt, die beim Ausatmen nicht mehr entweichen kann, so daß der Druck im Brustfellraum rasch ansteigt und Lunge, Herz und Hohlvenen zusammendrückt. Ein *künstlicher Pneumothorax*, der von Zeit zu Zeit nachgefüllt werden mußte, wurde früher zur Ruhigstellung der Lunge bei Tuberkulose angelegt; heute wird diese Behandlungsmethode nicht mehr angewandt, da es effektivere Therapiemöglichkeiten gibt.

Pocken (Blattern, Variola): Viruserkrankung, die in früherer Zeit weltweit verbreitet war, heute aber durch die allgemeine Pockenschutzimpfung praktisch erloschen ist, so daß die gesetzliche Impfpflicht in der Bundesrepublik Deutschland seit 1977 aufgehoben ist. Die charakteristische Folge von Pocken waren die Pockennarben auf der Haut, besonders im Gesicht, die durch eiternde, schorfbildende Bläschen hervorgerufen wurden. Gelegentlich wird aus fernen Ländern ein vereinzeltes Wiederaufflackern der Krankheit gemeldet.

Polyp: gutartige gestielte Geschwulst, die aus einer Schleimhaut hervorwuchert, gekennzeichnet durch pilzähnliche Form und glatte Oberfläche. Das Innere besteht aus Bindegewebe, das Äußere aus Schleimhaut. Polypen kommen besonders in der Nase (Atembeschwerden), an den Stimmbändern, in der Gebärmutter (Menstruationsstörungen), in der Blase und im Verdauungskanal vor. Da Polypen zu Blutungen und Verschlußerscheinungen führen und in manchen Fällen krebsartig entarten können, sollten sie chirurgisch entfernt werden.

Prellung: gewaltsame Erschütterung eines Körpergebiets mit Bluterguß in das Gewebe und schmerzhaftem Dauerreiz auf die Empfindungsnerven. Selbsthilfe: In schweren Fällen Bettruhe, Wärmeanwendungen, behutsame Massage (zum Herzen hin), durchblutungsfördernde Salben. Siehe auch Gehirnprellung.

Primäraffekt: erstes Zeichen oder Stadium einer Infektionskrankheit, insbesondere das an der Eintrittspforte der Erreger auftretende Geschwür bei einer syphilitischen Infektion.

Prolaps (Vorfall): Senkung eines Organs oder Körperteils, wodurch Schleimhaut aus einer Körperöffnung ausgestülpt wird, beim Gebärmutter- und Scheidenvorfall aus der Scheide, beim Mastdarmvorfall aus dem After.

Prostata (Vorsteherdrüse): etwa kastaniengroßes muskulös-drüsiges Organ des Mannes, das die Harnröhre kurz unterhalb der Blase umfaßt. Das Sekret der Prostata, das sich bei der Ejakulation entleert, dient zur Erhaltung der Beweglichkeit des Spermas; es bildet die Hauptmasse der Samenflüssigkeit.

Prostata-Entzündung (Prostatitis): Entzündung der Vorsteherdrüse, meist ausgehend von Infektionen der Harnröhre oder von entzündeten Nachbarorganen. Eine durch Gonorrhoe-Erreger hervorgerufene Entzündung stellt eine Komplikation des Trippers dar, die die Heilung erheblich verzögern kann. Zur Behandlung werden stets Antibiotika eingesetzt.

Prostatakrebs: bösartige Geschwulst der Vorsteherdrüse, äußert sich zunächst durch die gleichen Beschwerden wie eine Prostatavergrößerung (siehe unten), so daß eine Früherkennung durch den medizinischen Laien praktisch unmöglich ist. Deshalb sind regelmäßige Vorsorgeuntersuchungen unerläßlich.

Prostata-Vergrößerung (Hypertrophie, Blasenhals-Adenom): kommt gehäuft bei Männern etwa ab dem 60. Lebensjahr vor. Durch eine Geschwulst des Drüsenepithels kommt es zu einer sich steigernden Erschwerung des Harnabflusses; der in der Harnblase verbleibende Restharn zersetzt sich. Harndrang (besonders nachts) mit Harnverhaltung und Harnträufeln verursachen

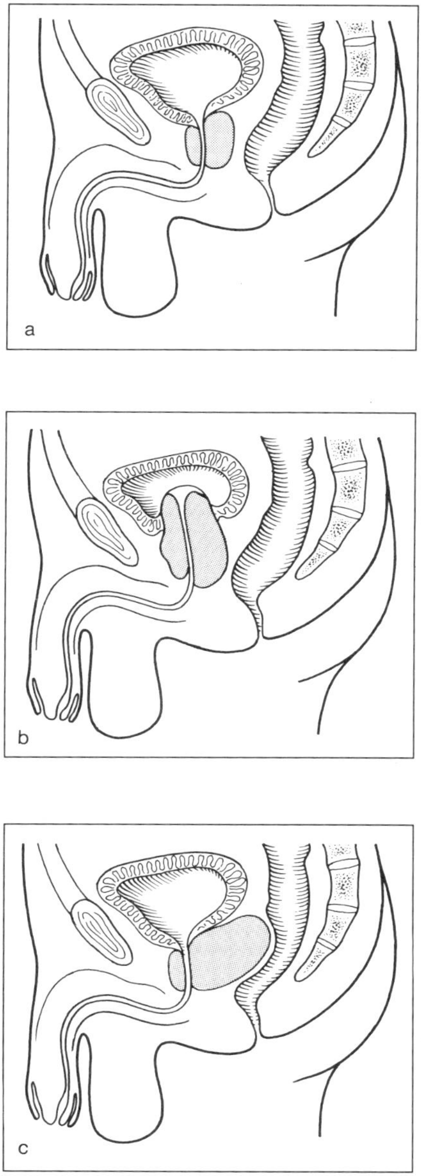

Prostata-Vergrößerung:
a normale Situation,
b Vergrößerung auf die Blase zu,
c Vergrößerung an der Blase vorbei.

Beschwerden, doch gefährlicher ist die Möglichkeit einer chronischen Schädigung von Blase und Nieren; unter Umständen tritt sogar eine Harnvergiftung ein. Um solche Gefährdungen auszuschalten, sollte eine Prostata-Vergrößerung schon im Frühstadium ärztlich behandelt werden. Im fortgeschrittenen Stadium ist stets operatives Vorgehen *(Prostatektomie)* geboten. Da sich die Symptome einer krebsigen Entartung der Prostata von denen einer gutartigen Vergrößerung der Vorsteherdrüse kaum unterscheiden, sollte bei Harnverhaltung und allgemeinen Beschwerden beim Wasserlassen immer der Arzt aufgesucht werden; zudem geben die von den Krankenkassen angebotenen jährlichen Krebs-Vorsorgeuntersuchungen die Möglichkeit, krankhafte Veränderungen an der Vorsteherdrüse frühzeitig zu erkennen.

Pseudarthrose: schlecht verheilter Bruch eines Knochens, der eine Verschieblichkeit der nur bindegewebig verbundenen Bruchstücke hinterlassen hat; muß operativ behandelt werden.

Psychopharmaka: Sammelbezeichnung für Medikamente, die die seelische Befindlichkeit beeinflussen. Man unterscheidet drei Hauptgruppen: *Psychodysleptika* rufen anormale seelische Zustände hervor, *Psychoanaleptika* haben eine überwiegend anregende Wirkung auf die Psyche, *Psycholeptika* haben überwiegend dämpfende Eigenschaften. Psychopharmaka im engeren Sinne sind: *Neuroleptika*, Beruhigungsmittel mit antipsychotischer Wirkung, die Antriebe und Affekte dämpfen; *Tranquilizer (Ataraktika)*, die angst- und spannungslösend sind; *Antidepressiva* mit stimmungsaufhellender Wirkung *(Thymoleptika)* oder mit antriebsteigernder Wirkung *(Thymerethika)*.

Als *Hypnotika* bezeichnet man allgemein alle schlaffördernden Mittel. Zu den Psychodysleptika gehören Drogen wie Meskalin, Lysergsäurediäthylamid (LSD) und andere, wobei die sogenannten »Labordrogen« in der Rauschgiftszene wachsende Bedeutung gewinnen.

Psychosomatische Störungen: körperliche Krankheitszeichen, die seelische Ursachen haben. Für eine beträchtliche Zahl von Beschwerden gibt es keine direkten körperlichen Ursachen. Verantwortlich ist das autonome Nervensystem, dessen psychologische und physiologische Mechanismen den Zusammenhang zwischen Seele und Körper bestimmen. Jede seelische Energie sucht nach einem körperlichen Ausdruck, der auch krankhaft sein und sich an vielen Organen äußern kann, so an der Haut (Nesselfieber, Juckflechte), an der Lunge (Asthma), am Herzen (Beklemmung, Herzrhythmusstörungen), am Magen-Darm-Kanal (Durchfall, Geschwürbildung, Verstopfung) oder an der Blase (Funktionsstörungen). Mit den Wechselwirkungen zwischen Leib und Seele bei Krankheiten befaßt sich die *psychosomatische Medizin*, die zur Behandlung auch psychotherapeutische Mittel einsetzt.

Psychotherapie: Sammelbegriff für alle Maßnahmen zur Behandlung seelischer Störungen und abnormer Gemütszustände mit den Mitteln der Psychologie. Unter den Behandlungsmethoden unterscheidet man zwischen Suggestivmethoden (Autosuggestion, Hypnose usw.), Trainingsmethoden (u. a. autogenes Training, Beschäftigungstherapie, Atmungstherapie) und tiefenpsychologische Methoden (besonders die *Psychoanalyse*). Ein wichtiges Ziel ist es, durch Erfolgserlebnisse das Selbstvertrauen des Patienten zu stärken.

Puls: ertastbare Ausdehnung und Zusammenziehung einer Schlagader (Arterie), die der Schlagfolge des Herzens entspricht, wird üblicherweise am Handgelenk erfühlt, kann aber auch am Hals, am Fußrücken und an anderen Körperstellen gefühlt werden. Die Pulszahl (bei Männern normalerweise 70 bis 76, bei Frauen 76 bis 82, bei Neugeborenen und Kleinkindern über 100 Schläge pro Minute) ist bei körperlicher Anstrengung, Aufregung und Fieber erhöht und sinkt während des Schlafes ab.

Punktion: Einstich mit einer Hohlnadel in ein Blutgefäß, ein Organ oder eine Körperhöhle zur Entnahme von Flüssigkeit aus dem Körper. Punktiert wird zu diagnostischen oder therapeutischen Zwecken.

Q-Fieber (Pneumorickettsiose, Queenslandfieber, Balkangrippe): seltene, grippeähnlich verlaufende Infektionskrankheit, die durch *Rickettsien* hervorgerufen wird. Die Krankheit wird von infizierten Tieren (Rinder, Schafe, Ziegen) auf Menschen übertragen; eine Ansteckung von Mensch zu Mensch gibt es nicht. Fast immer kommt es im Verlauf der fieberhaften Erkrankung zu einer Lungenentzündung, während weitere Komplikationen selten sind. Bei frühzeitiger Behandlung mit Antibiotika ist der Verlauf meist gutartig.

Querschnittslähmung: Lähmung, die durch völlige oder teilweise Schädigung des Rückenmarkquerschnitts entsteht, beispielsweise nach Wirbelbrüchen, Verletzungen, durch Tumoren oder lokalisierte Erkrankungen. Betroffen sind von der Lähmung alle Körperteile, deren Versorgungsnerven unterhalb der geschädigten Stelle das Rückenmark verlassen bzw. in die Rückenmarksbahnen einmünden. Die betroffenen Teile sind nicht nur gelähmt, sondern werden auch nicht mehr gefühlt. Je nach Lage der Querschnittsschädigung in der Rückenmarkssäule können auch Blase und Mastdarm betroffen sein, so daß sie nur noch unwillkürlich funktionieren. Bei der meist langwierigen Rehabilitation ist die psychische Betreuung wichtig.

Quincke-Ödem: allergisch bedingtes akutes Ödem, das meist im Gesicht, manchmal auch an den Schleimhäuten der Atemwege auftritt und mit einer deutlichen Pulsverlangsamung einhergeht. Nach Stunden oder Tagen bildet sich das Ödem von selbst spurlos zurück.

Rachen (Schlund, Pharynx): der gemeinsame Abschnitt des Luft- und Speiseweges, der sich von der Schädelbasis bis zum Beginn der Speiseröhre erstreckt. Er steht in Verbindung mit der Nasen- und Mundhöhle und durch den Kehlkopfeingang mit den oberen Luftwegen. Am Rachendach befindet sich im sogen. Nasenrachen die *Rachenmandel (Tonsilla pharyngica)*, eine Ansammlung von Lymphknötchen, die zum lymphatischen Rachenring gehören. Das *Gaumensegel* zwischen Nasen- und Mundrachen besteht aus einer mit Schleimhaut überzogenen Muskelplatte, die den harten Gaumen fortsetzt und im Zäpfchen endet.

Rachenschleimhautentzündung (Rachenkatarrh, Pharyngitis): akute oder chronische Entzündung, verursacht durch Infektion oder mechanische Schädigung durch reizende Fremdkörper (auch Alkohol und Nikotin, Staub, chemische Dämpfe usw.). Die akute Entzündung tritt meist im Gefolge einer die Widerstandskraft schwächenden Erkältung auf, während die chronische Entzündung durch eine Dauerreizung der Schleimhaut bedingt ist. Ohne Komplikationen geht ein akuter Katarrh nach wenigen Tagen von selbst zurück, während die chronische Entzündung der Behandlung bedarf (Inhalationen, Halswickel, Mundspülungen usw., ggf. Medikamente nach ärztlicher Verordnung).

Rachitis (Englische Krankheit): durch Vitamin-D-Mangel bedingte unzulängliche Verkalkung des wachsenden Knochens. Die Knochen bleiben weich, verbiegen sich unter der Last des Körpers und brechen leicht. Es kommt zur Mißgestaltung des Brustkorbs *(Trichterbrust, Hühnerbrust)*, zur Verbiegung des Beckenknochens und der Beinknochen (O- oder *X-Beine*). Häufig sind auch Verbiegungen der Wirbelsäule und Defekte des Zahnschmelzes. Bei Früherkennung und frühem Behandlungsbeginn mit Vitaminpräparaten zeigen sich bald Erfolge, doch ist in jedem Fall ärztliche Kontrolle geboten, weil eine Überdosierung von Vitamin D Schäden verursachen kann. Als Rachitis der Erwachsenen bezeichnet man die *Osteomalazie*, eine Schädigung des Skeletts, die verschiedene Ursachen haben kann. Siehe Knochenerweichung.

Raynaud-Krankheit: vorwiegend bei Frauen symmetrisch (auf beiden Seiten des Körpers) auftretende Gefäßkrämpfe in Fingern oder Zehen (Blaufärbung, Rötung, Hitzegefühl, Kribbeln usw.). Die Anfälle dauern zunächst 15 bis 20 Minuten, später auch Stunden. Auslöser können Aufregungen oder Kälteeinwirkung sein. In schweren Fällen kommt es zu Ernährungsstörungen von Haut und Nägeln, die mit Geschwürbildungen einhergehen können. Die Behandlung erfolgt mit gefäßerweiternden Medikamenten und physikalischen Maßnahmen (Bäder, Massagen, Bewegungsübungen usw.), Diätvorschriften und psychotherapeutischer Betreuung. Von *Raynaud-Syndrom* spricht man, wenn die Symptome im Gefolge anderer Erkrankungen (z. B. Sklerodermie) auftreten. Hier muß zunächst die Grundkrankheit behandelt werden.

Regenbogenhautentzündung (Iritis): schmerzhafte Entzündung der Regenbogenhaut des Auges, verursacht durch Verletzung, Allergie oder bakteriellen Infekt, auch auf dem Blutweg (z. B. bei Gelenkrheumatismus, Nierenentzündung, Tuberkulose oder Zuckerkrankheit). Bei einer Mitbeteiligung des Ziliarkörpers spricht man von *Iridozyklitis*. Die Behandlung muß immer dem Arzt überlassen bleiben.

Rheumatisches Fieber (RF): durch Streptokokken-Infektion hervorgerufene Erkrankung, von der besonders Kinder und Jugendliche betroffen werden. Nach Hals- oder Rachenentzündung mit Fieber treten Gelenkschmerzen auf, zuerst an den großen Gelenken; die Gelenke röten sich und schwellen an. Charakteristisch ist, daß diese Erscheinungen von einem Gelenk zum anderen wandern. Stets ist auch das Herz beteiligt, kommt es zu entzündlichen Veränderungen im Herzmuskel, an den Herzklappen und am Herzbeutel, die manchmal Herzfehler hinterlassen. Zugrunde liegt der Erkrankung vermutlich eine besondere Form von Allergie, die eine Sensibilisierung an den Gelenkflächen, am Herzen, an den serösen Häuten und an den Blutgefäßen bewirkt. Es gibt auch eine schleichende Form des Rheumatischen Fiebers, die besonders bei kleinen Kindern vorkommt und wenig auffällig ist (rasche Ermüdbarkeit, geringe Gewichtszunahme, Pulsbeschleunigung, leichtes Fieber). Behandelt wird das Rheumatische Fieber mit Antibiotika.

Rheumatismus: zusammenfassende, manchmal fälschlich verwendete Bezeichnung für eine Vielzahl von schmerzhaften Zuständen des Stütz- und Bewegungsapparats. In den meisten Fällen handelt es sich um entzündliche Prozesse der bindegewebigen Anteile der Muskeln, Gelenke und Sehnen, die man genauer als *Fibrositis* bzw. *Fibromyositis* bezeichnet. Bemerkbar macht sich dieses Leiden durch Schmerzhaftigkeit, Druckempfindlichkeit und Steifheit in Muskeln, Gelenken und deren Umgebung. Das Leiden kann akut oder chronisch verlaufen und ist häufig die Folge von Unfall, Überanstrengung, Infektion oder Einwirkung von Giftstoffen, Feuchtigkeit und Kälte. Befallen werden hauptsächlich der Rücken (Hexenschuß), Nacken, Schultern, Brustkorb und Oberschenkel. Dabei kommt es manchmal zu Muskelverspannungen und druckschmerzhaften Knötchen. Selbsthilfemaßnahmen sind Ruhigstellung, Wärme, Einreibung, Massage und schmerzlindernde Präparate. Beim akuten und chronischen *Gelenkrheumatismus* handelt es sich um eine Gruppe von Krankheiten mit unterschiedlicher Entstehungs- und Verlaufsweise, die wegen ihrer Häufigkeit und der Gefahr dauernder Körperschädigungen zu den Hauptursachen für vorzeitige Arbeitsunfähigkeit gehören. Zum Rheumatischen Fieber siehe oben. Nicht alles, was rheumaähnliche Schmerzen verursacht, ist tatsächlich Rheumatismus. Solche Erscheinungen können beispielsweise auch durch Bandscheibenschäden verursacht werden. *Rheumatoide* nennt man rheumaähnliche Gelenkschwellungen, die nach Scharlach, Lungenentzündung, Ruhr, Tripper usw. auftreten können und sich mit dem Abklingen der Grundkrankheit von selbst zurückbilden.

Rippen: paarige, an der Wirbelsäule entspringende, erst knöcherne, dann knorpelige Spangen, die den Brustkorb bilden. I.–VII. Rippe erreichen einzeln als volle Knochenspange das Brustbein, VIII.–X. Rippe erreichen das Brustbein mit Zwischenstücken aus Knorpel, XI.–XII. Rippe endigen frei als Knochenstümpfe.

Rippenfellentzündung (Brustfellentzündung, Pleuritis): häufige, oft unbemerkt bleibende Komplikation bei Lungenentzündung, Erkrankungen des Herzbeutels und Lungentuberkulose, durch Streuung von Krankheitserregern auf dem Blut- und Lymphweg auch bei Nierenentzündung und Gicht, ohne toxische oder bakterielle Komponente bei in den Rippenfellraum eingebrochenen Blutungen und bösartigen Geschwüren. Betroffen ist die Membran, die die Lungenoberfläche überzieht und die Brusthöhle auskleidet. Bei der akuten Entzündung wird die glatte, feuchte Oberfläche der Pleura zunächst trocken und rauh *(trockene Rippenfellentzündung, Pleuritis sicca)*. Dadurch entsteht beim Atmen ein typisches Reibegeräusch (»Lederknarren«). Rücken- und Seitenschmerzen sowie Reizhusten ohne Auswurf sind weitere Symptome. Oft geht die trockene Entzündung in eine *feuchte* über *(Pleuritis exsudativa)*, wenn von der Oberfläche des Rippenfells reichlich seröse Flüssigkeit gebildet wird; die Schmerzen lassen nach. Es kann auch zu Eiteransammlungen in der Brusthöhle kommen *(Pleura-Empyem)*. Bei der Abheilung neigen die entzündeten Oberflächen des Rippenfells dazu, fest aneinanderzuwachsen und eine »Schwarte« zu bilden. Stets ist ärztliche Behandlung erforderlich.

Roseola: kleinfleckiger roter Hautausschlag, der u. a. bei Cholera, Syphilis und Typhus auftritt; typisch ist dabei, daß auf Druck die Flecken verschwinden.

Röteln (Rubeola): gehören zu den leichtesten akuten Infektionskrankheiten und werden von einem Virus verursacht, das durch befallene Menschen verbreitet wird. Kennzeichnend ist der sich vom Gesicht aus über den Körper ausbreitende rötliche Hautausschlag. Außer Bettruhe und Isolierung bis zum Abklingen der Krankheit ist eine besondere Therapie nicht erforderlich. Meist werden Kinder befallen. Wenn eine Schwangere in den ersten vier Schwangerschaftsmonaten an Röteln erkrankt, kann es zu einer Schädigung der Frucht kommen (z. B. Erblindung). Deshalb ist es ratsam, daß eine Frau, die in der Kindheit die Röteln nicht durchgemacht hat, sich vor einer Schwangerschaft vorsichtshalber impfen läßt.

Rückenmark (Medulla spinalis): im Wirbelkanal verlaufender, ausschließlich der Reizleitung dienender Teil des Zentralnervensystems, reicht vom verlängerten Mark (Medulla oblongata) bis zum zweiten Lendenwirbel, bei Kindern tiefer. Drei Häute setzen die Hirnhäute fort. Die teils weiße, teils graue Substanz bildet marklose und markhaltige Nerven. Das Rückenmark ist von Gehirnflüssigkeit umgeben, die Verbindung zu den Gehirnkammern hat.

Rückenmarksschwindsucht (Tabes dorsalis): Folgeerscheinung einer früher durchgemachten und damals nicht ausgeheilten Syphilis, äußert sich in

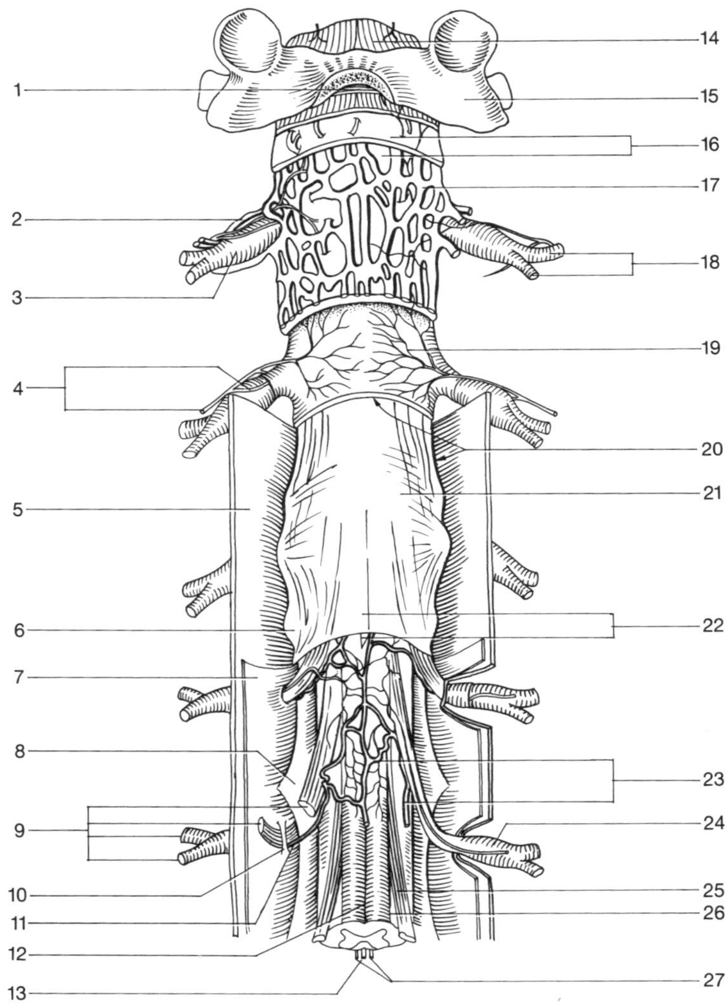

Rückenmarksabschnitt mit Spinalnerven und Blutgefäßen: 1 Knochenhaut, 2 Gefäßversorgung der Spinalnerven, 3 Spinalganglion, 4 Gefäßversorgung der Spinalnerven, 5 harte Hirnhaut, 6 gezähntes Band, 7 Spinngewebshaut, 8 gezähntes Band, 9 Nervenwurzeln, 10 Nervenseptum, 11 Nervenwurzel, 12 Kerbe im Rückenmark, 13 Rückenmarksarterie, 14 gelbes Band, 15 IV. Halswirbel, 16 Epiduralraum, 17 Venengeflecht, 18 Nervenwurzeln, 19 Hirnhaut, 20 Subduralraum, 21 Spinngewebshaut, 22 Septum in der Hirnhaut, 23 Rückenmarksarterie und Rückenmarksvene, 24 Arterienast für die Versorgung der Spinalnerven, 25 Fortsatz des Rückenmarks, 26 Kerbe im Rückenmark, 27 Rückenmarksvenen.

Ataxie (Unsicherheit der Gliedmaßenbewegungen), Empfindlichkeitsstörungen in den Gliedmaßen und jäh auftretenden Beinschmerzen. Bei weiterem Fortschreiten greifen die Schmerzen auf die Unterleibs- und Bauchgegend über, und schließlich kommt es zu Lähmungserscheinungen. Die Krankheit ist heute selten, da eine Syphilis mit den modernen Heilmitteln restlos ausgeheilt werden kann.

Rückfallfieber (Febris recurrens): akute Infektionskrankheit, hervorgerufen durch Spirochäten, die durch Zecken und Läuse (besonders Kleiderläuse) übertragen werden. Kennzeichnend sind die von fieberfreien Intervallen unterbrochenen Fieberschübe. Es gibt bei dieser Krankheit afrikanische, europäische und amerikanische Formen.

Rückgratverbiegung (Skoliose): seitliche Verkrümmung der Wirbelsäule, angeboren oder erworben (rachitisch, Lähmungsfolge, Folge einer Rippenfellverschwartung, manchmal auch durch gewohnheitsmäßiges Ausweichen bei Schmerzen durch Ischias oder Bandscheibenvorfall). In leichteren Fällen orthopädische Korrektur (Turnen, Atemtherapie), in schweren Fällen Operation.

Ruhr (Dysenterie): infektiöse Magen-Darm-Erkrankung, verursacht durch Amöben oder Bakterien. Kennzeichnend sind heftige Darmkrämpfe und massive Durchfälle. Unbehandelt kann die Bakterienruhr tödlich verlaufen. Die Amöbenruhr, eine Tropenkrankheit, bei der es im Dickdarm zur Bildung kleiner Abszesse kommt, ist wegen der Möglichkeit einer Darmperforation gefährlich; zudem kann es zu ernsthaften Nacherkrankungen (Leberabszeß, Gelenkentzündungen usw.) kommen. Beide Erkrankungen müssen vom Arzt mit Sulfonamiden oder Antibiotika behandelt werden.

Salmonelleninfektion (Salmonellose): Zur Gattung der Salmonella-Bakterien gehört neben den Erregern von Typhus und Paratyphus eine weitere Gruppe mit rund 1000 unterschiedlichen Typen, die allesamt bei Mensch und Tier infektiöse Darmentzündungen hervorrufen. Gefährlich sind die Salmonellen auch, weil ihr Giftstoff durch kurzzeitiges Erhitzen infizierter Lebensmittel oder Flüssigkeiten in seiner Wirksamkeit nicht völlig ausgeschaltet wird. Zu Krankheitserscheinungen kommt es, wenn größere Giftmengen aufgenommen werden, durch die die Schleimhäute von Magen und Dünndarm entzündet werden. Wer an einer Salmonellose erkrankt, wird seinerseits zur Infektionsquelle; auch noch einige Monate nach überstandener Krankheit scheidet er Salmonellen aus. Gehäuft treten Salmonelleninfektionen in den warmen Monaten auf. In leichten Fällen genügt eine symptomatische Behandlung (Teefasten, Apfeldiät usw.); während in schweren Fällen Antibiotika eingesetzt werden müssen.

Sarkoidose (Boeck-Krankheit, Lymphogranulomatosis benigne): Krankheit unbekannter Ursache, bei der Beulen und Geschwülste an der Haut, in Lymphknoten, Speicheldrüsen, Augen, Lungen und Knochen auftreten. Meist befällt sie jüngere Erwachsene. Sie kann zeitweise abklingen und ohne ersichtlichen Grund wieder aufflammen.

Sarkom: bösartige Wucherung, die vom Bindegewebe ausgeht, muß bei Früherkennung und gezielter Behandlung keineswegs einen tödlichen Verlauf nehmen. Siehe auch Krebs.

Schädel: kräftige Knochen, die Kopf und Gesicht bilden. Man unterscheidet den Gesichts- und den Hirnschädel. Im Gesichtsschädel liegen die Kauwerkzeuge und die wichtigsten Sinnesorgane des Menschen. Der Hirnschädel mit der *Schädelbasis* umschließt und schützt das Gehirn als starke knöcherne Kapsel, die Öffnungen hat, damit Rückenmark, einzelne Nerven und Blutgefäße durchtreten können.

Schädelbruch: Dabei kann man zwischen *Schädeldachbruch* und *Schädelbasisbruch* unterscheiden. Ein gedeckter Schädeldachbruch geht in der Regel mit einer Gehirnerschütterung einher, auch können Lähmungserscheinungen auftreten. Von offenem Schädeldachbruch sprechen wir, wenn durch Gewalteinwirkung im Schädeldach eine Lücke entsteht; oft dringen dabei Knochensplitter nach innen. Beim Bruch des Schädelgrundes (Schädelbasisbruch) treten neben schwerer Gehirnerschütterung oder Gehirnprellung Blutungen aus Nase, Mund und Ohren, oft auch Lähmungen der Gehirnnerven auf. Ein Symptom sind ringförmige Blutergüsse um die Augen *(Brillenhämatom)*. Jeder Schädelbruch muß unverzüglich im Krankenhaus versorgt werden.

Schädel-Hirn-Trauma (SHT): Sammelbegriff für Kopfverletzungen mit Gehirnbeteiligung, mit oder ohne Bewußtseinsverlust.

Schanker: Der *Harte Schanker* ist das erste Anzeichen (Primäraffekt) einer Ansteckung mit Syphilis (siehe dort). Der *Weiche Schanker (Ulcus molle)* ist eine durch den Erreger *Haemophilus ducreyi* hervorgerufene Geschlechtskrankheit. Die Krankheit beginnt mit der Bildung eines kleinen Eiterpickels an den äußeren Geschlechtsorganen, der sich rasch zu einem schmerzhaften, nässenden Geschwür vergrößert. Hauptsächlich verbreitet ist der Weiche Schanker in tropischen und subtropischen Gebieten.

Scharlach (Scarlatina): akute, meldepflichtige Infektionskrankheit, die durch hämolysierende Streptokokken verursacht wird. Sie befällt hauptsächlich Kinder von 3 bis 10 Jahren, seltener Erwachsene; gehäuft tritt Scharlach im Winter und späten Frühjahr auf. Die Krankheit beginnt plötzlich mit Fieber, Hals- und Kopfschmerzen und Erbrechen, die Zunge ist dick weißlich belegt, wird aber schon am zweiten Tag zur roten *Himbeerzunge*, und etwa um die gleiche Zeit tritt der charakteristische rötliche Hautausschlag auf, von dem nur Nase, Kinn und Mundpartie verschont bleiben. Mögliche Komplikationen sind Entzündungen von Mittelohr, Lymphdrüsen, Herzmuskel und Nieren, die gleichzeitig oder nach Abklingen der Scharlach-Symptome auftreten können. Strenge Bettruhe und eine ausreichende Genesungszeit sind wichtig, um Wiedererkrankungen zu vermeiden. Wegen der hohen Ansteckungsgefahr müssen Erkrankte isoliert werden. Dank der modernen Chemotherapie ist heute der Krankheitsverlauf in der Regel erheblich leichter als früher.

Scheidenentzündung (Kolpitis, Vaginitis): Entzündung der die Scheide auskleidenden Schleimhaut, die zu einer Rötung und Schwellung von Schamlippen und Scheide führt, verursacht durch Infektion mit Bakterien, Pilzen und Einzellern. Bei weißlichem Ausfluß mit Juckreiz liegt meist eine Candida-Mykose vor, bei schaumig-dünnflüssigem Ausfluß eine Trichomoniasis, bei glasig-farblosem oder gelblichem Ausfluß eine bakterielle Infektion und bei rahmigem, grünlich-gelblichem Ausfluß und Brennen beim Wasserlassen ein Tripper (Gonorrhoe). Ein Scheidenabstrich verschafft dem Frauenarzt Klarheit über die Ursache.

Schenkelhalsbruch: häufigster Knochenbruch älterer Menschen, bei der heute eine Schenkelhalsnagelung vorgenommen wird, um die Zeit der Bettlägrigkeit auf ein Minimum zu reduzieren, weil bei langem Krankenlager lebensbedrohliche Lungenentzündungen eine große Gefahr darstellen.

Scheuermann-Krankheit (Osteochondrosis deformans juvenilis): Wirbelsäulenerkrankung Jugendlicher, die sehr häufig vorkommt und manchmal fast ohne Beschwerden, meist aber mit Schmerzen bei Belastungen der Wirbelsäule verläuft; kann bei Jugendlichen zum starren Rundrücken führen. Die eigentliche Ursache dieser Wachstumsstörung ist noch nicht bekannt.

Schiefhals (Torticollis): angeborene Fehlhaltung des Kopfes, die muskulär (durch Verkürzung eines Halsmuskels), ossär (Veränderung von Knochen, Gelenk, meist rheumatisch) oder spastisch (durch Muskelkrampf) bedingt sein kann. Konservative oder operative Behandlung, anschließend mechanische Korrektur und Gymnastik, bis die normalisierte Haltung hergestellt ist.

Schielen (Strabismus): Ausweichen eines oder beider Augen aus der geraden Blicklinie, aufwärts oder abwärts, einwärts oder auswärts. Man unterscheidet zwischen *Lähmungsschielen* durch Gehirnentzündung, Mißbildungen oder Tumoren und dem weit häufigeren *Begleitschielen* durch muskuläre Spannungsunterschiede. Quälendes Doppeltsehen, das zu einer hochgradigen Schwachsichtigkeit führen kann, ist die Folge des Schielens, das deshalb frühestmöglich behandelt werden muß.

Schilddrüse (Thyreoidea): innersekretorische Drüse, die vor dem oberen Ende der Luftröhre und dem Kehlkopf liegt. Sie erzeugt ein jodreiches Hormon *(Thyroxin)*, das den Stoffwechsel steigert und das Wachstum fördert. Eine vergrößerte Schilddrüse wird Kropf genannt, doch muß dieser nicht immer durch Schilddrüsenüberfunktion *(Hyperthyreose)* bedingt sein. Mit Zwischenhirn, Hypophyse und Nebennieren bildet die Schilddrüse einen Funktionskreis. Eine *Unterfunktion* der Schilddrüse *(Hypothyreose)* führt in stärkster Ausprägung zum Myxödem; eine angeborene Schilddrüseninsuffizienz hat Kretinismus (Zwergwuchs) zur Folge. Eine *Überfunktion* der Schilddrüse zieht Allgemeinstörungen nach sich und erreicht in der Basedow-Krankheit ihren höchsten Grad.

Schizophrenie (Spaltungsirresein): Geisteskrankheit, die zum Verfall der Persönlichkeit und schließlich zur Verblödung führt, ohne daß der Betroffene dabei notwendigerweise seine Intelligenz verlieren muß. Die Symptome können von Fall zu Fall sehr verschieden sein: Zerfahrenheit und Verfall des logischen Denkens, Sprachstörungen, Sinnestäuschungen, Bewegungsstörungen, Verfolgungs- oder Größenwahn usw. Zustände der Übererregbarkeit wechseln mit völliger Unerregbarkeit ab. Es kommt zum Verlust des sozialen Kontakts, zu Wesensveränderungen und zur »Spaltung« der Persönlichkeit. Je nach Symptomatik unterscheidet man: *Paranoia* (Vorherrschen von Wahnideen), *Katatonie* (in Schüben verlaufender Persönlichkeitsverfall, häufig mit Bewegungsstörungen) und *Hebephrenie* (Jugendirresein; seelischer Verfall mit Gefühls- und Willensstörungen). Schätzungsweise erkrankt rund ein Prozent aller Menschen an Schizophrenie.

Schlafkrankheit: durch Stechmücken übertragene und durch *Trypanosoma gambiense* verursachte schwere Infektionskrankheit, die in verschiedenen Teilen Afrikas auftritt. Symptome sind Drüsenschwellungen, nervöse Störungen, Schlafsucht und Kräfteverfall. Vorbeugender Impfschutz, der freilich nur begrenzte Zeit anhält, ist möglich.

Schlaganfall (Apoplexie, apoplektischer Insult): Allgemeiner Ausdruck für ein schlagartiges Versagen eines wichtigen Organs (Herz, Gehirn, Lunge, Milz) und seiner Funktionen. In der Regel meint man damit jedoch eine Schädigung der Hirngefäße und einen daraus resultierenden Gehirnschaden. Ein Schlaganfall entsteht entweder durch das Platzen eines Blutgefäßes im Gehirn oder durch Verstopfung einer Hirnarterie. Häufig ereignet er sich in höheren Lebensjahren als Folge einer Arterienverkalkung oder einer Herz-Kreislauf-Erkrankung (besonders bei Bluthochdruck). Beim Schlaganfall tritt eine plötzliche Bewußtlosigkeit oder massive Bewußtseinstrübung ein, der meistens eine Lähmung derjenigen Körperseite folgt, die der betroffenen Hirnhälfte gegenüberliegt. Oft kommt es auch nur zu einer teilweisen Lähmung, wobei z. B. eine Gesichtshälfte, ein Arm oder ein Bein betroffen sein können. Viele Patienten erholen sich nach einem Schlaganfall teilweise oder vollständig, doch sind Todesfälle sofort oder nach Tagen oder Wochen nicht selten. Stets ist schnelle ärztliche Hilfe notwendig.

Schleimbeutelentzündung (Bursitis): Entzündung einer der mit schleimiger Flüssigkeit gefüllten Taschen, die zwischen Sehnen, Muskeln oder Knochen liegen; am häufigsten ist der Schleimbeutel in der Nähe des Kniegelenks betroffen. Ursachen sind wiederholte Verletzungen, Dauerreizungen oder bakterielle Infektionen. Ruhigstellung, feuchtwarme Verbände und Wärmeanwendungen bringen Linderungen; in schweren Fällen ist ärztliche Hilfe notwendig.

Schleimhäute (Mukosa): Durch Drüsensekrete feucht gehaltene Schichten, die das Innere von Hohlorganen und Hohlräumen auskleiden und an den Rändern (z. B. Nasenlöchern, Lippen, Augenbindehaut, Scheide, After, Raum zwischen Vorhaut und Eichel) zutage treten. Bezeichnend sind eingelagerte Schleimdrüsen und das Fehlen von Haaren.

Schmerfluß (Seborrhoe): Bedingt durch Überproduktion der Hauttalgdrüsen, führt zu Fettglanz im Gesicht und zur Schuppenbildung auf dem behaarten Kopf. Seborrhoische Haut neigt eher zu Erkrankungen als trockenere Haut. Nicht selten kommt es zum *Schmerfluß-Ekzem (seborrhoischen Ekzematoid)*, einer stumpfen Rötung mit kleienartiger Schuppung. Da die Seborrhoe anlagebedingt ist, gibt es keine ursächliche Behandlung. Sorgfältige Hautpflege mit weichem Wasser und ohne fetthaltige Mittel schafft Abhilfe. Die Beratung durch einen Hautarzt kann sinnvoll sein.

Schrotkugelbrust (zystische Mastopathie): Veränderung der weiblichen Brust durch Zystenbildung im Brustgewebe, tritt in der Regel erst mit dem Beginn der Wechseljahre auf. Ursäch-

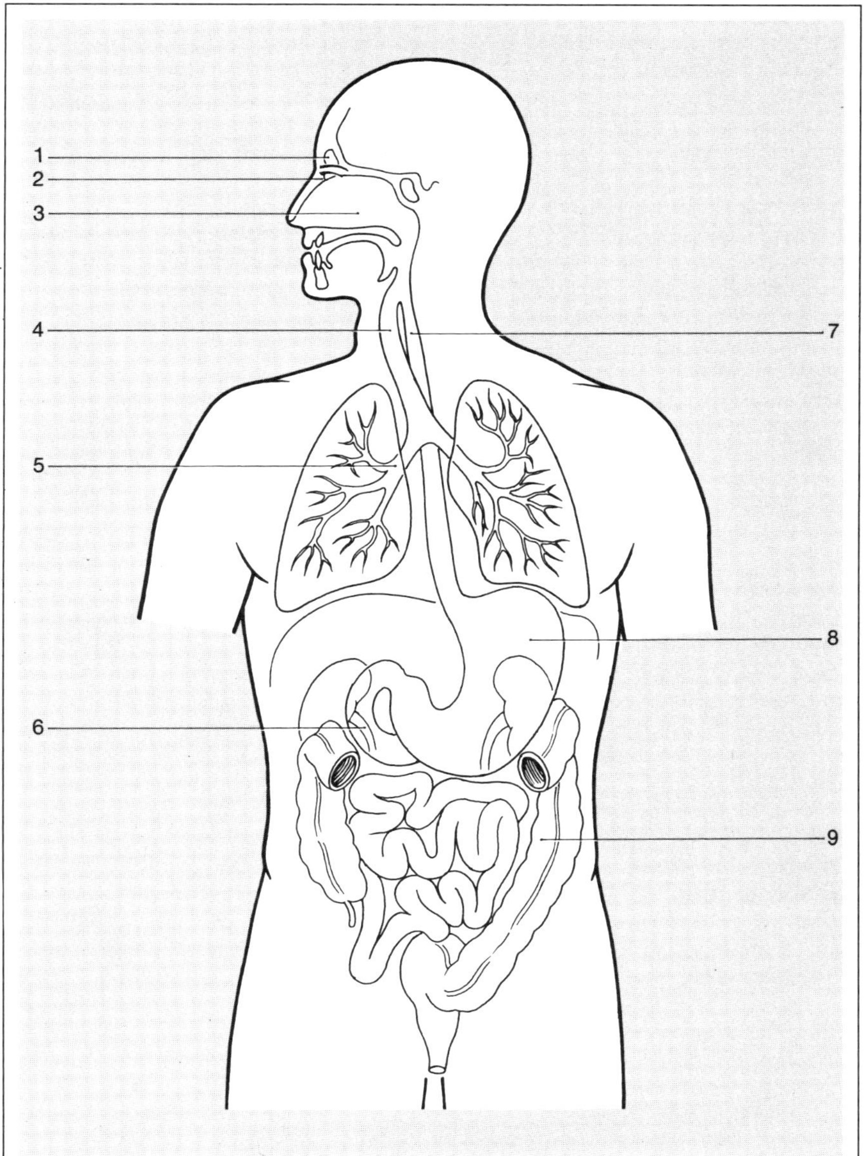

Mit Schleimhäuten ausgekleidete Hohlräume und Schleimhäute des menschlichen Körpers: 1 Nasennebenhöhlen, 2 Augenbindehäute, 3 Mund-Rachen-Raum, 4 Luftröhre, 5 Bronchialbaum, 6 Harnwege, 7 Speiseröhre, 8 Magen, 9 Darm.

lich sind Umstellungen im Hormonhaushalt, so daß eine Hormonbehandlung Abhilfe schaffen kann.

Schrumpfniere (Nephrosklerose): durch Degeneration des Gewebes kleiner gewordene Niere, primär durch Verhärtung der mittleren und kleinen Blutgefäße, sekundär als Folge von Nierenentzündungen, die zu Substanzverlust und Narbenbildungen geführt haben. Unbehandelt führt eine sekundäre Schrumpfniere zur Harnvergiftung (Urämie), eine primäre Schrumpfniere zu Bluthochdruck, Ödemen, Gefäßkrisen, intermittierendem Hinken und anderen Stadien der Arteriosklerose. Neben der ärztlichen Behandlung sind eine geregelte Lebensweise und eiweißreiche Diät wichtig.

Schuppenflechte (Psoriasis): meist chronische oder zu Rückfällen neigende Hautkrankheit, in vielen Fällen ererbt. Die Ursachen des im allgemeinen harmlosen, aber störenden Leidens sind noch nicht bekannt, sicher ist nur, daß ihm eine Stoffwechselstörung zugrunde liegt, die zu übermäßiger Verhornung in der Oberhaut führt. Eine ursächliche Therapie gibt es nicht. Sonnenlicht, Höhensonnenbestrahlung und Seeaufenthalte bringen Besserung. Neben Mitteln zum Einreiben gibt es auch Vitaminpräparate (B-Komplex), die von innen her helfen sollen.

Schüttellähmung (Parkinson-Syndrom, Paralysis agitans): degenerative Erkrankung der Stammganglien im Bereich der Hirnbasis; in manchen Fällen Folge einer Gehirnentzündung, einer Vergiftung oder von Bluthochdruck, doch meist ist die eigentliche Ursache unbekannt. Ob Vererbung eine Rolle spielt, ist ungeklärt. Die Behandlung dieser Krankheit hat in den letzten Jahrzehnten beträchtliche Fortschritte gemacht. Wenn die Therapie frühzeitig einsetzt, können bei einem Großteil der Betroffenen die Hauptsymptome (Schütteln, Steifheit) entweder erheblich gemildert oder völlig behoben werden.

Schweißdrüsenabszeß: Entzündung der Schweißdrüsen besonders in der Achselhöhle, an den äußeren Geschlechtsorganen und im Afterbereich mit Bildung sehr schmerzhafter, tiefliegender Knoten, bei denen es schließlich zu Erweichung, Durchbruch und Höhlenbildung kommt. Ärztliche Behandlung ist geboten; oft ist ein kleiner chirurgischer Eingriff erforderlich.

Schweißdrüsenfriesel (Miliaria, Sudamina): durch Verstopfung der Schweißdrüsen verursachter entzündlicher Ausschlag, für den Kinder und fettleibige Menschen besonders anfällig sind. Feuchte Hitze wirkt auslösend. Der Ausschlag tritt meist am Oberkörper auf. Leichte Kleidung und reichliche Flüssigkeitszufuhr (kein Alkohol) helfen den Ausbruch des Ausschlags verhindern. Durch Wasseranwendungen, kühlende Salben und Körperpuder verschwindet der Ausschlag meist von selbst.

Sehne: aus Bindegewebe bestehender, glänzend weißer Endteil der Muskeln; das Endteil der Sehne ist an den Knochen befestigt, so daß damit die Verbindung von Muskeln und Knochen hergestellt ist. Viele Sehnen sind von einer röhrenförmigen Bindegewebshülle (Sehnenscheide) umgeben, die eine schleimige Flüssigkeit absondert, um die Reibung zu vermindern.

Sehnenscheidenentzündung (Tendovaginitis): schmerzhafte Entzündung im

Bereich der Sehnenscheide, wobei es häufig zu einer Verdickung und Verhärtung der Sehnenscheide und ihrer Umgebung kommt. Auch an den Sehnen selbst können gelegentlich knotige Schwellungen auftreten. Ursachen können Überbeanspruchung, Druck von außen und ähnliches sein. Selbsthilfe: kühle Umschläge, Heißluft, in schweren Fällen immer ärztliche Behandlung.

Sepsis (Blutvergiftung): Allgemeininfektion des Organismus durch Bakterien und ihre giftigen Stoffwechselprodukte. Die Krankheitserreger (meist Eiterkeime) gelangen von einem Infektionsherd innerhalb des Körpers in die Blutbahn und lösen, wenn die Abwehrkräfte zu schwach oder sie selbst zu stark sind, die Sepsis aus. Man unterscheidet eine metastasierende Form, wobei die Erreger über die Blutbahn zu verschiedenen Körperorganen gelangen, dort Herde bilden *(septische Metastasen)*, sich vermehren und immer wieder neu das Blut überschwemmen, und die *Septikämie*, die eigentliche Blutvergiftung. Hierbei wandern die Krankheitserreger über die Lymphgefäße zu den Lymphknoten, bilden dort einen Vergiftungsherd, vermehren sich und überschwemmen das Blut. Symptom einer Sepsis sind Schüttelfrost, hohes Fieber und schwerstes Krankheitsgefühl. Jede Sepsis ist ein hochgradig gefährlicher Krankheitszustand, der schnellstmöglicher ärztlicher Behandlung bedarf.

Serumkrankheit: Bei jeder Injektion von artfremdem (aus Tieren gewonnenem) Serum muß mit einer allergischen Reaktion gerechnet werden, die sich gewöhnlich 8 bis 12 Tage später durch einen an der Einstichstelle beginnenden juckenden Hautausschlag äußert, aber auch zu Fieber, Lymphknotenschwellungen, Gelenkschmerzen und Durchfällen führen kann. Die Erscheinungen, die vor allem bei wiederholter Injektion des gleichen Serums auftreten können, verschwinden nach wenigen Tagen von selbst. Sehr viel gefährlicher ist der *Serumschock (anaphylaktischer Schock)*, der nach wiederholter Injektion von Fremdseren oder bestimmten Medikamenten auftreten kann: Er verursacht lebensbedrohliche Zustände mit Atemnot, Krämpfen und Kreislaufzusammenbruch, die schnellstes ärztliches Eingreifen erfordern, weil innerhalb weniger Minuten der Tod eintreten kann.

Siebentagefieber (Dengue-Fieber): akute Infektionskrankheit der Tropen und Subtropen, verursacht durch ein Virus, das durch den Stich einer bestimmten Mücke übertragen wird. Hauptsymptom ist rasch ansteigendes Fieber, das nach drei Tagen abklingt, um nach sieben Tagen erneut anzusteigen; in der fieberfreien Zeit tritt ein Hautausschlag auf.

Simmonds-Krankheit (Simmondsche Kachexie): schwerer und fortschreitender Verfall verschiedener Körperfunktionen infolge einer Hypophysenvorderlappeninsuffizienz, verursacht meist durch Tumoren und Fibrosen, kann bei Frauen auch nach einer schweren Entbindung auftreten. Behandelt wird die Erkrankung mit Hilfe von Hormonpräparaten entsprechend der jeweiligen Ausfallserscheinung.

Sklerodermie (Darrsucht): seltene Hautkrankheit, die durch eine allgemeine Verhärtung der Haut gekennzeichnet ist und vor allem Frauen im mittleren Alter befällt, kann auf einzelne Körperstellen (besonders Gelenke) beschränkt oder auf den ganzen

Körper ausgedehnt (generalisiert) sein. Die genaue Ursache ist unbekannt; Störungen im Hormonhaushalt spielen eine bedeutsame Rolle.

Sklerose: krankhafte Verhärtung eines Organs durch Vermehrung und Verfestigung der Bindegewebsfasern. Siehe auch *Arteriosklerose* und *Multiple Sklerose*.

Skorbut (Scharbock): Vitamin-C-Mangelkrankheit, die sich zuerst durch Zahnfleischschwellungen und -blutungen und kleine rot-blaue Punkte *(Petechien)* in der Haut äußert. Früher war der Skorbut eine typische Erkrankung der Seeleute, die auf langen Seereisen auftrat. Durch Vitamin-C-Zufuhr läßt sie sich vermeiden; bei einer ausgewogenen Ernährung kommt sie nicht vor. Skorbut der Säuglinge (durch Mangel- und Fehlernährung der Mütter) wird als *Moeller-Barlow-Krankheit* bezeichnet.

Sommersprossen (Epheliden): verstärkte Einlagerungen von bräunlichem Hautpigment an verschiedenen Körperstellen, tritt gehäuft bei blonden und rothaarigen Menschen auf. Vorbeugung durch Anwendung von Lichtschutzmitteln vom ausgehenden Winter bis zum Spätherbst; bei störenden Sommersprossen ist die Beratung durch einen Hautarzt sinnvoll. Oft verschwinden die Sommersprossen im höheren Alter von selbst.

Sonnenbrand (Erythema solare): Hautverbrennung durch die ultravioletten Strahlen der Sonne, ist wie jede andere Verbrennung ersten oder zweiten Grades mit Puder, feuchten Verbänden und kühlenden Salben zu behandeln; fetthaltige Mittel (z. B. Sonnenöl) sind nicht anzuwenden.

Sonnenstich (Insolation): entsteht durch übermäßige Einwirkung von Sonnenstrahlen besonders auf den unbedeckten Kopf und Nacken. Der Betroffene wird zunächst müde und reizbar, wirkt verwirrt oder betäubt, er schwitzt nicht oder nur wenig, die Körpertemperatur kann auf 40 bis 41°C ansteigen, die Haut ist trocken und heiß; nach Rastlosigkeit tritt Bewußtlosigkeit auf. Im Anfangsstadium hilft Abkühlung durch kalte Güsse, bei hoher Körpertemperatur und Bewußtlosigkeit sollte ein Arzt gerufen werden, der die Verbringung in eine Klinik veranlaßt.

Soor (Candidose): durch den Pilz *Candida albicans* hervorgerufene Schleimhautinfektion, die bei Kindern, gelegentlich auch bei Erwachsenen vorkommt. Sie beginnt im Mund und beschränkt sich gewöhnlich auf diesen Bereich: Auf Lippen, Zunge und Gaumen bildet sich ein festhaftender, grauweißer, fleckiger Belag *(Aphthen)*. Gewöhnlich tritt die Infektion bei Fieber und Magen-Darm-Erkrankungen auf. Von der Mundhöhle kann sie auf die Speiseröhre übergreifen, aber auch in Gehirn oder Nieren verschleppt werden. Eine generalisierte Soorerkrankung, die stets der ärztlichen Behandlung bedarf, nennt man *Moniliasis*. Von Soor können auch Harnröhre, Blase und Scheide befallen werden.

Speicheldrüsen: Spül- oder Verdauungsspeichel absondernde Drüsen im Mund, vor allem die paarigen *Ohrspeicheldrüsen (Parotis), Unterkiefer- (Submaxillaris)* und *Unterzungen- (Sublingualis)drüse*. Die bekannteste Speicheldrüsenerkrankung ist die Entzündung der Ohrspeicheldrüse (Mumps, Parotitis epidemica). Auch bei Typhus, Leukämie, Krebs usw.

kann es zu einer Parotitis kommen. Hauptsymptom ist das Versiegen der Speichelabsonderung. Ein verminderter Speichelfluß, Entzündung und Spannungsgefühl beim Essen können auf *Speichelsteine* hinweisen, die sich allerdings nur selten bilden.

Speiseröhre (Ösophagus): etwa 25 cm langer Muskelschlauch zwischen Schlund und Magen, bestehend aus einer inneren Ring- und einer äußeren Längsmuskelschicht, innen mit Schleimhaut ausgekleidet.

Speiseröhrenentzündung (Ösophagitis): Entzündung der die Speiseröhre auskleidenden Schleimhaut durch Verätzung, zu heiße Speisen, Fremdkörper, chronischen Alkoholmißbrauch, am unteren Ende auch als Ausläufer einer Magenschleimhautentzündung (Gastritis). Ferner kann eine vom Mund her übergreifende Candidamykose (siehe Soor) zur Entzündung führen.

Speiseröhrenkrebs: bösartige Wucherung der Speiseröhre, begünstigt durch Rauchen, zu heißes Essen, chronischen Alkoholismus, macht sich erst verhältnismäßig spät durch Schluckschmerzen und Heiserkeit bemerkbar, wenn der Tumor bereits auf Nachbarorgane übergegriffen hat. Bei Späterkennung sind die Heilungsaussichten schlecht. Befallen werden vor allem Männer nach dem 50. Lebensjahr.

Spinale Kinderlähmung (Poliomyelitis anterior acuta): Infektionskrankheit, die manchmal zum Tode, öfter jedoch zur Verkrüppelung führt und in vielen Fällen ohne eigentliche Lähmungen verläuft. Befallen werden vor allem Kinder vor dem 5. Lebensjahr, aber auch Erwachsene, bei denen der Verlauf meist schwerer ist. Nicht jeder Mensch, der angesteckt wird, erkrankt tatsächlich, und bei manchen Infektionen treten nur sehr unspezifische Krankheitssymptome (z. B. leichter Katarrh der oberen Luftwege) auf. Dadurch ist man aber oft zeitlebens vor Kinderlähmung geschützt, weil der Körper Abwehrstoffe gebildet hat, die einen Dauerschutz gewähren. Nur in knapp 10 Prozent der Fälle kommt es zu einem schweren Krankheitsbild mit starken Schmerzen und Lähmungserscheinungen. Dank der vor Jahrzehnten eingeführten Schluckimpfung, an der sich auch Erwachsene beteiligen sollten und bei der regelmäßige Wiederholungsimpfungen wichtig sind, ist die Zahl der Erkrankungen bei uns drastisch zurückgegangen.

Spondylitis: Entzündung eines oder mehrerer Wirbelkörper. Ist Tuberkulose die Ursache, spricht man von *Pott-Krankheit*. Seltener ist eine Infektion durch Streptokokken, Staphylokokken und Typhusbazillen. Eine schwere, im Bereich der unteren Lendenwirbelsäule und der Kreuz-Darmbeingelenke beginnende Entzündung der Wirbelgelenke ist die *Bechterew-Krankheit*, von der nach und nach die ganze Wirbelsäule befallen wird. Die Wirbel verwachsen miteinander und verursachen so einen unbeweglichen, stark gekrümmten Rücken. Im Röntgenbild sieht eine solche Wirbelsäule wie ein Bambusstab aus. Befallen werden von dieser Krankheit hauptsächlich jüngere Männer.

Spreizfuß (Pes transversus): Spreizung der Mittelfußknochen durch Einsinken des Quergewölbes. Der Vorfuß wird schmerzhaft, unter der Sohle bilden sich Schwielen. Tritt oft in höherem Alter auf und ist dann meist mit Senkfuß, gelegentlich auch mit Hammerzehen verbunden. Eine Behandlung durch Fußgymnastik und Einlagen bessert die Beschwerden.

Sprue: vorwiegend in bestimmten Gebieten Asiens verbreitete chronische Erkrankung, die teilweise durch Fehlernährung hervorgerufen wird und zu häufigen Entleerungen von schaumigem, fettigem Stuhl, aber auch zu Schleimhautveränderungen im Mund und zu Gewichtsverlust führt. Eine auch bei uns besonders bei Kindern auftretende Form ist die *Zöliakie* (siehe dort).

Spulwürmer (Askariden): 15 bis 40 cm lange regenwurmartige Parasiten, deren Eier mit ungewaschenem, verseuchtem Obst und Gemüse aufgenommen werden. Ausgewachsene Würmer können sich im Darm so zusammenballen, daß ein Darmverschluß entsteht; durch Einwandern von Würmern in die Gallengänge kann eine Gelbsucht ausgelöst werden. Leibschmerzen und Erbrechen sind Hauptsymptome des Wurmbefalls. Eine Wurmkur nach Vorschrift schafft Abhilfe.

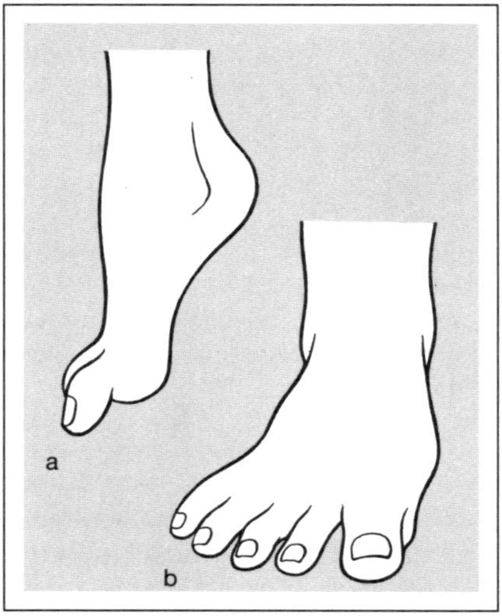

Fußdeformitäten: a Spitzfuß, b Spreizfuß.

Staublunge (Pneumokoniose): mechanische oder chemische Schädigung der Lunge durch Staub (Kalk, Stein, Asbest, Tabak, Mehl, Eisen), der sich in Bronchien, Lungenbläschen, Drüsen und Lymphwegen festsetzt. Dadurch verhärtet sich das Lungengewebe, und je nach Staubart ergibt sich eine narbige Schrumpfung mit besonderer Empfänglichkeit für andere Krankheiten, etwa für Tuberkulose oder Krebs. Am häufigsten ist die *Silikose*, die durch Einatmen von Gesteinsstaub verursacht wird.

Stauungsleber: entsteht durch Abflußbehinderung des Blutes aus der Leber bei Erkrankungen der Lunge und des Herzens, besonders bei Linksherzinsuffizienz (siehe Herzschwäche).

Stauungslunge: Anschoppung von Flüssigkeit in den Lungen aufgrund erhöhten venösen Drucks bei Versagen oder Schwäche des linken Herzens. Siehe auch Lungenödem.

Stinknase (Ozaena): stinkender Gewebszerfall durch Infektion der Nasenschleimhaut mit nachfolgender Borkenbildung. Der üble Geruch entsteht durch die bakterielle Zersetzung der Borke. Nasenspülungen mit Kochsalz, Kaliumpermanganat oder Wasserstoffsuperoxid schaffen Abhilfe.

Strahlenpilzkrankheit (Aktinomykose): Infektion durch Pilze, die von Stroh, Gräsern und Getreidegrannen kommen und durch kleinste Verletzungen von Haut und Schleimhaut in den Körper gelangen. Herde meist in

Mundnähe, aber auch im Magen-Darm-Kanal und in der Lunge. Die Infektion führt zu einer derben, bretthar-ten Verdickung des Gewebes *(Holzphlegmon)* und zu einer bläulichroten Verfärbung der darüberliegenden Haut. Später bilden sich eiternde Fisteln. Gefährlich ist ein Befall der Lunge, der auf die Nachbarorgane übergreift.

Syphilis (Lues): Geschlechtskrankheit, die folgenreich sein kann, weil sich ihr Erreger (Spirochaeta pallida) nicht auf den Ort der Ansteckung beschränkt, sondern durch Einschwemmung in den Körper fast an allen Organen zu syphilitischen Erkrankungen führen kann. Sie lassen sich vermeiden, wenn möglichst früh eine Behandlung mit hochdosiertem Penizillin einsetzt, wodurch die Spirochäten restlos beseitigt werden können. Zwei Wochen nach der Ansteckung bildet sich an der Infektionsstelle ein schmerzloses Geschwür mit hartem Rand (harter Schanker; Primäraffekt); bald darauf schwellen die nächstliegenden Lymphknoten an. Nach etwa drei Wochen heilt das Geschwür ab, aber inzwischen sind die Spirochäten auf dem Blutweg ins Körperinnere eingedrungen. Wenn jetzt noch keine Behandlung eingesetzt hat, beginnt das zweite Stadium der Syphilis mit Kopfschmerzen, Abgeschlagenheit und einem Ausschlag an Haut und Schleimhäuten, zuerst als kleine rötliche Flecken (Roseola), dann als Mischung von Flecken und rötlichbraunen Erhebungen. An den Schleimhäuten von Mund, äußeren Geschlechtsteilen und After entstehen linsenförmige Papeln, die zu flachen wunden Stellen werden. Der Ausschlag verschwindet nach einigen Wochen, kehrt aber in Schüben wieder. Wenn er (nach 2 bis 5 Jahren) endgültig abgeklungen ist, beginnt das dritte Stadium der Syphilis, in dem es zur Zerstörung von Organgewebe und Wucherung von Bindegewebe kommt, was eine starke Narbenbildung zur Folge hat (z. B. syphilitische Schrumpfleber). Durch Gewebeneubildung entstehen in der Haut gummiharte Knoten (Gummata). Alle Organe können von der Syphilis befallen werden, aber auch die Haut, die Blutgefäße, die Knochen (z. B. syphilitische Sattelnase), die Gelenke und das Nervensystem (Rückenmarksschwindsucht, Gehirnerweichung). Durch eine an Syphilis erkrankte Mutter kann ein ungeborenes Kind angesteckt werden und kommt dann mit einer angeborenen Syphilis auf die Welt.

Syringomyelie: Erkrankung des Rückenmarks mit Bildung von Höhlen innerhalb der grauen Substanz durch Zerfall von Gliomwucherungen. Sehr langsamer Krankheitsverlauf (bis zu 30 Jahren); keine ursächliche Therapie bekannt. Markanteste Folge ist die Störung bzw. Aufhebung des Schmerz- und Temperaturempfindens (Gefahr von Verbrennungen) bei erhaltenem Tastsinn.

Talgdrüsenwucherung: chronisch verlaufende Hautkrankheit, die besonders bei Männern im mittleren und höheren Lebensalter auftritt und meist mit einer Kupferfinne einhergeht. Dabei kann es vor allem an der Nase zu knolligen Auswüchsen kommen *(Rosacea hypertrophicans).*

Tennisellenbogen (Epicondylitis radialis): langwierige, oft sehr schmerzhafte entzündliche Veränderung im äußeren Ellenbogenbereich. Die besonders bei drehenden, hebenden Bewegungen des Unterarmes und der Hand auftretenden Schmerzen können bis in die Finger ausstrahlen. Der Tennisellenbogen, auch Werferellenbogen genannt, tritt nicht nur bei Tennisspielern, sondern bei einseitiger Überlastung des Ellenbogengelenks auch allgemein auf. Weitere Ursachen können rheumatische Prozesse oder krankhafte Veränderungen der Halswirbelsäule sein.

Tetanie (Muskelkrampfneigung): Teilerscheinung einer allgemeinen Übererregbarkeit des Nervensystems *(Spasmophilie)*, gekennzeichnet durch anfallsweise Krämpfe bestimmter Muskelgruppen. Ursache ist Kalziummangel im Blut, bedingt durch Vitamin-D-Mangel, eine Funktionsstörung der Nebenschilddrüsen, Hyperventilation (übermäßige Steigerung der Atmung), Vergiftungen. Die Behandlung richtet sich je nach der Ursache. Grundsätzlich ist eine an Fett und Mehl arme Kost mit Fleisch und viel Obst und Gemüse zu empfehlen. Zu unterscheiden von der Tetanie ist der Tetanus (siehe Wundstarrkrampf).

Thrombangiitis obliterans (Buerger-Krankheit): Erkrankung, bei der sich die inneren Schichten der kleinen Blutgefäße entzünden, so daß es zu einer langsam fortschreitenden Verengung und schließlich zur Verstopfung der Gefäße kommt. Befallen werden hauptsächlich die Gefäße der Glieder, besonders der Beine. Ein Symptom kann anfallsweises Hinken sein (siehe Hinken). Die genaue Ursache der Erkrankung, die vorzugsweise bei Männern nach dem 40. Lebensjahr auftritt, ist nicht bekannt.

Thrombopenie, Thrombozytopenie: Mangel an Blutplättchen im Blut, verursacht durch bestimmte Infektionskrankheiten, Knochenmark- und Milzerkrankungen.

Thrombophlebitis: schwere Venenerkrankung, bei der die Bildung von Blutgerinnseln zusammen mit einer Entzündung der inneren Venenwände *(Phlebitis)* vorliegt, verursacht durch Infektion, Verletzung oder Operation. Gefährlich ist die Krankheit, weil sich das Blutgerinnsel von der Venenwand lösen und mit dem Blutstrom ins Herz oder die Lunge gelangen kann, wo das schwimmende Gerinnsel (Embolus) möglicherweise zu einer Embolie führt. Vorbeugend ist bei längerer Bettlägrigkeit (z. B. nach schwerer Entbindung oder Operation), die die Blutgerinnselbildung fördert, Bewegungstherapie angezeigt. Eine Thrombophlebitis muß unverzüglich vom Arzt behandelt werden.

Thrombose (Blutgerinnselkrankheit): Blutpfropfenbildung innerhalb eines Gefäßes, die eine Verengung oder den Verschluß des Gefäßes zur Folge hat, führt zu Infarkten (z. B. Herzinfarkt). Die Ursachen der Thrombose sind noch nicht völlig geklärt; begünstigt wird sie durch Herz- und Nierenkrankheiten, die die Blutströmungsgeschwindigkeit verlangsamen, durch Entzündung oder andere Schädigung der inneren Venenwand oder durch Störungen der Blutgerinnungsvorgänge.

Tic, Tick: unbeabsichtigte fortwährende Zuckungen im Gebiet eines Muskels oder einer Muskelgruppe, besonders im Gesicht; allgemein Muskelzuckungen, die auf neurotischer, hysterischer oder psychopathischer Grundlage beruhen. Durch organische Erkrankungen hervorgerufene Muskelzuckungen bezeichnet man als *Spasmus*.

Tollwut (Lyssa, Rabies): äußerst gefährliche Virusinfektion, die durch den

Biß kranker Tiere (besonders Hunde, Füchse, Katzen und Rehe) übertragen wird. Während der Inkubationszeit von 10 Tagen bis zu einem Jahr (Durchschnitt 30 bis 50 Tage) wandert das Virus von der Bißwunde über das Rückenmark zum Gehirn, wo es sich vermehrt und Entzündung, Blutung und Zerstörung von Nervenzellen bewirkt. Nicht alle Gebissenen erkranken, doch kann nach Auftreten der Symptome (u. a. Krämpfe der Schlund- und Atemmuskeln, Speichelfluß, Fieber) innerhalb von 5 Tagen durch allgemeine Lähmung und Erstickung der Tod eintreten. Vorbeugend sollte jede Bißwunde gründlich mit starker Seifenlösung ausgewaschen und mit Jodtinktur desinfiziert werden; im Zweifelsfall ist stets ärztliche Versorgung (Schutzimpfung) anzuraten.

Toxoplasmose: Infektion durch das Protozoon Toxoplasma gondii. Sie kann bei infizierten Schwangeren im Mutterleib erfolgen und zum Fruchttod oder zu einer Schädigung der Frucht führen. Meist wird man jedoch durch Umgang mit infizierten Haustieren, durch den Genuß rohen infizierten Fleisches oder anderer infizierter Lebensmittel angesteckt. Beim Erwachsenen führt die Infektion zu uncharakteristischen, angina- oder grippeähnlicher Erscheinungen; auch Hautausschläge, Lymphdrüsenschwellungen und Leberentzündung mit Gelbsucht können auftreten. Am aussichtsreichsten ist eine chemotherapeutische Kombinationsbehandlung.

Trichinenkrankheit (Trichinose): durch Trichinen *(Trichinella spiralis)* hervorgerufene Krankheit, verursacht durch den Genuß von rohem Fleisch (meist Schweinefleisch). Die Kapsel um die mit dem Fleisch aufgenommenen Trichinen löst sich im Darmsaft auf, es kommt zur Bildung und Vermehrung von Darmtrichinen, die durch die Darmwand in die Blutgefäße wandern und sich in der Muskulatur festsetzen. Beim Erkrankten folgen auf Durchfall, Leibschmerzen, Fieber und Erbrechen bald Schwellung, Schmerz und Steifigkeit der Muskeln, Schweißausbrüche und Kopfschmerzen. Die Behandlung einer schweren Trichinose ist schwierig; rund ein Drittel der Erkrankten stirbt nach einigen Wochen durch Versagen der von Trichinen befallenen Atemmuskulatur. Deshalb ist Vorbeugung wichtig. Rohes Schweinefleisch sollte besonders in Ländern, in denen Hygienevorschriften (Fleischbeschau) nicht strikt beachtet werden, nicht gegessen werden. Bei uns ist dank der vorgeschriebenen Kontrolle der Schlachttiere die Trichinose sehr selten.

Trichomonadenbefall (Trichomoniasis): Infektion durch Protozoen, die beim Menschen Mund, Eingeweide, Lunge, Geschlechtsorgane, Blase und Harnröhre besiedeln können, aber nicht in jedem Fall Krankheitserscheinungen (z. B. Scheiden-, Harnröhren-, Blasenentzündung) hervorrufen. Die Infektion wird vor allem durch Geschlechtsverkehr übertragen, so daß bei Trichomoniasis stets beide Partner chemotherapeutisch behandelt werden müssen.

Trichophytie (Scherflechte): Hauterkrankung durch eine Fadenpilzinfektion, von der auch Haare und Nägel befallen werden können; oberflächlich als runde schuppende Herde *(Trichophytia superficialis)*, in die Tiefe als *Bartflechte* der Männer *(Trichophytia barbae profunda)*, bei kleinen Kindern als mit Pusteln durchsetzte Wucherungen *(Kerion Celsi)*.

Trigeminusneuralgie: schlagartig einsetzende, sehr starke Schmerzanfälle im Gesicht im Versorgungsbereich der Äste des Nervus trigeminus.

Tripper (Gonorrhoe): häufigste und am leichtesten zu heilende Geschlechtskrankheit, verursacht durch Gonokokken, die nur von Mensch zu Mensch übertragen werden, hauptsächlich durch direkten Kontakt mit infizierten Absonderungen (meist beim Geschlechtsverkehr), ganz selten durch Waschlappen, Handtücher und andere mit solchen Absonderungen verunreinigte Gegenstände. Bei tripperkranken Schwangeren kann das Kind während der Geburt in der Scheide infiziert werden, was eine gonorrhoische Entzündung der Augenbindehaut zur Folge hat. Die Symptome des Trippers sind, besonders bei Frauen, wenig auffällig: Brennen oder Schmerzen beim Wasserlassen, leichte Schwellung der harnableitenden Wege, gelblicher Ausfluß aus Harnröhre bzw. Scheide usw. Eine Behandlung mit Antibiotika bringt vollständige Heilung. Ein unbehandelter Tripper kann allerdings viele Komplikationen nach sich ziehen: Unterleibsentzündungen, Gelenkerkrankungen, Herzinnenhautentzündungen, Entzündungen und Abszesse der Geschlechtsorgane, die zu Unfruchtbarkeit führen können.

Trommelschlegelfinger (Digiti hippocratici): Finger mit hochgradig aufgetriebenen Endgliedern, häufig auch mit Uhrglasnägeln (siehe dort), weisen auf in der Regel schwere Erkrankungen von Herz und Lunge hin.

Tubenkatarrh: entzündliche Veränderung der Ohrtrompeten (Tuben, Eustachi-Röhren), die durch Schleimhautschwellung (bei Schnupfen, Nasennebenhöhlenentzündung, Allergie usw.), Wucherung der Rachenmandel usw. zum Verschluß der Tuben führen kann. Selbsthilfemaßnahmen sind Wärmeanwendungen, Schwitzpackungen und schleimhautabschwellende Maßnahmen.

Tuberkulose: akut oder chronisch verlaufende Infektionskrankheit, die vor allem die Lunge, aber auch viele andere Organe, die Schleimhäute und die Knochen befällt. Auslöser ist ein säurefester Bazillus (Mycobacterium tuberculosis), der durch Einatmen (Tröpfcheninfektion), Verschlucken oder direkte Einimpfung in den Körper gelangt. Selten ist heute die Infektion durch Geflügeltuberkulosebazillen oder die durch Kühe übertragene Form. Der Krankheitsverlauf hängt wesentlich von der Widerstandsfähigkeit und Abwehrkraft des Körpers ab. Der erste Kontakt mit dem Erreger erfolgt gewöhnlich in der Kindheit und führt zur Bildung des sogenannten Primärkomplexes in der Lunge, eine zumeist unbemerkt verlaufende Infektion. Wenn der Primärherd nicht ausheilt, kommt es zu einer fortschreitenden Erkrankung (Sekundärstadium), wobei im Lungengewebe

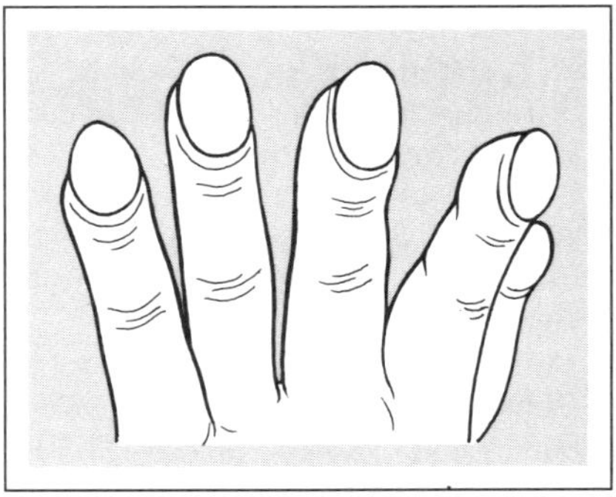

Trommelschlegelfinger mit den typisch verdickten Endgliedern und Uhrglasnägeln.

Hohlräume *(Kavernen)* und Verkäsungen entstehen. Wenn dadurch ein Blutgefäß beschädigt wird, kommt es zum Bluthusten oder gar zum Blutsturz. Auch Rippenfell und Kehlkopf sind manchmal beteiligt. Nach Verschleppung von Bazillen auf dem Blutweg zu inneren Organen entwickelt sich das Tertiärstadium, in dem der Magen-Darm-Kanal, die Harn- und Geschlechtsorgane, das Nervensystem, Knochen und Gelenke befallen werden können. Es gibt auch verschiedene Formen von Hauttuberkulose. Während früher die Tuberkulose eine der Haupttodesursachen war, sind heute dank Früherkennung und moderner Chemotherapie die Heilungsaussichten gut. Erkrankte mit offener Tuberkulose müssen so lange isoliert bleiben, bis sie keine Ansteckungsgefahr mehr bilden. Eine vorbeugende Schutzimpfung ist dringend anzuraten.

Tularämie (Hasenpest): Infektionskrankheit, verursacht durch Francisella tularensis, auf den Menschen übertragen von infizierten Nagetieren durch blutsaugende Insekten, Zecken usw. oder durch offene Wunden bei direktem Kontakt. An der Eintrittsstelle bildet sich ein kleines Geschwür; es folgen Lymphknotenschwellungen, Fieber-, Muskel- und Gelenkschmerzen, Kopfschmerzen und Abgeschlagenheit. Behandlung mit Antibiotika.

Typhus (Typhus abdominalis): anzeigepflichtige Infektionskrankheit des Verdauungskanals, hervorgerufen durch Typhusbakterien (Salmonella typhi). Die Ansteckung erfolgt durch Ausscheidungen von Erkrankten, vornehmlich aber durch infizierte Milch, Nahrungsmittel, Wasser und Speiseeis, aber auch Fliegen können die Krankheit übertragen. Früher hatte die Verunreinigung von Trinkwasser durch die Ausscheidung von Erkrankten häufig Massenepidemien zur Folge, während heute in den zivilisierten Ländern Typhus nur selten auftritt. Erste Krankheitszeichen erscheinen 1 bis 3 Wochen nach der Infektion (Kopfschmerzen, Appetitlosigkeit, bis auf 40°C steigende Körpertemperatur). Nach weiteren zwei Wochen erreicht die Krankheit mit hohem Fieber, kleinfleckiger Hautrötung, starken Blähungen und Blut im Stuhl (starke Durchfälle) ihren Höhepunkt. Es kommt zu Bewußtseinstrübungen; Darmblutungen sind möglich. Eine Isolierung des Erkrankten und sorgfältige allgemeine Pflege bei strenger Hygiene sind notwendig; Chemotherapie bringt eine rasche Besserung des Zustands. Nach rund 8 Wochen ist die Krankheit überstanden, aber erst wenn 3 Stuhluntersuchungen negativ geblieben sind, gilt der Patient als nicht mehr ansteckend und kann entlassen werden. Schutzimpfungen, die auch vor Paratyphus bewahren, müssen jährlich wiederholt werden.

Uhrglasnägel: stark gewölbte Nägel in Uhrglasform, weisen auf bestimmte schwere Erkrankungen des Herzens, der Lungen oder der Bronchialäste hin.

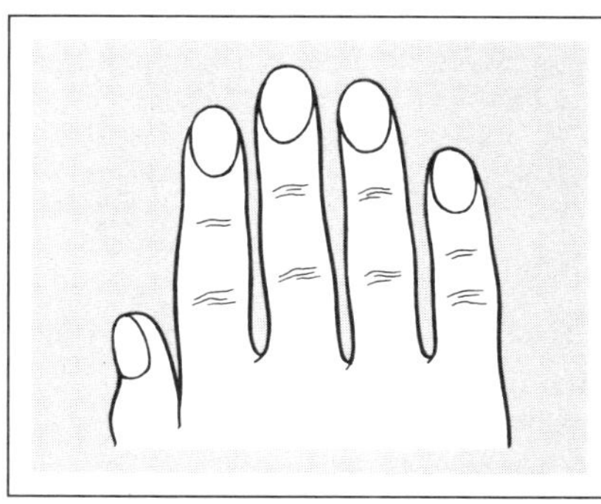

Finger mit Uhrglasnägeln.

Unterschenkelgeschwür (Ulcus cruris, »offenes Bein«): zu 85 Prozent durch venöse Stauungen (z. B. bei Krampfadern), zu 15 Prozent durch arterielle Durchblutungsstörungen bedingte, sehr schmerzhafte und hartnäckige Erkrankung. Voraussetzung für eine Besserung ist die Behandlung des Grundleidens, doch auch das Geschwür selbst erfordert eine sorgfältige Behandlung nach ärztlicher Anweisung. Die Therapie muß jeweils auf den Einzelfall abgestimmt werden: Medikamente je nach Art der Infektion (Antibiotika, Antimykotika usw.), Lotionen, Pasten oder Salben zur Förderung der Neugewebebildung und Verbesserung der Blutzirkulation (hauptsächlich durch sanft massierende Bandagen). Es gibt auch naturheilkundliche Therapien, die sich bewährt haben.

Vegetative Dystonie: Bezeichnung für eine Vielzahl von Symptomen, die auf Fehlregulationen des vegetativen Nervensystems beruhen und Funktionsstörungen mannigfacher Art zur Folge haben: Herzklopfen, Beklemmung, Schwindel, Kopfschmerzen, Unruhe, Schlaflosigkeit, Abgeschlagenheit, Magenbeschwerden, feuchtkalte Extremitäten, Unterleibsbeschwerden usw. Es bestehen enge Verbindungen zur seelischen Konstitution. Es ist schwierig, organische Primärerkrankungen auszuschließen und die möglichen Ursachen der Störungen herauszufinden, um durch gezielte, meist kombinierte Behandlungsmethoden Abhilfe zu schaffen.

Veitstanz (Chorea minor): durch eine Infektion der Stammganglien im Gehirn verursachte Erkrankung, die mit zuckenden, blitzartigen und unkontrollierten Bewegungen einhergeht. Arme und Beine sind hauptsächlich betroffen; oft zeigen sich auch andere Ausfallserscheinungen des Nervensystems. Als *Chorea sydenham* tritt die Krankheit bei Kindern und Heranwachsenden als ein Symptom des Rheumatischen Fiebers auf. Weit seltener ist die *Chorea huntington*, die sich erst beim Erwachsenen zeigt. Sie ist ein dominant vererbliches, fortschreitendes Leiden, bei dem es zu Sprachstörungen, fahrigen Bewegungen und geistiger Verwirrung kommt. Während die Chorea sydenham fast immer ohne bleibende Schäden überstanden wird, endet die Chorea huntington häufig mit völliger Verblödung.

Venen: Rückstromgefäße des verbrauchten Blutes, führen das sogenannte venöse Blut, das durch Sauerstoffentzug dunkler ist als das arterielle Blut. Die Venen verzweigen sich in kleinere Äste und schließlich in die *Kapillaren*, die mit dem arteriellen System verbunden sind, um den Blutkreislauf zu ermöglichen. Manche Venen, besonders die unter der Haut gelegenen, haben Venenklappen, die den Rückfluß des Blutes verhindern. Es gibt eine Vene, die arterielles Blut führt, nämlich die Lungenvene, die das in der Lunge mit Sauerstoff angereicherte Blut zum linken Herzvorhof leitet. Ihr vergleichbares Gegenstück ist die Lungenarterie, die das venöse Blut aus der rechten Herzkammer in die Lungen pumpt. Blutadern können sich entzünden (siehe Hämorrhoiden, Krampfadern, Thrombophlebitis).

Verblitzung (Schneeblindheit): äußerst schmerzhafte »Verbrennung« von Hornhaut und Bindehaut des Auges, etwa einem starken Sonnenbrand der Haut vergleichbar. Zur Verblitzung kommt es, wenn das Auge ungeschützt ultraviolettem Licht ausgesetzt wird,

z. B. bei Höhensonnenbestrahlung, bei Schnee- und Gletscherwanderungen. Die Beschwerden treten oft erst Stunden nach der Schädigung auf und können durch schmerzstillende Tropfen und Salben erträglich gemacht werden. Meist heilt eine Verblitzung schnell und ohne Folgen aus; durch Schutzbrillen läßt sie sich vermeiden.

Verbrennungen: Schädigung der Haut durch Flammen, heiße Flüssigkeit, elektrischen Strom, sehr starke Sonneneinwirkung usw. Man unterscheidet nach dem Schweregrad Verbrennungen *1. Grades* (Hautrötung), *2. Grades* (Blasenbildung), *3. Grades* (Zerstörung der Haut), *4. Grades* (Verkohlung der Haut). Ausgedehnte Verbrennungen sind unabhängig vom Schweregrad immer eine ernste Erkrankung. Schock und Infektionen sind die gefährlichsten Komplikationen großflächiger oder starker Verbrennungen.

Verdauungssystem: Der Verdauungskanal hat die Aufgabe, die aufgenommene Nahrung in so kleine Partikel zu zerlegen, daß sie vom Blut und von den Körperzellen aufgenommen werden. Die Nahrung liefert die Bausteine für das Zellenwachstum, die Energie für die Körperfunktionen und die notwendigen Stoffe für die Regulierung der Körpervorgänge. Der Verdauungskanal besteht aus einer Art Schlauch von 8 bis 12 m Länge, der sich in Windungen vom Mund bis zum After erstreckt und verschiedene Drüsen enthält, die die für die Verdauung notwendigen Säfte erzeugen. Man unterscheidet folgende Abschnitte: Mund und Rachen; Speiseröhre; Magen; Dünndarm; Dickdarm. Der Dünndarm besteht aus Zwölffingerdarm, Leerdarm und Krummdarm, der Dickdarm aus Blinddarm, aufsteigendem, querverlaufendem und absteigendem Dickdarm, S-förmiger Schlinge und Mastdarm, der im After endet. Am Blinddarm hängt der Wurmfortsatz (Appendix). In den Verdauungskanal geben folgende Drüsen ihre Sekrete ab: Speicheldrüsen, Leber, Bauchspeicheldrüse und Drüsen in den Wänden von Magen und Zwölffingerdarm.

Verkalkung: Ablagerung von Kalk im Körpergewebe, das dadurch erhärtet, beispielsweise Verkalkung von Blutgefäßen, die dadurch ihre Elastizität verlieren (siehe Arterienverkalkung).

Verrenkung (Luxation): Auskugeln des Gelenkkopfes aus der Gelenkpfanne, häufig mit Riß der Bänder. Am häufigsten ist das Schultergelenk betroffen. Jede Gelenkbewegung wird unmöglich, die Schmerzen sind stark. Nie darf ein Laie versuchen, ein Gelenk wieder einzurenken. Soforthilfe: Arm in der derzeitigen Lage durch vorsichtig angelegten Verband unterstützen, sofort zum Arzt bringen. Auch nach der Einrenkung durch den Arzt muß das betroffene Gelenk noch für einige Zeit geschont werden, damit die überdehnten Gelenkbänder ihre normale Spannkraft zurückgewinnen können.

Verstauchung (Distorsion): Überdehnung oder Einreißung einer Gelenkkapsel und der Haltebänder durch plötzliche Fehlbelastung. Dabei können auch Sprünge oder Risse im gelenknahen Knochen auftreten oder Knochenabsprengungen vorkommen. Unter heftigen Schmerzen schwillt die Umgebung des betroffenen Gelenks stark an und ist sehr druckempfindlich. Selbsthilfemaßnahmen: Ruhigstellung, kühle Umschläge. Wenn die Beschwerden sehr stark sind oder nicht nach wenigen Tagen abklingen, ist unbedingt eine ärztliche Untersuchung erforderlich.

Vierte Geschlechtskrankheit (Lymphogranuloma inguinale, Lymphopathia venera): selten vorkommende virusbedingte Geschlechtskrankheit, an der hauptsächlich Männer erkranken. Das Symptom: An den Geschlechtsteilen Bildung eines kleinen Bläschens, das sich zu einem oberflächlichen, nach 10 bis 14 Tagen abheilenden Geschwür umbildet, dann Schwellung eines Leistenlymphknotens (kann auch beidseitig auftreten), der erweicht und aufbricht, und Allgemeinbeschwerden wie Fieber, Appetitlosigkeit, Schwäche, Hautausschläge; die Lymphknoten heilen schließlich unter Narbenbildung ab. Möglichst frühzeitige Behandlung mit Antibiotika ist erforderlich.

Virus: Krankheitserreger, der sehr viel kleiner ist als eine Bakterie und deshalb nur im Elektronenmikroskop sichtbar ist, läßt sich nicht auf künstlichem Nährboden, sondern nur auf lebendem Gewebe züchten. Viren erzeugen zahlreiche Infektionskrankheiten, von denen manche nach einmaliger Erkrankung eine dauernde Immunität hinterlassen. Gegen viele Viruskrankheiten konnten Impfstoffe entwickelt werden, die vor Erkrankung schützen.

Vitiligo: umschriebener Pigmentschwund an sonst unveränderten Hautstellen, dessen Ursache nicht bekannt ist (vielleicht Störung im vegetativen Nervensystem). Keine ursächliche Behandlung möglich.

Vorfall (Prolaps): funktionswidriges Heraustreten eines inneren Organs durch eine reguläre Körperöffnung oder einen Wundspalt, z. B. Mastdarm-, Gebärmutter-, Scheidenvorfall.

Wachstumsschmerzen: Muskelschmerzen besonders im Bereich der Beine und im Rücken, die während eines Wachstumsschubs bei Heranwachsenden auftreten und mit Rheumatischem Fieber verbunden sein können. Eine ärztliche Abklärung ist sinnvoll, damit Erkrankungen von Knochen, Gelenken usw. rechtzeitig entdeckt werden.

Wadenkrampf (Krampus-Syndrom): kann fünf verschiedene Ursachen haben: gelegenheitsbedingter Schmerz durch Überanstrengung (Muskelkater); Kontraktionsschmerz bei Fußmißbildungen (Senkfuß, Spreizfuß, Knickfuß); Störung des extrapyramidalen Systems; chronische Gefäßveränderungen (Krampfadern, Arteriosklerose); akuter Infekt (Weil-Krankheit).

Wanderniere (Nephroptose): aus der normalen Stellung erheblich abgesunkene, sehr bewegliche Niere, muß nur operativ behandelt werden, wenn es dadurch zu Funktionsstörungen kommt.

Warze (Verruca): Neubildung der Haut, die am ganzen Körper auftreten kann, bevorzugt auf Händen und Füßen und im Gesicht. Meist durch ein Virus bedingt, doch können auch seelische Faktoren eine Rolle spielen. Eine sich vergrößernde oder von einem entzündlichen Hof umgebene Warze muß ärztlich behandelt werden (Möglichkeit eines Hautkrebses).

Wasserbruch (Hydrozele): begrenzte Flüssigkeitsansammlung, meist im Hodensack oder in der Scheidenhaut. Ist kein Bruch im eigentlichen Sinn, doch kann die Unterscheidung zwischen einem Wasserbruch und einer Hodenhernie schwierig sein. Ein bei Säuglingen und Kleinkindern auftretender Wasserbruch bildet sich meist von selbst zurück. Ansonsten muß die Flüssigkeit mit einer Hohlnadel punktiert werden.

Wasserharnruhr (Durstkrankheit, Diabetes insipidus): Störung im Hinterlappen der Hirnanhangdrüse, führt zu übermäßigem Durst und Harnflut (bis zu 20 Liter täglich), wird durch Hypophysenhormone und Diät behandelt.

Wassersucht: volkstümliche Bezeichnung für übermäßige Ansammlung von Flüssigkeit in Körpergeweben, bedingt meist durch Erkrankungen von Herz, Nieren und Blutgefäßen, manchmal auch der Leber. Häufigste Erscheinungen sind Flüssigkeitsansammlungen in Beinen, Gesicht und Armen (siehe Ödeme) und im Bauchraum (Aszites).

Wechselfieber: Bezeichnung für Fieberanfälle mit Schüttelfrost, wie sie beispielsweise bei Malaria auftreten.

Weil-Krankheit (Icterus infectiosus): durch Leptospirosen hervorgerufene schwere Infektionskrankheit, die bei uns nur sehr selten auftritt. Geschädigt werden dadurch Leber, Nieren und Herz. Die Behandlung sollte wegen der Gefährlichkeit immer in einer Klinik erfolgen.

Weißschwielenkrankheit (Leukoplakie): Bildung weißlicher Flecken durch Wucherung der obersten Schleimhautschicht, kann an allen Schleimhäuten auftreten. Die Ursache ist unbekannt, der Verlauf chronisch. Da eine Leukoplakie zu einem Krebs entarten kann, sollte sie regelmäßig von einem Arzt überwacht werden; gegebenenfalls wird die verhornte Schleimhaut abgetragen.

Windpocken (Schafblattern, Varizellen): durch ein Virus verursachte Infektionskrankheit, weitverbreitete Kinderkrankheit mit zumeist leichtem Verlauf. Der typische Hautausschlag (leicht gerötete, erhabene Papeln) greift vom Körper auf das Gesicht und den behaarten Kopf über. In der Mitte der Papeln schießen wasserhelle Bläschen auf, die nach einigen Stunden aufbrechen, eintrocknen und verkrusten. Meist ist die Krankheit nach einer Woche überstanden. Die sehr ansteckende Krankheit hinterläßt in den meisten Fällen eine dauernde Immunität.

Wirbelsäule (Columna vertebralis): Stützorgan des Rumpfes, mit den Gliedmaßen über Schulter- und Beckenmuskulatur gelenkig verbunden, trägt mit dem ebenfalls gelenkigen Atlaswirbel den Kopf. Die Wirbelsäule besteht aus 7 Halswirbeln, 12 Brustwirbeln, 5 Lendenwirbeln, 5 knöchern verwachsenen Kreuzbeinwirbeln und 4 zum Steißbein verschmolzenen Steißbeinwirbeln. Zwischen den Wirbelkörpern liegen Zwischenwirbelscheiben aus festem Fasergewebe, die in der Mitte einen weichen Kern haben. Die Wirbelbögen umschließen das Wirbelloch; alle Wirbellöcher zusammen bilden den Wirbelkanal, in dem das Rückenmark mit seinen Häuten und Blutgefäßen verläuft; Öffnungen für die Nerven befinden sich zwischen den Bögen. Zahlreiche Bänder, Gelenkkapseln und Muskeln verleihen Halt und Spannung. Seitlich gesehen hat die Wirbelsäule einige natürliche Krümmungen, eine leichte Buckelung *(Kyphose)* im Brustbereich, die durch eine Krümmung nach vorn *(Lordose)* im Lendengebiet ausgeglichen wird. Die Wirbelknochen und -gelenke können wie alle Knochen entzündlich oder degenerativ erkranken (Arthritis, Arthrose) oder Sitz eines Tumors oder einer Metastase sein. Wirbelsäulenentzündung siehe Spondylitis. Häufig spielen sich Erkrankungen auch an den Zwischenwirbelscheiben *(Bandscheiben)* ab, die besonders anfällig für degenerative Prozesse sind (z. B. *Bandscheibenvorfall*). Von *Wirbelgleiten (Spondylolithese)* spricht man, wenn sich der senkrechte Aufbau zwischen zwei Wirbelkörpern gelöst hat, indem der obere so über den unteren Teil gerutscht ist, daß eine »Nase« entsteht. Meist besteht die einzige Therapiemöglichkeit darin, den Zustand operativ zu fixieren, um ein weiteres Abgleiten zu verhindern.

Wolf (Intertrigo, Wundsein): tritt auf, wenn feuchte Hautoberflächen gegeneinander reiben, etwa zwischen den Gesäßbacken, in den Halsfalten oder unter den weiblichen Brüsten. Das gereizte Gebiet wird rot, juckt und infiziert sich häufig. Vorbeugung und Behandlung: gefährdete Körperpartien sauber und mit Puder trocken halten, keine Salben oder fetthaltigen Mittel verwenden, weil dadurch der Zustand verschlimmert wird.

Wundrose (Erysipel): Entzündung der Haut und des Unterhautzellgewebes mit Neigung zur raschen Ausbreitung. Die befallenen Bereiche sind schmerzhaft, geschwollen und gerötet, Fieber und ein starkes Krankheitsgefühl treten auf. Verursacht wird die Entzündung durch Streptokokken-Infektion bei größeren oder kleineren Hautverletzungen, besonders im Gesicht und an den Unterschenkeln, aber auch am Gesäß, am Nabel und in der Umgebung von Operationswunden. Feuchte Verbände bringen Linderung, doch Abhilfe schafft nur eine Behandlung mit Antibiotika.

Wundstarrkrampf (Tetanus): durch den Erreger Clostridium tetani hervorgerufene akute, anzeigepflichtige Infektionskrankheit. Der aus der Erde kommende Erreger tritt durch Wunden in den Körper ein, wo er sich besonders gut in sauerstoffarmem Gewebe vermehrt und ein starkes Gift erzeugt, das auf Blut- und Nervenbahnen entzündlich auf Rückenmark und Gehirn einwirkt. Erste Symptome treten 4 bis 15 Tage nach dem Infekt auf. Den Anfang bilden Kieferklemme und Krampf der Kaumuskulatur, gefolgt von tonischen Krämpfen der Nacken-, Brust-, Rücken- und Bauchmuskulatur, ausgelöst durch geringfügige Reize (z. B. Luftzug). Bei Befall der Brustmuskulatur und des Zwerchfells kommt es zu Atemnot und Erstickungsanfällen. Unverzüglich einsetzende Behandlung mit Tetanusserum, Beruhigungsmitteln und Kalzium kann lebensrettend sein. Wegen der Vielzahl der möglichen Komplikationen muß der Erkrankte ständig ärztlich überwacht werden (Klinik). Eine vorbeugende Impfung, die schon ab dem 6. Lebensmonat möglich ist, schützt vor Erkrankung, doch muß die Impfung (auch bei Erwachsenen) regelmäßig aufgefrischt werden. Da die Tetanusgefahr z. B. bei Unfällen, aber auch bei Gartenarbeiten, Sport usw. recht groß ist, sollten sich alle Menschen regelmäßig impfen lassen.

Wurmerkrankungen (Helminthiasen): sind nicht nur eine Unannehmlichkeit, sondern können auch zu ernsthaften gesundheitlichen Schädigungen führen. Deshalb sollte ein Wurmbefall ärztlich abgeklärt und nach Anweisung des Arztes sorgfältig behandelt werden. Siehe Bandwurmbefall, Madenwurmbefall, Spulwürmer, Trichinen.

Zähne: Zum Kauwerkzeug gehörende Schneide- und Mahlmittel, bestehend aus einem sichtbaren Teil (Krone) und einem im Knochen steckenden Teil (Wurzel). Hauptmasse des Zahnes ist das Zahnbein. Die Krone ist mit Zahnschmelz, die Wurzel mit Zement überzogen, im Innern des Zahnbeins sitzt die Pulpa, die von Nervenfasern und Blutgefäßen durchzogen ist. Zahn und Kiefer verbindet die *Wurzelhaut.* Man unterscheidet beim endgültigen Gebiß Schneidezähne (8), Eckzähne (4), Mahlzähne (12) und Backenzähne (8). Manche Zähne haben eine, andere mehrere Wurzeln. Häufigste Zahnerkrankungen sind Entzündung der Pulpa *(Pulpitis)* und Entzündung der Wurzelhaut *(Periodontitis).* Bei chronischer *Wurzelhautentzündung* bildet sich durch Einschmelzung der Kieferknochen an der Wurzelspitze ein *Granulom,* das zur Fistel entarten kann. Ein Granulom ist als Streuherd für Infektionen gefährlich und sollte stets unverzüglich behandelt werden. Aus entzündetem Zahnbelag entsteht *Zahnstein,* der regelmäßig vom Zahnarzt entfernt werden sollte. Siehe auch *Karies* und *Parodontose.*

Zahnfleischentzündung (Gingivitis): Entzündung und Gewebstod des Zahnfleischs, besonders an den zahnnahen Rändern, verursacht durch Schmutz und Zahnstein, Infektion oder Vitamin-C-Mangel. Kann durch sorgfältige Zahnpflege verhindert, durch Mundspülungen gelindert werden. In schweren Fällen, besonders bei Geschwürbildung *(Gingivitis ulcerosa),* ist stets zahnärztliche Behandlung erforderlich.

Zelle: elementarer Formbestandteil lebender Organismen, Baustein des Muskel-, Sehnen-, Fett-, Nerven-, Nervenstütz-, Bindehaut- und Knochengewebes. Eine Zelle besteht aus Leib, Kern und Zentralkörperchen. Die Zelle enthält Zellflüssigkeit und Zellkern, beide sind von der Zellwand (Zellmembran) umschlossen. Die Zellwand lenkt den Stoffaustausch der Zelle. Der runde Zellkern (Nukleus) enthält das Kernkörperchen (Nukleolus) sowie Chromatinteilchen aus Desoxyribonukleinsäure. Die Zellflüssigkeit (Zytoplasma) ist eine geleeartige Lösung aus Salzen, Eiweißen, Fettstoffen und Kohlehydraten.

Zellulite (Zellulitis): rheumatische Erkrankung des Unterhautfett- und -bindegewebes, verursacht durch Stoffwechselstörungen, begünstigt durch Umstellungen im Hormonhaushalt (Entwicklungsjahre, Schwangerschaft, Wechseljahre) und mechanische Reizungen, tritt vornehmlich an Hüften, Oberschenkeln und Oberarmen von Frauen auf (Orangenhaut). Behandlung kurmäßig durch entsprechende Fermentpräparate.

Zöliakie: Ernährungsstörung, die besonders bei Säuglingen und Kleinkindern auftritt. Ursache ist eine Allergie gegen Klebereiweiß, das in fast allen Getreidekörnern (Ausnahme: Mais) enthalten ist. Betroffene haben einen aufgetriebenen Leib und farblose, massige und fettige Stühle. Die Behandlung erfolgt mit einer Spezialdiät, Enzympräparaten, eventuell auch mit Vitamin- und Hormonpräparaten.

Zuckerkrankheit (Diabetes mellitus): tief in das körperliche Geschehen eingreifende Störung des Kohlenhydratstoffwechsels durch Versagen der in der Bauchspeicheldrüse gelegenen Inselzellen. Die Krankheit ist häufig genetisch bedingt und wird durch Fettsucht, Alkoholismus, seelische Erschütterungen und Infekte begünstigt. Starker Durst, vermehrtes Wasserlassen, Juckreiz und Gewichtsabnahme trotz gutem Appetit sind Anfangssymptome; auffallend ist eine erhöhte Infektanfälligkeit (besonders der Haut). Die Behandlung muß lebenslang durch Insulinzufuhr und Diät erfolgen, wodurch der Zuckerspiegel des Blutes so herabgedrückt wird, daß das gefährliche *diabetische Koma* vermieden wird. Überdosierung des Insulins führt zum *hypoglykämischen Schock*, der allerdings durch Einnahme von Zucker, Knäckebrot, Äpfeln usw. rasch behoben werden kann. Ein Diabetiker muß sich genau an seine Diätvorschriften halten.

Zungenentzündung (Glossitis): entzündliche Veränderung der Zungenschleimhaut, meist mit einer Mundschleimhautentzündung (Stomatitis) verbunden, verursacht durch Infektionskrankheiten, aber auch ein Anzeichen von Eisenmangelanämie und perniziöser Anämie. Bei Vorliegen einer Grundkrankheit muß vordringlich diese behandelt werden; regelmäßige Mundpflege und Mundspülungen, nicht zu heiß essen bringen Linderung.

Zwerchfellbruch (Hiatushernie): Durchtritt eines Teils des Magens durch den für die Speiseröhre im Zwerchfell vorhandenen Spalt (Hiatus oesophagus) in den Brustraum; die Beschwerden (Druckgefühl, Sodbrennen, Erbrechen) können durch mehrere kleine, über den Tag verteilte Mahlzeiten und Hochlagern des Oberkörpers gemildert werden.

Zwischenrippennervenentzündung (Intercostalneuralgie): Nervenentzündung im Bereich eines oder mehrerer Zwischenrippennerven, die vom Rückenmark aus zwischen den Rippen auf die Körpervorderseite zu verlaufen; kann eine Teilerscheinung der Gürtelrose sein, aber auch im Gefolge einer Wirbelsäulenerkrankung oder selbständig auftreten.

Zwölffingerdarmgeschwür (Ulcus duodeni): Geschwürbildung im Zwölffingerdarm, verursacht durch erhöhte Säure-Pepsin-Produktion, beschleunigte Magenentlerrung, gestörte Säureneutralisation, Resistenzschwäche der Schleimhaut, oft stark beeinflußt durch seelische Faktoren. Während beim Magengeschwür die typischen Schmerzen nach dem Essen auftreten, schmerzt ein Zwölffingerdarmgeschwür bei nüchternem Magen, häufig nachts oder vor dem Frühstück (Nüchternschmerz). Neben der medikamentösen Behandlung kann eine psychotherapeutische Betreuung hilfreich sein.

Zyste: krankhaft entstandener, mit Flüssigkeit oder sonstigem Sekret gefüllter, von einer Kapsel umgebener Hohlraum. So zahlreich wie die Arten und Formen von Zysten sind die Ursachen der Zystenbildung; sehr häufig kommen sie in den Eierstöcken vor.

Zystische Fibrose (Mukoviszidose): erbliche Stoffwechselanomalie der Neugeborenen, bedingt durch eine Störung von Drüsen mit innerer Sekretion. Sie wirkt sich besonders in den Bronchien und im Verdauungstrakt aus (quälender Husten, häufige, voluminöse, fettige Stühle, Abmagerung). Die Behandlung erfolgt am zweckmäßigsten in der Klinik, da neben Chemotherapie auch physiologisch-therapeutische Maßnahmen erforderlich sind.

Register